侯士良醫藥文集

主编　侯士良

编委　李学林　任聪颖
　　　杨国营　赵素霞
　　　侯文光　刘秋艳
　　　张先闻　许志前

河南科学技术出版社
·郑州·

图书在版编目(CIP)数据

侯士良医药文集/侯士良主编 . —郑州:河南科学技术出版社,2018.8
ISBN 978-7-5349-9229-2

Ⅰ.①侯… Ⅱ.①侯… Ⅲ.①中国医药学–文集 Ⅳ.①R2-53

中国版本图书馆 CIP 数据核字(2018)第 085159 号

出版发行:河南科学技术出版社
　　　　　地址:郑州市经五路 66 号　　邮编:450002
　　　　　电话:(0371)65737028　65788613
　　　　　网址:www.hnstp.cn
策划编辑:吴　沛
责任编辑:吴　沛
责任校对:金兰苹
封面设计:张　伟
责任印制:张艳芳
印　　刷:河南瑞之光印刷股份有限公司
经　　销:全国新华书店
开　　本:850 mm×1168 mm　1/32　印张:16　字数:393 千字
版　　次:2018 年 8 月第 1 版　　2018 年 8 月第 1 次印刷
定　　价:78.00 元

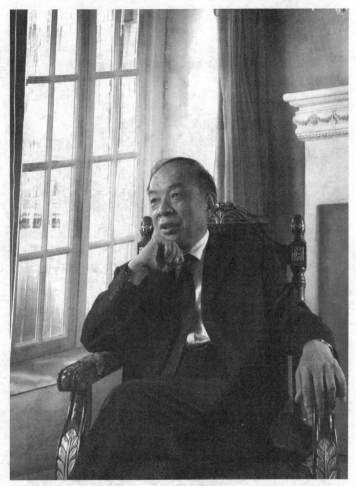

侯士良教授

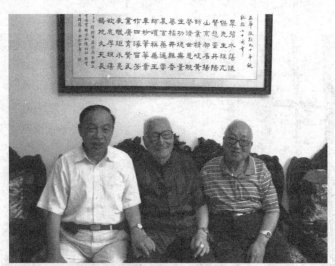

侯士良教授(左一)与国医大师、中医药学家北京中医药大学颜正华教授(中间)、南方医科大学臧堃堂教授(右一)在一起

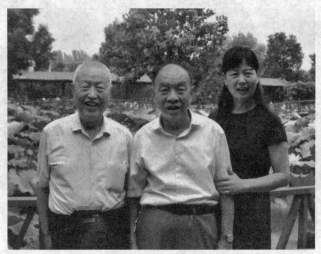

与国医大师张磊教授合影

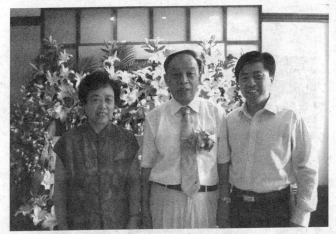

侯士良教授(中)偕夫人与羚锐制药董事长熊维政参加学术研讨会合影

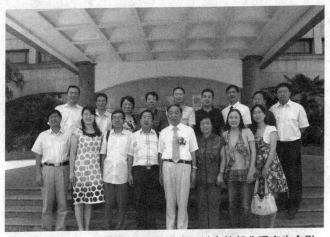

侯士良教授(前排右四)和参加学术研讨会的部分研究生合影

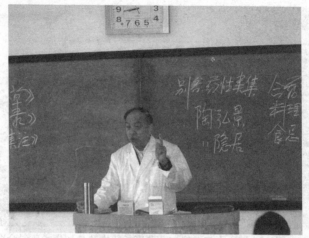

侯士良教授在课堂教学

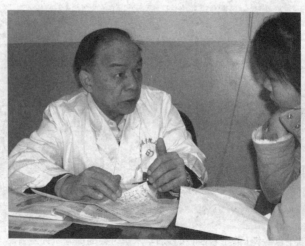

侯士良教授在门诊为患者诊病

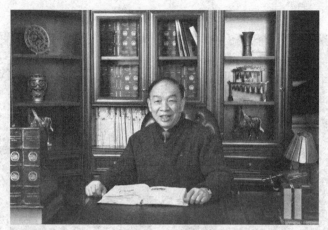

侯士良教授在查阅资料

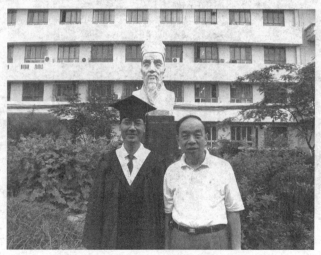

侯士良教授(右)和研究生崔瑛合影

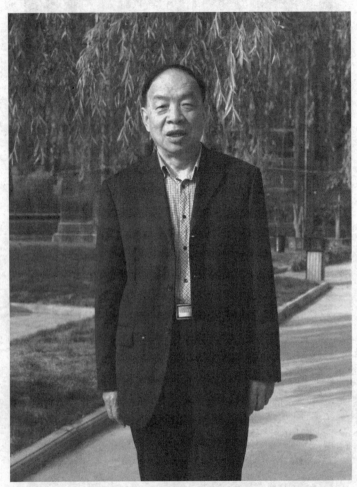

侯士良教授游洛阳重渡沟

作者简介

侯士良（1939—　），男，汉族，河南商丘人。河南中医药大学教授，博士生导师。1963 年 10 月毕业于河南中医学院并留校分配到中药教研室任教；1981 年晋升为讲师；1986 年晋升为副教授，兼任中药教研室副主任、主任；1992 年晋升为教授，任中药系副主任兼中药教研室主任；长期从事中医药教学、临床及科研工作，医药兼修，兼职众多。现任河南中医药大学第三附属医院主任医师，国家中医药管理局临床中药学重点学科学术带头人，为第三、四批全国老中医药专家学术经验继承工作指导老师，第二批全国名老中医药专家传承工作室导师。社会兼职：河南省保健品协会副会长，河南省全民健康促进会常务理事，河南省食品药品监督管理局药品评审委员，河南中医学院教学督导团成员。历任中国中医药学会中药学会全国委员会委员，中华中医药学会河南分会理事、中药专业委员会副主任委员，药性理论专业委员会委员，河南省卫生厅药品评审委员。曾任中南五省《中药学》教材副主编，国家级大型历史文献巨著《中华本草》编委，《中华现代中西医杂志》《中医研究》《中原医刊》《河南中医》等杂志编委。先后出版《中药八百种详解》《新编中药学》《本草药千种》《中药学》《药性赋新编》《植物名实图考校注》学术专著 6 部，发表专业论文 80 余篇。

侯士良教授积极从临床工作的实践中积累医疗、药学经验和实践技能，并带头精研医籍经典，完善知识结构。率先提出"功能药性"的概念和内容，并在中南五省《中药学》教材上首创"功能"药性一节，补充了药性理论新内容。他对中药领域涌现出的新知识、新理念和新观点不排斥、不拒绝，并主动接纳、吸收，将其融入中医药研究之中，使之兼收并用。先后完成国家及省部级科研项目8项，获省、厅级科技进步奖8项。1983年被评为河南省科技先进工作者，1991年被授予河南省高校科技先进工作者称号，2008年获河南省中医事业终身成就奖。

序

兴医必须兴药，只有药兴，才能更好地兴医。这药指的是中药。中药是我国劳动人民历代同疾病做斗争的武器。随着时代的发展、社会的进步，药与医同有悠久的历史、系统的理论、宝贵的经验和显著的疗效。直到今天，药仍为广大人民服务，相信今后会永远受到广大人民的拥戴，并代有发展，走向世界。

要想兴药，必有兴药之人，没有兴药之人，兴药就无从谈起。河南中医药大学侯士良教授，既精于药，又精于医，尤精于药。长期从事医教研工作，踏踏实实、认认真真地做学问，从不浮躁。他学识渊博，经验丰富，培养出的大批硕士、博士研究生，已成为医药界的佼佼者。侯教授的著作、文章甚多，尤其《中药八百种详解》一、二版，深受广大医药界的欢迎和赞誉。侯教授始终本着"师古不泥古，创新不离宗"的原则，虽年近耄龄，仍老骥伏枥，不忘初心，在河南中医药大学第三附属医院每周坚持三个半天门诊，治愈很多顽疾，系三、四批全国老中医药专家学术经验继承工作指导老师，同时国家下文成立了名医工作室。由于侯教授在中药研究领域有很高声望，人称他是"药王"。

"欲穷千里目，更上一层楼。"侯教授自踏入医药殿堂以来，从未止步，多"于无声处听惊雷"，今又呕心沥血，不畏艰辛，辑成了《侯士良医药文集》。予观其内容，有医药综述、理论心

1

得、医药研究、医药临床和医药科普等部分。每个部分，内容丰富，理论明确，极具创新性，可以说是侯教授的集大成之作。坚信出版发行后，定会又一次受到社会的热烈欢迎，产生轰动效应。为此，我欣然为之写序，最后奉俚诗一首，作为结束语：

　　侯氏胸中自有真，

　　鸿篇巨著见精神。

　　古为今用能生万，

　　扫去浮云满眼春。

张磊

2017 年 3 月 6 日

医药双修　兰香幽远
——《侯士良医药文集》序

众所周知，光辉灿烂的中原古代文明造就了辉煌无比的中医药文化。中原自古多名医。自医圣张仲景以来，中原历代医药名家的医疗实践及其留下的宝贵著作，构建了宏伟的中医药文化大厦，积淀了数千年的中医精华，养育了难以计数的杏林英才。

出生于古城商丘的河南中医药大学教授侯士良先生就是其中一位医药双修的英才。

自20世纪80年代中期以来，侯士良教授一直是河南本草学研究的领军人物，侯教授不负时代的使命，勇挑重担，以他的聪明勤奋，以他的博学多闻，以他的敬业精神，取得了骄人的成就。半个多世纪来，他研岐黄，修本草，制良方，济世人，桃李满天下，硕果累累，成为全国著名中医药学专家、国家中医药管理局临床中药学重点学科学术带头人、全国老中医专家学术经验继承指导老师。

他酷好典籍，博学多思，率先在学术界提出中药"功能药性"的概念和内容，并将此编入《中药学》教材之中，为中药药性理论增添了新内容。他的《中药八百种详解》等多部学术著作，深受中医药界喜爱和推崇。自20世纪80年代初期，他开始培养硕士研究生，后又培养博士研究生，逐渐形成了自己的一套培养中药学研究生的思路、方法和内容，并取得了良好的效果，得到了国内同行的肯定。

他医药双修，既是中药学大家，在全国享有很高声誉；又是中医临床高手，治愈了多例疑难杂症。在临床上他博采众长，厚积薄发，对一些常见病如"乳腺增生"等，有独特的治疗经验；对一些疑难病如"脑积水"等，他独辟蹊径，创用经鼻给药通窍导水法，取得了卓尔不凡的效果。

2016 年 6 月 14 日，《大河健康报》刊登了《医药双修 方成大家》一文，以问答的形式介绍了记者同侯士良先生的对话。不妨摘引一段来同大家分享。

记者：您曾指出，要成为一名优秀的医生必须"医药双修"。这怎么理解呢？

侯士良：中医药学属于一门自然与人文相结合的、系统的非线性科学。历来中医中药是一家。《说文解字》释"药"为"治病草"，释"医"为"治病工"，二者在"治病"上紧密结合。中医与中药犹如一对孪生兄弟，从源头上同源互根，在发展中相互依存、不可分离。没有"医"就无所谓"药"，没有"药"就无所谓"医"。中医离开中药，辨证论治就成为空谈。没有中医，中药也就失去了依托，没有"用武之地"。所以，历来就有"医药不分家"之说。

可是，当前社会业界严重存在"医不知药情，药不知医用"的现象和医药分离的倾向，这不适合对中医药的管理，也不利于中医药的发展。所以说，想成为一名优秀的中医必须要医药双修。

侯先生的这段话，难道不值得我们每一个中医药工作者深思吗？

我同士良先生相交 40 多年，他是我敬重的师长和朋友。平日在学术上，我向他多有求教，每每使我受益匪浅。唐代大诗人李白有诗曰："为草当作兰，为木当作松。兰幽香风远，松寒不改容。"我觉得侯先生之为人，就像一棵兰草，总是散发着淡淡的幽香；而在学业上，他又像一棵松树，不论严寒盛夏，不管风吹浪打，从"不改容"。

近来，即将进入耄年的侯教授，将他以往发表的论文、学习心得、科研报告和专题讲座等文章汇集成册，名之曰《侯士良医药文集》。其内容丰富多彩，医药综述、实验研究、理论探讨、临证心得、医药科普，应有尽有。这是半个多世纪来侯教授研究中医药学术的结晶。该书的出版，是对侯教授所取得成就的历史回顾，也是一种生动形象的展示。从中我们可以看到一位老中医药专家的所作所为、所思所想，那一篇篇精思深邃的妙文，将给中医药界同仁和广大读者以十分有益的启示。

时值谷雨时节，绿肥红瘦。鸟语声声催农时，惠风阵阵留春芳；杨花柳絮当空舞，麦苗油菜扑面香。预示着又是一个丰收年。而中医药学这颗瑰宝和奇葩，正以无穷的魅力展现在全世界面前。我想，《侯士良医药文集》的出版，必将为这丰富多彩的大地增添一份异彩。

该书付梓之际，承蒙士良先生不弃，惠示书稿，嘱写序言，乃聊述以上芜辞而勉为之。

许敬生

2017 年 4 月 20 日谷雨时于郑州金水河畔问学斋

前　言

中医药学是中华民族长期同疾病做斗争的智慧结晶，是中华民族文化的重要组成部分和璀璨明珠，堪称国宝。它不仅有悠久的历史、确凿的疗效，而且有独特的理论体系和思维模式，从而构成其鲜明的特色和丰富的内涵，千百年来为我国人民的身心健康和中华民族的繁衍昌盛，做出了重大贡献。

余自1959年进入河南中医学院学习，步入中医药殿堂至今近60年，一直与中医药结缘，从事中医药的教学、科研、医疗工作，从未间断过。我热爱中医药，又有幸入"岐黄之门"，便刻苦学研，努力攀登，乐此不疲，奋斗一生。记得刚入学当年，时值中秋，在二七纪念塔旁赏月，心潮澎湃，浮想联翩，遂自咍小诗一首："人生能有几度秋，无情岁月逝东流，学效时珍当趁早，莫等闲白少年头。"立下志向并以此作为自己的座右铭，时刻督促鞭策自己，发奋学好中医药学，报效祖国，为人民服务。回首往事，半个多世纪过去了，自己做了些什么呢？首先自己以优异的成绩完成了学业，荣幸地成为全国首届中药学大学本科专业人才。既感到自豪，又深感任重道远，吾须持之以恒，不懈奋斗。1963年毕业留校任教至今，54年来一直坚守在中医药教学、科研、医疗一线平凡的工作岗位上，不懈地追求，努力前行，从未止步，做了应做的工作，取得了些微成绩，并从中获得了一些感悟。

教学上，自 1963 年 10 月至 1999 年 8 月，从事中医药本科生和研究生（硕士、博士）的教学培养工作。粗计为本科生授课 10 000 多学时，受教人次 25 000 以上；培养中药学硕士研究生 16 届 26 人；博士研究生 4 届 4 名。如今，他们都已成为中医药事业的栋梁之材。同时自己一边教、一边学，教学相长，医药双修，实现了医药兼备，能医精药。坚持医药结合的发展理念，主张中医中药应同步发展。

医疗上，自 1999 年 10 月退休后受聘于河南中医药大学第三附属医院，从事临床治疗工作，坚持中医思维诊治疾病，医药结合治疗常见病和一些疑难疾病，多获得满意的临床疗效。通过临床实践更真切感受到中医药学的博大精深、神奇奥妙。在实际工作中坚持"继承不泥古，创新不离宗"。按照中医药自身的发展规律继承、发扬、创新，奋斗不止，矢志不移。

作为国家中医药管理局临床中药学重点学科学术带头人，全国第三、四批老中医药专家学术经验继承指导老师，第二批全国名老中医药专家传承工作室指导老师，培养了 4 名高徒，如今他们已晋升为正、副高级职称，成为医学教育和临床工作岗位上的骨干、中医药专业优秀人才。

在中医药学术和科学研究方面，先后出版了《中药八百种详解》等 6 部专著，发表学术论文 80 余篇。曾获河南省科技先进工作者、河南高校科技先进工作者等称号；2008 年获河南省中医事业终生成就奖。

抚今追昔，自己作为一名中医药事业参与者、践行者，想把过往所发表的论文、科研报告、学习心得、专题讲座（包括未发表者）汇集成册，即这个文集。将自己 50 多年来在中医药工作岗位的所作、所为、所思、所想，介绍给大家，冀望能对后来者有所裨益，让我们的国粹中医中药代代相传，不断发展，与时俱进，为人类的健康事业做出大贡献。

需要说明的是，这些文章成文不成体，内容杂陈，不计工拙，收集成册。于己可助回顾总结过去，于人可供参考借鉴。所以，不顾浅陋，乐而为之。其中有些文章是由自己的学生完成的，按文集要求，均未将原作者全部署名，文后注明该文发表出处及主要作者，谨此说明，并向原作者致歉。

值本书出版之际，特向为文集写序的国医大师、河南省卫生厅原副厅长、河南中医药大学张磊教授，全国医古文研究会名誉主任、全国"中医典籍与语言文化研究专家学术传承与人才培养"首批专家、河南中医药大学许敬生教授，致以诚挚的感谢！杰出书法家王俊兴为文集题写书名，一并致谢！

侯士良

2017 年 2 月 15 日

目　　录

第一部分　医药综述

我的中医中药梦

1963 年我毕业于河南中医药大学（原河南中医学院）中药专业，是我院乃至全国最早的本科毕业生。毕业后留校在中药教研室任教，在教学岗位上一直工作到退休。

学无止境　不懈追求　努力攀登

认知是从无到有的过程，知识是由少到多的积累。我刚开始走上教师岗位时，和大多数年轻人一样是专业的新兵，所知甚少。而且置身于一个突出政治的年代，每天大量的时间用于政治学习、写思想汇报、做会议记录。但同时自己又承担教学任务，为了完成教学任务，把教学工作做好，真正履行传道授业解惑的职责，我每天都学到深夜，挤出时间来拓展专业知识。正是自己付出了大量精力和时间，取得了思想和专业的双丰收，使我很快就进入角色，成为一名合格的教师。也就是从那时起，我养成了读书、写文章的好习惯，读书、购书成了我生活的最大乐趣。每天，教研室我是来得最早的，也是走得最迟的。中药教研室那迟迟不息的灯光见证了我工作和读书的历程。我阅读了上百本古代本草著作，也留下了大量的读书笔记，从而打下了坚实的专业功底和应对教学、科研与临床工作的基础。

中医药学历史绵延数千年，无数医药学家的智慧、经验保存在浩瀚的古文献中。《中药学》只是撷取其中精华的一部分，而且教材中存在含糊不清、不准确的，甚至值得探讨的内容。带着这些问题深入研读，并对历史沿革进行梳理和比较分析，弄清实质，解决了许多模糊不清、模棱两可的问题。在课堂教学中，将这些知识融入教材知识之中，把问题讲得清、讲得透、讲得准，从而使教学效果上了一个台阶，也慢慢形成了自己的教学风格。

中药学是中医药学科的组成部分，历史上一向有"医药不分家"之说。而中药学教学的重点内容是关于中医用药的基本理论和知识。因此，要讲好这门课，不仅需要深厚的中药专业知识，也需要一定的中医临床实践。然而，由于当代学科的划分，中药专业学生学习中医的教学内容被大大地压缩，中医与中药的日趋分离，也给自己和以中药专业为背景的《中药学》的教学人员带来一定的知识结构欠缺。从教学伊始，自己就意识到这一问题并加以着手解决。首先是自学了全部中医学的课程，也读了许多中医方面的古典著作，如"四大经典"等医学名著；利用"文化大革命"开门办学的机会，积极从事临床实践，逐渐积累医疗经验和实践技能；平时无教课任务时，积极到教研室及附院的门诊参加跟师临床实践，认真向老教师学习，争取多接触临床。在实践中学习，实行专业改造，完善自己的知识结构，现在已经完全实现由药到医的跨越，成为中医药方面的专家，常年在临床一线为患者排忧解难。

20 世纪 70 年代以来，现代科学手段、科研思路迅速渗透到中药研究领域，涌现出大量新知识、新手段、新观点。作为深受传统中医药观念影响的中药专业人员，对中药领域的新兴事物，我的态度是：不排斥、不拒绝，而是主动接纳、吸收，并将其融入中医药研究之中为我所用。从 20 世纪 80 年代开始，逐步开展了采用现代手段研究中药的活动。在培养研究生的过程中，指导学生开展以中医药理论为主体的现代研究，先后培养了16届26名既有牢固的中医药基础，又能应用现代技术手段的中药学硕士研究生和4届中药学博士研究生。

正是有刻苦、深入、持续、不断的学习，实现了教学相长，在专业领域得到同行认可。先后担任中华全国中医药学会中药专业委员会委员，中华中医药学会河南分会理事和中药专业委员会副主任委员，河南省新药评审委员，河南省保健协会科学委员会副主任、副会长等社会团体职务。出任中南五省《中药学》教材副主编、《中华本草》编委、药性理论专业委员会委员，同时参与了《中国本草全书》等具有重大影响力的专业著作的编撰。

在科研方面先后完成国家及省部级科研项目8项，获省部级科技进步奖多项，并被收入国家级《科技成果大全》。1983年、1991年分别获得河南省科技先进工作者和河南省高校科技先进工作者称号。研究论文《怀庆熟地黄滋阴作用的研究》等2篇论文获河南省教育厅科学论文二等奖，并被国外权威刊物摘录、权威光盘数据库收录，达到国际水平。

不断提高　不断创新　改进中医药教学

教师以传授知识为主要任务，以教书育人为天职。作为中医药专业教师，同时也肩负学术发展的重任。孔子曰"学而不思则罔"。因此，有知识、勤思考、勇开拓，才能学以致用、学以创新。我在几十年的教学和长期从事本草文献研究过程中发现，中药功能作为中药治疗作用的概括，属于药性理论范畴，它应该与四气、五味等内容一样成为中药药性理论。因此率先提出"功能"药性概念和内容。在中南五省《中药学》教材上首创"功能"药性一节，补充了药性理论的新内容。

随着中医药教育深化，高层次人才的培养提上日程。我们从1979年开始培养中药学硕士研究生。怎样进行中药学专业的研究生培养，当时全国没有统一、规范的模式，也没有统一的教材。我们通过实践探索，逐渐形成了自己的培养思路和内容。强调中医药为主导地位，注重现代手段的利用，兼顾医药两方面知识结构的整合。针对学生第一学历背景，制定了中医学历学生开设中药专业课程，内容包括药用植物、炮制、中药化学、中药鉴定、药理实验等；中药专业学历学生开设中医经典课程，内容包括伤寒论、金匮要略、温病等。在专业课设置上，开设中国药学史、本草名著选读、药性理论选讲等内容，注重提高。通过多年实践，对于培养高级中药专业人才起到非常重要的作用，受到国务院学位委员会办公室的重视。正是注重对传统知识的学习和继承，我们的研究生培养质量也得到国内同行的肯定。如研究生丁选胜，在南京中医药大学用人选拔中，以优异的成绩胜出，为读硕士学位的母校河南中医药大学增光添彩。

身体力行　言传身教

教师是学生的引路人，更是学生的表率。不仅表现在专业方面，更重要的是体现在做人方面。身教胜于言教，在教学中不留疑点、不出现疏漏、一丝不苟的严谨作风和态度，就是对学生的言传身教。在指导研究生的过程中，涉及专业课教学、选题、开题、实验、撰写毕业论文、答辩等许多环节，我对这些内容严格要求、认真负责，从不含糊。有一次一名研究生试讲，由于准备不充分，连续试讲 3 次方才过关。在 3 次试讲中，我冒着酷暑，1 人参加全程听讲 3 次，这位研究生后来分配到国内一所大学任教，不仅没对老师当年的做法产生怨言，相反对当年有那样一段经历至今仍充满感激。正是在严谨、务实、认真的原则下，40多年来，我培养本科生数以万计，这些学生遍布全国，有的到了国外，都已经成为各自岗位上的骨干，不少人都做出了成就。

创建学科 培育英才

从 20 世纪 80 年代开始从事教研室的管理工作。带动一批人把教学工作搞好是主要目标。我们首先从制度建设着手，严格实行新教师试讲制度、集体备课制度、业务学习制度以及教考分离管理制度。自己以身作则，率先垂范。例如，对年轻教师进行传帮带，介绍教学方法，组织听课，指导试讲，传授教学方法和经验。不仅如此，我们还走出校门，开展野外实习认药，制作标本挂图、开展饮片标本辨识等辅助教学内容和手段，加强教学环节，提高教学效果和质量，使中药教研室教师整体教学水平显著提高，成为优秀教学团队。在此基础上，中药学课程两次被评为省级优秀课程。目前，该学科依靠过去的积累和近几年发展，中药学课程又被评为河南中医药大学精品课程。教学实力的增强也带动了学科的进步，1997 年以"中药学"与"中药化学"两个教研室为主体成功申报成为河南省重点学科，为第二次申报和目前已成为重中之重的学科建设奠定了基础。

20 世纪 70 年代后期，国家恢复研究生学位教育。当时我院没有中药学硕士学位授权。为了获得硕士点授权，我们承担起中药学硕士点的申报工作，我多次南下北上，精心准备，多方求助，终于在 1983 年获得中药学硕士点授权。中药学一级学科硕士点的获得，带动了我院整个中药学科的发展，以后就分化出中药化学、中药药理、中药炮制、中药鉴定、中药制剂分析等多个研究方向，为后期申请药学、药物制剂、药理、药物化学、药物分析等硕士点奠定了基础。中药学硕士点不仅为中药学教研室培养了大批专业高级人才，也为其他学科培养了大量人才骨干，这些研究生在全国各自专业领域已经成为骨干，并发挥积极的作用。

20 世纪 90 年代后期，为了适应学校发展对高级专业人才的需求，开展联合培养博士研究生工作，我与北京中医药大学的颜正华教授联合培养3名博士，目前已经成为学科骨干力量。

2002年，我被国家人事部、科技部、卫生部和中医药管理局确定为全国老中医药专家学术经验继承工作指导老师，培养学徒4人，已完成学业出师，其中1人获优秀继承人称号，为中医药学的人才培养、学术发展和中医药事业的振兴竭尽全力。

医药结合 悬壶济世

《周礼》："医师，掌医之政令，聚毒药以供医事。"这句话对医药之间的关系做了言简意赅的概括。它的意思是说医师要能在识别药害的基础上，化害为利、化毒为药，从而实现医疗目的。虽然我投身于中药专业的研究，但是研究中药的目的是要更好地为医疗进行服务。我在50年的工作实践积累中，对一些病症和疑难杂症有了一些自己的体会，治疗中也获得满意的效果。现举几例与大家共勉。

例一：张某，女，37岁。以"双乳时有疼痛不适3年余，加重2月"为主诉就诊，诉有乳腺增生史，曾服中成药（具体不详），效不显。现双乳时有疼痛，疼痛部位不固定，疼痛程度不重，生气或月经前症状明显，月经平素正常，近2月未至，上次月经农历十月初一，至今未至，量少，色可，无血块，无腹痛，纳眠可，二便可。舌暗淡质润，苔薄黄，脉细弦。查体左乳外上、内上及内下象限扪及条索及结节，右乳外上及内下象限扪及条索及结节。诊断：乳癖（即乳腺增生）。

处方：当归30 g，川芎15 g，白芍20 g，柴胡15 g，白术30 g，茯苓15 g，牡丹皮12 g，淫羊藿15 g，浙贝母16 g，牡蛎30 g，制乳没6 g，鹿角霜20 g，山慈菇15 g，夏枯草20 g，郁金15 g，海藻15 g，昆布20 g，炒王不留行20 g，路路通8 g，炒川楝子15 g，佛手15 g。

用法：10剂，上方共为粗粉，分成30份，每日一份，煮散口服，每日 3 次。一个月后复诊，经前乳房仍时有不适，但较前减轻，随调药续服。后自述乳痛明显减轻，但情绪不佳时仍有乳房不适症状。嘱其要调适心情，作息规律，少食辛辣刺激之品，防其复发，不适随诊。

此病诊为乳腺增生，中医即"乳癖"。此患者生气时或月经前乳痛症状加重，舌暗淡质润，苔薄黄，脉细弦，此为肝郁气滞之证。辨证乳头乳房是足厥阴肝经循行之处，由于肝失调达，肝郁气滞，肝气结于乳络则结块胀痛，因此将疏肝理气，调达气机兼以散结止痛作为此病的治则。此病非一日所得，非如感冒发烧般可几日而愈，需有时日以调养，所用剂型为"煮散"，可方便患者长期久服。

例二：李某，女，41 岁。以"反复腹泻、脓血便半年余"为主诉就诊。患者自诉 12 年前因出现"腹泻，脓血便"等症在当地医院经结肠镜检查后诊为"溃疡性结肠炎"，治疗给予口服艾迪莎，约半年后缓解。来我处求诊半年前再次出现脓血便伴里急后重，每日 2~3 次，量中等，经医院结肠镜检查诊为"溃疡性结肠炎"，治疗给予口服美沙拉嗪片剂、双歧三联活菌胶囊 3月，效果欠佳。现腹泻，时有脓血便，便时伴有里急后重，每日2~3 次，纳眠可，舌质淡，舌苔薄，脉沉细。

处方：大黄 15 g，白及粉 4 g，地榆 15 g，锡类散 0.3 g，云南白药粉 1 g。五剂，灌肠用。

用法：大黄、白及粉、地榆三药加水煎至 250~300 mL，加锡类散 0.3 g 和云南白药粉 1 g 溶于煎剂中，保留灌肠 30 分钟左右，隔日一次。复诊时诉用此方灌肠 3 次后，效果明显，脓血便次数减至每日一次，量亦明显减少。后嘱继续给予灌肠。复诊时诉现症状完全消失，大便正常。嘱停药，饮食规律，清淡易消化，忌辛辣刺激。随访 1 个月后，症状无反复。

中医治疗溃疡性肠炎应以清热凉血，利湿解毒，化腐生肌为原则，现采用中药保留灌肠法，一可使药物直达病所。药物通过直肠中下静脉及肛管静脉直接进入大循环，在肠系膜、门静脉系统使血药浓度稳定，从而大大提高了药物的利用度。二提高局部药物浓度。中药灌肠能延长药液在肠道中的保留时间，减少药液的外溢，从而使总有效率明显增高。三能够避开肝脏的首过效应，不仅达到局部治疗的效果，而且避免了全身性毒副作用。所以保留灌肠法对促进消炎、消肿、溃疡面愈合及缩短疗程，提高疗效有较大帮助。

例三：高某，男，1 岁 5 个月。以"头颅大、发育迟缓"为主诉就诊。家属代述：患儿 6 个月发现头颅比正常小儿大。颅脑 CT 示：双侧脑室、三脑室、四脑室枕大池及大脑大静脉池明显扩大，脑沟裂池增宽，中线无移位，诊断为"重度交通性脑积水"。查体示：方颅，头围 54 cm，前囟门 2 cm×3 cm，右枕部皮下血肿有波动感，肢体消瘦，大拇指伸不开，坐不稳，下肢无力，不会站，不会说话，不会走路。

处方：脑积灵 1 号：蓖麻子仁 120 g，瓜蒂 200 g，鹅不食草 120 g，乌梅肉、天南星、白芷、藁本、川芎各 20 g，共研细末。

脑积灵 2 号：川芎 12 g，赤芍 15 g，桃仁 12 g，红花 10 g，泽泻 40 g，石菖蒲 20 g，远志 15 g，茯苓 30 g，冰片 3 g，麝香 0.2 g，生姜 150 g，葱白 150 g，黄酒适量。

用法：脑积灵 1 号（外用），每次用 2 g。药棉包裹塞于鼻孔内，每周 1 次，4 次为 1 个疗程。

脑积灵 2 号（内服），将本方前 8 味药共研细末，过 120 目筛（非法定计量单位，表示每平方英寸上的孔数。治用），再将冰片研细，过 140 目筛，最后加入麝香，混合掺匀；另将生姜和葱白捣烂取汁，掺匀兑入黄酒，将以上药粉泛水丸如黄豆大。每次 2 g，每日 3 次，30 d 为 1 个疗程。复诊时家长诉患儿服用 2 个疗程，现眼睛反应灵敏，会叫爸妈，会发单音，大人扶着能迈步。又用 4 个疗程，现小儿已会走路，已会上下楼，智力、视力均与正常孩子无异，恢复健康，正常发育。

脑积水为医学难治之病，中医称之为"解颅"，相当于西医学所指的先天或后天性脑积水。我认为使脑中之水去之有路为第一步。创用经鼻给药的通窍导水法，通过鼻腔与脑室之间的通路，使多余之水得以从鼻中排出；再配合补肾益髓健脑、行气活血化瘀，开窍通络利水之药，使水道通、运行畅，从而从根本上解决水积之因。二者相辅相成，使脑积水患者能够有满意的疗效。为用中医药治疗疑难病找到了一条新路，也为中医药学的研究与创新提供了强有力的支撑。

对中医药学术的几点认识

中药理论是几千年来中医药实践的总结，是中药学术的主要特征。在我执教和行医的 50 余年中，对中医药理论有一些自己的理解和总结。

（一）首提"功能药性理论"概念，强调中药理论是中药的特征

四气、五味、升降浮沉、归经、配伍、禁忌等主要中药理论作为中药的特征，是经过反复临床实践发展起来的关于中药理论的思维总结。中药没有在中药理论指导下采集、炮制、制剂及临床应用，就不是中药。我在此基础上首先提出功能药性理论，中药药性含义应包括中药的性质和功能，传统认为它主要指的是性味、归经、升降浮沉、有毒无毒等核心内容。但是从中药药性理论发展过程看，可以将中药药性理论分为如下几类。

1. 抽象药性 即与中国古代哲学及中医学基础理论相关的药性理论，如药性阴阳、五行、易理、运气（生成禀受、运气用药）等。

2. 形性药性 包括形质和性味等，如色、臭、气（性）、味、形质、剂量、有毒无毒等。

3. **向位药性**　包括归经、卫气营血、升降浮沉等理论。

4. **功能药性**　主要是药物治疗作用的概括，如十剂及其后的十二剂、十八剂、二十四剂等，《素问·至真要大论》中"寒者热之，热者寒之"，以及后世方书，如本草中的多种治法的论述等。

5. **综合药性**　综合药性，如药类法象、用药法象、辨药八法、药对等；配伍药性，如七情、引经、药对等。

6. **方剂药性**　如君臣佐使、七方等。

7. **制药药性**　如宜丸、宜散、宜水煮等。

8. **禁忌**　包括药忌、服药禁忌等。药性理论是中药治疗作用的概括，是临床用药的主要依据，有着提纲挈领、执简驭繁的重要意义。

（二）主张中药理论评价要以医疗实践为依据

中药理论的产生、发展依附于医疗实践。经过漫长的生活实践及医疗实践，人们对所接触到的药物获得了一定的感性认识，随着医疗实践不断深化发展，人们对中药的认识也不断加深，当这些认识上升到一定高度便形成中药理论。在此过程中中药理论也产生了不同流派，各流派理论在一定程度上反映中药作用的客观规律。在长期医疗实践中，各流派间的衍生离合，总结出中药临床应用的规律，概括中药临床应用范围、属性和特征，形成了相同或相近的理论认识，并逐渐形成了一个独立的理论体系。

任何科学理论都必须为实践服务，并且接受实践的检验，只有这样科学理论才能得到进一步完善和发展，才能更好地服务于实践，它的存在才有意义。中药理论就是如此，其产生后对维护我国人民健康，促进中华民族的繁衍做出了重要贡献，长期的医疗实践已经证明了它的科学性。这个理论无论将来怎样发展，其最终评价要以医疗实践为依据。

（三）医药必须相结合

中医药是以系统思维为导向，经过长期的发展、积累，形成了比较系统的生命科学认知体系和疾病诊疗体系，属于自然与人文相结合的、系统的非线性科学。医和药是生死与共、密不可分的。《说文解字》释"药"为"治病草"，释"医"为"治病工"，二者在"治病"上紧密结合。中医与中药是一对孪生兄弟，从源头上同源互根，在发展中相互依存、相互呼应、互相渗透，密不可分。

没有"医"就无所谓"药"；没有"药"就无所谓"医"。中医离开中药，辨证论治就成为空谈，无从选方用药，中医不可能完整；没有中医，中药也就失去了依托，不可能发挥真正的疗效，失去了"用武之地"。没有任何其他的东西可以取代其中一个。所以历来认为中医中药是一家，不能有此无彼，彼此分离（如历史上的"废医存药"），中医中药不分家。当前存在的医不知药情，药不知医用，医药分离的模式，不适合对中医药的管理，也不利于中医药的发展。医药结合才是正确的道路。只有医术高明，才能发挥药物的最大效能。也只有药物精良，才能药到病除，显现中医医疗水平。

（四）中药西化不可取

现代有不少人认为中药粗糙、中医药理论陈旧，提出中医药现代化，中医药现代化是时代发展的要求，社会的需要，中医药事业发展的必然，无可厚非。以我的理解，中医药现代化是要把当代最新科学技术、手段、方法、设备融入中医药研究、生产、临床应用中，从而发展完善中医药的一个过程。而不是把中医药西化为西医、西药。中药现代化是要不断产生得到新中药而非西药。

近年来不少人认为，中药现代化就是弄清中药的有效成分，就是中药提取，只有这样才能与国际接轨，才能得到美国食品与药品管理局认可和进入主流医药市场。甚至更有人提出："中药现代化就是要研究开发像青蒿素这样拥有自主知识产权的Ⅰ类新药"及"植物药向化学药发展成为中药类产品的一大发展趋势"等观点，在业界和社会上造成极大的思维混乱。庆幸的是，一些学者现在已经认识到这种错误，认为如此下去，将导致中医药的消亡。

青蒿素是从中药青蒿中提取出来的，但它不等于青蒿，青蒿素是西药而不再是中药，谁也没有弄清楚它的中药药性，它也无须辨证使用，只要是疟疾，谁都会用。西药的特点是结构清楚，药理药效明确，令人信服。中药即使单味药，成分和作用也未真正研究清楚，但中医将其作为中药用起来却得心应手。不能以为成分决定一切。生石膏与煅石膏相比，仅相差6个结晶水，然而其药性有天壤之别。人参与人参叶都含人参皂苷，中医却不用人参叶而用人参。现今检测仪器那么先进，但茶叶和酒却不能以检测成分定优劣，而必须由品茶师、品酒师品尝。

对于中药，中医从来都不是依成分论，而是重在临床表现。中药必须依据中医药理论用于临床，才能保证用药安全，产生预期的效果。在医院，纯中医不受重视，大多数医生开中药的思路不是依中药理论，而是西药的思路。如动辄以某药能抗某菌、杀某病毒，某药可提高免疫力等。在写文章或相互交流时，也只谈某中药的所含成分，产生什么药理作用，根本不谈药性，由这种概念的异化置换，就会逐渐产生认识的错位，这不是传统中医的思路。中医从不为查清变异极快的病毒而伤神，而是注意祛邪和扶正，即祛除致病之邪和调护人体的正气。不管它病毒、细菌变异成什么，都有克敌制胜之法。正如清代医药学家吴仪洛在其《本草从新》一书中所说："有一病必有一药，病有千变，药亦有千变，能精悉其气味者，在千百药中任举一二种，用之则通神，不然则岐多而用眩。"

近来，因马兜铃酸的肾毒性，关木通、广防己、青木香等药材被取消药品标准。贸然取消它们是否合适，值得深思！中药材不是化学单体。中药材中的化学成分不等同于中药材本身，因而不能把单一成分马兜铃酸的肾毒性动物实验结果等同于含马兜铃酸的中药，其安全性和技术标准决不能按西药模式照搬，中医从来就不用单一成分治病，而且也很少使用单味药物治病，我们不能因噎废食，否定这些中药的疗效，采取非理性的方法对待中医药瑰宝。要不然，但凡药有毒性者都不能用，则中医药就要被淘汰了。实事求是，按药性合理应用中药，则是可取的理性对待。临床上由于西药引起的各种不良反应远比中药造成的不良反应要多得多。但未见因此而被停止使用。无数事例证明，中药的确凿疗效使用现代医学观点是无法解释的。

（五）把握中药特色，才能更好提高疗效

中药区别于西药和其他天然药的又一特色是：药材讲"道地"，饮片重"炮制"，应用须"配伍"。作为中医工作者，就应该在自己的临床工作中彰显这些特色，提高临床疗效。

药材讲"道地"是中药应用的特色之一。现存最早的药物学专书《神农本草经》讲："土地所出，真伪新陈，并各有法。"强调了区分产地，讲究道地的重要性。中药学中很早就提出了药性生成秉受运气和时空、药性理论等生命节律性学说，较系统地发现、概括并运用了诸如日、月、季、节的生物节律，注重药材生长的地理环境、气象变化、昼夜朝夕等时空变化的密切关系，强调"非其时不采、非其地不用"。这些均是现代医药所可望而不可即的宝贵内容，是我们临床工作者应当珍惜和重视的。

药物的炮制，也是中药临床应用的重要环节，它直接关系到临床的疗效，历代医家对此都很重视。明代医家陈嘉谟总结得好："制药贵在适中，不及则功效难求，太过则气味反失。"进一步指出："酒制升提而制寒，醋制注肝而收敛，盐制走肾而下行，姜制温散而豁痰，蜜炙甘缓而润燥，土制守中而健脾，蒸熟取其味厚，炒黄炒焦取其燥入脾胃，炒炭存性而止血。"中药饮片，生熟有定，各有其能，不可不知，不能混用。炮制是否得当，对少数毒烈性质的中药来说，更是确保用药安全的重要措施。所以，中药必须经过炮制，才能符合治疗的需要。现实是，中医工作者对中药炮制了解甚少，对自己用以治病的武器，什么时候用生，什么时候用炒，不十分清楚，更不用说能用特殊方法加工炮制的品种了。试想大黄泻下，该用生而用熟，何首乌乌发应用制品而用生品，能取得治疗效果吗？所以，临床医生应根据治疗用药的要求，使用炮制精良的饮片组方用药，才能收到预期的治疗效果。

中药配伍应用，是中医药整体观念和辨证论治精神在中药临床应用中的体现，独具特色。中药通过配伍，可以提高与促进疗效、减低毒性和副作用，适应复杂多变的病情，或改变与影响药物的作用。因而配伍是中药临床应用的主要方式。长期的临床实践过程中，中医学积累了丰富的配伍理论和经验，是指导当今临床用药不可缺少的宝贵内容。

以上这些中药的特色，是中医临床科学的重要组成部分，也是中医药学的优势所在。作为中医药战线的同志应当着力发扬创新，扬我中医药之长。绝不能走"医不管药，药不知医，医药分离"的路子。

那种置中医药理论于点缀，完全按照西药的模式开发应用中药的方法和道路，不符合中医药自身发展规律，对中医药发展有损无益。发展中医药，实现现代化，中药特色不能丢。

作为一名中医药事业的建设者、实践者，我将自己几十年来在专业工作岗位上的所作、所为、所思、所想介绍给大家，希望能对后者有所裨益；作为国家中医药专家带徒老师培养中医药学的传承人，我为中医药事业的发展献计献策、奔走呼吁。我热爱中医药事业，也把自己的一生投入到中医药事业、把自己的生命融入到中医药事业中。让我们的国粹中医中药，不断发展创新，为人类的健康事业做出更大贡献。

原文发表于《名老中医之路·续编》第五辑，中国中医药出版社，2016.（01）第1版：174-188.作者：侯士良。任聪颖、赵素霞协助整理。

中药的科学与合理应用

一、什么是中药？中药与中医的关系如何？

不管你是搞中医还是中药工作，其主体对象都离不开中药。那么，什么是中药，中药与中医的关系是什么，现存的问题如何，等等，你明白吗？要解决这个问题，首先就要追根溯源，从根本上搞清楚，从业者绝不能盲目不清，糊里糊涂。我们知道，中药是在中医药理论指导下用以预防、保健、治疗疾病的药物。这里它不仅指明了中药的学术概念，而且还界定了中药与天然药物、其他民族药的不同界限。中医药理论赋予了中药基本特征。所以，临床使用所遵循的理论是决定其治疗效果和成败的关键，也是判断是否为中药的根据。中药治病的原理是：调和阴阳、制其盛衰、使其平衡。中医治疗要辨证施治，认证分阴阳，选药按药性（寒热），组方讲配伍。中医治病的原理，是立足于人固有的自愈能力，利用一定的治疗手段依靠机体"自和""自制"调控机制的自主性反应，激发和推动机体趋向于整体协调的自发性功能，帮助人体康复愈病。任何一种治疗手段，都必须作用于这一机制，通过这一机制的"中介调节"而起愈病之效。中西医学的疾病观和治疗观截然不同，西医对疾病的认识是以病原学为基础，从器官组织、细胞到分子水平的不同层次上，研究疾病的发生、发展、变化、转归过程的具体环节。西药取效机制是用一定剂量的化学物质，直接作用于病原体及损伤局部。中、西药的疗效原理及作用点有本质的区别。中医关注的是机体届时疾病反应状态，西医重视的是特异性病原及局部实体性变化；中医讲整体，西医讲具体。因此，中、西医对疾病的诊察角度和治疗思维存在着根本差异。例如，治疗感染性疾病时，中医根据人体不同的反应状态选择用药，通过提高人体自身的抗病能力，清除病原体及其产生的各种损害，改善全身症状，治愈疾病（扶正祛邪）；西医则必须在确认是细菌（或其他病原体）感染的基础上，用抗生素直接杀死细菌，至于由此而引起的全身性毒性反应，抗生素则无能为力。倘若我们临床上依据中药现代药理和成分用中药，势必要以西医的思路诊察和处理疾病，这样一来，非但发挥不了中药的功能优势，还可能影响和降低中药的疗效。因此，中药的作用不能被某一或某些化学成分代替，即使把原药所有成分都搞清楚了，各种成分功效之和也不等于原中药的整体效用。显然，中药的化学成分与中药的功用并不是线性对应关系，从中药的化学成分和药效内容并不能把握中药的整体效用。中药现代药理研究并没有发挥中医药的特色及优势，其研究方法及思路仍旧是沿用生物医学的"还原""实体"的思维模式，这种研究方法与中医药理论的思维方法相悖，牵强地运用它来指导临床用药是不可取的。

中医药是以系统思维为导向，经过长期的发展、积累，形成了比较系统的生命科学认知体系和疾病诊疗体系，属于自然与人文相结合的、系统的非线性科学。医和药是生死与共、密不可分的。《说文解字》释"药"为"治病草"，释"医"为"治病工"，二者在"治病"上紧密结合。中医与中药是一对孪生兄弟，从源头上同源互根，在发展中相互依存，相互呼应，互相渗透，密不可分。没有"医"就无所谓"药"；没有"药"就无所谓"医"。中医离开中药，辨证论治就成为空谈，无从选方用药，中医不可能完整；没有中医，中药也就失去了依托，不可能发挥真正的疗效，失去了"用武之地"。没有任何其他的东西可以取代其中一个。诊病靠医，治病靠药，药是医生治病的重要武器之一，药到病除。病明、方对、药不灵，医生治不了病，正如口头禅所言"看得准，摸得清，药材不好白搭工"。医药密不可分。所以中医中药不分家。医知病情，药知医用，医药结合才是正确的道路，医者，要医术高明，胆大心细，行方智圆，辨证准确，熟谙药性，知药善用。药者，要药材地道，炮制得法，品质优良，安全效高。中药用于临床才能发挥最大效能，达到药到病除，起死回生的医疗效果。

二、中药药性是临床疗效的关键

中药治病用于临床，应在中药理论指导下应用，方能取得预期疗效。这是原则，也是根本。中药理论有哪些呢？中药理论，是指中药从生产到应用过程中所有相关的理论。如药材采收理论、出产道地理论、炮制加工理论、煎服方法、储藏及剂型制备理论、药物剂量及配伍理论等。其中与功效直接相关的称为药性理论。如性能理论、归经理论、升降浮沉理论、有毒无毒理论、剂量和用法理论等，内容丰富而翔实。是前人流传下来的有关中药的各种认识、应用、规律的信息。是经过反复实践发展起来的理论思维（或称理性认识）。这些植根于中国文化的独特的认识与用药治病的思维模式，或称之为理性认识、理论思维，具体讲就是指中药理论。它代表着中医药理论体系的特征，反映其理论思维的内容和规律。有人认为："药可以治病，没有这些理论，不讲这些理论，中药同样可以治病。"似乎中药和中药理论可以单独存在，这实际上忽略了中药、中药理论同临床实践的关系。应该承认：中药同其他药物一样，只有用于临床才真正起到

"药"的作用。中药如何用于临床？即在什么理论指导下用于临床，其结果是截然不同的。如果按照西医药理使用中药，比如麻黄素治喘、黄连素治痢、附子苷强心、丹参酮化瘀止痛、甘草素止咳、青蒿素截疟等，脱离中医药理论来应用，那就未免南辕北辙，不能视为中药。倘若不分寒热虚实，见喘用麻黄、遇痢用黄连，显然是不会收到预期效果的。以临床实践为纽带，中药和中医不可分离。研究应用中药，必须了解中药理论，只有通过中药理论才能对中药有较全面的认识；只有根据中药理论，才能将中药更好地应用于临床。中药理论与中医理论是一脉相承、不可分割的。两者相辅相成，互为根据，互为存在的条件。没有中药理论，辨证论治就是空谈，无从选方用药，中药就不可能发挥真正的疗效。如中医治疗大法中"寒者热之"与"热者寒之"等，"寒者"是中医理论中寒证或寒邪的概念，"热"之是中药理论中热性药或温热法的含义，两者结合中医这一治法的理论思维才能完整，才能取得预期的疗效。现在有不少人认为中药粗糙、中医药理论陈旧，提出中医药现代化，中医药现代化是时代发展的要求，社会的需要，中医药事业发展的必然，无可厚非。以我的理解，中医药现代化是要把当代最新科学技术、手段、方法、设备融入中医药研究、生产、临床应用中，从而发展完善中医药的一个过程。而不是把中医药西化为西医、西药。中药现代化是要不断产生得到新中药而非西药。近些年来不少人认为，中药现代化就是弄清中药的有效成分，就是中药提取，只有这样才能与国际接轨、才能得到 FDA 认可和进入世界主流医药市场，甚至更有人提出"中药现代化就是要研究开发像青蒿素这样拥有自主知识产权的 I 类新药"和"植物药向化学药发展成为中药类产品的一大发展趋势"等观点，在业界和社会上造成极大的思想混乱。一些学者现已认识到这种观点的错误，认为如此下去，将导致中医药的消亡。中药治病的基本原理就是借助药物的偏性（也即药性）以祛除病邪，消除病因，或补虚扶弱，调整重建脏腑功能，而消除机体阴阳偏盛偏衰的病理状态，最大程度上恢复人体阴阳平衡。掌握这个基本原理是认识和运用中药的基础，也只有熟练掌握了它，才能执简驭繁，以应万象，运用自如。正如清代医药学家吴仪洛在其《本草从新》一书中所说："有一病必有一药，病有千变，药亦有千变，能精悉其气味者，在千百药中任举一二种，用之则通神，不然则岐多而目眩。"纵观我国历代医药学家，均十分重视药性理论研究，如金元四大家中的大医李东垣的《气味阴阳论》中提出："夫药有寒热温凉之性，酸苦辛咸甘淡之味，升降浮沉之能，厚薄轻重之用。或气一而味殊，或味同而气异，合而言之，不可混用，分而言之，各有所能。本乎天者亲上，本乎地者亲下，轻清成象，重浊成形，清阳发腠理，浊阴走五脏，清中清者，荣养精神，浊中浊者，坚强骨髓。辛甘发散为阳，酸苦涌泄为阴。气为阳，气厚为阳中之阳，气薄为阳中之阴，薄则发泄，厚则发热。味为阴，味厚为阴中之阴，薄为阴中之阳。薄则疏通，厚则滋润。升降浮沉之辨，豁然贯通，始可以言医，而司人命矣。"足见古代医家对药性理论的重视。事实上，中药理论对于中药临床还有更深层次的关系：由于中药理论来自实践，经过反复实践验证，反复修正提高，会在很大程度上反映中药作用的客观规律，因而也就可能进一步指导中药的临床应用；有可能在应用范围上作更大引申，创新发展。

三、发扬中药药材讲道地、饮片须炮制、组方应配伍的特色，确保临床用药安全和疗效

中药区别于西药和其他天然药的又一特色是：药材讲"道地"，饮片重"炮制"，应用须"配伍"。作为中医药工作者，就应该在自己的工作中彰显这些特色，提高临床疗效。药材讲"道地"是中药应用的特色之一。所谓"道地药材"是指药材货真

质优的意思，是中药学中控制药材质量的一项综合判断标准。我国汉、唐时期已用"道"来划分行政区域，但"道地药材"作为专有名词正式见于《本草品汇精要》一书，书中每种药物项下专列"道地"项目。"道地药材"的含义，科学的理解可有以下几方面：同一物种药材产地不同，质量有明显差异，生态环境决定药物的质量，或者说决定药物的药性。所谓"地势使然"，实际包括地理环境、气候、生活习性等各方面。"道地药材"不仅是天赋予中华民族的自然资源，而且包含我国古代医药学家的科学智慧和丰富的临床实践经验。同一物种在国内外均有分布，在中医理论指导下应用，有独特的疗效；而在其他民族的传统药物体系中不作药或仅作单方、草药在民间使用。如葛根、泽泻、香附、青蒿等。再者，动、植物虽然能适应多种环境而异地生活，但其后天获得的代谢变化，足以造成其所含不同的物质及药用效果。所以，培植、引种、试种、驯化成活，并不一定能代替原有品种，植物药研究所积累的大量实验材料告诉我们，生物适应性生存和内在化学物质之间的差距是很大的，道地药材的真正价值和科学性就在于此。中药中所含有效成分常常不是一种，或者尚未明了。目前，不能用单一化学指标来全面评价中药材质量。这一方面表明"道地药材"的总体宏观评价方法仍有其价值；另一方面又不能因为成分不明，无法检测其内在质量，而随意引种，把"道地药材"的优良传统丢掉。所以，有人说"道地药材"是中药的脊梁，更为中医药界的自立提供了有力的证据。现存最早的药物学专书《神农本草经》讲："土地所出，真伪新陈，并各有法。"强调了区分产地，讲究道地的重要性。公元 7 世纪，"道地药材"的概念更加强化，《新修本草》对道地有精辟论述："窃以动植形生，因方舛性，春秋节变，感气殊功。离其本土，则质同而效异。"宋代医药学家进一步继承和发展了前代道地药材的经验。如唐慎微的《证类本草》，由于产区的扩大，每种药物中"道地"的记载较汉、唐时期丰富得多。金元医家李东垣从临床经验中总结出"凡诸草木昆虫，产之有地，失其地则性味少异"及"若不折究厥理，治病徒费其功"。明代"道地药材"专用术语已正式见于本草著作及文学作品。明初创设医药举提司，后在太医院中设惠民药局、生药库，其职责是"凡药辨其土宜，择其良楛，慎其条制而用之"。在官修本草《本草品汇精要》一书中，大量记载有植物中药的道地，全书收载植物药 916 种，有明确优劣的占 266 种，包括川药 32 种，广药 27 种，怀药 8 种，其他 199 种。陈嘉谟在《本草蒙筌》中也强调："各有相宜地产，气味功力自异寻常……一方土地出一方药也。"伟大医药学家李时珍在继承历代医药学家关于"道地"思想的基础上，指出"性从地变，质与物迁"，总结出"生产有南北，节气有早迟"，提出更广阔、更强烈的"道地"的论点，并与气候因素相联系，根苗异采收，制造异法度的经验之谈。对具体药物的道地论述很多，如"薄荷"条下载："今人药用，多以苏州为胜。""麦冬"条下说："浙中来者甚良。"其均是实践经验的概括。清代医家从临床上发现药物效用不灵的原因之一是"道地"问题，如徐大椿在《药性变迁论》中指出："当时初用之始，必有所产之地，此乃本生之土，故气厚而力全。以后多移种他方，则地气移而力薄矣。"徐氏之论强调了"道地"药材质优效果好。近代，许多创建百年以上的名牌药号，如北京同仁堂、重庆桐君阁、杭州胡庆余堂、苏州雷允上、广州陈李济、武汉叶开泰等都有一个共同的特点，就是选择优质道地药材为原料，强调药材的道地性，其产品质量较高，声誉远扬。许多老字号药店，都挂起"川广云贵道地药材"的招牌，以示其药物质优效高。

道地药材是在长期的生产和用药实践中形成的，并不是一成不变的。环境条件的变化使上党人参灭绝，人们逐渐宠爱东北人参；三七参原产广西，称为广三七、田七，但云南产者后来居上，称为云三七、滇三七，成为三七参的新道地产区。长期的临床医疗实践证明，重视中药产地与质量的关系，强调道地药材的开发和应用对保证中药疗效，起着十分重要的作用。中药学中很早就提出了药性生成秉受、运气和时空药性理论等生命节律性学说，较系统地发现、概括并运用了诸如日、月、季、节的生物节律，注重药材生长的地理环境、气象变化、昼夜朝夕等时空变化的密切关系，强调"道地药材"和非其时不采、非其地不用，将其运用于防治疾病的用药实践，在系统理论指导下积累了丰富的实践经验。这些均是现代医药所可望而不可即的宝贵内容。确是我们临床工作者应当珍惜和重视的。药物的炮制，也是中药临床应用的重要环节，它直接关系到临床的疗效，历代医家对此都很重视。明代医家陈嘉谟总结的好："制药贵在适中，不及则功效难求，太过则气味反失。"并进一步指出："酒制升提而制寒，醋制注肝而收敛，盐制走肾而下行，姜制温散而豁痰，蜜制甘缓而润燥，土制守中而健脾，蒸熟取其味厚，炒黄炒焦取其燥入胃，炒炭存性而止血。"中药饮片，生熟有定，各有其能，不可不知，不能混用。炮制是否得当，对少数毒烈性质的中药来说，更是确保用药安全的重要措施。所以，中药必须经过炮制，才能符合治疗的需要。现实是，中医工作者对中药炮制了解甚少，对自己用以治病的武器，什么时候用生，什么时候用炒，不十分清楚，更不用说能用特殊方法加工炮制的品种了。试想大黄泻下，该用生而用熟，何首乌乌发应用制品而用生品，能取得治疗效果吗？所以，临床医生应根据治疗用药的要求，使用炮制精良的饮片组方用药，才能收到预期的治疗效果。

中药配伍应用，是中医药整体观念和辨证论治精神在中药临床应用中的体现，独具特色。中药通过配伍，可以提高与促进疗效、减低毒性和副作用，适应复杂多变的病，或改变与影响药物的作用。因而配伍是中药临床应用的主要方式。长期的临床实践过程中，中医学积累了丰富的配伍理论和经验，是指导当今临床用药不可缺少的宝贵内容。

以上这些中药的特色，是中医临床科学的重要组成部分，也是中医药学的优势所在。作为中医药战线的同志应当着力发扬创新，扬我中医药之长。绝不能走"医不管药，药不知医，医药分离"的路子。

那种置中医药理论于点缀，完全按照西药的模式开发应用中药的方法和道路，不符合中药自身发展规律，对中医药发展有损无益。发展中医药，实现现代化，中药特色不能丢。"药为医用，医知药情"，中医中药的紧密结合和协调发展是必然规律。中药的生产管理，临床应用不同于西药，必须遵循中药的特点和规律，才能最大限度地发挥中药的作用和临床治病的效能，彰显中医药的价值。

总之，以上中药的特点和优势，是中医药的重要组成部分，也是中医药的特色所在。要发展中医药，必须发扬中医药之长，保持中医药特色，继承、发展、创新并举，才是符合实际的正确道路。理解中医，了解中药，合理使用中药。

原文系在河南中医药大学第一附属医院科主任学习班上的讲座稿，作者：侯士良。

著名药城——禹县

提要： 河南禹县（今禹州市）为我国历史上著名药材集散地之一。本文扼要叙述禹县中药集散地的形成与沿革、鼎盛时期药城禹县的概貌，以及禹县成为著名药城的原因及特点。

河南禹县是我国历史上著名的药材集散地。它与河北安国并称为我国古代两大药市，故历史上有"南禹州，北祁州（即安国）"之称。禹县位于河南省中部，曾是华夏民族繁衍的地方。境内因有"古钧台"遗址，故史称"钧州"（春秋时称"栎"；战国时改称"阳翟"）。明万历三年（1575 年）为避圣讳，改名为"禹州"，俗称"小禹州"。是我国历史悠久的中药材集散地之一，素有"药不到禹州无味"和"药过禹州倍生香"的美誉。

禹县中药集散地的形成与沿革

中医中药源远流长，国之瑰宝，是华夏物质和精神文明的璀璨明珠。中国历史上第一个奴隶制王朝——夏朝，首次定都于禹县，为它以后成为我国中医中药发展中心之一奠定了基础。同时，禹县地处伏牛山东麓，其动、植、矿物类药材都较丰富，家种植物类药材遍及全境各地，有得天独厚的条件。相传名医华佗、医圣张仲景、药王孙思邈等都曾到这里行医、采药。

明洪武元年（1368 年），朱元璋诏令全国药商来钧州集结，初步形成了全国的药材行市。从此钧州每年三月都有药材交流大会，与旧时的三月骡马大会同时举行，盛极一时。随着药材交流大会的蓬勃兴起，全国骡马商贩也纷纷来此进行交流，从而形成了禹县独特的"骡马药材交流会"。每年一度的"三月大会"，从三月初九起至小麦成熟止，大会期间药棚鳞次栉比，全国药商接踵而至。

明崇祯十七年（1644 年），各地药商结帮至此，并在禹县筹建公房栈驿。清康熙二十五年（1686 年），另起药市于城内南街，时有晋商专营海南参、血竭、沉香等珍贵药材，号称"洋货棚"。清乾隆十三年（1748 年），密县（今新密市）洪山庙（定期药材交易庙会在此举行）药商因见禹县地势平坦，药市繁荣，纷纷来禹，使禹县药材交流市场更加繁盛。清乾隆二十七年（1762 年），药市由南街迁于西关，并成立药商会，每年增设春、秋、冬三个会期，分别以四月二十、八月二十、十一月二十为止期。会期各地药商除进行现货交流外，并按信誉结算上一会期赊销账目。每逢会期，"内而全国二十二省，外越西洋、南洋，东极高丽，北际库伦，皆舟车节转而至，衍溢附近六、七、八里"，逐渐形成全国药材的集散中心，成为禹县药业发展史中的兴盛时期。

全县经营中药材的有400多家，城内居民十之七八以此为生。随着各地药商的大汇集，仅靠会期经营的"棚商"远不能适应交易的需要。因此，从清末到民国初年，禹县在药材经营上逐渐分业立号，由短时会期交流发展为常年经营市场。其经营方式，有巨商开设的药庄；有代客买卖、收取佣金的药行；有拆整卖零的药棚；有专营地产药材的山货行；有经营全国名贵药材的"洋货棚"；有长途贩运药材的行商；有制售中成药的丸散作坊。同时，从属于药材行业的辅助性行业，如切药加工、检药、丸散包装、打包以及从事搬运的脚行等相应崛起，从而形成了完整的药材经营体系。各药商为维护自己的利益，逐渐形成行帮组织，例如以经营同类药材而结帮的甘草帮、茯苓帮、党参帮等，以同一地区而结帮的怀庆帮、老河口帮、汉帮、宁波帮、江西帮、陕西帮等。有的帮口为标榜经济实力，共筹银两，兴建会馆客驿，作为本帮聚议谋事、迎宾送仕的联谊场所，如怀庆帮共建的"怀帮会馆"，晋商共建的"山西会馆"，江西帮药商共建的"江西会馆"，各药帮联建的"十三帮会馆"等。山西会馆、怀帮会馆和十三帮会馆集中建于禹县城内西北隅，三馆矗立为"品"字形，楼台殿阁巍峨壮观，至今风貌犹存，这也是禹县药材集散地的历史见证。

禹县药材集散地历经六百多年，由于社会等因素，时有起伏。从清乾隆年间的鼎盛时期至清咸丰年间（1851—1861年）由盛变衰，此时禹州有药店、药棚、药庄190余家，从业人员

500 多人。民国初期，药业又有振兴，据民国十二年（1923 年）《禹县志》采访稿记载：当时禹县城内共有药庄 300 家，钱庄 15家，京货 30 家，杂货 200 家，其余大小生意约 500 家，药商居百业之首。民国十八年（1929 年）禹县尚有药行 81 家，药庄 20家，药棚 91 家，丸散铺 70 余家，中药铺 23 家，共 285 家，从业人员总计 6 185 人。民国二十二年（1933 年）部分药行因交通原因相继迁往郑州，至 1936 年禹县药业减至 199 户，从业人员下降为 916 人。

1938 年日军侵华占领开封，战火逼近郑州，部分药商又由郑州迁返禹县，加之国民党政府炸决黄河大堤，泛区人民纷纷迁逃来禹县谋生，各行业从业人员增加，药业也一度"发展"。1944 年日军侵占禹县，大部药业相继破产，与外省交流中断。1945 年日本投降后，禹县药材市场有所恢复，至 1947 年经营药材行业的有 190 户，从业人员共 1 395 人。新中国成立后，1951年国营贸易公司设中药购销小组，开始经营药材。此时有私营药庄 13 户，药棚 6 户，丸散 57 户，药行 12 户，总计 88 户。1952年县合作社建立国药门市部。1953 年国营药材门市部创建。1954 年共有私营药庄 14 户，药行 10 户，药棚 34 户，丸散铺 64户，药铺 20 户，共计 142 户，从业人员 658 人。1956 年实行对资本主义工商业的社会主义改造，私营中、西药商和丸散业均纳入公私合营，药品经营业务统一归国营医药公司。1984 年国家实行对外开放、对内搞活的经济政策，中断了 30 年的禹县中药材集散地开始复苏，1984 年底共恢复私营药材行、中药加工厂57 户，从业人员 420 人。1985 年 3 月，禹县又开始举办全国中药材交流大会，与西北的陕、甘、宁、青，东南的苏、鲁、皖、闽、赣，南方的两湖、两广，西南的云、贵、川，东北的辽、吉、黑及晋、冀、内蒙古等省区的国营、集体、个体中药行业建立关系。截至 1986 年年底，全县已有集体、个体药行、中药加工厂 137 家。禹县的药材业得到了飞速发展。总之，禹县中药材交流大会始于明洪武初期，鼎盛于清乾隆年间。大会于每年三月清明节前开始，历时月余。

此后又发展成春、秋、冬三个会期。继而演变为常年药市。

鼎盛时期的药城概貌

兴盛时期的禹县药业十分繁荣。据史料记载：清乾隆年间，禹州春季药材交流大会，每年从农历三月初三起一直延续到四月二十。每逢药材产销旺季和古刹大会，各地药商云集于此，这时的"小禹州"城药气熏天，异常繁盛。全国各地药商像春潮般从四面八方向禹县涌来，每日车水马龙，人山人海，往来车脚、驮帮延至数里，堆积货位数以百万计，登至垛顶可环眺四郊山川河流。大宗成交，其数量以千百件计，仅中等行商"德兴茂"一家，年进出量多达 6 000 多件，其余可见一斑。药商们一方面销售自己的名贵药材，另一方面又购进各地的道地药材，从禹县输送到全国各地，呈现出一派兴旺景象。随着中药材市场的发展，产生了经营方式上的分业，形成了完整的经营结构。药行、药棚、药庄、药堂林立，从业人数和经营额都很可观。据史料记载，新中国成立前的主要药行有恒大、豫兴隆、全胜德、瑞丰、瑞胜昌、成记、乾新台、荣兴昌等 40 余家，资本最多的豫兴隆一家拥有资金 4 万元（银圆，以下同）；人员最多的瑞胜昌有职工 47 人；其中资本在 1 万元以上的 4 家，人员在 20 人以上的有 29 家。金额共计 20.3 万元，总人数达 85 人。新中国成立前主要药棚有大有生、中太、义昌久、双复兴、华新、同丰永等 6 家。其中资本在 5 000 元以上的有 10 家；人员在 5 人以上的有 42 家。资本最多的大有生一家拥有资金 4 万元，人员 12 人。共拥有资金 25 万余元，总人数 358 人。

新中国成立前主要药庄有恒春、隆兴福、复生元、清和堂等

17家。资本最多的恒春一家拥有资金42万元，人员最多的仍是恒春，共有27人。其中资本在1万元以上的有9家，人员在10人以上的有2家。共计总金额6万余元，总人数为110人。新中国成立前主要药堂有杏林春、同春荣、荣德堂、万元堂、天兴堂、金生堂等22家。资本最多的杏林春，一家拥有资金5 000元；人员最多的天兴堂，有9人。其中资本在1 000元以上的6家，人员在6人以上的3家。资金总额2万余元，总人数65人。药材交流范围除我国2个省区外，还远销泰国、日本、东南亚等地。禹县药材会最盛时期，全国各药材集散地都按照禹县药材价格的涨落而涨落，号称"日进斗金"的禹县，成为当时药商向往的王国。药材一业突起，百业俱兴。从属药材经营的辅助性行业，如检药、打包、荆编、吹瓶、糊盒及从事搬运的脚行也相应发展起来，京广杂货、饮食服务、钱庄银号等行业应运而生，从而形成了庞大的经营市场。例如药业发展鼎盛时期，禹县钱庄银号蓬勃兴起，据禹县文史资料记载：1850年至1920年，禹县共发展钱庄40余家，其钱庄银号之多，居全国中小城市之首，这也是全国中药集散地形成的结果。据1940年12月《河南银行通讯》第三卷记载："药店种类庞杂，交易亦大异其趣，计分药行、药棚、洋货棚、山货棚、药庄、丸散店合计150余家，其交易数量虽远不如往年，但洪山庙街一带每日车水马龙，熙熙攘攘，大为可观。"禹县作为药材集散地，在国内及邻近各国产生了巨大影响。在我国药业发展史上，起到了不可磨灭的作用，其贡献和业绩，必将载入史册。

药城形成原因及特点

分析禹县作为历史上全国中药材集散地，蜚声中外，长期稳定，其原因是多方面的。首先是禹县历史悠久，商业发达，古代就是"商贾云集""日进斗金"之地。战国时期著名的富商巨贾吕不韦，就是在这里经商发迹以后登上相位的。药材经营作为商业的组成部分，也就在这里兴盛起来。明太祖朱元璋诏令全国药商到此集结，便确立了它成为全国中药材集散中心的地位。其次是禹县地处中原，好聚好散。古时交通不便，药材运输亦较困难，我国西北路内蒙古的甘草，甘肃的大黄、当归都是用骆驼队运至洛阳，再由人担、土车推着翻越伏牛山进入禹县；南路两湖、两广、云贵川的药材由水路运至豫南信阳老河口，复经陆路转运到禹县；东南路苏皖浙闽的药材及进口药材，由安徽蚌埠、界首，水运到豫东的周口，转陆运到禹县；北方诸省则经黄河水运到郑州再转运禹县。全国各地所产药材集聚到禹县，再转物流向我国东南西北各地。据有关资料记载，曾在这里集散的药材有110多种，外销的有800多种。由于我国幅员广大，各地的药商旅程都有限度，比如西北骑骆驼的商人不习惯南方的多雨潮湿，到了洛阳就不想再走了；南方乘船来的客商不习惯西北的风沙酷寒，到了水路尽头就不想再长途跋涉了。他们都把地处中州的禹县作为旅途的终点，乐于在这里集散。禹县中药集散市场有其他地方无可比拟的五大优势。

1. 当地自产大量道地中药材

禹县药材种植历史悠久，道地药材饮誉全国，吸引着国内外商贾，倍受青睐。据明嘉靖二十三年（1544 年）《钧州志》载：禹县当时产有传统名贵药材 45 种。新中国成立前，以禹白芷、禹南星、禹白附、苏叶、薄荷、二花、全蝎等十多个品种而成为全国举足轻重的药材主要产地之一。新中国成立后中药材有很大发展，从禹县医药公司 1965～1982 年收购中药材的情况看，17 年来，平均每年收购地产药材 189 种。1976 年收购 284 种，数量达 77 万余斤，其中家种类 130 种，野生类 108 种，动物、矿物类 46 种。据 1986 年县药源普查表明，全县共产各种药材 520 余种，为禹县药材业的发展奠定了雄厚的基础。

2. 有精湛的分装加工技艺

所谓"药不到禹州不灵"，实际上是讲禹县对中药加工炮制考究，技艺高超。禹县不只是药材交流集散之地，也是对药材进行分装加工之地。比如，西北的当归多是竹篓混装而来，在禹县要选出甘肃峨山背阴坡产 10 只 500 g 的"十只王"为上品，上下一样的统底归为中上品，长形归为中下品，秦岭产的马尾归没有身子的为下品，归腿没有头者为次品。又如厚朴，要选湖北恩施和四川产的，并以土中根皮为上品，干皮为中品，枝皮为下品。昆仑绵芪要两头见刀，截头去尾。禹县的药商、药工、药师的足迹遍及全国各大城市，他们纷纷设庄采购，将外地药材运到禹州，经过加工炮制，保证了药品质量，然后再运销各地。对中药炮制加工的"浸、泡、煅、煨、炒、炙、蒸、煮"等各方面都有独到之处。在包装上，采用油纸、木箱、猪血封口，十分讲究。凡此都为禹县中药材市场的声誉增添了光彩。

3. 优质名牌中成药

禹县生产中成药的历史也很悠久。颇负盛名的"杨永先眼药店"始创于 1648 年；"九天阿胶"始制于 1822 年。集中在该县城内的四角堂、洪山庙、三官庙、八仕坊、黄家口和宣化街的丸散药店，大都是药材市场兴盛时期开办的。他们按照名医成方或自己研制的配方，选用上等药材原料，加工生产丸、散、膏、丹、曲、胶、酊等剂型，成为颇有信誉的药品，既批发，又零售，充实了中药材市场，成为禹县药材集散地的一大特色。

4. 种类齐全的药械、药具生产也是禹县中药材市场的一大特点

禹县的药臼、药擂碗、药碾槽、药戥子、药轧刀等，都以其独特的工艺、良好的性能，深受各地中药加工厂家、药店和药商的欢迎。流传全国的"三把刀"，其中河南的一把指的就是"小禹州药刀"。该药刀近满月形，刀刃锋利，刀口严实，用它切制

像一个杏那么大的槟榔，可以切成 270 片。

5. 行栈齐全，常年经营

全国所兴起的许多中药材市场，基本上多是以药交会的形式出现，每年一会，一会数天，会散人去，平时药商便无法购销经营。而禹县药材市场，则是药交会与常年经营相结合。除每年春、秋、冬三个会期，每会一月余外，县城有药材经营行业四百多家，从业者数千人，还有为药业服务配套的检药、包装、打包、脚行等，为平时药材交流提供了良好条件。外地药商也纷纷在禹县设立庄、行、棚、铺、店、栈，并建立帮会、公馆等办事机构，开展多渠道、多形式的常年经营。由于以上原因，禹县在历史上作为全国的中药材集散地而闻名遐迩，在促进全国药材交流、发展中医中药事业、保障人民健康、繁荣城乡经济中发挥了良好的作用。

当今，恢复后的禹县中药材市场，正以其在历史上的影响和巨大生命力，引起国内外医药界人士和中药材经营、生产同道们的极大关注和兴趣，不少慕名前来求技学艺、询问行情、了解信息的中药业人员常住禹县，联络全国各地。逐步兴旺发达的禹县药业，有希望能恢复其历史上的地位和声誉，成为我国著名的中药材集散地之一。

原文发表于《中国药学杂志》，1988（08）：484 - 487。作者：侯士良。

中药的合理应用

"药无不效，用当则灵"。古人常常把用药的方法喻为用兵。指出药物是用来攻疾的，如同用兵除暴，有病才用，否则必生祸殃，并以用兵之道推论用药之道。如清代周志林在其《本草用法研究》中说："大将赴敌，无训练之军队，焉能制胜。医家治病，无合法之药剂，焉能祛疾。所以大将立功，全赖军队之力。而医家成名，亦赖药物之灵也。虽然军队劲矣，为将者不谙韬略，每遭覆没之惨；药物佳矣，为医者不明功效，辄蹈杀人之祸。此非军队与药物之咎。乃在用者不知法也。"表明用药方法关系甚大。作为一个医生必须谙识药性，熟练掌握用法，才能获得较好的效果。

掌握药性　区别特点　同中求异　异中求同

中药治病的基本原理，就是借药物的偏性以祛除病邪，消除病因，或补虚扶弱，调整重建脏腑功能。以消除阴阳偏盛偏衰的病理状态、最大程度上恢复人体阴阳平衡。简而言之，也即是：调和阴阳，制其盛衰，使之平衡。掌握这条基本道理是我们认识和运用中药的基础。药性理论的内容甚广。最主要的有四气五味、归经、升降沉浮、有毒无毒等。只有熟练掌握了它，才能执简驭繁，以应万象，运用自如。在千百种中药中如何区别应用呢？它们的药性、功效有何异同呢？我们可以将其归类比较，同中求异，异中求同。如发汗药之豆豉、利尿药之木通、泻下药之大黄等，同是味苦气寒。"寒凉为阴""酸苦涌泻为阴"，而味苦则燥湿降泻，气寒则清热泻火，故推知三者应同为清热泻火之品。然而这三种药物的作用迥然不同。三者虽同为气厚性寒具有祛热之效，但大黄泻积热，木通泻湿热，豆豉散表热，是为不同。临床治阳明实热症之大便燥结的"三承气汤"，用苦寒之大黄而不用苦寒之木通、淡豆豉；治湿热内盛、口舌生疮、小便不利、茎中痛热之"导赤散"，用苦寒之木通而不用苦寒之豆豉、大黄；治风温初起之头痛、发热恶寒之"葱豉桔梗汤"用苦寒之豆豉而不用苦寒之大黄、木通。又如治膀胱热结之热淋涩痛，血淋尿血甚之"八正散"中既用苦寒之大黄，又用木通，其目的是取其苦寒清热泻下而达利尿通便之效。所以我们恰当运用中药就必须熟悉气味，掌握各药的药性特点，才能得心应手、灵活应用。正如吴仪洛在其《本草从新》中所说："有一病必有一药，病有千变，药亦有千变，能精悉其气味者，在千百药中任举一二种，用之则通神，不然则岐多而用眩。"

科学用药　准确用量　不滥用补药

中药应用要严格根据病情需要和组方要求用药，达到中病即止，不致产生毒、副作用，危害机体。然而，有些人用中药喜欢用大量、开大方，以"多头堵""大包围"的方法滥用药物。患者及其家属也误此为"敢下药""能治病"。特别是个别无视医药科学不彻懂医药知识的医生。用中药量越来越大，似乎中药吃得再多也不会中毒，甚至显然违背中医理论而盲目用药。中药是有一定剂量的，而且根据病者的年龄、体质的强弱、病程久暂、病势轻重，以及所用药物的性质及配伍要求等的不同，有不同的用量。

我国历代医家对方剂中药物的用量有着比较严格的规定，并在长期的医序实践中积累了丰富的临床经验。《伤寒论》小承气汤、厚朴三物汤、厚朴大黄汤三方，同样由厚朴、枳实、大黄组成，但是三味药的用量比重不同，故各方主治亦异。小承气汤重用大黄（后下），主要作用在于泻热攻下；厚朴三物汤重用厚朴，主要作用在于行气除满；厚朴大黄汤重用厚朴、大黄，主要作用在于开痞通便，用以治疗水饮停于胸胁咳引作痛的支饮证。《金匮要略》小半夏汤与生姜半夏汤同由半夏、生姜组成，但小半夏汤重用半夏，以降逆止呕为主，治水饮阻胃的"呕吐""谷不得下"；生姜半夏汤重用生姜，以散结为主，治寒饮郁遏胸阳的"胸中似喘不喘，似呕不呕，似哕不哕，彻胸中愦愦然无奈者"。以上由于方中药物用量的增减变化，而使作用发生了改变，所治病症也有区别。

由此可见，中药用量随治疗需要各不相同，这正体现了中药运用的灵活性。而决不等于中药无一定用量或越多越好。盲目加大用量，不但造成药材的浪费，而且会影响病情；产生副作用甚至造成中毒死亡。

临床价值大、疗效好的药物，或起补益作用的药物，并不是万能药，用这些药物时，一定要有的放矢，对症下药，绝不能滥用。补药是对虚证而设的，虚证又分气虚、血虚、阴虚、阳虚及五脏六腑之虚。所以，滋补药也各有其针对性。如毫无针对性的进补药，无虚而补，反倒落得"误补益疾""欲补反伤"，不仅无益反而有害。

由于人们的生活水平不断提高，对健康长寿的要求也更加迫切，一些补益健身药物愈来愈受到重视。但用中药仍得按照辨证施治原则。如对实邪未尽表证未解者，不可应用补药，以免"闭门留寇"，余邪不除。无病进补者，反会导致阴阳失调，脏腑正常功能受到破坏而致病。例如西方的服参热带来的忧郁症等，其教训是应该吸取的，所以不要迷信补药；医者也不能迎合患者心意。不看病情看人情，滥用补药。要纠正那种"人参杀人无过，大黄治病无功"的错误认识，防正欲补反伤的不良后果。

严格炮制　保证质量　提高疗效

中药炮制是在中医药基本理论指导下，根据中医辨证施治及调剂、制剂的要求，对中药所进行的各种加工处理的总称。它是前人在长期的制药实践中逐渐总结、积累、发展起来的。中药经过炮制，能改变药物的性能，影响药物的理化性质，消除或减降药物的毒性和副作用，保证用药安全，增强药物疗效。例如：中药元胡，含生物碱，能止痛，用醋制可使醋渗入元胡组织内，而与其生物碱发生反应，生成水溶性的醋酸盐，从而使有效成分易被煎出，而增强其镇痛作用。否则，其镇痛作用就要降低。麻黄能止咳、平喘、发汗，是因其含有生物碱和挥发油，取其发汗解表宜生用（发汗作用主要是挥发油）；若用于止咳、平喘，多用蜜炙。麻黄经蜜炙后，其挥发油散失减少，发汗力减弱，其中有止咳平喘作用的生物碱并无改变，蜜炙又增加了润肺的作用。所以蜜炙麻黄增强了止咳、平喘的疗效。再如肉豆蔻可涩肠止泻，因其含有大量的油质和部分毒素。原药应用可刺激肠胃产生痉挛，油质并能滑肠；因而炮制时多用面煨以去其油质和毒素，减少了它不应有的副作用，使其涩肠止泻作用相对增强。大黄可以泻下，同时又有止泻作用，是因其含有蒽苷与鞣质等类物质，前者能致泻，后者能止泻。大黄在用以泻下时多为生用；用以止泻则多以酒炒，经酒炒后大黄蒽苷的含量显著减少，而鞣质则变化不大，故可使大黄致泻作用减弱，而止泻作用相对加强。否则，用大黄不分生用、酒炒，就难达到用药目的。矿物类药物，炮制时多采用火煅醋淬，这样不仅使药物易于粉碎，便于服用，同时药物的化学成分也能相应改变。如炉甘石所含的主要成分为碳酸锌，经火煅后变为氧化锌，从而就能更好地产生消炎、止血、生肌等功效。槐花炒炭后其止血作用大大加强。更值得提出的是有些剧毒药物如马钱子、半夏、巴豆等不经炮制就不能应用等。可见中药生熟有别，作用截然不同，要保证疗效和用药安全，就得根据不同的需要，采用不同的方法炮制加工。

注意煎药和服药方法

中药如煎法不当，则药物不能发挥应有的疗效，李时珍说："虽说物品专精，修治如法，而煎药者鲁莽造次，火候失度，则药无功。"由此可见煎法之重要。煎药容器以陶制瓦罐、砂锅为宜，忌用铁器、铜器。火候、时间也值得注意。一般宜先用冷水浸泡 30 min，煮沸前用武火（大火），沸后宜文火（小火）使之保持沸开即可，以免药液大量蒸发，影响浸出有效成分。

煎药时间根据药物的性质可分为三类。一般药：第一煎 20～30 min，第二煎 20 min。解表药：煎药时间宜短，第一煎 20 min，第二煎 15 min。滋养补益药：则应久煎，第一煎 60 min，第二煎 50 min。如回阳、益气、救脱的参附汤必须煎煮 1 h，否则不能将人参的有效成分充分煎出，附子所含的生物碱不能分解，不能降低毒性。需要特殊处理的药物，应视药材质地及所含有效成分的性质差异进行分别处理：①先煎药：将此药放锅内，煎 20 min 后，再入其他药物同煎至规定时间，此类主要是矿物类及动物甲壳类药物。如赭石、龟板等。②后下药：含有芳香挥发性物质的药物，则应在其他药物将要煎好前 10 min，放入同煎。如薄荷、荆芥穗等。③烊化药：将此药放入煎好澄出的药液内，经加热溶化后服用。此类系胶类、蜜、糖等。因它们溶解后黏度较大，易影响其他药材中有效成分的浸出。④冲服药：即将一些细料的且煎后芳香气味宜于散失、药效大减的药物研粉用煎好的药液冲服。如麝香、牛黄等。⑤包煎药：系指一些种子类的同煎黏性特别强的药物，如车前子等；具有毛茸的药物煎时易混杂于煎液中，服后引起刺激性咳嗽，如枇杷叶等；加热易沉于锅底焦化、糊化难过滤的药物，如蛤粉等，都应装入纱布袋中，再与其他药物共煎。⑥单煎药：此类为价格高、用量小的药物，为减少其损耗，多另煎兑入。如羚羊片、广角片等。

中药剂型虽多，但目前所用则仍以汤剂为主；怎样服用汤药，其中也很有讲究。关于饮服汤药的时间，早有文献记载，如《神农本草经》上说："病在胸膈以上者，先食后服药；病在心腹以下者，先服药而后食；病在四肢血脉者，宜空腹而在旦；病在骨髓者，宜饱满而在夜。"这说明服药的时间，应根据病情而有食前、食后和中、晚的不等。可见医嘱在饭前或饭后服药，或每日服药的次数等，均有一定的治疗意义。如：健胃助消化药宜主食前服；驱虫药、泻下药、调补药等，均宜空腹饮服；有刺激性的"十枣汤"等则宜食后服；安神药应睡前服；抗疟药则应于发病前 30 min 至 1 h 服用；急病则不拘时间，当迅速服药。一般治慢性病汤药通常是一剂药分头煎和二煎。晚上服头煎，次日早晨服二煎。普通药剂，皆应以饭后 2 h 服之为宜，因此时有前餐之食扶助胃气，则胃气必强，服下之药易被吸收，使药力行至内外周身而发挥作用。每日数次服药者，又当视病情而隔以适当的时间，如慢性疾患，更应定时服用。服药后病情较轻或好转者，可隔日再服；高热病及病情较重者，有时可根据需要每日服用 2~3 剂。但无论剂量大小，必须遵照医嘱服药。

关于服汤药的冷热度。《伤寒论》及《金匮要略》中记载，汤剂大多是去滓温服。由此可知，自古以来，中药汤剂以温服为多，现今凡服汤剂，一般仍以温度适口为宜。但因治疗的需要不同，亦有宜"冷服""热服"者，如治热病之清热泻火药，需冷服；治寒证之温里祛寒药，宜热服，这样则能资助药力增强疗效。但若病势在某种特殊状态下，也有特殊服药方法，即"热药冷服，寒药热服"，以免病势与药力格拒，服后不受而吐。这种服药方法属于《黄帝内经》中"反治"范围。

几种特殊的服药方法。如一般服发汗解表剂，必须使药液略温或热服，以助药发汗。并嘱其服后盖被温覆其体，令周身微微汗出最为适宜。此时，则可轻撤其覆，谨避风寒。若服药后不能作汗者，又可少饮稀热粥或汤，以协助药力。如张仲景在桂枝汤服法中，强调服后啜热稀粥，就是这个道理。但不可使之发汗过多，若服头煎药已发汗，第二煎就不必再服，或适当推迟服药时间，以免大汗淋漓，损伤津液；反之，若服头煎未出汗，亦可将第二煎提前服用。服泻下药也是如此，服过头煎大便已通者，第二煎应少服或推迟服药时间，以防一下再下损伤正气；如果头煎服后无显著疗效时，亦可提前服用第二煎或第二剂药，以使大便及早通畅，秘结尽快消除。服补养药则宜缓缓分服。不可太急，使药力接续，药效慢慢发挥。唐代名医孙思邈说："凡服补汤昼三夜一，中间间食，则汤气溉灌百脉，易得药力……"此外，服酒剂不可过量而醉等，都具有重要意义。

呕吐患者吐而不纳则用药无效，此时，一般可用生姜刺激味觉，轻的先用姜片擦一擦舌面，重的可饮姜汁一两勺，然后服药，或用生姜汁少许兑入药液中亦可。这样利用生姜的止呕作用，同时可用少量频频饮服的方法避免呕吐效果较好。必要时还可加食糖、糖浆或蜂蜜调味。另有一些不耐药味的患者，服药时鼻嗅其药气即引起呕吐，除尽量使之少闻药气外，可先用脱脂棉蘸生姜汁少许，使嗅其芳香不闻药气，然后随即服药如前法，则不致呕吐。

对病重而神昏口噤者，应先用"开关散"搐鼻，或用乌梅擦牙龈，以开关窍，将药汁灌下，或以棉纱蘸药汁放牙缝间，慢慢将药液浸渍咽下。

小儿服汤药较成人更为困难，人们多采用强行灌服，这种方法既有害于小儿健康，也不利于治病。一般哺乳儿童服药，可先以棉着汤（药液）中，待小儿张口时，再捉棉滴于小儿口中。随将小儿抱起再滴，此法较为方便易行。如药汁少时，也可涂药液于母乳，令儿吮吸。稍大点的儿童，则可在药汤内兑入糖、蜜等调味，并讲明道理，使其配合缓缓服下。切不可强灌，免使药液误入气管，发生危险。

原文发表于《中原医刊》，1985，（06）：41-44. 作者：侯士良。

试论《饮膳正要》内容特点及其价值

主题词:《饮膳正要》 营养 医学史 元朝 中医药学文献

《饮膳正要》作者忽思慧,是元代一位蒙古族医学家,他兼通蒙汉医学,在从事饮膳太医工作期间,继承整理古代医学理论,广泛搜集各民族食疗方法,并结合个人从事饮膳工作的经验,于元天历三年(1330年)写成《饮膳正要》一书。此书选精用粹,质朴无华,文图并茂,内容丰富,形式活泼,具有独到见解和鲜明的民族特色,堪称我国第一部独具一格的营养学专著。

1 《饮膳正要》内容概述

全书共三卷,书中主要介绍元代贵族的食谱,较多反映食疗、饮食制作和饮食忌宜等内容。第一卷载养生避忌、妊娠食忌、乳母食忌、饮酒避忌等。并有聚珍异馔,即各种珍奇食品的食谱94则。第二卷载各种医疗、保健饮食,包括诸般汤煎56种,以及神仙饵24条,食疗方61则,中有抗衰老药膳处方29个。第三卷是食物本草部分,记米谷品31种、兽品31种、禽品17种、鱼品22种、果品39种、菜品43种、料汤(即调味品)28种,每项下介绍性味、主治,侧重于"无毒无相反"、补、"与饮食相宜"、调和五味等方面,并附插图。

2 《饮膳正要》内容特点

2.1 选收元代以前食疗之精华,关于本书取材问题,忽思慧说将累朝亲侍选用珍奇异馔,汤膏煎造,及诸家本草,名医方术,并日所必用谷肉果菜,取其性味补益者,集成一书。这就概括说明《饮膳正要》所载诸方,既有宫廷日用的鹿肉、熊羹、烹鲤、烧雁等山珍海馐,也有广收精选的桂沉浆、荔枝膏、荆芥粥、恶实叶等草根树皮的医药品味。故本书可谓集元代之前饮食疗法之大成。

2.2　注意各民族食疗之方法。随着元王朝统治疆域的扩张，其属地"遐迩罔不宾贡，珍味奇品，咸萃内府"，尽所享用。据书中所载即有天竺的"八八不汤""撒速汤"，畏兀儿的"搠罗脱因"；蒙古族的"颇儿必汤"，新疆地产的"哈昔泥"，来自西番的"咱夫阑"，南国的"乞裹麻鱼"，等等。有些品味不仅在其他医药文献所罕见，而且"回回豆子""赤赤哈纳"等均由此书首次记载。

2.3　配方以羊品为主料。仅以"聚珍异馔"为例，共载94方，其中55方突出了羊肉的用量，方中其他药量仅占羊肉用量的十分之几。并且还有些方剂中用了羊的心、肝、肺、肚、肠、髓、脑、头、尾、肋、胫、蹄、皮、肉、血、乳、酪等。这就说明重用羊品是本书的一大特色。古人对羊肉疗效的评价是很高的，如金代著名医学家李东垣曾说："补可去弱，人参、羊肉之属是也。人参补气，羊肉补形。"足见羊肉的补益作用可与人参相媲美。

2.4　主张重食疗而勿犯"避忌"。本书食疗保健的内容，贯穿全书始终。如"聚珍异馔"94方乃取自宫廷膳谱；"诸般汤煎"56方则选于食疗验方；"神仙服饵"35方多见于修炼养生专著；"食疗诸病"61方则引录于《太平圣惠方》《圣济总录》诸书。但其主导思想，旨在防患于未然，所以在强调了"治未病，不治已病。故重食轻药，盖有所取也"的同时，书中告诫："若贪爽口而忘避忌，则疾病潜生。"并提出了一系列避忌方法，如"养生避忌""妊娠食忌""乳母食忌""饮酒避忌""四时所宜""五味偏走""食物利害""食物相反""食物中毒"等，以说明食疗品味，当须斟酌何者为宜，何者为忌，示人趋利避害，有所遵循。

2.5　坚持不用矿物药和毒性药的配方原则。《饮膳正要》所载 246 方中，除了"神枕方"用有乌头、藜芦、矾石，与"调色料物"有回回青之外，内服剂基本上不用矿物药和毒性药。可见这正符合忽思慧进书表（自序）中所说的"于本草内选无毒、无相反、可久食、补益药味"的组方原则，是深有见地的。这与少数医家滥用毒性药、矿物药、禁忌药的所谓"大胆创新"的组方原则形成鲜明对比。

2.6　最早记载"蒸馏酒——烧酒用于医疗保健"。书中说"阿刺吉酒，味甚辣，大热，有大毒。主消冷坚积，去寒气，用好酒蒸熬，取露成阿刺吉"。我国金元以前文献未见有关蒸馏酒的记载，唯有《饮膳正要》所载的阿刺吉酒，从制造工艺及其性味、功效、主治和毒性问题，才有比较全面的介绍。明朝李时珍在《本草纲目》中对蒸馏酒论述说："烧酒非古法也，用器承取露。"可见李时珍之描述与《饮膳正要》之记载，基本上是一致的。

2.7　重视妇儿卫生保健。书中强调了妊娠胎教问题的重要性，说："上古圣人有胎教之法，古者妇人妊子，寐不侧，坐不边，立不跸。不食邪味……目不视邪色，耳不听淫声。"认为妊娠期间，情志的喜怒忧思生活环境的良劣，对胎儿是"善恶相感"的。还告诫"妊娠食忌"与"乳母食忌"，以及对新生儿提出预防疱疹方法等。可见这些内容对优生保育，保障妇女、儿童健康都是很有意义的。

3　《饮膳正要》的主要价值

3.1　继承食、养、医结合的优良传统。本书对每一种食品的叙述都涉及养生和医疗两方面的效果和作用，其所载食品基本上都是保健食品，且均详述其制作方法和烹调细则。如"补下元、理腰膝、温中顺气"的苦豆汤；"治腰背疼痛，骨髓虚损，不能久立，身重气乏，盗汗食少，时复吐利"的生地黄鸡；"治脾胃虚弱，泄痢久不瘥者，食之立效"的鲫鱼羹等，既是佳肴美味，又是强壮体质、延年益寿、预防和治疗疾病的良药。

3.2　主张饮食有节，重视饮食卫生。如"善养性者，先饥而食，食勿令饱；先渴而饮，饮勿令过，食欲数而少，不欲顿而多，若饱食，不得便卧"；"夜不可多食"；"饮酒过度，丧生之源"；"莫吃空心茶，少食申后粥"。这些记载都是强调饮食要有节制，并提出了一些饮食宜忌的要求。在饮食卫生方面提出了"浆老而饭馊不可食""生料色臭不可用""猪、羊疫死者不可食""诸果落地不可食"等。本书对食物中毒也有叙述，并提出了一些解毒方法。

3.3　补充本草不足。作者进表曾谓"本草有未收者，今即采摭附写"。如卷一"炒狼汤"条"古本草不载狼肉，今云性热治虚弱，然食之未闻有毒"；卷三更详载狼肉、狼喉嗉皮、狼皮、狼尾、狼牙的功用、主治。卷二对某些药物的功用做了补充，如"治小便不通，鸡子黄一枚生用"，亦为以前本草所未载，颇有参考价值。明代李时珍编《本草纲目》时引用不少，如书中"羊"条下所引《饮膳正要》食疗方就有治骨蒸久冷方，治腰痛脚气方等五则。

3.4　反映当时中外文化交流的史实和保存了部分有价值的史料。元代出现了欧亚空前大统一的局面，当时外国及我国少数民族地区的饮食、医药等传入内地的情况，本书有充分反映。如卷一"八八不汤"注"系西天茶饭名"，而"西天"指当时天竺国，亦今之印度。同卷"搠罗脱因"条注"系畏兀儿茶饮"，畏兀儿今译"维吾尔"。这些记载提供了当时中外文化交流的宝贵史料。且本书所述即系当时之制，如邹店井水之类，颇足以资考证。

综上所述，从《饮膳正要》我们不但可以窥见元代宫廷饮膳之一斑，而且对探讨研究元代医药历史、营养卫生与烹调技术、蒸馏酒早期医用等，都具有一定的价值。对于有些食疗方法，如山药粥、春盘面、芙蓉鸡、羊肚羹、牛奶烧饼等，至今仍有一些地区沿用，也确有其现实意义。故本书的成就是多方面的，尤其注重食疗，防患未然的思想，以及对妇妊胎教、优生优育的论述，更属可贵。

原文发表于《河南中医药学刊》，1996（01）：43-45. 作者：陈金秀，侯士良。

21 世纪中医药发展的思考

中医药在我国经历了数千年的历史，积累了大量宝贵经验，对中华民族的繁衍、生存与保护自身健康起着无可估量的作用。中医药在人类与疾病做斗争的过程中，并经历代医家不断发展的创新、总结、提高，逐渐形成了系统的理论体系及独特的学术系统。在我们将步入 21 世纪时，中医药正面临着良好的机遇和严峻的挑战。伴随社会发展和科技进步，人类疾病谱发生了很大的变化，传染病、营养不良性疾病已不是主流，由心理、社会和行为因素引起心理生理性疾病的发病率有逐年上升的趋势；人类医疗模式正在由单一的"生物医学模式"，逐渐向"生物—心理—社会"医学模式转变，人口老龄化使老年性疾病防治问题更加突出；"回归自然"的环保意识兴起，使中药在消费者心目中的地位不断得到提升。同时西药的毒副作用、研究高代价及防治疾病的局限性，使国外药厂纷纷致力于从传统医药中寻求新药，已成为世界药学界的研究热点。以上种种因素，都为中药发展创造了良好的机遇和条件。

面向 21 世纪，中药的发展又面临一系列严峻的挑战。随着国际大医药市场的形成，我国医药市场已面临强大跨国医药集团的激烈竞争。在世界中药市场中，我国中药出口贸易额仅占 3%，而且主要是原料药；中医药理论体系尚不能用现代科学加以准确注释；现今的中医药评估体系尚不能反映中医药的特色和优势；中药研制及生产受到资金和技术的局限。

因此，我们要把具有传统优势中药与现代科技手段有机地结合起来，促进中药发展与振兴，从而为人类的健康做出更大的贡献。本文拟从以下四个方面，对中药在 21 世纪发展道路进行探索，以供大家参考。

1. 高度重视中医药理论研究

传统中医药理论是我们创新发展中医药事业的基础，是中医药的特色和优势，但不能因此而故步自封，停滞不前。中药是在中医理论如辨证论治、阴阳气血、四诊八纲等指导下应用于临床的。但是传统中医药理论，由于在语言表达上不易为现代医学及有关学科人员理解或达成共识，从而在对外学术交流和市场沟通及临床推广应用方面，存在着不少障碍。因此，我们要在充分继承的基础上，用现代语言去揭示和阐述中医药的科学内涵，将传统药性理论中性味、归经、升降浮沉、配伍禁忌等内容与现代生理、病理、药理与活性成分研究相结合，以适应中医药走向世界的需要。在中医药理论研究方面，目前日本人也投入了巨大的精力，据说日本人要把中医改称为"东方医学"，要把中国的医学经典如《伤寒论》等进行重写。因此，作为中医药发源地的中国，我们必须在理论上超越传统，在继承的基础上，创造出一套符合时代要求的新的中医药理论，以便更好地指导临床实践。中医基础理论应当是开放的系统，中医药应吸收现代多学科理论和科学方法，建立现代中药学的全新的药效和物质基础研究方法，揭示中药作用的特点、组方理论的现代科学基础，把传统的中医药理论，用现代科技进行论证，从而也为中药走向世界扫除障碍。

2. 加强中药新药研究

中药是我们先人长期与疾病做斗争的经验结晶，有很多西药所不具备的优点。它具有标本兼治的功效，对同一疾病，可通过辨证论治，采取不同治疗，对症下药，而收到很好的治疗效果。近年来，我们在中药新药研究方面虽然取得一定成绩，但是大多为低水平重复，中药新药研究和开发力度远远滞后。我国是中药的发源地和最大的生产使用国，在我国已知的3万多种植物中，初步鉴定开发的草药就有1万多种。在世界医学市场上，我国中成药占的比例却很低，若不加强中药新药研究，我国的中药市场就会受到很大的冲击，我们就有可能吃"洋中药"。

在中药新药研究方面，我们有三方面的优势，首先，中药进入体内组分多为复合物，对一个疗效确切的单药或复方深入研究直至发现高效的组分，这在理论上是可行的；其次，中药对调节人体免疫功能有独到之处，对老年性疾病、慢性病及一些疑难杂症有优势；再者，由于中医药理论以及数千年的临床经验指导，使在中药新药开发上能克服盲目性。因此，我们必须加强中药新药研究，加强单味药和小复方的研究。中药复方的研究，应在中医药理论指引下，紧紧抓住临床疗效这条主线，通过药物间的相互作用的研究及组方中"君、臣、佐、使"的配伍关系的阐释，促进中药剂型的改革。加大中药药动力学和生物利用度的研究，进一步探讨中药复方的作用机制，重视新制剂、新工艺的研究。随着科技的发展，中药也出现一些新的剂型如丹参滴丸、双黄连粉针剂、清开灵注射液、亚油酸脂质体等。同时，亦应借鉴西医药学的新剂型、新工艺，如靶向制剂、缓控释片剂、胃溶胀片、β环糊精合剂、单克隆抗体等，促进中药剂型的改革和优化。另外，国家应加强对中药新药研究的投入，引进先进实验技术和研究手段，为新药研究提供坚定的物质基础。

3. 尽快建立一套符合中医药自身特色的评估体系

中医药是以传统文化为根基，主要根据系统模型原则及形象思维、辩证逻辑等方法构建并形成理论体系的。西医学的理论体系则是依据近代科学、实验研究成果而构架的。中医药学和西医学是两种不同的理论体系。但是近年来，中医药学在临床、药物研究、成果鉴定等方面都套用了西医的模式，评判思路与方法和西医无甚差异。这显然不符合中医药学术体系及其发展规律，使中医药研究失去了本来的科学内涵和特色。目前中药药理，疗效判断仅局限于西医的药理、毒理、药效学的研究模式。而中药作用的着眼点则是针对人群和疾病综合体征（即"证"）及调节人体脏腑、经络气血间协调与平衡。因此，建立一套符合中医药自身特色的评估体系已成为当务之急。这种评估体系应坚持中医药理论和中医临床与科研特色，同时亦应融合现代科学技术和方法。

4. 重视信息系统在中药现代化中的作用

随着互联网技术的发展和完善，社会信息资源的生产和组织出现了巨大的变化，这种变化给医药的发展创造了良好的机遇。通过中药信息网络化，将更加方便和快速对中药信息进行查询和交流，做到资源共享。同时，随着计算机的普及，中药现代化知识也会得到更加广泛的传播。利用计算机图像分析技术能系统取得现有测试手段无法取得的评价指标，而这些指标，有利于解决长期以来困扰中医药界有关中医"证"的动物模型，使中药药理的研究手段规范化、标准化。加强中医药数据库建设，并在此基础上建立中医药术语标准翻译库、中外文译释库，这必将大大促进中药现代化的进程。

综上所述，21世纪是中药发展和振兴的世纪。通过加强中医药理论研究，中药新药研究建立中医药自身评估体系及信息网络，中医药必将有更加巨大的发展，稳步地走向世界。我们可以预测，中医药学在 21 世纪，将发展成为一门属于全人类、开放型的应用性医学。

原文发表于《中医研究》，2001（01）：5-7. 作者：张东伟，侯士良等。

第二部分　理论心得

中药药性是中医临床疗效的关键

摘要：中医治病的关键是辨证、立法、遣药、用方。临证时依据什么选用中药？是依据药性，或是依据成分，或是依据药效选用中药，是当前医药界存在的不容回避的问题，亦是治疗效果和成败的关键，更是真假中医的区别所在。因此，保持和发挥中药道地药材、药物炮制、配伍应用、中药药性的特色，是提高临床疗效的关键，也是中医立于不败之地的原因之一。

中医治病的关键是辨证、立法、遣药、用方。作为医者，在分析病因病机的基础上，确立治疗原则，并依法择药，是临床中非常重要的一环。临证时依据什么选用中药？是依据药性，或是依据成分，或是依据药效选用中药，是当前存在的不容回避的问题，亦是治疗效果和成败的关键，更是真假中医的区别所在。

1. 中药与中医的关系

中医药属于自然科学与人文科学相结合的、系统的、非线性科学。中医药是以系统思维为导向，经过长期发展、积累，形成的生命科学认知体系和疾病诊疗体系。中医与中药的关系密不可分，同源同根，相互依存，互相渗透。没有"医"就无所谓"药"；没有"药"也就不成其为"医"。《说文解字》释"药"

为"治病草",释"医"为"治病工",二者在治病上紧密结合。中医离开中药,辨证论治成为空谈,无从选方用药,中医变得不完整;没有中医,中药失去了依托,不可能发挥真正的作用,失去了"用武之地"。因此历来认为中医中药不分家。当前存在的医不知药情,药不知医用,医药分离的现象,不利于中医药的管理和发展。只有医药结合才是正确道路。医者要医术高明,胆大心细,行方智圆,知药善选,辨证施药,临证时才能发挥药物的最大效能,达到药到病除的医疗水平。

2. 中药药性是临床疗效的关键

中药是在中医理论指导下,用以预防和治疗疾病的药物。这不仅指明了中药的学术概念,而且界定了中药与天然药、中药与其他民族药的不同界限,同时赋予了中药理论的基本特征。

中药理论,是指中药从生产到应用过程中所有相关的理论。如药材采收理论、出产道地理论、炮制加工理论、煎服方法、储藏及剂型制备理论、药物剂量及配伍理论等。其中与功效直接相关的称为药性理论,如性味理论、归经理论、升降浮沉理论、有毒无毒理论、剂量和用法理论等,内容丰富而翔实。这些根植于中国文化的独特认识与用药治病的思维模式,或称之为理性认识、理论思维,具体而言即中药理论。它代表中医药理论体系的特征,反映中药理论思维的内容和规律。单凭药物本身,不能明确区分中药、西药,即使是同一药物,临床应用的理论不同,仍有中西之分。如甘草、大黄、芦荟、硫黄、炉甘石、胆矾(硫酸铜)、皂矾(硫酸亚铁)、芒硝(硫酸钠)、食盐(氯化钠)等见于中药学中,也见于西药著作中。它们是中药,也可以说是西药。所以,临床使用时所遵循的理论,决定其是否为中药。从而可以看出中药理论是临床应用中药的主要依据。目前临床上,常按照西医理论选用中药,比如麻黄素治喘、黄连素治痢、附子苷强心、丹参酮化瘀止痛、甘草素止咳、青蒿素截疟等,它们只是中药中的提取成分。如果脱离中医药理论而用，未免南辕北辙，倘若不分寒热虚实，见喘用麻黄、遇痢用黄连，显然是不会收到预期效果的。因此选用中药必须以辨证为准绳，以中药理论为依据，以临床实践为纽带，方显中药疗病的效力。现代有不少人认为中药粗糙、中医药理论陈旧，提出中医药现代化的问题。中医药现代化是时代发展的要求，社会的需要，中医药事业发展的必然，无可厚非。中医药现代化是要把当前最新科学技术、手段、方法、设备融入中医药研究、生产、临床应用中，从而完善发展中医药的一个过程。而不是要把中医药西化为西医、西药。中医药现代化是要不断产生得到新中药而非西药。近些年来不少人认为，中药现代化就是弄清中药的有效成分，就是中药提取，只有这样才能与国际接轨，才能得到 FDA 认可和进入世界主流医药市场。

对中药，中医从来都不是唯成分论，而是重在临床应用。中药必须依据中医理论应用于临床，才能保证用药安全，产生预期的效果。在医院，纯中医不受重视，大多数医生用药的思路不是依中医理论，而是西药思路。动辄以某药能抗某菌、杀某病毒，某药可提高免疫力等。在写文章或互相交流时，也只谈某中药的所含成分，产生什么药理作用，根本不谈药性，由这种概念的异化置换，就会逐渐产生认识的错位，偏离传统中医药的思路。中医从不为查清某变异极快的病毒而伤神，而是注意祛除致病之邪和调护人体的正气。不管病毒、细菌变异成什么类型，都有克敌制胜之法。

中药治病的基本原理就是借助药物的药性，以祛除病邪，消除病因，或补虚扶弱，调整重建脏腑功能，从而纠正机体阴阳偏盛偏衰的病理状态，调整人体的阴阳平衡。即"调和阴阳，制其盛衰，使之平衡"，才能执简驭繁，以应万象，运用自如。正如清代吴仪洛《本草从新》所言："有一病必有一药，病有千变，药亦有千变，能精悉其气味者，在千百药中任举一二种，用之则通神，不然则岐多而用眩。"纵观我国历代医家，均十分重视药性理论研究，如李东垣《气味阴阳论》提出："夫药有寒热温凉之性，酸苦甘辛咸淡之味，升降浮沉之能，厚薄轻重之用。或气一而味殊，或味同而气异，合而言之，不可混用，分而言之，各有所能。本乎天者亲上，本乎地者亲下，轻清成象，重浊成形，清阳发腠理，浊阴走五脏，清中清者，荣养精神，浊中浊者，坚强骨髓。辛甘发散为阳，酸苦涌泄为阴，气为阳，气厚为阳中之阳，气薄为阳中之阴，薄则发泄，厚则发热。味为阴，味厚为阴中之阴，薄为阴中之阳。薄则疏通，厚则滋润。升降浮沉之辨，豁然贯通，始可以言医，而司人命矣。"足见古代医家对药性理论的重视。

由于中药理论来自实践，经过反复实践验证，反复修正提高，在很大程度上反映中药作用的客观规律，有可能在应用范围上做更大的引申，甚或创制新药。如山西已故的名老中医李可先生，擅长以大剂量中药治疗急危重症，大胆突破古医籍记载的五脏绝症、绝脉等必死症的禁区，创制"破格救心汤"救治各类各型心衰急危重症。破格重用附子 30～200 g，净山茱萸 60～120 g，干姜 60 g，炙甘草 60 g，高丽参（另煎浓汤兑服）10～30 g，生龙牡粉 30 g，活磁石粉 30 g，麝香（分次冲服）0.5 g。煎服方法：病势缓者，加冷水 2 000 mL，文火煮取 1 000 mL，5 次分服，2 h 1 次，日夜连服 1～2 剂。病势危急者，开水武火急煎，随煎随服，或鼻饲给药，24 h 内，不分昼夜，频频喂服 1～3 剂。成功治疗现代医学放弃治疗的垂死患者万例以上，树立了中医药治疗急危重症的典范。

值得提出的是，李可先生治心力衰竭垂危患者重用附子时，悟出"对垂死的心衰患者而言，附子的剧毒，正是救命的仙丹"。他说："我一生用过的附子超过 5 吨之数。经治患者在万例以上，垂死患者有 24 h 用附子 500 g 以上者，从无一例中毒。"附子的药性是大辛大热有大毒，就是这大毒之物才是救命的良药。由此联想到关于有毒中药及中药的中毒反应，前不久出现的关木通事件和龙胆泻肝丸风波。一时间对中药毒性问题闹得沸沸扬扬，人心惶惶。不可否认，关木通、青木香、广防己等含有马兜铃酸，长期超量服用肯定有害。但马兜铃酸不等于马兜铃，这正是东西方药学思想的根本分歧。

我国现存最早的第一本药学专书《神农本草经》，早已把中药的毒性列为药性的范畴。李可先生破格救心汤就是利用附子的毒，创造了起死回生的奇迹。中医数千年的临床实践已总结出：严格炮制，合理配伍，辨证用药即可增效减毒，但西方人怎么也理解不了这一点。我国医学历来主张用毒药治病。如《周礼》记载："聚毒药以供医事。"并非有毒就不能使用，民间早有"是药三分毒"的说法，含毒性的中药很多，但在中医理论指导下使用，合理用法，准确用量，并未见有毒性中药有明显的不良反应。可见中药中毒反应的出现在人不在物，在医不在药。近来因马兜铃酸的肾毒性，关木通、广防己、青木香等药材被取消药品标准。贸然取消它们是否合适，值得深思！中药不是化学单体，中药材中的化学成分不等于中药材本身，因而不能把单一成分马兜铃酸的肾毒性动物实验结果等同于含马兜铃酸的中药，其安全性和技术标准决不能按西药模式照搬，中医从来就不用单一成分治病，而且也很少使用单味药物治病。我们不能因噎废食，否定中药的疗效，采取非理性的方法对待中医药瑰宝。实事求是，按药性合理应用中药，则是可取的理性对待。临床上由于西药引起的各种不良反应远比中药造成的不良反应要多得多，但未见因此而被停止使用。无数事例说明，中药的确凿疗效是用现代医学观点无法解释的。以临床实践为纽带，中药和中药理论不可分离。中药必须依据中医药理论用于临床，才能保证用药安全，产生预期的效果。

3. 发挥中药道地药材、药物炮制、配伍应用的特色，确保临床疗效

中药区别于西药和其他天然药的又一特色是：药材讲"道地"，饮片重"炮制"，应用须"配伍"。药材讲"道地"是中药应用的特色之一。所谓"道地药材"指药材货真质优的意思，是中药学中控制药材质量的一项综合判断指标。我国汉、唐时期已用"道"来划分行政区域，但"道地药材"作为专有名词正式见于《本草品汇精要》一书，书中每种药物项下专列"道地"项目。"道地药材"不仅是上天赋予中华民族的自然资源，而且包含着我国古代医药学家的科学智慧和丰富的临床实践经验，同一物种在国内外均有分布，在中医理论指导下应用，有独特的疗效；而在其他民族的传统药物体系中不作为药或仅作单方、草药在民间使用。如葛根、泽泻、香附、青蒿等。再者，动、植物虽然能适应多种环境而异地生活，但其后天获得的代谢变化，足以造成其所含不同的质及药用效果。所以，培植、引种、试种、驯化成活，并不一定能代替原有品种，植物药研究所积累的大量实验材料告诉我们，生物适应性生存和内在化学物质之间的差距是很大的，道地药材的真正价值和科学性就在于此。中药中所含有效成分常常不是一种，或者尚未明了。目前，不能用单一化学指标来全面评价中药材质量。这一方面表明"道地药材"的总体宏观评价方法仍有其价值；另一方面又不能因为成分不明，无法检测其内在质量，就随意引种，把"道地药材"的优良传统丢掉。所以，有人说"道地药材"是中药的脊梁，更为中医药界的自立提供了有力的证据。

《神农本草经》云："土地所出，真伪新陈，并各有法。"强调了区分产地，讲究道地的重要性。公元7世纪，道地药材的概念更加强化，《新修本草》对道地有精辟论述："窃以动植形生，因方舛性，春秋节变，感气殊功。离其本土，则质同而效异。"宋代医药学家进一步继承和发展了前代道地药材的经验，如唐慎微的《证类本草》，由于产地的扩大，每种药物中"道地"的记载较汉、唐时期丰富得多。金元医家李东垣从临床经验中总结出"凡诸草木昆虫，产之有地，失其地则性味少异"及"若不折究厥理，治病徒费其功"。明代"道地药材"专用术语已正式见于本草著作及文学作品。明初创设医药举提司，后在太医院中设惠民药局、生药库，其职责是"凡药辨其土宜，择其良楛，慎其条制而用之"。官修本草《本草品汇精要》一书中，大量记载有植物中药产地，全书收载植物药916种，有明确道地优劣的占266种，包括川药32种，广药27种，怀药8种，其他199种。陈嘉谟《本草蒙筌》中强调："各有相宜产地，气味功力自异寻常……一方土地出一方药也。"医药学家李时珍在继承历代医药学家关于"道地"思想的基础上，提出更广阔、更强烈的"道地"观念，指出"性从地变，质与物迁"的论点，并与气候因素相联系，总结出："生产有南北，节气有早迟，根苗异采收，制造异法度"的经验之谈。如"薄荷"条下载："今人药用，多以苏州为胜。""麦冬"条下云："浙中来者甚良。"均是实践经验的概括。清代医家从临床上发现药物效用不灵的原因之一是"道地"问题，徐大椿《药性变迁论》指出："当时初用之始，必有所产之地，此乃本生之土，故气厚而力全。以后移种他方，则地气移而力薄矣。"强调了"道地"药材质优效果好。近代，许多创建百年以上的名牌药号，如北京同仁堂、重庆桐君阁、杭州胡庆余堂、苏州雷允上、广州陈李济、武汉叶开泰等都有一个共同特点，选择优质道地药材为原料，强调药材的道地性，其产品质量较高，声誉远扬。许多老字号药店，挂起"川广云贵道地药材"的招牌，以示其药物质优效高。

　　道地药材是在长期的生产和用药实践中形成的，并不是一成不变的。环境条件的变化使上党人参灭绝，人们逐渐宠爱东北人参；三七参原产广西，成为广三七、田七，但云南产者后来居上，成为云三七、滇三七，成为三七参的新道地产区。

长期的临床医疗实践证明，重视中药产地与质量的关系，强调道地药材的开发和应用，对保证中药疗效，起着十分重要的作用。中药学中药性生成、秉受、运气和时空药性理论等生命节律性学说，较系统地发现、概括并应用了诸如日、月、季、节的生物节律，注重药材生长的地理环境、气象变化、昼夜朝夕等时空变化的密切关系，强调"道地药材"和非其时不采、非其地不用，将其运用于防治疾病的用药实践，在系统理论指导下积累了丰富的实践经验。这些均是现代医药所可望而不可即的宝贵内容，是临床工作者应当珍惜和重视的。

药物的炮制，是中药临床应用的重要环节，直接关系到临床疗效，历代医家对此都很重视。明代医家陈嘉谟认为："制药贵在适中，不及则功效难求，太过则气味反失。"他进一步指出："酒制升提而制寒，醋制注肝而收敛，盐制走肾而下行，姜制温散而豁痰，蜜制甘缓而润燥，土制守中而健脾，蒸熟取其味厚，炒黄炒焦取其燥入脾胃，炒炭存性而止血。"中药饮片，生熟有定，各有其能，不可不知，不能混用。炮制是否得当，对少数毒烈性质的中药来说，更是确保用药安全的重要措施。所以，中药必须经过炮制，才能符合治疗的需要。现实是中医工作者对中药炮制了解甚少，对何时用生，何时用炒，不知或模糊，更不用说用特殊方法加工炮制的品种了。试想大黄泻下，该用生而用熟；何首乌乌发应用炮制品，而用生品能取得治疗效果吗？总之，中药的特点是中医临床科学的重要组成部分，也是中医学的优势所在，决不能走"医不管药、药不知医、医药分离"的路子。那种置中医药理论于点缀，完全按照西药的模式开发应用中药的方法和道路，不符合中药自身发展规律，对中医药发展有损无益。

发展中医药，必须以发扬中医药之长为先，保持中药特色，继承、发展、创新并举才是最好的出路。

原文发表于《河南中医学院学报》，2008（04）：1-3. 作者：侯士良。

试论药性"功能"

中药理论的核心内容是性能，而性能应包括性质和功能，不言而喻，功能是构成药性理论的重要组成部分。具有较为完备的功能专项内容，是现代中药学区别于传统本草学的重要特征。

功能也称作用。中药的功能是药物治疗作用的直接概括，为指导临床用药的重要依据。它产生于临床实践，是药物通过机体而反映出来的。药物的具体功能实际上是多种药性的综合作用，或者说包含着多种药性成分。如泻下，分"寒下""热下"，除"下"以外，还包含着寒、热药性；清热，有清心、清肺、清气分和清血分之别，除"清热"之外，尚有心、肺、气分、血分等归经内容。

中药以四气、五味、归经等为依据。多种单味中药所具有的功能，必然是临床实践中逐步认识的，正如王安道《医经溯洄集》所说："愈病之功，非疾不能知之，其神农众疾俱备，而历试之乎？"由此可见，中药的功能是临床作用的总结，本身就包含着药物的性质和临床应用的信息。由于功能的纽带作用，才使药物的性能和应用密切联系在一起，使中医的理、法、方、药成为真正统一的整体。

功能为药性古人早有记述。如《神农本草经》所创立的"三品"分类法，即为最简单的药物性能分类。它所谈到的"饮食不消以吐下药，鬼注蛊毒以毒药，痈肿疮瘤以创药，风湿以风湿药"，则为以功能对药物分类的雏形。成书于隋唐间的药性理论专著《药性论》，则将功能作为药性的一项内容论述。"十剂"依据功能将药物概括归类为宣、通、补、泻、轻、重、涩、滑、燥、湿等十类，进一步确立了功能在药性理论中的地位。所有这些，对后世药性理论的发展及功能体系的形成都产生了深远的影响。以后《药品化义》《本草求真》等以功能分类的本草著作相继出现，为近代中药学形成较为完整系统的功能体系奠定了基础。由此可见，功能作为药性内容被分化出来，是中药学科发展的结果。由于功能与立法密切相关，随着临床实践的发展，后世对药物功能的表述，早已不是为上所述用一个字来概括，而是用两字、三字、四字、八字概括，如发汗、泻下、祛风湿、清热解毒及止咳平喘、润肠通便等。而且由不同系统、不同层次的功能形成网络，构成较为完整的系统，标志着中药学理论思维科学结构上更加精确和严密，进一步显示了中医药学的科学性和逻辑规律。

中药学里记述中药的多种功能，归纳起来大体可分为三类。

1. 基本功能

基本功能即指每味中药本身具有的主要功能。如附子的回阳补火，干姜的温中祛寒，当归补血，黄芪补气等。这种功能是药物自身固有的，所以也可称它为固有功能。它在药物多种功能中多处于主导地位，是指导临床用药的主要依据。

2. 衍化功能

衍化功能是由药物的基本功能延伸、衍化、派生出来的功能，是从属于基本功能的。例如黄连苦寒，清热泻火，毒为火热所化，所以亦能解毒，黄连解毒的功能即为从其基本功能延伸而来的衍化功能。又如夏枯草能清肝明目，其明目功能，是建立在清散肝经郁火基础上的，是由清肝的直接作用派生出来的衍化功能。再如生石膏清热止渴、生地凉血止血等，都属于这种情况。

还如白术的止汗作用，实为健脾益气、助卫阳固表而止汗，健脾益气是第一性的作用，止汗则是派生出来的功能，它与麻黄根等的收涩止汗是截然不同的。

3. 配伍功能

配伍功能是指药物互相配合之后产生的功能。按照七情和合理论，通过配伍，可使药物功能发生很大变化，甚至改变原有性能，产生新的作用。即丹波元坚的《药治通义·方药离合》中所说的"数味相合，自有一种功用"。这不仅体现了中药运用的多效性，而且是中医用药的特色。但随着科学的发展和学科分化，某些中药配伍应用的功能，似应属于方剂的研究范围。药有单行之专功，方有合群妙用，药与方的功效是既有联系又有区别的。在中药学中，目前仍有某些药物的单味药功能与复方作用互相混淆。如桂枝与芍药相配伍的"桂枝汤"能调和营卫，柴胡与黄芩配伍的小柴胡汤，能和解少阳，而这些药物单独应用则未必具有此功。因此，严格区分在方药离合情况下的功能异同，是十分必要的。

中药"功能"内容的发展，既依赖于用药实践，又受中医理论制约。随着用药经验的积累，主治范围的扩大，中药功能也发展成为由纵向系统和横向层次构成的体系。譬如纵向方面，有对证、对病、对症三个层次。如人参能大补元气，用于气虚欲脱证，属对证功能；常山截疟，对各型疟疾均有疗效，茵陈蒿退黄，可用于各型黄疸病等，属于对病功能；仙鹤草止血，能缓和或制止各种出血症状，番泻叶通便，可用于多种疾病所形成的便秘，但对失血和大便秘结形成的病因，它们不一定就有作用，属于对症功能。然而，也有的药物功能既含有直接对"症"的作用，又具有对"证"作用的间接效果，如凉血止血药大蓟、小蓟，系指该药既有对证的凉血作用，又有对症的止血功能，二者未必完全是因果关系。故凉血止血药可与温性药物配伍，"去性取用"，用于寒性失血证。中药功能中的祛风止痒、行气除胀、生津止渴、活血消肿等，则属于又一类型的因果功能，前二字为对证作用，后二字为前者的效果，后者不能离开前者而独立存在。还有些中药的功能具有多层次性，并与不同层次的病证相对应，如石膏的功能清气分实热，对应于阳明病的气分实热证；白薇之清血分虚热，对应于骨蒸潮热和产后血虚发热等证，包括了对病因、病位、病性等的作用内容，在层次分化上更属完整。

总之，功能是四气五味、升降浮沉、归经、有毒无毒等诸药性因素的综合和概括，是具体化了的药性内容。功能在中药学中的理论意义和实践价值都十分重要，它将上述药性要素与临床应用贯穿为一体，形成了较为完整的药性理论系统，成为药性理论的重要组成部分。掌握药物功能，明确区分功能的性质和层次，是学习中药理论和准确用药的关键环节，也是学习方剂学和临床各科的重要基础。

原文发表于《河南中医》，1988（06）：44-45. 作者：侯士良。

试论中药药性理论的整体性

摘要：中药药性理论是中医药基础理论的重要组成部分，但现有教材中所阐述的中药药性理论部分内容缺失或不完善。文章试从理论内涵、适用对象两个方面，论述该理论的整体性特点。①从理论内涵角度讲，完整的中药药性理论应包含"性"和"能"两层含义。"性"是药物的性质，即四气、五味、升降浮沉等基础药性；"能"是药物的功能，即基本功能药性、衍化功能药性、配伍功能药性，它是连接基础药性要素和药物具体治证之间的桥梁，是构成中药药性理论的重要组成部分。②从适用对象角度讲，中药复方与中药饮片一样都属于中药的范畴，也都应具备相应的药性。以上内容将进一步丰富和完善中药药性理论。

关键词：中药药性理论　基础药性　功能药性　整体性

中药药性理论是我国历代医家在长期医疗实践中，以阴阳、脏腑经络学说为依据，根据药物的各种性质及所表现出来的治疗作用总结出来的用药规律：它是中医理论体系的一个重要组成部分，是学习、研究、运用中药所必须掌握的基本理论知识[1]。然而，现有的中药药性理论，其部分内容却存在缺失或不完善之处。首先，关于中药药性概念，文献论述最多的是中药的四气、五味、归经等基础药性，而这些只是中药的基本属性之一[2]，除此之外，中药药性理论的理论内涵，还应包含对中药基本属性和中药临床应用的相互关联规律的总结和凝练等更丰富的内容，这样才能沟通中药的"性"和"用"之间的关系[3-5]。其次，中药复方与中药饮片同属中药的范畴，也应具备相应的药性，所以中药药性理论的适用对象同样应包含中药复方，而目前文献鲜有论及中药复方药性者，且作为中药复方重要组成部分的中成药的应用多以药品说明书中标明的功效为依据，忽略了药性理论的指导作用。因此，笔者在古今文献研究的基础上，试从中药药性理论的理论内涵和适用对象两个方面，进一步凝练和归纳完整、统一的指导临床用药的药性理论体系。

中药药性理论定义

药物之所以能够针对疾病发挥治疗作用，是由于药物自身具有若干特性和作用——即药性或偏性，是对与疗效相关的中药的性质和功能的高度概括[6-8]，包括药物发挥疗效的物质基础和治疗过程中体现出来的作用，是中药区别于植物药、天然药物的显著标志。而中药药性理论是研究中药药性形成机制及其运用规律的理论，是中医理论体系的基础与核心，指导着中医临床的准确辨证施药。其相关理论的阐明是及时正确把握中药性质、揭示中药应用规律的前提，也是中药在临床应用中是否取得确切疗效的有效保证。

研究中药药性形成机制及其运用规律的理论称为中药药性理论，也称中药性能理论。"性能"一词，事实上包含了"性"和"能"两层含义。而中药性能，同样也包含药物的性质和药物的功能两个部分。以前者为主的内容称为药物的基础药性，以后者为主的内容称为药物的功能药性，它是联结基本药性要素和药物具体治证之间的桥梁，是构成药性理论的重要组成部分，主要包括基本功能药性、衍化功能药性和配伍功能药性[6]。

中药的基础药性和功能药性构成了中药性能理论的完整内涵。

1. 中药的基础药性

中药基础药性包括四气、五味、归经、升降浮沉、毒性等内容[9,10]。《神农本草经》序录云："药有酸咸甘苦辛五味，又有寒热温凉四气。"这是关于药性理论之四气五味的最早概括。历代本草对药性理论均非常重视，在介绍单味中药的主治病证之前，均首先阐明其四气、五味、归经等基础药性，再简要描述其功能药性，随后才是具体的主治、用法等应用方面的阐述。有关单味中药基础药性的内容，大家耳熟能详，此处不再赘述。

2. 中药的功能药性

基础药性各从一个特定的角度概括了药物作用的某种性质和特征。然而，对于一种具体的中药，通过这些相对抽象的、共性的基础药性的定义、描述、组合，该药的药性特点仍不能为我们所清晰地认识。很多情况下，中药基础药性的组合对药物性质特征的限定与该药的主治病证之间无法建立直接的一一对应关系。比如，血余炭和王不留行两种药物具有基本相同的基础药性，即性平，味苦，入肝、胃经，且作用趋势为苦降下行，无毒。但我们仅凭这些基础药性的描述无法直接确定其主治病证，从而无法应用于临床。它可能主治出血证、小便不利（血余炭），也可能主治血瘀经闭、产后乳汁不下、热淋等病证（王不留行）。因此，有必要在中药药性描述中加入一种联系抽象的基础药性和具体的主治病证之间的"桥梁"——功能药性[11]。

功能药性是构成中药药性理论的重要组成部分。中药的功能是药物治疗作用的直接概括，为指导临床用药的重要依据[12]。它来源于临床实践，通过机体而反映出来。中药包含着多种药性"成分"，它的具体功能实际上是多种药性的综合作用。如"解表"，分"辛温解表""辛凉解表"，除"解表"之外，还包括辛温、辛凉药性。补虚，有补血和补气之别，除"补虚"之外，尚有血分、气分等归经内容。功能药性以四气、五味、归经等基础药性为依据。如王安道在《医经溯洄集》中所说："愈病之功，非疾不能知之，其神农众疾俱备，而历试之乎？"这说明中药的功能本身就包含着药物的性质和临床应用的信息，是临床作用的总结。功能是基础药性与临床应用的中心环节，正是由于其纽带作用，才使中医的理、法、方、药成为统一的有机整体[13,14]。

（1）基本功能药性：基本功能药性即中药本身所具有的主要功能或特有功能。如麻黄的发表散寒，附子的回阳补火，黄连的泻火解毒，人参的大补元气等。这种功能药性是药物自身固有的，所以也称之为固有功能药性。它是药物的性味、归经、升降沉浮等特性的综合体现，在药物的多种功能药性中处于主导地位，是指导临床正确用药的主要依据。

（2）衍化功能药性：衍化功能药性是由基本功能药性延伸、衍化、派生出来的，从属于基本功能药性。如黄连苦寒清热泻火，毒为火热所化，所以亦能解毒，黄连解毒的功能就是从其基本功能药性衍化而来的。又如白术能止汗，实为健脾益气、助阳固表而止汗，止汗是由健脾益气的功能派生出来的，它与麻黄根的收涩止汗是截然不同的。夏枯草清肝明目、生石膏清热止渴、生地黄凉血止血、紫苏安胎等，都属于这种情况。

（3）配伍功能药性：配伍功能药性是指药物互相配合之后产生的功能。按照七情和合理论，通过配伍，可使药物功能发生很大变化，甚至改变原有性能，产生新的作用[15,16]。如石膏和知母同用，清热泻火、滋阴生津力更强，即治疗热病气分高热症，又治肺胃火热伤津证；当归与黄芪同用，活血化瘀疗效明显增强。中药"药对"的内容，多属于这一范畴。但是随着科学的发展和学科的分化，某些中药配伍应用的功能，发展为方剂学研究的内容。药与方的功效既有联系又有区别，目前二者仍时常互相混淆。如柴胡与黄芩配伍能和解少阳的"小柴胡汤"，芍药与桂枝配伍能调和营卫的"桂枝汤"，这些药物单独应用时未必具有此功[17-19]。因此，严格区分在方药离合情况下的功能异同，是十分必要的。

中药"功能药性"内容的发展，既依赖于用药实践，又受中医理论制约。随着用药经验的积累，主治范围的扩大，中药功能也发展成为由纵向系统和横向层次构成的体系。譬如纵向方面，有对证、对病、对症三个层次。如人参能大补元气，用于气虚欲脱证，属对证功能。常山截疟，对各型疟疾均有疗效；茵陈蒿退黄，可用于各型黄疸病等，属于对病功能。仙鹤草止血，能缓和或制止各种出血症状；番泻叶通便，可用于多种疾病所形成的便秘。但对失血和大便秘结形成的病因，它们不一定就有作用，属于对症功能。然而，也有的药物功能既含有直接对"症"的作用，又具有对"证"作用的间接效果，如凉血止血药大蓟、小蓟，系指该药既有对证的凉血作用，又有对症的止血功能，二者未必完全是因果关系。故凉血止血药可与温性药物配伍，"去性取用"，用于寒性失血证。中药功能中的祛风止痒、行气除胀、

63

生津止渴、活血消肿等，则属于又一类型的因果功能，前二字为对证作用，后二字为前者的效果，后者不能离开前者而独立存在。还有些中药的功能具有多层次性，并与不同层次的病证相对应，如石膏的功能清气分实热，对应于阳明病的气分实热证；白薇之清血分虚热，对应于骨蒸潮热和产后血虚发热等证，包括了对病因、病位、病性等的作用内容，在层次分化上更属完整。

中药复方与中药饮片共同构成了中药性能理论的完整适用对象

从适用对象讲，中药包含单味中药饮片和由中药饮片制备的汤剂及中成药，即中药复方，中药复方同单味中药饮片一样，也应具有相应的基础药性和功能药性[11-21]，但是与单味中药饮片不同的是，中药复方的药性是对组成处方的各具体单味药的整体的、综合的概括。

1. 中药复方的基础药性

对于常用的、经典的、疗效确切的中药复方，其基本药性可以从其药物组成、君臣佐使及其治证等多个方面，进行直接的推论，其中尤其应注重君药、臣药及整体药物的特点，同时应注意某些去性存用、反佐药物的准确鉴别。以四逆汤为例，方中附子大辛大热，走而不守，配伍亦为辛热之品、守而不走的干姜，则助阳散寒之力尤大；此外，佐以甘温的炙甘草，"辛甘化阳"而破阴寒复阳气，同时缓和姜附燥烈辛散之性，使其破阴复阳，而无暴散之虞，故有"附子无姜不热，得甘草则性缓"之说。四逆汤功用回阳救逆，主治少阴病，即四肢厥冷、恶寒踡卧、呕吐腹痛下利等，故可以推断四逆汤辛，甘，热，归少阴经。

2. 中药复方的功能药性

临床上作为中药复方重要组成的中成药的使用多以其说明书中标明的功效为依据，而说明书中标明的功效则是以中成药的基础药性为依据、以临床实践为基础的药物作用的高度概括，同时也是中成药内在功能的具体体现。

（1）基本功能药性：中药复方功能药性即为单味中药配伍功能药性的体现，如补阳还五汤具有补气活血通络的功效，方中生黄芪为君药，其剂量为方中其他所有药味总剂量的5倍余，可大补脾胃之元气，其补气的药性在方剂中处于主导地位，因此补气为该方的基本功能药性。

（2）衍化功能药性：仍以补阳还五汤为例，大量补气药与少量活血药相配，气旺则血行，活血而又不伤正，共奏补气活血通络之功，由此可知活血通络为补阳还五汤补气作用的延伸和衍化。古之"复方"与今日所论之中药"复方"有所不同。今之"复方"，为相对于单味药而言；古之"复方"，主要是二方、三方及数方相合之方。换句话说，是今之"复方"的"复方"，即"多复方"。笔者所在的医院儿科在临床实践中探索使用了"多复方联用"的用药方法，符合传统中医"七方"中的"复方"用药方法，疗效较好。如二联用药常将治疗肺热咳嗽、痰壅实喘的葶苈颗粒与另一治疗肺热咳嗽的清肺颗粒联用等，这些"复方"在临床治疗中均收到了较好的治疗效果。此外，中药复方之间配伍应用也基本符合"七情"配伍用药规律，如归脾丸与人参养荣丸同用，治疗气血不足，心悸失眠，眩晕健忘等病症，可明显增强补益心脾，益气养血，安神止痉的功效（相须）；治疗口舌生疮，胃火牙痛，常以清胃散为主药，配合导赤散同用，以引火下行，可明显增强清胃散的清胃泻火，消肿止痛的功效（相使）；治疗二便不通，阳实水肿，则当选用通利二便，峻下逐水的舟车丸为主药，常须配合四君子丸同用，以健脾和胃，利水消肿，固护正气，扶正祛邪，以使舟车丸峻下逐水而不伤正气（相畏、相杀）[22]。

小结

从理论内涵上，中药基础药性和功能药性共同构成了完整的中药药性理论体系；功能药性是四气五味、升降浮沉、归经、有毒无毒等诸药性因素的综合和概括，是具体化了的药性内容。功能在中药学中的理论意义和实践价值都十分重要，它将上述药性要素与临床应用贯穿为一体，形成了较为完整的中药药性理论系统，成为药性理论的重要组成部分。掌握药物功能，明确区分功能的性质和层次，是学习中药理论和准确用药的关键环节，也是学习方剂学和临床各科的重要基础。从适用对象角度讲，中药复方与中药饮片同属中药的范畴，它们共同构成了中药性能理论的完整适用对象。

参考文献

[1] 王伽伯，金城，肖小河，等. 中药药性研究回顾与思考. 中华中医药杂志，2008，23（7）：572-576.

[2] 王明军. "中药药性可分"学说探析. 中华中医药杂志，2008，23（9）：803-805.

[3] 黄璐琦. 论中药药性理论的研究方向. 中药与临床，2011，2（2）：1-3.

[4] 唐仕欢，杨洪军，黄璐琦. 论中药药性的概念、形成及其意义. 中医杂志，2010，51（4）：293-296.

[5] 熊敏. 漫谈中药性能. 按摩与康复医学，2010，9（中）：88-89.

[6] 李学林，崔瑛，曹俊岭. 实用临床中药学（中药饮片部分）. 北京：人民卫生出版社，2013：16-27.

[7] 高学敏. 中药学. 北京：中国中医药科技出版社，2002：21.

[8] 雷载权. 中药学. 上海：上海科学技术出版社，1995：

13-14.

[9] 黄品佳. 浅谈中药的药性理论. 中国实用医药, 2012, 7 (34): 229-230.

[10] 李彦奇, 赵华叶, 闫沛沛, 等. 浅谈中药药性理论对于临床用药的指导. 世界中西医结合杂志, 2014, 9 (3): 309-311.

[11] 肖小河. 中药药性研究概论, 中草药, 2008, 39 (4): 481-484.

[12] 王晓红, 苗明三, 郭艳, 等. 从药性理论的来源看现代药理研究. 河南中医, 2007, 27 (6): 6-8.

[13] 侯士良, 朱秀罗. 试论药性"功能". 河南中医, 1988 (6): 44-45.

[14] 张东伟, 付敏, 侯士良, 等. 谈中药药性——功能. 中国中医基础医学志, 2001, 7 (10): 60-61.

[15] 梁琦, 谢鸣. 从药性多维性的角度认识中药药性理论. 上海中医药杂志, 2007, 41 (12): 45-46.

[16] 顾浩, 王耘, 肖斌, 等. 基于药性组合的药对配伍规律研究. 中国中医药信息杂志, 2010, 17 (11): 99-101.

[17] 甘潞. 桂枝汤临床应用体会. 甘肃中医, 2007, 20 (7): 23-24.

[18] 张毅, 顾蔺. 小柴胡汤加减临床新用. 云南中医中药杂志, 2011, 32 (12): 82.

[19] 赵立新, 庞仁珍, 王秀深. 试论小柴胡汤的配伍方法. 医药前沿, 2012 (31): 304.

[20] 焦一鸣, 王放. 中成药药性刍议. 中国中药信息杂志, 2002, 9 (2): 38.

[21] 戴芬尼. 方剂学中的七方与十剂. 开卷有益 (求医问药), 2014 (4): 44-45.

[22] 高学敏, 钟赣生. 临床中药学. 石家庄: 河北科学技术出

版社，2006：126.

原文发表于《中华中医药杂志》，2016（06）：2 038-2 041.
作者：李学林，侯士良等。

《神农本草经》及名方效药解读

一、《神农本草经》解读

《神农本草经》是我国现存第一部本草专著，是现存最早的一部总结性的综合本草。它汇集了从东汉上溯到先秦几个世纪间的医药资料。全面总结了我国汉代以前的用药实践经验和药性理论，知识内涵丰富，我国后世本草学均是在它的基础上发展起来的，具有重要的历史价值和实用价值，被奉为我国医药学的经典著作。

1. 释名含义

本草："本草"是具有中国特色的传统药物学的特称，并常用来命名中药书籍。该书是早期用"本草"命名的药书之一。

神农：神农是远古传说中的农业和医药的发明者，一说即"炎帝"。例如《淮南子·修务训》云："神农乃始教民播种五谷，相土地宜燥润肥饶高下。尝百草之滋味，水泉之甘苦，令民知所避就。当此之时，一日而遇七十毒。"因此我国古代农书和药书多有托名神农者。这种托名之风在西汉早已有之，所以刘安说："世俗之人，多尊古而贱今。故为道者，必托之神农、黄帝，而后始能入说"。（《淮南子·修务训》）

经：古代专述某一事物，某一技艺之书可称为经，如《山海经》《茶经》；作为典范的书也称为经，如《十三经》《佛经》。这里本草经以"经"为名，两种含义均有。尤其是作为典范，则更为突出。

神农本草经:《神农本草经》一直是作为中国药物学的经典著作。也是构成中医学"四大经典"之一。该书又简称为《本经》《本草经》《神农本经》。

2. 作者及成书

《神农本草经》不可能产生于未有简册的神农时期。后世学者根据目录学及该书中所出地名,推断该书为东汉时撰成。(如清代姚际恒的《古今伪书考》认为:书中有后汉郡县地名,以为东汉人作也。梁启超的《中国历史研究法》亦云:"今所称《神农本草》,《汉书·艺文志》无其目,知刘向时绝未有此书,……其书不惟非出神农,即稀罕以前人参与者尚少,殆可断言。")《神农本草经》成书并非一时,它经历了口头经验传播,著成文字,形成初稿,撰为全书的过程。该书所收载药物几遍全国,因此,它的主体内容形成似当在秦汉一统之后,约在西汉时期,而形成全书则又经东汉医家"修饰"。张仲景的《伤寒杂病论》及《汉书·艺文志》等汉代文献不著《神农本草》书名,从一个方面说明了该书形成确有一个渐进过程,至少在汉代还没有发展到成为本草的权威著作,为医家所熟知的程度。

现存《神农本草经》内容,多是经陶弘景整理的。对整理《神农本草经》厥功甚伟的陶弘景认为:"至于药性所主,当以识识相因,不尔何有得闻。至于桐、雷,乃著于编简。此书应与《素问》同类,但后人多更修饰之尔……,所出郡县,乃后汉时制,疑仲景、元化等所记。"这段话把《神农本草经》成书划分为几个阶段,初期是识识相因,口口相传,将用药经验流传下来,而后至桐君、雷公之时,在编简有所记载。它和《黄帝内经》相似,非一时一人之功,而是经过后人不断充实修饰的。其中所记东汉郡县名称,陶氏或疑为东汉末张仲景、华元化等名医增记。也就是说,《神农本草经》的内容渊源久远,但形成供陶弘景整理的《神农本草经》，有可能是东汉末才定形的。不光是地名，药学内容也有后汉人增补的，如葡萄、薏苡、胡麻等（见尚志钧辑《〈神农本草经〉校点》）。

3. 内容、辑本及流传

《神农本草经》内容，《隋书经籍志》及以前的梁代阮孝绪的《七录》中载五种《神农本草》、九种《本草经》。宋代以后史志再无该书原帙的记载。现存《神农本草经》内容多经陶弘景整理。陶氏所用的本子，据梁陶隐居序称"今之所存，有此四卷"。韩保昇解释说："《神农本草经》上、中、下，并序录合四卷。"收载药物365种，是经过陶氏整理的。陶弘景将《神农本草经》厘为三卷。卷上"序药性之源本，论病名之形诊；题记品录，详览施用"；卷中"玉石草木三品"，卷下"虫兽果菜米食三品，有名未用三品"（见《证类本草》卷一）。

卷上实际上相当于今之总论，共有原文13条。其内容包括药物三品分类原则；君臣佐使配合、七情、四气（寒热温凉）、五味（酸苦辛甘咸）、采造时月、真伪陈新、药性调剂宜忌、用药察源、毒药用法、用药大法、服药时间、大病之主等，这些原则，对后世本草理论发展影响甚大。

卷中、下相当于各论。《证类本草》白字《神农本草经》药条，药名下首叙性味，次列主治功效、别名等。例如，"猪苓，味甘，平。主痎疟，解毒、蛊疰不祥，利水道，久服轻身耐老。一名豭猪屎"（《大观本草》卷十三）。

其中未涉及生长环境，这与序例中提到的"生熟土地所出"缺少呼应。吐鲁番出土的《本草经集注》朱书《本草经》，仍有产地生境记载，《新修本草》（敦煌残卷）已将产地改为墨书。但《太平御览》所引"本草经"曰仍有产地生境内容，故清代孙星衍等辑本、日本森立之辑本，都在各药条中将"生山谷""生川泽"等资料补入。据吐鲁番出土的《本草经集注》残简，各药性味之下称"主治……"，《新修本草》为避唐高宗李治讳，删去"治"字，《证类本草》等皆沿袭唐制。此外，有些药物之下，还记有性能、炮制、动物生长环境等，与其他药略有差异。

《神农本草经》各药以记载功效主治为主，是早期临床药学经验的总结。书中涉及内科、外科、妇科、眼、耳、喉、咽、寄生虫病等多方面的疾患名称。

书中也有不少"久服延年神仙"之类记载，可能与当时方士及服食风气有关，这是时代条件所限。

辑本与流传，该书原书早佚，内容则通过有关书籍保存下来。

自南宋以后，开始有《神农本草经》辑佚本。《神农本草经》辑佚本，至少应包括《神农本草经》全部的药物条文（或略加增补及注疏）。按此原则，《神农本草经》有以下辑本：

（1）南宋王炎辑《本草正经》三卷（约 1217 年）；

（2）明代卢复辑《神农本草》（1616 年）；

（3）清代过孟起辑《本草经》三卷（康熙年间，约 1687 年）；

（4）清代孙星衍、孙冯翼合辑《神农本草经》三卷（1799 年）；

（5）清代顾观光辑《神农本草经》四卷（1844 年）；

（6）清代黄奭辑《神农本草经》三卷（1851 年）；

（7）清代王闿运辑《神农本草》四卷（1885 年）；

（8）清代汪宏辑《注解神农本草经》九卷（1885 年）；

（9）清代姜国伊辑《神农本经》（1892 年）；

（10）近代田伯良辑刊《神农本草经原文药性增解》一卷；

（11）吴保神集注《本经集义》六卷（1932 年）；

（12）蔡陆仙辑注《神农本草经》三卷（1936 年）；

（13）刘复辑刊《神农本草经》三卷（1942 年）；

（14）尚志钧辑校《神农本草经校点》（1983 年）；

（15）马继兴《神农本草经辑校》（1999 年）。

4.《神农本草经》的贡献及价值

《神农本草经》在中国药物学上做出了哪些贡献呢？简单地说有三个方面：

第一，确立了单味中药叙述体例及内容范围。每一药物之下，依次有药名、性味、有毒无毒、功效主治、别名、生长环境等项目的内容，少数药条还有炮制、质量标准等内容。这些内容中又是以功效主治为主。所载 365 种药物，有 200 余种至今仍在应用。多数药效确切可靠。如：水银治疗、麻黄止喘、海藻治瘿、大黄泻下、常山截疟，黄连止痢等。这些功效主治乃是早期临床用药经验的总结。它质朴无华，绝大多数记载是可靠的，这一点经受住了两千多年的用药实践反复验证。

第二，是众多药品的分类，创立"三品"分类。《神农本草经》记载了 365 种药物，它不是杂乱无章地罗列药品，而是以养命、养性、治病三种功效将药物归并为上、中、下三品。三品分类是粗糙古拙的，但它却开了本草按效用分类的先河。《神农本草经》依据药物的良毒、药性及主治，创三品分类法。将 365 种药物分为上、中、下三品，其宗旨是："上药一百二十种，为君，主养命以应天，无毒，多服久服不伤人。欲轻身益气，不老延年者，本上经；中药一百二十种，为臣，主养性以应人。无毒、有毒，斟酌其宜。欲遏病补虚羸者，本中经；下药一百二十五种，为佐使，主治病以应地。多毒，不可久服。欲除寒热邪气，破积聚愈疾者，本下经。"三品分类法为药物按功能分类的导源。

第三，是序录和具体药物各自分立，形成总论与各论的书籍形式，这一形式一直到今天，仍被绝大多数药物书籍所采用。序录的 13 条理论原则，涉及药物三品分类原则，君臣佐使配合、七情、四气五味、采造时月、真伪陈新、药性调剂宜忌、用药察源、毒药用法、用药大法、服药时间、大病之主等，这些原则对后世本草理论发展影响甚大，成为中药理论的基础。它虽然只不过是一些简单的条文，但却是中药理论的精粹。当然，《神农本草经》还有不完备之处，例如，对药物的形态记载甚少、炮制法也很初级、分类过粗等，然而它却完成了本草草创阶段的历史使命。它像一把大眼的筛子，筛选出了第一批疗效卓著的药物。它用精练的词句，记载了在它成书前数千年锤炼过的药物疗效。因此，该书一直被奉为药学的经典著作。

二、名方效药举隅

在《神农本草经》中，有许多药物的独特功效被淡化遗忘了，这些功效应用独特，异乎寻常，但在今天一般人看来难以理解。恰在这些地方，闪烁着药物效用的光辉，值得发扬。

1. 人参除邪气、通血脉破坚积

人参味甘、微苦，性微温。功能大补元气，生津止渴，安神益智。临床多用于体虚欲脱，肺虚气喘，脾胃气虚，津亏口渴，失眠多梦，惊悸健忘等症。此皆补气主药治虚证之用。

然而，《神农本草经》云人参"除邪气"，《别录》言人参"通血脉，破坚积"，《本草蒙筌》言"通畅血脉"，此见确高人一筹，值得我们重视与研究。现将人参上述内容列例如下：

（1）除风寒：药分阴阳，作用有升降浮沉之异。人参主为甘味，其气微温，甘温为阳。而主要作用趋势为温升，故可御风寒，并除风寒之邪，若伍以辛温解表药，则除邪力更著。人参用于除风寒的方剂较多，如：人参败毒散（《局方》）用治伤寒时气，头痛项强，壮热恶寒，身体烦痛及寒壅咳嗽，鼻塞声重，风痰，头痛呕秽，寒热等症。

人参一钱，柴胡一钱，前胡一钱，羌活一钱，独活一钱，枳壳一钱，川芎一钱，桔梗一钱，茯苓一钱，甘草五分。

上十味，共为细末。每服二钱，水一盏，生姜、薄荷少许，煎七分，去渣，温服，不拘时。(《历代名医良方注释》)

参苏饮 (《易简方》) 治一切发热头痛体痛，兼治痰气上壅，咽喉不利。

人参三分，紫苏叶三分，前胡三分，干葛三分，半夏三分，茯苓三分，枳壳半两，陈皮半两，甘草半两，桔梗半两。

姜枣水煎，分2次服。

(2) 除毒热：人参气微温，味兼微苦，且又甘润不燥，故可用于除毒热。若与清热解毒药配伍更佳。如：

黑龙膏 (《叶氏录验方》) 治咽喉肿痛，九种急症。

人参末5 g，甘草末10 g，酒百草霜5 g，不蛀皂角二条。

上件同熬成膏，次入霜梅、上白盐，硇砂焰硝各少许，再煎一两沸为度。(《历代名医良方注释》)

阳毒升麻汤 (《活人总括》) 治伤寒阳毒，面赤斑斑如锦纹，咽喉痛，下脓血。

升麻二分，射干0.5 g，黄芩0.5 g，人参0.5 g，甘草0.5 g，犀角屑0.5 g，水煎，分二次服。(《历代名医良方注释》)

(3) 除燥邪：人参微温不燥，味甘质润，故有除燥之用，若与凉寒之品配伍，效用更好。

清燥救肺汤，诸气膹郁，诸痿喘呕之因于燥者，喻氏清燥救肺汤主之。

枇杷叶六分，麦冬二钱，杏仁七分，桑叶二钱五分，阿胶八分，胡麻仁一钱，人参七分，石膏二钱五分，甘草八分。(《温病条辨》)

此方合而辛凉甘润，清轻而不重浊，柔润而不滋腻，乃除燥之良方也。

(4) 运化痰湿：人参味兼微苦，可以燥湿；性又微温，温可以化。味主以甘，甘温益脾，运化痰湿，若与苦寒药相伍，自有清化湿热之功用。如《伤寒论》中甘草泻心汤用于中焦湿热互结之痞，《金匮要略》则又用其治疗狐惑之为病，喉与二阴，如虫之腐蚀，上下交替，发有定时，缠绵不已，久害目疾，即湿热之邪，犯上乱下所致。方中人参，运化湿邪。

（5）通血脉破坚积：气为血帅，血赖气行。人参大补元气，气壮则血行。肺朝百脉，人参补肺气，气足则百脉如潮不息。脾统血，人参健脾气，气足则统血周营。心主血脉，人参补心气，气足则血环行无端。故《别录》云人参"通血脉，破坚积"。如：《张氏医通》琥珀人参丸治血蛊；《三因方》息贲汤治肺之积在右肋下，大如复杯，久久不愈；《圣济总录》人参丸方治心积伏梁；《奇效良方》人参丸治脉痹，通行血脉；《千金方》硝石大黄丸治十二症瘕等，均用人参通血脉，破（症）积。

（6）排砂石：人参补气通脉，破坚积，运化湿浊，故可用于排砂石。

玉屑膏（《三因方》）治尿血，并五淋砂石，疼痛不可忍受者。

黄芪，人参各等份。

为末，用萝卜大者切一指厚、三指大四五片，蜜腌少时，蘸蜜炙干，复蘸，尽蜜二两为度，勿令焦，炙熟。（《历代名医良方注释》）

人参不仅大补元气，而且能够除邪气；不仅除风寒，而且除毒热；不仅除痰湿，而且除燥邪；不仅运滞气，而且通血脉破坚积等。《神农本草经》言人参主补五脏，除邪气，是得人参效用之真谛。

2. 知母下水

知母，性味苦寒，能清热泻火，滋阴润燥。善治烦热消渴，骨蒸劳热，肺热咳嗽，大便燥结。《神农本草经》云：能"除邪气肢体浮肿，下水"。人以其苦寒无淡渗之功而奇之，故解疑传奇。

肺为水之上源，肺有伏热，渴而引饮，每致水道不能通调，膀胱绝其化源，小便闭塞而水泛溢为肿。高源水泛，当责之肺。知母苦寒，清肺金而滋水之化源，通调水道，则肿自消。若下焦真水不足，膀胱干涸，无阴则阳无以化，水亦泛滥为肿。下游泛滥，当责水脏。知母润燥滋肾，清金泻火，金水相生，使阴气行肾阳自化，小便通，水肿消。叶香岩云："肾恶燥，燥则开阖不利而水反蓄，知母寒滑，滑利关门而水自下。"膀胱热郁，气化失司，小便不利。知母泻膀胱之热，亦可主之。

（1）临证用方举隅：

1）通关丸：治小便不通，渐成中满，腹坚如石，腿裂出水，夜不得眠，不能饮食。

黄柏（酒炒）二两，知母（酒炒）一两，肉桂一钱，蜜丸，如桐子大。（东垣方）

2）导气除燥汤：治小便不通。

赤茯苓一钱半，黄柏一钱一分，滑石，知母，泽泻各一钱，上剉作一贴，入灯芯一钱，空心水煎服。（《东垣十书》）

此外，《得效方》治下焦热结，小便不通之地肤子汤。《圣济总录》治水气之枳实汤方；治久患大腹病、足胫肿满，除风湿利小水之丹参酒方，均有知母。

（2）验案举例：

1）李东垣治长安王善夫，病小便不通，渐成中满，腹大坚硬如石，腿脚亦胀裂出水，双睛突出，昼夜不得眠，饮食不下，痛苦不可名状。服甘淡渗泄之药皆不效……今病者内关外格之病悉具，死在旦夕，但治下焦可愈。随处以禀北方寒水所化大苦寒之味黄柏、知母，桂为引用，丸如桐子大，沸汤下二百丸。少时来报，服药须臾，前阴如刀刺火烧之痛，溺如瀑泉涌出，卧具皆湿，床下成流，顾盼之间，肿胀消散。李惊喜曰，大哉圣人之

言，岂不可遍览而执一者乎。其证小便闭塞而不渴，时见躁者是也。（《癃闭专辑》摘要）

评说：此病小便癃闭乃因肾水不足，久而膀胱干涸，气化无由所致。方中黄柏补肾强阴，知母润燥下水，肉桂温阳化气，故小便利，肿胀消，此效非淡渗可比。

2）尿毒症案：凌十一，女，52岁。于1972年因劳动过甚，引起腰痛浮肿，至1975年2月出现尿频、尿急，逐渐发展到尿闭，呕恶不能进食，全身浮肿，经某医院检查，诊断为"慢性肾炎、尿毒症"。经用西药治疗未见好转，后转中医治疗。症见精神疲乏，神志不清，消瘦，面黄少华，全身有浮肿，以下肢为甚，舌尖红，苔略干，脉细数。辨证：肺肾阴亏热结，水道通调失常。治法：滋阴清热，化气行水。处方：通关丸：肉桂3 g（焗服），黄柏10 g，知母10 g，水煎服。服上方1剂后，排出小便1 000 mL，四肢浮肿明显消退，但眼睑仍浮肿，鼻唇沟消失。此后随症加味，诸症缓解，小便排泄正常，每天尿量达2 500 mL。（《奇难杂证》摘要）

评说：此尿毒症属肺肾阴亏热结，水道失常。方中知母滋肺清热，以生肾水。黄柏泻热坚阴补肾，以救肺金。肉桂引火归元，温阳化气，故小便利，起此大疴以转生机。此后随症加减而效甚卓。

《神农本草经》言知母"下水"，有见地，若治水唯求淡渗，非其治也。当知水肿多原发于肺，盖因肺主治节，肺通膀胱，高源不治，下游泛滥。知母泻火清金，祛邪养肺，故可下水。水肿多本于肾，气化失司，小便不利。知母滋肾燥，则阳得以化，水自下。此外，"经长期临床试用，证实知母对消除急、慢性肾炎的尿蛋白确有较好的效果。小儿急性肾炎的初期可在辨证施治的基础上加知母、芡实以益肾固精，对消除尿蛋白有较好效果。（《浅谈知母在儿科的临床运用》《江西中医药》1983，5）

3. 大黄利小便

大黄，性味苦、寒，功能泻下导滞，破瘀行积，泻火凉血，清热解毒。治六腑实热积滞，血分实热，湿热下痢，黄疸，症积，痈疮肿毒，血瘀经闭，跌打损伤等。大黄荡实泄满，直通谷道，医皆知之，然其利水多不常用，故需赘言。

《神农本草经》言大黄"通利水谷"，《药性论》载大黄"利水肿"，《日华子本草》云"利大小便"。

小便不利常见于淋病。其中热淋，因热而致，小便数、急、涩痛，且有灼热感。大黄气味大苦大寒，迅速善走，直达下焦，可导湿热从小便出，邪去小便自利。其中石淋，因石致淋，有时尿排砂石。以脐腹拘急，腰部一侧疼痛，或有阵发性绞痛，痛连小腹及阴部，排尿不畅或中断，或频急涩痛难出，有时砂石从小便出，尿或赤或黄为主症。大黄善于荡涤有形之邪，无坚不摧，导石外出，小便自利。其中血淋，以小便痛涩、频、急，其色红赤，溺与血相杂，甚或尿血为主症。多由热伤血络，或砂石刺破血络而致。大黄治热淋石淋，善能祛瘀通利，故亦为治血淋之要药。

少腹症瘕积聚阻碍水道而致小便不利者，大黄行瘀破积，推陈致新，善破有形，则小便可通利。有病关格小便不通者，新病多实，大黄气味俱厚，直趋下焦，折关夺将，而通利二便。久病多虚实挟杂，清浊乖乱。大黄治标去浊，则利于复正生新。亦有水气病湿热壅实小便不利者，大黄善导湿热从二便出，邪去尿自利。

可见大黄，力沉而不浮，以攻决为用，不仅通大便，亦能利小便。

（1）临床用方举隅：

1）倒换散：治无问久新，癃闭不通，小腹急痛，肛门肿疼。大黄（小便不通减半），荆芥穗（大便不通减半）。

上件药味，各别为末，每服一二钱，温水调下。临时加减服。(《河间六书》)

2) 颠倒散 (《寿世保元》)：治脏腑实热，或小便不能，或大便不通，或二便不通。

大黄六钱，滑石三钱，皂角三钱。

为细末，温酒送下。如大便不通，依前分量；如小便不通，黄三石六，角如前。如大小便俱不通，黄石均分，角亦如前。(《历代名医良方注释》)

3) 治悲伤吐食方 (《医宗必读》)：治悲哀过度，随食随吐，二便闭涩，脉按有力。

酒蒸大黄一两，桃仁一两，当归一两，砂仁一两，陈皮一两，蜜丸，每服三钱，白开水送下。(《历代名医良方注释》)

4) 导水丸：大黄，黄芩各二两，滑石、牵牛头末各四两。

上为末，滴水丸如梧桐子大，每服五十丸，加至一百丸，白汤送下，临卧时服，治水疝。(《儒门事亲》)

5) 大黄汤 (《圣济总录》)：治水肿。

大黄 (剉碎醋炒) 二两，桂 (去粗皮) 甘草 (炙剉) 人参细辛 (去油研) 各一两，桑根白皮 (炒黄色剉) 二两。

上粗捣筛，每服用水三盏，药五钱匕，大枣二枚，擘破同煎，至九分去滓，入葱白，汤一匙头，更煎一沸，温服日三。(《普济方》)

6) 冬葵子汤：治妊娠大小便不通。

冬葵子二两 (微炒)，大黄一两 (剉炒)。

上粗捣筛，每服三钱，水一盏，煎至七分去滓，食前温服。(《普济方》)

(2) 验案举例：男子阴囊肿，状如水晶，时痛时痒，出水，小腹按之作水声，小便频数，脉迟缓。此醉后饮水，入房汗出，遇风寒湿毒，乘聚于囊为患，名水疝也。先以导水丸二服，腹水

已去，小便如常，再饮胃苓散，倍用白术、茯苓，更用气针引去积水而瘥。（《薛氏医案》）

评说：经云"小大不利治其标"（《素问·标本病传论》）；又云"其下者，引而竭之"（《素问·阴阳应象大论》）。此湿毒伤下，故用导水丸通逐水湿，腹水去、小便如常则用胃苓散倍白术、茯苓培土利水，再加气针引水故愈。

4. 干（生）地黄逐血痹除积聚

生地黄，性味甘、苦，寒。长于滋阴、养血、凉血。多用于治疗阴虚发热、消渴、阴伤便秘、月经不调、吐血、衄血、血崩等证。《神农本草经》有干地黄"逐血痹""除寒热积聚"之说，今多认为本品腻滞，故于血痹、积聚多不用，实有误。

地黄，其色与质皆类血，入于血分而长于补血。但本品性凉且滑利流通，而与熟地黄有异，故《神农本草经百种录》云："古方只有干地黄、生地黄，专取其性凉而滑利流通，熟则腻滞不凉，全失其本性矣。"痹者，闭而不通也。逐者，使其流通之意。生地黄滋阴、养血，"补养充足，自然流动洋溢，而痹者行矣……惟破恶血一层，似乎寒凉黏滞性质，必无破瘀导滞之功，然凡跌仆敲扑，肌肉血瘀，发肿青紫者，从鲜生地捣烂厚敷，自能去瘀消肿，活血定痛，知地黄去瘀自有天然作用，不可误认其腻滞物质，而逐疑古人之言"。（《本草正义》）

（1）临证用方举隅：

1）干地黄散方：治室女月水不通，脐下疼痛。

生干地黄（焙）四两，当归（切焙），桂（去粗皮），熟干地黄（焙）各一两。

上四味，木臼内捣罗为散，每服三钱匕，空心临卧温酒调下。（《圣济总录》）

2）生地黄煎丸（出《圣惠方》）：治产后血气不调，腹中生瘕结而不散，痛无定处。

童便一升，生地黄汁、生藕汁各一升，生姜汁三升。

上先煎前三味，约2/3，次下姜汁，慢火煎如稀汤，每取一合，暖酒调下。（《普济方》）

3）地黄汤：治产后三日，患腰疼痛，腹中余血未尽，并于腿疼，不进食，亦治血晕。

生地黄汁一升，芍药、甘草各三两，蜜一合，生姜汁半合，丹砂四两。

上切，以水三升，煎取一升，去滓，内地黄汁、蜜、生姜汁，微火煎一两沸，一服三合，日二夜三。（《普济方》）

4）脏寒所致方（出《千金方》）：治子门闭，血聚腹中生肉症。

干漆半斤，生地黄汁三斤，生牛膝汁一斤。

上先捣漆末纳汁中搅，微火煎为丸如梧桐子大，酒服三丸，日再，若觉腹中痛，食后服之。（《普济方》）

5）治疗宫颈癌，使用宫颈甲方，宫颈乙方，收到较好疗效。

宫颈甲方：生地黄五斤，干漆十两，土鳖十两，牡丹皮一斤，广木香十两，生灵脂二斤半，蛀虫八两，当归三斤。

水打为丸，每丸重5 g至7.5 g。

宫颈乙方：生地黄四斤，干漆十二两，土鳖十一两，山甲珠六两，琥珀二两，蛀虫六两，酒军二两，灵脂三斤，川乌二两，制服法同甲方。

（2）验案举例：宋长琴，女，18岁，农民。1983年10月28日初诊，周身关节肿痛三年，多次在省市医院查治，诊为风湿性关节炎，长期用消炎痛、炎痛喜康、地塞米松等仍反复发作，起居稍有不慎，即发热肿痛加剧。近三月来。左踝及两腕手指肿痛，不红，屈伸不利，肌肉瘦削，饮食二便尚可，面萎黄虚浮，舌质淡红，苔白微腻，脉细涩，今纯用中药治疗。

生地黄50 g，黄芪、续断、桑寄生各15 g，防己、桂枝、制川乌（先煎）各10 g，五加皮12 g。三剂肿痛明显减轻，守方继服十六剂，痛止肿消肌肉渐丰，面色红润，为巩固计，再进三剂，半年后随访未发。（《黑龙江中医药》1985.5）

评说：痹者，闭而不通之谓也。风寒湿之邪乘虚而入，留滞于内，血气为邪气所阻，不能畅达。故以补益疏通，祛风湿为法。重用生地者，盖因本品滋阴养血，善逐血痹，性凉而滑利流通，正切病机。

生（干）地黄虽长于滋阴、养血、凉血，但无壅瘀之弊，且有破瘀、导滞、活血止痛之功，故于血痹、积聚，无论外伤、内损所致者，皆可应用。若但知其滋养，不知其活血通滞之确实，是对生（干）地黄之偏见。

5. 附子破症坚积聚，血瘕，主喉痹

附子，大辛大热，纯阳性烈，能回阳救逆，补命火温中土，散寒，除湿，止痛。临床多用治阴盛格阳，大汗亡阳，阴厥寒厥，阴寒吐利、心腹冷痛，慢惊，水肿，风寒湿痹，阴疽疮漏等。《神农本草经》言其能"破症坚积聚，血瘕"，《本草拾遗》言"主喉痹"，确属高见，不可遗弃。《灵枢·百病始生篇》云："积之始生，得寒乃生，厥乃成积也……卒然外中于寒，若内伤于忧怒，则气上逆，气上逆则六输不通，温气不行，凝血蕴里而不散，津液涩渗，著而不去，而积皆成矣。""瘕者，假也假物成形，病独在妇女，或经行不谨，或产后失于禁忌，寒邪客于胞门子户，怒气郁于冲任之脉，假血而成血瘕，多在少腹，隐僻而痛"。（《七松岩集》）寒气凝结，血滞于中，而致症坚积聚血瘕。血遇寒则凝，得热乃行。附子大辛大热，其性善走，能行十二经，血行斯症皆消。况附子温心阳以主血脉，补脾阳以统血脉，暖肝阳以疏通血脉，血活瘀去则症积血瘕可渐消。

有阳虚之体，复受寒邪，寒凝瘀滞而喉痹者，附子辛热，逐寒散结，则喉痹易愈。亦有真阳不足，虚火上升，格阳于上而致

喉痹者，饮食不入，服苦寒则更甚。本品善能引火归元，则浮游之火自熄。即使火热为痹，用其反佐，寒热并投，大有益处。

（1）临证用方举隅：

1）鳖甲丸：治痞气，当胃管结聚如坏，积久不散，腹胁疼痛。

鳖甲三两，附子一两，三棱一两，干漆一两，木香一两，大黄二两，吴茱萸半两。

鳖甲以米醋一小盏，化硇砂一两涂炙鳖甲，令醋尽为度。大黄醋炙。为末，醋煮糊丸，梧桐子大。（《历代名医良方注释》）

2）当归煎丸方：治妇人血积血瘕，脐腹绞痛，心膈满闷，四肢烦疼，口苦舌干，饮食减少，渐成劳瘦。

当归（切焙），附子（去皮脐生用）各半两，没药（研），硇砂（研）血竭各一分，禹余粮（煅赤醋淬七遍）延胡索各半两。

以上捣研为末，用酒三升调匀，于石器内，慢火熬成膏。（《圣济总录》）

3）附子散方：治咽喉塞闭。

附子（一颗，炮裂去皮脐，切四片，涂蜜炙令微黄），马兰子一两，牛蒡子一两。

上件药，捣细罗为散，每服以温水调下一钱，日四五服。（《圣惠方》）

4）化蛾丹（《石室秘录》）：治阴蛾，其证似蛾，而非蛾，早晨痛轻，下午痛重，至黄昏，而痛更甚，得热则快，得凉则重，滴水不能下咽。

熟地黄一两，山萸肉一两，附子一钱，车前子三钱，麦冬一两，北五味二钱。

水煎，每日一剂，分三次服。（《历代名医良方注释》）

此外，《圣惠方》之乌头丸方治疟癖积冷，气攻心腹，如锥刀所刺，《圣济总录》之石韦丸方治肝积气，分别都使用了附子。

（2）验案举例：

1）丁某：脉迟细，脘中有块，纳食撑胀，腹中辘辘作声，嗳腐吞酸，大便坚结，此脾胃有寒积也。当以温药下之，仿温脾法。

附子（制）干姜、枳实、大黄、桂木、陈皮、半夏。（《王旭高医案》）。

按：此病寒积，自当温下，用附子者，取其大辛大热，去寒凝，行瘀滞以破癥坚积聚。

2）吴孚先治柯子宁：患咽喉齿痛，脉沉细足冷，大便泄泻，此肾虚，龙火飞腾，欲用金匮肾气，彼疑火症，恐桂附不合，或以石膏连翘苦寒进之。其病尤甚，复求治，用前方一剂减，二剂痊。（《续名医类案》）

评说：此病咽喉齿痛，乃因肾虚于下，阳浮于上，非实火也。故进苦寒其病必甚，用金匮肾气二剂痊。用桂附者，引火归元，补肾虚、主喉痹。

附子破癥坚积聚、主喉痹，以其大辛大热，消阴浊凝聚，行血气瘀滞，可破癥坚积聚、疗喉痹，故遇斯症可放胆应用。

6. 当归主咳逆上气

当归性味甘辛、温，气味俱厚，功能补血和血，调经止痛，润燥滑肠。临床多用于月经不调，经闭痛经，血滞作痛，痈疽仆损，痹痛麻木，血虚萎黄，血枯便秘等。《神农本草经》载当归"主咳逆上气"今多不识，故释之。

当归血家要药，为什么能主咳逆上气？咳逆上气有新病、久病之分，一般说来，新病在气，久病入络伤血。然气为血之帅，血为气之母，新病虽在气，亦多影响于血。故新病邪实在气，亦可配用当归，使气血相依，相得益彰。久病在血，血不和而气逆，用当归和血、调血，即能顺气、治气。《本草汇编》载："按当归其味辛散，乃血中气药也，况咳逆上气，有阴虚阳无所附者，故用血药补阴，则血和而气降也。"

肺燥亦令人咳。当归"内润脏腑（因其液浓而甘）……能润肺金之燥，故本经谓其主咳逆上气"。（《医学衷中参西录》）五脏六腑皆可令人咳，非独肺也。肝郁侮肺致咳者，当归养肝和血，疏肝解郁可主之；心有所损，血有所瘀则心咳，当归补血养心，活血行瘀可治之；肾阴不足，金水不生则劳嗽，当归补血养肝，精血互生可主之；又有冲任血海不足，气逆犯肺，当归补血以填冲任，故可疗之。

（1）临证用方举隅：

1）金水六君煎：当归二钱，熟地黄三至五钱，陈皮一钱五分，半夏二钱，茯苓二钱，炙甘草一钱，生姜三至五片。

水煎服。治肺肾虚寒，水泛成痰，症见咳嗽呕恶，喘逆多痰，痰带咸味。（《景岳全书》）

2）观音救苦散：治嗽如神。

人参，当归，滑石，甘草，粟壳（蜜炙）。

上为呚咀，用乌梅一枚，白水二钟，临睡煎服。（《修目鲁般后录》）

3）人参理肺散：治喘不止。

升麻，木香各一两，粟壳三两，人参二两，杏仁二两，当归一两。

上呚咀，每服八钱，水一盏半，煎至八分去渣温服，食后服用。（《袖珍方》）

4）当归饮：苏木，当归，生地黄，大黄，芍药各等份。

为末。每服三钱，温酒调服。治因打损肺气咳嗽，或咯血。（《得效方》）

5）人参芎归汤：治虚劳少血，津液内耗，心火自炎。燥热乘肺，咳嗽咯血，及血不荣肌，动辄毛寒咳嗽。

当归，川芎，白芍药，人参，半夏，制橘皮，赤茯苓，阿胶（炒），细辛，北五味子，甘草（炙）各 0.5 g。

上为散。每服三钱，姜四片，枣二枚煎服。（《普济方》）

6）平气饮：治一切咳嗽，吐痰涎，恶风，不能食。

人参，白术，川芎，当归，五味子，甘草（炙）各 0.5 g；木瓜干，紫苏子（炒），茯神，乌药（去木），杏仁（去皮尖麸炒），桂心，白芷各等份。

上为末，每服二钱，水一盏，姜三片，枣一枚，煎七分，温服。（《三因方》）

7）加味逍遥散：治小儿咳嗽，连呛数十余声者，肝血之不和也。

当归二钱，白芍二钱，茯苓三钱，柴胡二钱，煨姜二钱，薄荷 5 g，丹参二钱，香附二钱，半夏二钱，黄芩二钱，五味子七分，丹皮二钱，白术二钱，甘草 5 g。（《医学见能》）

8）秦艽汤：治虚劳喘嗽，寒热盗汗。

秦艽（去苗土），甘草（炙剉）各一两；桂（去粗皮），柴胡（去苗），当归（切焙）各五钱。

上粗捣筛，每服三钱，水一盏。入生姜三片，乌梅并枣各一枚擘破，同煎至七分，去渣温服。（《普济方》）

9）若妇人虚劳气弱，咳嗽喘满，胸膈不利，宜厚朴六合汤。

四物汤四两，厚朴一两（制），枳实半两炒。（《普济方》）

10）苏子降气汤（《和剂局方》）：治痰涎壅盛，咳喘短气、胸膈满闷，舌苔白滑等症。

苏子二两半，前胡一两，陈皮一两，半夏二两半（制），肉桂一两，厚朴一两，当归一两半，生姜三片，甘草二两（炙），共为粗末，每用二三钱，水煎，温服，日二次。（《历代名医良方注释》）

（2）验案举例：

1）李成槐之室，蓦地气喘，呼吸促急，提不能升，咽不能降，气道噎塞，势甚危。或作痰逆气滞，欲用牛黄苏合二丸，不敢遂服。脉之，两尺微细无神，此肝肾亏损，子午不交，气脱症也。用人参一两，熟地黄二两，当归五钱，甘草二钱。一帖稍定，二帖喘平。凡气短似喘，人谓其病在上，不知元海无根病是在下也，误治立危。（《续名医类案》）

按：方中当归合熟地黄补肾以生金，填冲任以降逆气，故能纳气于下。血、气相依，"气脱症"者，血必随之而虚，故脉微细无神，当归合人参，峻补气血，血和气充，人则和平。

2）奉天于氏女，年近三旬，其人善英文，英商之在奉者，延之教其眷属，因病还家，夜中忽不能言，急来院叩门求为挽救，并不能息。其同院住者王子岗系愚门生，因向曾为诊脉，方知其气分甚弱，故此次直断为胸中大气下陷，不能司肺脏之呼吸，是以气息将停而言不能出也。急为疏方，用生箭芪一两、当归四钱、升麻二钱，煎服须臾即能言语。翌晨，异至院中，诊其脉沉迟微弱，其呼吸仍觉气短，遂用原方减升麻之半，又加山药、知母各三钱，柴胡、桔梗各钱半，连服数剂而愈。（《医学衷中参西录》）

评说：胸中大气下陷，肺失呼吸之职，治当填补大气，故重用生芪，辅以升麻举陷。然气为血之帅，气陷则血随之而下，故用当归填补，使气充血和，相得益彰，肺复呼吸之职。

综上可见，《神农本草经》云，当归"主咳逆上气"，确有道理，用之有方，观有验案。古人用治斯症，寒、热、虚、实、内伤、外感、跌扑所致者，皆有使用，因此不应拘泥补虚。今治咳逆上气不用当归，是不究《神农本草经》用此之真谛。

7. 山萸肉救脱、逐寒湿痹

山萸肉，性味酸、涩，微温。功能补益肝肾，涩精止汗。常用于阳痿遗精，腰膝酸痛，头晕耳鸣，自汗盗汗，小便频数，月经过多等。本品亦能救脱，并治寒湿痹症。然用之者少，故赘言。

《医学衷中参西录》云："凡人元气之脱，皆脱在肝。故人虚极者，其肝风必先动，肝风动，即元气欲脱之兆也……萸肉既能敛汗，又善补肝，是以肝虚极而元气将脱者，服之最效。"萸肉酸补肝肾，益肾则精充骨壮，补肝则疏泄、筋健，收涩之中兼有条畅之性，疏通血脉，其性又温，是以逐寒湿痹。因此，肝虚疏泄失职，又为寒湿所著之痹证，或久痹，用之为宜。山萸肉实为救脱及逐寒湿痹之佳品。

（1）临证用方举隅：

1）治无论上脱、下脱、阴脱、阳脱、奄奄一息，危在目前者，急用生净萸肉三两，急火煎浓汁一大碗，连连温饮之，其脱即止。（《医学衷中参西录》）

2）治遍身冷汗，心怔忡异常，自言气息将断，脉浮弱无根。净萸肉四两，人参五钱。

先用萸肉二两煎数沸，急服之，心定汗止，气亦接续，又将人参切作小块，用所余萸肉煎浓汤，送下病若失。（《医学衷中参西录》）

3）鹿角胶丸（出《圣济总录》）：治肾气虚弱，脚怯腰腿疼痛，或因寒湿久滞。

鹿角胶（炙）一两，附子（炮裂去皮脐），干姜（炮）各半两，桂（去粗皮）三分，杜仲（去粗皮剉）一两0.5 g，菟丝子（酒浸一宿炒干）一两，山茱萸、五味子各三分。熟干地黄（剉焙），肉苁蓉（酒浸切焙），巴戟天（去心），牛膝（酒浸切焙）各一两。

上为末，炼蜜丸，如梧子大，每服二十丸，温酒下，不拘时候。（《普济方》）

此外，《卫生家宝方》之羊肾散治久患腰膝疼痛挛蜷，行动不得，《普济方》之补肝汤治肝痹两胁下满，筋急不得太息，疝瘕四逆等，都使用了山茱萸。

（2）验案举例：

1）一妊妇得霍乱证，吐泻约一昼夜，病稍退，胎忽滑下。觉神气顿散，心摇摇似不能支持，迎愚诊视。既至，则病势大革，殓服在身，将舁诸床，病家欲竟不诊视。愚曰："一息犹存，即可挽回。"诊之，脉若有若无，气息奄奄，呼之不应，取药无及。其东邻为愚表兄刘玉珍，家有购药二剂未服，亦系愚方，共有萸肉六钱，急拣出煎汤灌下，气息稍大，呼之能应。又购净萸肉、生山药各二两，煎汤一大碗，徐徐饮下，精神顿复。（《医学衷中参西录》）

按：山萸肉上脱可挽，下脱可回，外脱可收，更与山药相伍，求于先天、后天，故收速效。

2）邑友人丁翌仙之令堂，年近七旬，陡然腿疼，不能行动，夜间疼不能寐。翌仙驱车迎愚，且谓脉象有力，当是火郁作痛。及诊其脉，大而且弦，问其心中，亦无热意。愚曰："此脉非有火之象，其大也，乃脾胃过虚，真气外泄也；其弦也，肝胆失和，木盛侮土也。为疏方，用净萸肉、白术各六钱，人参、白芍各三钱，当归、陈皮各二钱，厚朴、乳香、没药各钱半，煎服数剂全愈。"（《医学衷中参西录》）

评说：此以益气健脾、养血活络以和肝为法，脾得健，则运化正常，温煦四肢，寒湿无生；肝和则疏泄正常，营养筋脉，气通络畅，其痛虽剧而能止。唯萸肉善补肝肾，荣筋健骨，其性又兼温通，能逐寒湿痹痛，故能收此效。

8. 玄参主积聚及中风

玄参，味苦、咸而性寒。功能滋阴降火，凉血解毒。临床多用于以下三个方面：斑疹，发热，神情躁扰，舌质红绛等热入营血者；烦热口渴，夜寐不安，骨蒸潮热，津枯消渴，便秘等阴虚者；咽喉焮赤肿痛及痰火郁结之瘰疬痰核、瘿瘤等。《神农本草经》言"主腹中寒热积聚"、《别录》载"主暴中风"，见解确高一筹，其后本草书对此缺少细言，故专门阐述于后。

积者，日积月累而成，其病有形，推之不移。其病多在血分，寒凝可致，火结亦可致。《神农本草经百种录》："皆火气凝结之疾。"聚者，发无常处，痛不留止，痛时有形，触无根本，痛止自散，忽来忽去，故称为聚。其病在气分，寒滞、火结皆可致。《本草经解》："腹中者，心肾相交之区也。心为君火，心不下交于肾，则火积于上而热聚；肾为寒水，肾不上交于心，则水积于下而寒聚矣。元参气寒益肾，味苦清心，心火下而肾水上，升者升而降者降，寒热积聚自散矣。"张元素云："玄参，乃枢机之剂，管领诸气上下，肃清而不浊。"凡上可见，元参寒能清火散结而无凝滞之弊，滋阴统领诸气上下流动而无壅郁之害。气动血流，故亦善主积聚。

暴中风者，有因于内，亦有因于外者。属真阴不足，水不涵木而致者，本品咸寒养阴，益水以滋肝木，故能治之。属温毒速入营血，心肝热炽动风者，本品苦入心，咸入肾，寒能解毒消火故亦治之。

（1）临证用方举隅：

1）治疗宫颈癌，子宫不时出血，带下不多，阴道干涩，少腹酸痛，小便短少，大便干燥，舌绛、少苔。主方：

阿胶，生地黄，玄参，鳖甲，血竭。（江西中医学院《中医药文摘汇编》）

2）东坡四神丹：医未有专此四味者，久服可愈大风疾。

羌活，玄参，当归，熟地黄。（《玉机微义》）

此外，如《圣济总录》治久癖块聚，心腹胀满之人参丸方；治产后中风，手足偏枯，言语迟涩，恍惚多忘之当归饮方。《备急千金要方》治肾虚寒为历风所伤，语音蹇吃，不转偏枯，胻脚偏跛蹇，缓弱不能动，口㖞言语混浊等之肾沥汤，各方也都用有玄参，取其主积聚、疗中风。

（2）验案举例：

卢某，嗔怒动阳，恰值春木司升，厥阴内风乘阳明脉络之虚，上凌咽喉，环绕耳后清空之地，升腾太过，脂液无以营养四末，而指节为之麻木，是皆痱中根萌，所谓下虚上实，多致巅顶之疾。夫情志变蒸之热，阅方书无芩连苦降羌防辛散之理。肝为刚脏，非柔润不能调和也。鲜生地黄、玄参心、桑叶、牡丹皮、羚羊角、连翘、莲心。（《临证指南医案》）

评说：中风之病萌动，下虚上实所致，治以滋水填补下虚，凉肝泻肝以去上实，所治甚为精当。其中元参心滋水涵木，清心以彻肝实，一举两收其功，用之颇妙。

玄参滋阴而无壅滞之害，运转枢机，气动血流，清热凉血而无凝滞之弊，活血散结，清凉柔润，是为治疗积聚及中风之要药。

9. 苦参主心腹结气、症瘕积聚

苦参，性味苦寒。功能清热除湿，祛风杀虫，利尿，治湿热疮毒、热痢便血、黄疸、尿闭等。《神农本草经》言本品"主心腹结气，症瘕积聚"，心腹结气，多由心、脾之病所致，盖因心主血，血载气，病则不能载运。脾胃乃气机升降之枢，病则痞结。其中因热壅结气者，苦参性寒，善于泻火降热，可主之。有因湿热搏结而致结，本品苦寒，气味俱浊，荡涤湿热，结气可去。近年来，中西临床有不少用苦参治疗冠心病、心力衰竭、心律不齐、心肌炎等报道，《神农本草经》的记载进而得到证实。

症瘕积聚，有因湿热而致者，有因虫而致者，有因寒癖宿滞，饮食不消而致者，有因血瘀而致者，本品味苦走血，性降通利，故主之。

（1）临证用方举隅：

1）治暴心痛，或如中恶，口中涎出不可禁止，回回欲吐方。

苦参十斤，以水一石，煮取二斗去渣，下苦酒二斗更煎，取五升，内大豆黄末熬和汁中煎，取可丸著手丸如梧子大，酒一升进三四十丸，日一服。（《备急千金要方》）

2）苦参汤（《外台秘要》）：疗暴得心痛如刺。

苦参二两，龙胆二两，升麻二两，栀子仁三两。

上四味切，苦酒五升，煮取一升。（《历代名医良方注释》）

3）肠癌汤：苦参，地黄，苡仁，诃子，菱角，海浮石，海蛤粉，紫参，柿霜，香椿。（江西中医学院《中医药文摘汇编》）。

此外，《圣济总录》之人参丸治久癖块聚，心腹胀满；千金丸方治寒癖宿滞，食饮不消；破血丸治妇人腹中血结，月候不调，皆用有苦参，取其破症瘕积聚也。近年来，使用苦参治疗癌症，不仅用其解毒，更用其破症瘕积聚，如上海中医学院肿瘤研究组治疗肺癌经验方肺二方，即用有苦参。根据苦参治疗心腹结气的记载，近年来用于冠心病、心肌梗死亦有疗效，如南开医院治疗热痰瘀血型的心肌梗死所用的"南心二号"（瓜蒌、桃仁、红花、蒲公英、五灵脂、苦参、半夏）方中苦参清热化浊，味苦走血，性降通利。

（2）验案举例：

曹××，男，58岁。1972年4月曾经上海市某医院诊断为原发性肝癌……超声波提示：较密微小波、低波、束状波，肝最厚为10.5 cm，肿块范围5 cm×7 cm。同位素扫描报告：左叶肝内占位性病变。一般情况差，有黄疸。经用"癌液2号注射液"（每支2 mL，内含苦参生药6 g，猫人参生药3 g，每日2次，每次2~4 mL肌内注射）连续治疗半年后症状明显好转，肿块缩小，黄疸消退，同工酶和甲胎蛋白复测结果转为阴性。（摘要自

《上海中医药杂志》，1981，1）

10. 柏子仁除痹止咳嗽

柏子仁，味甘性平，功能养心安神，润肠通便，止汗。临床多用于惊悸怔忡，失眠健忘，自汗盗汗，肠燥便秘，遗精等症。《神农本草经》云"除湿痹"，《岭南采药录》载"能治咳嗽"，今偏执其养心安神，而用于除痹、止咳嗽者少，甚至疑其奇，兹阐发于后。

痹分为五：皮、肉、筋、脉、骨痹，或心、肝、脾、肺、肾痹是也。脾主湿，湿痹首当责脾。盖因运化不及，四肢有虚，肌腠不秘，湿邪犯之，内外相因为病。柏子仁虽含脂甚多，但禀天秋金之气，气清捍有脂而燥，味甘能益脾胃，脾胃气化壮旺，由中四达而痹者自开也。故《本经逢原》云："本经言除风湿痹者，以其性燥也……岂知其质虽润，而性却燥，未有香药之性不燥者也。"柏子仁气平，禀天秋平之金气，益肺气；色黄味甘无毒，益脾气，质润滋肾涵木；仁藏于心，无毒善补，益心气。即《神农本草经》所云安五脏是也。五脏受益其气达于五体，五体受益，其痹可除也。况心主血脉，脾统血，肝主疏泄，三脏安则气血畅达，血行风自灭、痹自除也。

柏子仁味甘而兼辛，又得秋金肃降之气而能益肺，导引肺气下行，故能宁嗽定喘。五脏六腑皆令人咳，非独肺也。本品益脾气以生金，滋肾水以纳气，且水能涵木，肝不侮肺，均可止咳嗽。

（1）临证用方举隅：

1）柏子仁散：治风劳，益气血，利四肢，强腰，除湿痹。

柏子仁，巴戟，天雄（炮裂去皮脐），牛膝（去苗），天冬花（去心焙），川椒（去目及合口者微炒去汗），菟丝子（酒浸三宿曝干别捣）各一两，肉桂二两（去粗皮），石南，续断，当归各三分。

上为散，每服空心及晚食前，以温酒调下二钱。（《普济方》）

2）柏子仁散（《太平圣惠方》）：治肝脏风，上焦虚热，胁下坚满，关节疼痛，筋脉抽掣。

柏子仁一两，羌活一两，枳实一两（麸炒微黄），前胡一两（去芦头），赤茯苓一两，细辛一两，甘草半两（炙微赤剉），五加皮一两，赤芍药一两，桂心一两，蒺藜一两（微炒去刺），防风一两（去芦头）。

上为散，每服三钱，水一中盏，生姜半分，煎至六分，去渣，不拘时，温服。（《普济方》）

3）柏子仁丸（出《太平圣惠方》）：治久嗽，肌体虚羸，不思饮食，宜服此方。

柏子仁二两，五灵脂一两，甜葶苈一两（隔纸炒令黄色）蛤蟆头一枚（烧灰），杏仁一两（去皮尖双仁炒）。

上为细末，炼蜜和丸，如梧桐子大，每服以温粥饮下三十丸。（《普济方》）

4）七宝丸：治虚劳喘急，咳嗽吐血咯血。

芦荟，柏子仁，茯神（去木），款冬花，麦冬（去心焙），知母各一两；生干地黄（焙）五钱。

上为末，炼蜜为丸，如弹子大，每服一丸，河水一盏，入生姜少许，煎至六分，和渣温服，不拘时。（《普济方》）

此外，《太平圣惠方》干地黄丸治筋虚极，益筋骨，除四肢疼痛，也使用了柏子仁，《普济方》宁神丸止一切咳嗽，阿胶丸治虚劳咳嗽、发热羸瘦，则亦用柏子仁止咳嗽。

（2）验案举例：

仲景以经热则痹，络热则痿。某患者痹痛多日，脉中筋急，热入阴分血中，至下焦为甚。所谓上焦属气下焦属血耳。

柏子仁，当归，牡丹皮，钩藤、川斛、沙苑。

又痹痛右膝甚。

生虎骨、柏子仁、牛膝、萆薢、苡仁、茯苓。（《临证指南医案》）

评说：前案热入血分，自以凉血养阴通痹，用柏子仁者，取其清润养筋除痹。后案取柏子仁善除湿痹也。

此以温通除痹，用柏子仁者，益肝疏泄，畅血气以除痹。柏子仁乃除痹，止咳嗽之佳品，尤宜于久痹、久嗽。本品虽补而能疏通，脂多润，但香能化湿，益肝养筋，健脾润肺，实为上品，不可多得，多可用尔。

11.《神农本草经》为基础的我国本草学与中医临床

以《神农本草经》为根基的我国本草学，经过历代发展丰富，已成为十分壮观的中药学文库，是我国中医药学的重要组成部分。包藏着我中华民族数千年治病用药的实践经验，是前人留传下来的最明确、最直接的有关中药的信息，是医疗实践的记录，是中药学术继承的主要内容，也是当今中医临床治病选方用药的不竭源泉。大量的前人用药经验，不仅可为我们的医疗保健发挥积极作用，同时也可为临证治疗疑难疾病另辟蹊径。

《神农本草经》具有较高的文献学价值，后世本草都保留有《神农本草经》的内容，有鲜明的继承性和历代不断丰富发展的内容。从中药品种看，自《神农本草经》的365种，至陶弘景的《本草经集注》就翻了一番，为730种；到唐代的《新修本草》收载中药844种；而宋代的《证类本草》成为1 746种；明代李时珍的本草巨著《本草纲目》载中药1 892种；截至清代赵学敏的《本草纲目拾遗》记载中药716种，与《本草纲目》合计达到2 608种。

我国中药应用形式也由单味经过配伍向复方发展，表现在本草书内容中有附方，像《证类本草》一书有附方3 000余首，《本草纲目》附方11 000多首，起到了以方证药的作用，是本草学发展进步的象征，也是方药治疗的实际记录，为后世临床用药提供了借鉴，体现了医药结合的优势，使本草书更好地为临床服务。

本草中用药剂型有丸、散、膏、丹、汤、酒、茶、曲，应有尽有，使用方式内服、外用、吹喉、点眼、药捻、药锭、擦、洗、熏、蒸无所不备。主治疾病涉及内、外、妇、儿、五官、骨伤等科 170 余种疾病，像痈疽、鼠瘘、头痛、痿证、痹证、痉证、淋证、积聚、肠澼、下痢、腰痛、黄疸、奔豚等至今沿用。其内容异常丰富，非常广泛，记载朴实，疗效可靠。

人云：《黄帝内经》谈药重在理论，《神农本草经》谈药重在临床应用。这就构架了《中医临床学》与《临床中药学》的内在联系，奠定了药和方的发展基础，《神农本草经》等本草对学好古代医案、经典医著有重要帮助。特别是学好仲景的用药经验，准确把握《伤寒论》《金匮要略》学术思想及用药真谛，有重要意义。如《伤寒论》："诸肢节疼痛，身体尪羸，脚肿如脱，头眩短气，温温欲吐，桂枝芍药知母汤主之。"本条论述的风湿历节病，主要由于风湿流注于筋脉关节，气血通行不畅，导致肢节疼痛肿大。湿无出路，流注下肢，则脚肿如脱。湿郁化热，阻碍气机，脾胃升降失调，故温温欲吐。病久正虚，故身体尪羸。《神农本草经》云知母"主消渴热中，除邪气，肢体浮肿，下水，补不足，益气"。本条用知母，除邪气，下水消肿，补不足，益气，二者正相吻合，非仅用知母清热养阴。因此，学好《神农本草经》对于《伤寒论》及《金匮要略》二经典理解，亦具有重要参考价值。所以我建议中医名家要读《神农本草经》为主体的本草学，除《神农本草经》外，要读《证类本草》《本草纲目》，有条件的可读《中国本草全书》，以从中汲取营养，解除民众疾苦，铸成苍生大医，发扬光大中国医药科学。

古代名方效用举例:

(1) 鳖甲煎丸治症瘕。

(2) 通窍活血汤并二至丸治脱发。

(3) 锡类散合生肌散治泄泻。

原文为 2011 年 4 月及 2014 年 6 月,在国家中医药管理局第二、三批全国优秀中医临床人才研修项目第五、六期培训班上专题讲座稿。作者: 侯士良。

略论吴其濬及其在药学上的贡献

吴其濬是我国清代著名的科学家,他对植物学、药物学、农学、地矿学、水利学等科学都做出了重大贡献。1989 年是这位伟大科学家诞辰 200 周年,仅就吴氏在我国药物学方面的成就和贡献进行探讨,以志纪念。

一、吴其濬和《植物名实图考》

吴其濬,字渝斋,河南省固始县人,生于 1789 年(乾隆五十四年)。吴氏学识超人,1817 年(嘉庆二十二年)中"状元",授修撰。1819~1845 年曾在广东、浙江、江西、湖南、云南、福建等地任职。后因病辞官归休,于 1846 年(道光二十六年)病殁,享年 58 岁。著有《植物名实图考》《植物名实图考长编》等。其中《植物名实图考》一书是继《本草纲目拾遗》之后,具有相当科学价值的一部本草书,也是我国较早的药用植物学专著。

吴氏酷爱植物科学,他宦迹遍江南,特别注意了解观察所到之地的植物,并注意采集、记录、栽种和绘图。他每到一地,喜欢召集当地的名医和熟识本草者,共同对一些植物标本进行调查研究，分析鉴定。为了吸取前人的经验，他先后参考了包括经、史、子、集四部在内的八百余种古代和当时的文献，通过多年的积累，掌握了丰富的植物学知识和素材。经过整理、总结，辑集了各家文献和前人有关材料，编著成《植物名实图考长编》，收载植物788种，成书22卷。此书是《植物名实图考》的初稿，也是一部有价值的药用植物参考资料。

《植物名实图考》是作者在《植物名实图考长编》的基础上，经进一步修改补充而成，成书38卷，分为谷类、蔬类、山草类、湿草类、石草类、水草类、蔓草类、芳草类、毒草类、群芳类、果类、木类计12类。书中对所载植物的名称、产地、形态、性味、功用等，都做了比较详细的论述，并附植物精细插图。尤其侧重论述了植物药用价值及同物异名或同名异物的考订。《植物名实图考》及《植物名实图考长编》合共60卷，是吴氏一生中研究药物学与植物学的杰作。《植物名实图考》有多种版本。1848年（道光二十八年）的初版本（陆应穀太原府署序刻本）。1880年（光绪六年）山西浚文书局重印本（同初刻本原版，书中多了曾国荃的一篇序）。1915年（民国4年）云南图书馆的重印本。1919年上海商务印书馆的排印本。日本明治年间的刊行本。1957年商务印书馆的铅排印本（改正旧本排印的错误，并校补了原书的脱误）。从这本著作的反复重印出版，足见其影响之深远。

二、不灭的功绩、伟大的贡献

吴氏在自然科学的成就和贡献是多方面的。仅就《植物名实图考》而言，其主要价值体现在以下几个方面。

（一）我国本草学发展分化的一个新方向，药用植物学发展的新起点

吴其濬著的《植物名实图考》反映了本草学发展的一个新方向——开始专门研究药用植物学知识。为我国药用植物学的发展，开创了新的起点，并提供了翔实的内容，奠定了初步基础。在吴其濬以前我国本草学著作中关于药性和功用的内容皆占绝对比重。吴其濬的著作不仅丰富了药物治疗的内容，而且丰富和发展了有关药物产地、形态、品种、鉴别等方面的知识。《植物名实图考》在本草学向着药用植物学发展分化中起了重要作用。

（二）图文翔实、收罗广泛，丰富了祖国药用植物学宝库

《植物名实图考》中的绘图和说明如实地记载了各种植物的形态、生产栽培情况、产地、药用部位、效用及治疗经验等项内容，大多是实地考查的结果，吴氏不分寒暑，广为收集。以实物观察为基础，并与文字记载相互印证，绘制出精细的植物图。同时，综合了过去学者研究的成果，既补充了前人的不足，又纠正了古书中的错误。收载植物1 714种，较《本草纲目》所收载植物增加50余种。给我们研究和鉴别药用植物提供了丰富而宝贵的材料。日本明治维新后，力倡学习西洋，但对《植物名实图考》却大加推崇，于明治2年出版小型木版式《植物名实图考》38卷。日本植物学者牧野富太郎编的《日本植物图鉴》一书，就是以《植物名实图考》为基础进一步研究日本植物的心得。[1]一位德国学者（Emil Bretsch heider）十分赞赏该书绘图的精细，认为很多地方可以根据这些图来确定植物科属。这位学者在所著的《中国植物文献评论》（1870年出版）中对该书做了很高的评价，认为《植物名实图考》作者吴其濬是一位有高度学术修养的人。近代我国药用植物学家裴鉴、周太炎所编的《中国药用植物志》也是以该书为主要参考资料。现在不少国家图书馆收藏有此书，可见《植物名实图考》一书在国内外学术界的影响之大。

（三）严肃认真的治学态度，实事求是的科学精神

从《植物名实图考》一书的特点和风格上足以看出作者吴其濬治学态度的严肃认真、实事求是。他虽身为总督巡抚却能不耻下问，虚心向医生、药工、牧童、老农求教，并注重实践，他既不盲目崇拜古书记载，也不对考察中不明的问题轻易下结论，例如禾广麦条载："《天工开物》谓禾广麦独产陕西，一名青稞，即大麦，随土而变，皮成青黑色。此则糅杂臆断，不由目睹也。"[2]又如党参条载："余饬人于深山掘得，时之盆盎，亦易繁衍。细察其状，颇似初生苜蓿，而气味则似黄耆。"[2]《植物名实图考》书中记载有形味相似而名称不同；有名称相同而形味则异；有实物与文献记载似是而非，经见而人皆不识，文献亦未记载品种者，如蛇含、八字草、鹿耳菜、癞蛤蟆等。正是这种实事求是的精神和科学的态度，才使得吴氏取得如此伟大的成就。

吴氏的《植物名实图考》也存在一定的缺点和不足，如书中内容繁简不均，有些内容中夹杂一些无关宏旨的议论或诗文，有些药物有文有图而无名或有图而无文又无名，有的引据错误或引用文献不统一，还有相同的条目，重见叠出，或两图互见等错漏。但这丝毫不影响其卓著的历史地位。

参考文献

[1] 王筠默. 吴其濬和植物名实图考. 中华医学杂志，1955，7（4）：253-255.

[2] 吴其濬. 植物名实图考. 北京：商务印书馆，1957.

原文发表于《河南中医》，1989（06）：23-24. 作者：侯士良。

白瓜子名实考证

摘要：通过查阅大量历史文献，对白瓜子名称、基源、药性等方面的考证，认为白瓜子之名应为冬瓜仁之异名。为使临床应用名称规范化、统一化，甜瓜子和南瓜子不宜再使用白瓜子之名。

关键词：白瓜子　名称　基源　药性　考证

白瓜子，始见于《神农本草经》，列为上品。《神农本草经》云："白瓜子味甘平，主令人悦泽好颜色，益气不饥，久服轻身耐老。"[1]但是，《神农本草经》只详其功用而略其来源，后世医家循名应用而各持己见，对白瓜子的所属基源众说不一。或者认为是冬瓜之籽，或者认为是甜瓜之籽，或者认为是南瓜之籽，莫衷一是，以致当今临床处方中，白瓜子之名使用混乱。因此，弄清白瓜子之归属，规范白瓜子的临床应用名称，避免因名实错乱而致的用药谬误，是很必要的。近代也有人做过类似工作，但多人云亦云，没有达到为白瓜子正身的目的。笔者经查阅大量古今本草学著作，从名称、基源、药性等方面进行逐一考证，主要以临床功用的考证，来辨明白瓜子的品名。

1. 名称考证

白瓜子最早见于《神农本草经》："一名水芝。"[1]《名医别录》："一名水爪（侧绞切）子。"[2]古代医家对白瓜子名称的认识主要有二种，一是甘瓜子即甜瓜子，二冬瓜仁。认为白瓜子为甜瓜子者，出于《新修本草》。《新修本草》曰："经云（白瓜子）冬瓜仁也。八月采之，已下为冬瓜仁说，非谓冬瓜别名。"据经及下条瓜蒂，并生嵩平地，此即一物。但以甘字似白字，后人误以为白也。且朱书论白瓜之效，墨书说冬瓜之功，功异条同。别录云："甘瓜子主腹内结聚，破溃脓血，最为肠胃脾之内痈之要药。诸本草以为冬瓜，但用蒂不云子也。今肠痈汤用之，俗人或用冬瓜子，非也。"[3]因此，《新修本草》做出结论："诸本草云瓜子或云白瓜子，今此本误作白，当改从甘也。"[3]以上苏恭所论似有道理，但理由未免牵强，以致不为后世医家所循，纷纷提出质疑。

多数医家则认为白瓜子为冬瓜子。例如，《名医别录》："一名水爪（侧绞切）子，生嵩高平地，冬瓜仁也。"[2]《开宝本草》亦认为白瓜子就是冬瓜仁，并批驳了苏恭的"白瓜子为甘瓜子"之论的荒谬不可为凭。并以《神农本草经》"主令人悦泽"[1]，《别录》"可做面脂令人悦泽"，而历代面脂方中多用冬瓜仁，不见白瓜子等记载作为依据，断定白瓜子"即冬瓜子明矣"[4]。强调白瓜子之名的由来，其白非言瓜之白，而言子之色。《开宝本草》又云："甘瓜有青白两种，子色皆黄，主疗与白瓜有异，而冬瓜皮虽青，经霜亦有白衣，其中子白，白瓜子之号因斯而得。"[4]并引证《别录》所载，将白冬瓜附于白瓜子之下。由此得出结论："白瓜子乃冬瓜仁也。"[4]这似乎较《新修本草》更为可信。因此，后世诸多本草学家都认可《开宝本草》所述。《嘉祐本草》与《开宝本草》的观点几乎完全相同。它又用一个例证恰当地论证了自己的观点："冬瓜虽色青而其中子甚白，谓如白瓜者，犹如虫部有白龙骨焉，人但看骨之白，而不知龙之色也。"[4]强调了《开宝本草》之观点：白瓜子之名称由来，"其白非言瓜之白而言子之色也。"[5]《本草品汇精要》对白瓜子的论述较为客观："白瓜子即前条冬瓜子。冬瓜皮虽青，经霜亦白，其中子方正洁白，比次整齐，非他子形色之可比也。故谓之白瓜子。"[5]

另外，《全国重名易混中药鉴别手册》所录南瓜子项下，有异名"白瓜子"[6]，可见，历代白瓜子之名的使用是何等混乱。

2. 基源考证

历代本草对冬瓜仁、甜瓜子、南瓜子的原植物均有所记述，但不及《本草纲目》所述之详，现将《本草纲目》对三者的描述比较如下。

冬瓜仁，时珍曰："冬瓜三月生苗，引蔓，大叶团而有尖，茎叶皆有刺毛，六月开黄花，结实大如一斗而更长，皮厚而有毛，初生正青绿，经霜则白粉。"[7]

甜瓜仁，时珍曰："甜瓜，二三月下种，延蔓而生，叶大数寸，五六月花开黄色，六七月瓜熟。"[8]

南瓜子，时珍曰："南瓜种出南番，转入闽浙，三月下种，四月下生苗，引蔓甚繁，一蔓可延十余丈，节节有根，近地即着，其茎中空，其叶状如蜀葵，而大如荷叶，八九月开黄花，如西瓜花，结实正圆，大如西瓜，皮上有棱似甜瓜。"[8]

从以上基源考证，发现古代医家对三个品种的性状描述十分逼真，细致。通过其描述，发现三个品种的基源并不混乱。说明三个品种只是临床用名的混用而导致白瓜子的名实不清。

3. 药性考证

关于白瓜子的药性功能，应依据其最早出处《神农本草经》："主令人悦泽好颜色，益气不饥，久服轻身耐老。"[1]《别录》所记："除烦满不乐，久服寒中，可做面脂，令而悦泽。"这些药性论述，才是真正原始含义的白瓜子的药性内容。至于后世医家混用白瓜子之名，在药材形状上争论不休。欲给"白瓜子"正身，只有以《神农本草经》和《名医别录》所载的药性内容为尺度，进行衡量。

冬瓜子之名最早见于《名医别录》："白瓜子，一名冬瓜仁。主除烦满不乐，久服寒中，可做面脂，令而悦泽。"[2]《日华子诸家本草》："冬瓜仁，去皮肤风剥、黑点、润肌肤。"[4]《本草图经》："作面脂令人颜色光泽。"[4]《外台秘要》："治男子五劳七伤，明目。"[4]这些记载与《神农本草经》内容都很相近，近人总结报道，[9]冬瓜仁甘凉，能润肺化痰，利水，治痰热咳嗽，肺痈，肠痈，淋病，水肿，脚气，痔疮，鼻面酒渣。其润肺化痰，治痰热咳嗽及肺痈之述，与《名医别录》所载白瓜子"除烦满不乐"相似。本品寒凉，入肺经，多服必寒中伤肺，这又与《名医别录》所载白瓜子"久服寒中"相符。本品可消痈利水，治水肿脚气，这与《神农本草经》所载白瓜子"久服轻身"相类似。

本品可治鼻面酒渣，这在《神农本草经》《名医别录》中都有记载："悦泽好颜色。""可做面脂令而悦泽。"从历代诸家对冬瓜仁的药性内容的记述，可以看出冬瓜仁与《神农本草经》所描述的白瓜子的药性较为贴近。

甜瓜子最早见于《名医别录》："寒，有毒，止渴除烦热，多食令人阴下痒，生疮，动宿冷病，发虚热，破腹又令人惙惙弱脚手无力，少食止渴，利小便，通三焦，开壅塞。"[2]《千金方》："甜瓜子治口臭。"[4]《本草拾遗》："止月经太多。"[4]近代研究甜瓜子甘寒无毒，功为破腹内结聚，破溃脓血，解表清肺，润肠和脾胃。

在历代诸家本草对甜瓜子的药性记载中，多数本草所记甜瓜子的药性均不是《神农本草经》《名医别录》所记述的白瓜子的药性。

南瓜子在《本草纲目》才始有记载。主要药性为甘温、驱虫。主治绦虫、蛔虫，产后手足水肿，百日咳，痔疮。[8]从药性记载上与《神农本草经》《名医别录》皆不相符。虽有异名白瓜子，亦因其子色白之故也。它根本就不是《神农本草经》所记的白瓜子。

从以上几个方面对白瓜子的易混品种进行考证发现，认为冬瓜仁为白瓜子者居多，证据亦最为充分；认为甜瓜子为白瓜子者属少数，且理由牵强不能为世人信服，认为南瓜子为白瓜子者，与古代之白瓜子更不相关。笔者认为，白瓜子属历史文献名称。当今冬瓜仁、甜瓜子、南瓜子三个品种并不错乱，只是名称混用。为了避免误解而错发药物和因同名异物而造成错乱，有必要对三个品种名称的使用进行统一规定，使之规范。为此，根据以上考证，应把白瓜子只作为冬瓜仁的别名，其他两个品种不再使用"白瓜子"这一异名。

参考文献

[1] 顾观光．神农本草经．北京：人民卫生出版社，1956：48.

[2] 陶弘景．名医别录．尚志钧辑校本．北京：人民卫生出版社，1956：92.

[3] 苏敬．新修本草．尚志钧辑复本．合肥：安徽科学技术出版社，1981：45.

[4] 唐慎微．重修政和经史证类备用本草．北京：人民卫生出版社，1957：504.

[5] 刘文泰．本草品汇精要．北京：人民卫生出版社，1982：853.

[6] 崔同寅．全国重名易混中药鉴别手册．北京：中国医药科技出版社，1992：167.

[7] 李时珍．本草纲目．刘衡如校点本．北京：人民卫生出版社，1982：1 698.

[8] 李时珍．本草纲目．刘衡如校点本．北京：人民卫生出版社，1982：1 879.

[9] 江苏新医学院．中药大辞典．上海：上海人民出版社，1977：761.

原文发表于《中药材》，1994（07）：41-43．作者：侯士良，孟杰。

浅议怀牛膝"下行"之功用

怀牛膝为苋科多年生草本植物牛膝 *Achyranthes bidentata Blume* 的根，其味苦、酸，性平偏凉，走下焦入肝肾。早在《神农本草经》中就将牛膝列为上品，谓其"主寒湿痿痹，四肢拘挛，膝痛不可屈伸，逐血气，伤热火烂，堕胎"。后世医家逐渐认识到牛膝有下行之性，广泛应用于临床各类病症，获得了肯定的疗效。明代缪希雍在《本草经疏》中曾有这样的记载："牛膝，走而能补，性善下行，故入肝肾。"笔者将其下行之功用，主要归纳为以下几个方面。

1. 引气血下行

怀牛膝，味苦降泄，走下焦，故可引气血下行。临床上主要用于两类病证：一类为气机上逆，以致血随之上犯作乱的病证。正如《素问·生气通天论》所云："阳气者，大怒则形气绝，而血菀于上，使人薄厥。"牛膝活血祛瘀、引血下行，以降低血压为例，现代药理研究亦证实单味牛膝有一定的降血压作用。著名的镇肝熄风汤（怀牛膝、生赭石、生龟板、生杭芍、玄参、天冬、川楝子、生麦芽、茵陈、甘草、生龙骨、生牡蛎），建瓴汤（怀牛膝、生赭石、生山药、生龙骨、生牡蛎、生地黄、生杭芍、柏子仁）中以牛膝与赭石配伍即是此意。张锡纯解释为："方中重用牛膝引血下行，此为治标之主药……诚以牛膝善引上部之血下行，为治脑充血证无上之妙品……而用治此证，尤以怀牛膝为佳。"另一类为当下之血，因受外感六淫或内伤七情，或饥饱劳役，或房事所伤，以致下血骤停或欲下未下所致的各种病症。如《医学入门》所云："经行与产后一般，若其时余血一点未净，或外被风寒，又湿冷暑热邪气，七情郁结，为痰为瘀，凝积于中，曰血滞。"用牛膝主治瘀血阻滞，症瘕凝结，妇人经闭，产后恶阻，取其活血下行之功也。临床上治疗血瘀痛经、闭经，产后瘀阻腹痛，以之配伍川芎、当归、红花等药，常获良效。再如：王清任的血府逐瘀汤，于活血化瘀药中加入牛膝，取其有化瘀之功，更兼通利血脉，引血下行之力。临床报道应用血府逐瘀汤治疗崩漏、痛经及不孕症即是取牛膝引血下行功能。

2. 引热下行

怀牛膝味苦降泄，又能导热下行，《本草正义》曰："味苦性降，清热降火……脑中痛者，多阳邪上升，牛膝下行为顺，则气火自潜……濒湖谓其主治喉痛、口疮齿痛，则又导热下泄之功效也。"临床上常用于治疗热盛火旺之牙龈肿痛，口舌生疮或邪热内盛，迫血妄行之吐血、衄血等上焦火热证。玉女煎中以牛膝配生地黄、生石膏、知母、麦冬以滋阴降火，用于治疗阴虚火旺引起的齿痛、口疮及邪热内盛所致的吐血、衄血等症。席正荣报道用玉女煎加味治疗鼻衄疗效显著；李喜康以玉女煎加味治疗牙痛患者40例，治愈29例，有效7例，无效4例，疗效显著；张桂琴等自拟牛膝配伍石膏、生地黄、薄荷、牡丹皮、知母、沙参、白茅根、黑栀子、大黄等治疗鼻衄，亦获良效。总之，牛膝治衄，是取其导热下行之功，因其又兼滋阴养血固本之效，实为治衄之良品。临床应灵活运用，血热者，可与生地黄、牡丹皮、白茅根、白薇相伍；火炽者，则与炒黄芩、焦山栀、知母相配；阳亢气逆者，常与代赭石、生龙牡配伍；血虚者，宜与熟地黄、白芍、当归、阿胶相伍。

3. 引药下行

怀牛膝不仅入下焦，还具有引经报使，引诸药下行，以达人体下半身，治疗下半身疾患的作用。《寒温条辨》记载："牛膝，生用其性下走如奔，破血症，通经闭，引诸药下行。"《本经逢原》亦云："丹溪言牛膝能引诸药下行，筋骨痛风在下者宜之。"如：二妙散中加入牛膝既能引药下行，又能祛风湿、补肝肾，专治下焦湿热的两脚麻木疼痛、痿软无力等证；配伍独活、桑寄生、杜仲、川芎、当归、细辛、芍药等药治疗风寒湿邪痹着筋骨，下肢屈伸不利，冷痛麻木，也多能取效。临床上用于治疗双膝肿大、不能屈伸、行走困难的大防风汤，治疗下肢风湿痹痛的三痹汤等，方中都以牛膝为引经药，所以古人才有："无牛膝，不过膝之说。"据朱健儿报道，运用加味独活寄生汤治疗膝关节骨关节炎，获效，亦是取牛膝引药下行之意。

4. 引胎下行

自古以来，各医家都把牛膝作为一味引胎下行药，早在《神农本草经》中就有牛膝"堕胎"作用的记载。《日华子本草》谓其"落死胎"。《本草正义》云："牛膝，能坠胎者，滑利下行之功也。""治胎衣不出，牛膝八两，冬葵子一两，以水九升，煎取三升，分三服。"钟德惠报道，牛膝用于中期妊娠引产，效果显著；另据文献载：用牛膝扩张子宫颈管，经 12~24 h 后拉出牛膝，行刮宫术，见其宫颈管有充血、软化、松弛、宫口扩张等变化；部分病例在刮宫时感觉胎盘组织与宫壁黏着轻松，似有剥离现象；对早孕人工流产、过期流产及葡萄胎等，以牛膝代金属棒扩张宫颈管，可以缩短手术时间，减少患者痛苦。这或许可以称为牛膝引胎下行功能现代应用的一个新进展。

5. 下行回乳

妇人乳汁与经血同源于后天脾胃，为水谷精微所化生。后天之水谷精微或循足厥阴肝经而上为乳汁；或循冲脉下血海而为经血；或汇聚胞脉以养胎元。牛膝引血下行使血归冲脉，不再化生乳汁，其乳自回。《济阴纲目》中的免杯散（当归、红花、赤芍、牛膝）原是一回乳效方，方中用牛膝即是此意；杜青波等报道，曾治一产后发热患者，误用牛膝。患者服药两剂后，乳汁滴无，后复用此方拣去牛膝，加用升麻、柴胡、白术，乳汁复通。由此病例可以深悟牛膝下行回乳的功效。

6. 引石下行

怀牛膝能利尿,行瘀以通淋,故可引导胆囊、肾、膀胱、尿道部位结石下行,使其排出体外。如《肘后方》记载:"治小便不利,茎中痛欲死,牛膝一大把并叶,不以多少,酒煮饮之,立愈。"临床牛膝常与当归、鸡内金、瞿麦、通草、金钱草、滑石、海金沙等配伍治疗结石症。再如:牛膝汤,治砂淋,则配伍金钱草、鸡内金、海金沙等药。《直指方》记载:"小便淋痛,或尿血,或砂石胀痛,用川牛膝一两,水一盏,煎一盏,温服。一妇患此10年,服之得效。土牛膝亦可,或入麝香,乳香尤良。"此例即是古人治疗泌尿系统结石的验案。据张晓波报道,用牛膝汤治疗泌尿系统结石60例(包括肾结石26例,输尿管结石29例,膀胱结石4例,尿道结石1例;结石伴肾盂积水12例,伴有血尿者5例,伴腰腹疼痛者55例),其中痊愈59例,无效1例,显示出良好的治疗效果。

7. 引水下行

《药鉴》云:"牛膝能理膀胱气化迟难,小便短少。"现代药理实验也证实牛膝有轻微的利尿作用。说明牛膝引水下行,排除体内多余水液的功能是有其理论根据的。如:济生肾气丸中以牛膝与健脾利湿药相配伍,即取意于此。故而能泄水如洪,效若桴鼓。据时以营临床报道,自拟消肿汤治疗特发性水肿,方中牛膝配伍车前子、陈皮、木瓜、当归、薏苡仁、茯苓、香附等药,亦取得良效。

综上所述,怀牛膝作用趋势沉降,向下向内,所主病位在下在里,所致病势向上向下。因此,临床常用于在下在里,病势上逆之病证。怀牛膝的功效较多,但无论从其基本功能、衍生功能还是配伍功能来讲,究其特性:性善下行。目前,关于牛膝"下行"作用的临床报道较多,但其实验研究却较为少见,故有待于进一步的深入探讨。

参考文献

[1] 江苏新医学院．中药大辞典．上海：上海人民出版社，1977：418-419.

[2] 张锡钝．医学衷中参西录．石家庄：河北人民出版社，1964：81.

[3] 何涛赞．试述引血下行法．广东医药学院学报，1989，5（1）：24.

[4] 霍玉芝．血府逐瘀汤的妇科运用．陕西中医，1998，19（3）：135.

[5] 席正荣．玉女煎加味治鼻衄32例．四川中医，1997，15（1）：51.

[6] 李喜康．玉女煎加味治疗牙痛．湖北中医杂志，1997，19（6）：14.

[7] 张桂琴，王艳玲，郭玲．鼻衄治验．四川中医，1997，15（12）：52.

[8] 朱健儿．加味独活寄生汤治疗膝关节骨关节炎262例．吉林中医药，1998，18（4）：15.

[9] 钟德惠．中药牛膝用于中期妊娠引产．贵州医药，1985（3）：10.

[10] 杜青波，陈学方．牛膝下行说之我见．辽宁中医杂志，1987（5）：37.

[11] 张晓波．牛膝汤治疗泌尿系结石60例观察．中医函授通讯，1995（6）：23.

[12] 时以营．消肿汤治疗特发性水肿26例．四川中医，1997，15（8）：32.

原文发表于《中国中药杂志》，2000（02）：56-57. 作者：张宾，侯士良等。

金银花最早出处及药用部位考证

摘要：本文考证了金银花及忍冬两种药名的出处，以及不同历史时期的药用部位。

关键词：金银花 忍冬藤 药用 名称 部位 考证

金银花，为清热解毒之要药，多用于治疗外感风热或温病初起，疮痈疔疖及热毒泻痢等证。关于"金银花"一名最早出处的认识较为混乱，且古今入药部位不同，有必要加以考证澄清。

1. 金银花的最早出处

一种中药的最早出处可以提供当时该药的生长环境、用药情况，为该药的应用历史、入药部位、品种等研究提供有力的依据，不容忽视。作为传授知识的主要工具的教科书，更应认真对待此问题。对金银花最早出处的认识，几种中药学教材说法不一，莫衷一是。有认为最早见于《神农本草经》，如西南、西北片区高等中医院校试用教材《中药学》（贵州人民出版社）；有认为是《名医别录》，如高等医药院校教材《中药学》（上海科技出版社）及《中药学》教学参考丛书（人民卫生出版社）；最新出版的规划教材《中药学》（上海科学技术出版社）则说金银花最早出自《新修本草》。

金银花原植物为忍冬科忍冬 *Lonicera japonica* 的花蕾。《神农本草经》无"忍冬"条，故金银花的最早出处不可能是《神农本草经》。忍冬供药用的最早出处，是比《神农本草经》成书稍晚的《名医别录》。该书记载：忍冬，味甘温，无毒。梁代陶弘景描述为：似藤生，凌冬不凋。唐代《新修本草》对忍冬记载较详："藤生，绕覆草木上。苗茎赤紫色，宿者有薄白皮膜之，其嫩茎有毛。叶似胡豆，亦上下有毛。花白蕊紫。"[1]《新修本草》只是对忍冬的藤、苗茎、叶、花做了描述，并未明确提出"金银花"之名，亦无"金银花"或"忍冬花"条项，故金银花的最早出处为《新修本草》似无根据。陈藏器在《本草拾遗》中云"忍冬，主热毒血痢、水痢"，也是以"忍冬"名之。北宋时期，掌禹锡等编著《嘉祐补注神农本草》时，仍袭原名，云：忍冬，亦可单用。由此，大约可推知北宋以前，本草中无"金银花"一名。

南宋时期，战乱频仍，中医药学术思想较为活跃。此时的《履巉岩本草》为我国现存最早的彩色本草图谱。该书下卷载有：鹭鸶藤，性温无毒，治筋骨疼痛，名金银花。[2] 从所附彩色图看，与现在入药的植物忍冬无异。《中药大辞典》亦将鹭鸶藤作为忍冬藤的别名。因此，"金银花"一名代指忍冬植物入药，首见于南宋时《履巉岩本草》。

此后，"金银花"一名为后世延用，但最初并非专指忍冬的花，而是指忍冬藤叶，或是花。明代兰茂著的《滇南本草》载有"金银花，性寒味苦"。[3] 明代弘治十八年（1505 年）刘文泰等纂的《本草品汇精要》，在"忍冬"条项下载："左缠藤、金银花、鹭鸶藤"等[4]，表明当时可以金银花指植物忍冬。到明末时期，张介宾著的《景岳全书》云：金银花，一名忍冬[5]，即以金银花为正名，忍冬为别名了。

至于"金银花"专指忍冬的花，则在清代以后。清代本草著作均以忍冬的花为论述对象，并名以"金银花"，如清代汪昂的《本草备要》云：金银花泻热解毒，花香尤佳[6]；张璐的《本经逢原》云：金银花芳香而甘[7]等。故认为"金银花"一名的最早出处，当为南宋末年的《履巉岩本草》。现今则保存金银花和忍冬藤两种药品。

2. 金银花的药用部位

宋代以前，多以忍冬的藤、叶入药，而今虽仍用其藤叶，但多用其花。其历史发展的过程，可大致分为以下三个阶段。

（1）用藤、叶阶段。这一时期大约从晋代至宋代。先人对药物的观察与应用，多是由表及里，从整体到局部的，故对植物的观察也以地上部分为先，由茎叶到花果根梢，对忍冬的认识也是如此，有一个逐步深入的过程。最早记载忍冬入药的《名医别录》云：忍冬，十二月采，阴干[1]。这里虽未指明以藤叶入药，但忍冬开花在5~6月间，不可能于12月采，且陶弘景注曰"凌冬不凋"，可推知所用乃带叶的藤。《证类本草》引葛洪的《肘后方》治五种尸毒，云："忍冬茎、叶，剉数斛。"[1]可见在晋代，最初应用忍冬是以藤、叶入药。唐代时期，孙思邈《千金翼方》仍录《名医别录》之说。到宋代仍然以藤入药，广泛用于临床，如《太平圣惠方》载"热毒血痢，忍冬藤浓煎饮"[8]，《外科精要》中用忍冬藤治痈疽发背，一切恶疮。即使《履巉岩本草》出现了"金银花"之名，但其内容论述的仍是忍冬的藤，列"鹭鸶藤"条项："剉碎，同木瓜、白芍药，煎至八分去渣。"[2]由此可知，宋代以前忍冬入药为带叶的藤。

（2）茎叶及花并用阶段。到了明代，逐渐由先前单用茎、叶，发展为茎叶及花均可入药。《滇南本草》载："金银花，性寒味苦。清解，解诸疮、痈疽发背，无名肿毒、丹瘀瘰疬。杆，能宽中下气，消积，祛风热，清咽喉热痛。"[3]这里的"杆"即是藤。《本草品汇精要》则在［用］项注为茎、叶、花[4]。李时珍则云"茎叶及花，功用皆同"[4]，其所引附方，也是茎叶、花均可入药，如引《万表积善堂》治一切肿毒："用金银花，俗名甜藤，采花连茎叶自然汁。"以上表明，明代医家根据临床所需不同，或用忍冬的茎叶或用其花。

（3）强调用花阶段。明代以后，虽然茎叶及花均入药，但尤其强调用花。如《本经逢原》曰："金银花主下痢脓血，为内外痈肿之要药。解毒祛脓，泻中有补，痈疽溃后之圣药。"[7]

《得配本草》则云："藤、叶皆可用，花尤佳。"[9]到现代虽然存在金银花和忍冬藤两种药品，但在《中药学》《全国中草药汇编》等书中均列"金银花"条项，附以"忍冬藤"，足见对金银花更为重视。

不同历史时期，金银花是以不同部位入药的。宋代以前独用茎叶，明代则茎、叶、花同等入药，此后强调以花为主，其茎叶成为同一植物的另外一种药物。现代研究也表明忍冬茎、叶、花的化学成分不同，功效不尽相同。金银花功能为清热解毒，而忍冬藤除此外，尚可通经活络[10]，可见，除须明确"金银花"一名最早出自《履巉岩本草》外，尚须了解其不同时期的不同入药部位，以便准确无误地掌握其功效及主治，以进一步深入研究和开发利用。

参考文献

[1] 唐慎微．重修政和经史证类备用本草．影印本卷七．北京：人民卫生出版社，1957.

[2] 王玠．履巉岩本草（下卷）．影绘本．

[3] 兰茂．滇南本草．点校本．昆明：云南人民出版社，1959.

[4] 刘文泰．本草品汇精要（卷九）．影印本．北京：人民出版社，1982.

[5] 张景岳．景岳全书·本草正．影印本．上海：上海科学技术出版社，1959.

[6] 汪昂．本草备要．点校本．上海：商务印书馆，1954.

[7] 张璐．本经逢原（卷二）．点校本．上海：上海科学技术出版社，1959.

[8] 李时珍．本草纲目（卷十八）．点校本．北京：人民卫生出版社，1986.

[9] 严西亭，等．得配本草（卷四）．影印本．上海：上海科学

技术出版社，1958.

[10] 全国中草药汇编编写组．全国中草药汇编．上册．北京：
　　　人民卫生出版社，1975.

　　原文发表于《中药材》，1997（11）：583-585. 作者：侯士
良、赵晶。

第三部分   医药研究

十年来六味地黄丸（汤）药理研究综述

六味地黄丸（汤）是著名的滋阴补肾代表方剂。自创方以来，经历代医家临床应用，疗效显著，至今仍为肾阴虚证之要方。十几年来对其药理研究颇多，发现有广泛的生理活性，值得对其进行归纳、总结。本文着重从十个不同方面对 1980 年以来的药理研究概况、新进展、拆方研究等做阐述，以供进一步研究参考和临床应用的借鉴。

1. 免疫作用

用体外细胞免疫测定法——淋巴细胞转化实验及活性花斑实验，证明本方汤剂及水煎醇提液对细胞免疫反应均有不同程度的促进作用，其水煎醇提液对淋巴细胞转化的激发作用更优于100% 煎剂，而活性花斑形成率劣于 100% 煎剂[1]。郑家驹等报道，本方具有明显刺激淋巴细胞发生转化，提高活性花斑形成率，抑制淋巴细胞游走及刺激和提高抗体形成细胞的作用[2]。

李萍等研究表明，本方具免疫调节作用，能抑制环磷酰胺引起的小鼠胸腺、脾脏和淋巴细胞转化功能降低，以及抑制地塞米松所致小鼠腹腔巨噬细胞吞噬功能下降和血中酸性 α-醋酸萘酯酶染色法淋巴细胞比率降低，使其提高到正常对照组水平。亦有报道，六味地黄汤对青、老年小鼠酸性 α-醋酸萘酯酶染色法阳性淋巴细胞百分率及空斑形成细胞（PFC）均有增强作用，能增强青年小鼠巨噬细胞 C5b 受体活性，而对细胞膜表面能与免疫球蛋白FC 片段结合的受体无明显影响。对老年小鼠巨噬细胞 FC 及 C5b 受体活性均有增强作用[4]，与滋阴方药具双相调整作用结果一致[5]。

2. 抗肿瘤作用

本方对致癌物诱发的动物肿瘤的发生具有一定抑制作用。六味地黄汤能抑制 N-亚硝基肌氨酸乙酯和氨基甲酸乙酯的诱瘤作用，有助于荷瘤机体的单核吞噬系统吞噬功能，促进骨髓干细胞和淋巴组织增生，在一定程度上维持荷瘤小鼠甲状腺功能，降低蛋白分解代谢从而对肿瘤形成和荷瘤机体生存具有某些作用[7]。日本学者报道，六味地黄丸有增强丝裂霉素（MMC）的治癌作用的效果，能显著延长生存期，但除去地黄、山药、泽泻、茯苓任一味药的方，无延长生存期效果。姜廷良等观察了古方沙参麦冬汤、补中益气汤和六味地黄汤对实验肿瘤发生的影响，发现只有六味地黄汤有明显效果，提示中医肿瘤发病学中的"正"可能与"肾"的关系尤为密切。骆和生据大量资料认为，六味地黄汤的抗肿瘤作用可能与增强机体免疫功能及改善代谢有关[10]。

3. 诱生干扰素作用

范振远报道，以不同浓度的六味地黄汤醇沉剂作为干扰素剂和促诱生剂（5NDV 病毒联合）作用于人扁桃体细胞，实验结果表明，六味地黄汤可促进人扁桃体细胞自发干扰素的产生；还能促进新城疫病毒诱发人体扁桃体细胞产生干扰素，各用药组与对照组比较均有显著性差异[11]。

4. 降压作用

邝安堃等实验研究表明，肾型高血压大鼠心肌肥厚伴有左室壁羟脯氨酸浓度明显增加[12]。日本学者报道，本方能降低心肌羟脯氨酸浓度，间接提示减少胶原的沉着，为防治心血管损害提供了一定依据[13]。

另有资料表明，本方有减少脂质沉着主动脉壁的作用。给药组肝、脾、肾上腺重量均比对照组明显下降（$P<0.05$），解剖时发现，对照组肝脏等脏器颜色都呈明显脂肪沉积，而给药组脏器色泽均较正常。[14]

5. 调节物质代谢及强壮作用

王恩第等报道，本方丸剂能促进正常小鼠体内核酸、蛋白质含量及其生物合成[15]。

马伯良等的实验结果表明，本方对正常大鼠血清胆固醇及三酰甘油无明显影响，但能明显降低高脂血症家兔的血脂水平，并明显增高实验性高脂血症大鼠高密度脂蛋白中的胆固醇（HDL-C）和 HDL-C/TC 的比值[14]。

刘保林等报道了六味地黄汤及其组方对正常小鼠血糖及肝糖原影响，三补（地黄、山药、山茱萸）、山茱萸加牡丹皮、山药加茯苓等可降低血糖，全方、三补（地黄、山药、山茱萸）、熟地黄加泽泻及山茱萸加牡丹皮均能增加肝糖原含量[16]。姜廷良等观察了本方汤剂等剂量晨、夕不同时间给药对肝糖原日周节律有不同影响效应，似与古"夕用六味"之说相符[17]。

本方有人参样抗低温、抗疲劳、耐缺氧及促皮质激素样作用。能促进小鼠体重增长，对氢化可的松引起小鼠肾上腺、胸腺萎缩有一定对抗作用，并能抑制小鼠棉球肉芽肿增长[18]。

6. 影响内分泌功能

六味地黄丸能兴奋肾上腺皮质功能，明显降低大鼠肾上腺维生素 C 含量[19]。侯士良等实验证明，六味地黄丸及熟地黄均能降低甲状腺功能亢进阴虚大鼠 T3、T4 值，并趋于正常，六味地黄丸显著改善甲状腺功能亢进型阴虚大鼠体内激素水平，使其趋于正常。[20]

7. 清除自由基作用

六味地黄丸具有明显降低血液中过氧化脂质和脂褐质的作

用，拆方分析，三补（地黄、山药、山茱萸）、三泻（泽泻、茯苓、牡丹皮）组疗效劣于"六味"组，提示整体作用效果好[21]。侯公林研究表明，本方丸剂能明显降低小白鼠肝、脑、肺组织中的 LPO 含量，与空白对照有显著差异，明显提高肝、肺、脑组织中的 SOD 活力，并认为，可能通过激发机体产生大量 SOD 样作用，以达到抗氧化损伤[22]。

8. 补充微量元素

本方丸剂含有丰富的锌、铜、锰、铁等微量元素，锌（18.5±4.44）μg/g、铜（17.26±1.52）μg/g、锰（23.95±3.06）μg/g、铁（319.4±50.52）μg/g[23]。有报道，六味地黄汤与四君子汤相比，Zn 含量较高，吸收量亦较多，但 Fe 吸收量劣于四君子汤组，汤剂中 Fe、Cu 吸收较少[24]。也有研究表明，复方配伍能增加某些元素煎出率，从微量元素利用角度来说，复方优于单味药[25]。二者均认为，方剂打成粉制成丸剂用于临床，其 Zn 含量比煎剂多得多，效果更好。

9. 保肝及改善肾功能作用

六味地黄丸加右归丸对小鼠可的松模型的动物肝细胞有一定保护作用，对肝细胞内各成分有一定保护作用，对肝细胞内各成分有一定调节作用[26]。拆方后"三补"（地黄、山药、山茱萸）、"三泻"（泽泻、茯苓、牡丹皮）煎剂对 CCl_4 和硫代乙酰胺（TAA）的模型小鼠肝损伤血清 SGPT 活性均无影响，且"三补"毒性有增加趋势[27]。毛良报告，汤剂能改善肾功能，对大鼠 Masugi 型肾炎有治疗作用，促进肾脏对体内代谢产物尿素的排泄，但对病鼠的蛋白尿症、高胆固醇血症等无影响。其治疗作用可能与其保护肾排泄功能作用有关[28]。

10. 抗佝偻病和预防中毒性耳聋作用

给实验性佝偻病雏鸡喂本方浓煎剂可预防佝偻病；两月后，用药组佝偻病发病率明显低于对照组，而胫骨灰的成分中钙、磷含量则明显高于对照组，张美莉根据"肾开窍于耳""肾气实则耳聪，肾气虚则耳聋"的中医理论，观察本方对豚鼠卡那霉素中毒性耳聋的预防作用。结果表明，六味地黄汤能部分减轻卡那霉素引起耳聋的作用[30]。

参考文献

［1］苏州第三人民医院中西医结合免疫室．江苏中医杂志，1980（2）：32.

［2］郑家驹．中成药研究，1982（JZ）：23.

［3］李萍．中国免疫学杂志，1987（5）：296.

［4］李顺成．中成药，1990，12（10）：28.

［5］骆保．北京医科大学学报，1987（6）：419.

［6］姜廷良．中西医杂志，xoso（7）：72.

［7］姜廷良．中医杂志，1083（6）：71.

［8］横田正实，国外医学中医中药分册，299012：366.

［9］Jiang T L, et al. J . Trad Chin Med, 1984, 4（1）：59.

［10］骆和生．中药与免疫（补益药）．广州：广东科学技术出版社，1982.

［11］范振远，中成药研究，1988（12）：35.

［12］邝安至．中西医结合杂志.1985（3）：167.

［13］原中玻璃中军，国外医学中医中药分册，1987（2）：30.

［14］马伯良．中成药研究，1986（1）：41.

［15］王恩第．中国中医研究院中药研究所六味地黄汤（丸）预防食道癌的实验临床资料汇编，1981：49.

［16］刘保林．中国中药杂志，1991，16（7）：437.

［17］姜廷良．待发表资料.

［18］傅桂云．中成药研究，1986（4）：26.

［19］赵树仪．中草药，1991，22（4）：165.

［20］侯士良. 中国中药杂志, 1992, 17（5）: 301.

［21］蒋莹. 中国中药杂志, 1991, 16（3）: 175.

［22］侯公林. 浙江中医杂志, 1991, 26（12）: 555.

［23］陈连起. 中草药, 1953（4）: 15.

［24］陆光伟. 中国中药杂志, 1991, 16（5）: 27.

［25］陆光伟. 中国中药杂志, 1990, 15（9）: 27.

［26］施玉华. 中医杂志, 1983（5）: 62.

［27］陈其. 中国药科大学学报, 1991, 22（1）: 39.

［28］毛良. 中成药研究, 1956（12）: 41.

［29］尹永铣. 中西医结合杂志, 1957（7）: 423.

［30］张美莉. 中国医药学报, 1988（6）: 2.

原文发表于《中成药》, 1993（11）: 36-37. 作者: 侯士良, 欧阳新收。

"四大怀药" 的药效学研究

四大怀药（怀地黄、怀山药、怀牛膝、怀菊花）为河南产道地药材, 近年来对怀药的药效学研究日趋深入、广泛和完善, 本文特总结如下。

1. 提高机体免疫能力

肾为先天之本, 脾为后天之本, 补脾肾药可增强机体免疫能力。山药益气养阴, 补脾肺肾; 地黄补血滋阴, 生精益髓; 牛膝补肝肾, 强筋骨。现代免疫药理已证实: 山药1∶1水煎剂和山药中提取的粗酸性多糖、粗中性多糖灌胃给药, 对小鼠的淋巴细胞转化、小鼠腹腔巨噬细胞吞噬鸡血红细胞百分率及吞噬指数、小鼠血清溶血素生成均有明显促进作用。[1]而4种山药对小鼠免疫功能影响的比较研究进一步证实怀山药作用最优。[2]山药多糖又可使小鼠免疫特异玫瑰花形成细胞（RFC）增多[3]，从而显示其增强细胞免疫和体液免疫的作用。怀牛膝水煎液灌胃给药，可极显著地提高环磷酰胺所致免疫功能低下小鼠的脾指数和胸腺指数，并对小鼠溶血素形成有明显兴奋作用。大剂量怀牛膝能显著兴奋 ConA/LPs 诱导的 T/B 淋巴细胞的增殖，从而促进细胞免疫和体液免疫。[4]生地黄亦同样具有免疫增强作用。其50%水溶液灌胃给药，可增加小鼠外周血液 T 淋巴细胞及抗 SRBC 抗体-溶血素的生成。[5]

2. 抗衰老

人类衰老同样与脾肾有着密切的关系。"肾元盛则寿延，肾元衰则寿夭"。"五七，阳明脉衰，面始焦，发始堕"。四大怀药的延年抗衰作用，不仅古人多有记载，今人亦同样给予了验证。

从家蚕寿命试验可以看出，牛膝组家蚕龄期及四大怀药合剂组家蚕龄期均较对照组明显延长（$P<0.01$），其中合剂组又优于牛膝组（$P<0.01$）[6]，而其抗衰机制又进一步从小鼠血液过氧化氢酶（CAT）、超氧化物歧化酶（SOD）、谷胱甘肽过氧化物酶（GSH-PX）、过氧化脂质（LPO）的测定中得以证实，不仅四药合剂可显著增强小鼠血中 SOD 的活力和 GSH-PX 的活性，降低 LPO 含量，牛膝、山药、熟地黄、菊花各单味药亦可增强 GSH-PX 活性，降低 LPO 含量。[7]另外，怀牛膝的抗衰老作用还从小鼠记忆力实验（跳台法）、耐力实验（游泳法）、方向辨别保护实验（Y 型臂法）等得到了证实。菊花、地黄、牛膝的强心和降压作用，菊花、地黄、山药的降血糖作用，牛膝的活血与蛋白质同化作用等，对于衰老症状的改善，延长人的寿命，均有一定积极意义。

3. 活血补血止血

牛膝的活血化瘀作用首先从血液流变角度得以证实。怀牛膝可显著降低正常大鼠的血液黏度、红细胞压积及红细胞聚集指数，并能显著延长血浆复钙时间和凝血酶原时间，其结果优于川牛膝。[8]牛膝水煎剂注入蟾蜍腿淋巴囊，亦能使肠系膜毛细血管中血流加速。[9]生地黄，性味甘苦，寒，功能凉血清热，可"通血脉，治产后腹痛，主吐血不止"。现代研究表明，地黄乙醇提取物所得的黄色针状结晶能缩短凝血时间，腹腔注射水煎剂或醇煎剂或口服地黄炭均能缩短小鼠尾部出血时间。[10]大剂量地黄水煎液能明显缩短血液复钙时间和 KPTT 时间。[11]而"地黄炒炭前后止血作用的比较"用小鼠凝血时间测定法证实，生、熟地黄水煎剂、混悬剂，以及生、熟地黄炭水煎剂、混悬剂均有止血作用，制炭前后无显著差异。[12]另菊花散剂给兔灌胃，亦有缩短凝血时间作用，焙成炭药的散剂作用较生药有所增加。[13]地黄补血作用的应用有悠久的历史，生、熟地黄均可用治血虚证。通过怀地黄补血作用的实验研究，证实生、熟地黄均可升高失血性贫血小鼠的 RBC、Hb 值，且可促进骨髓多向造血干细胞（CFR-S）和红系造血祖细胞（CFU-E）的增殖、分化，从而显示其补血之能。[14]

4. 其他

熟地黄不仅为"补血之君"，且为"壮水之主药"，肾阴虚证每多用之。"地黄滋阴作用实验研究"表明，熟地黄可显著改善甲状腺功能亢进型阴虚大鼠的阴虚症状，调节 T3、T4 浓度趋于正常，纠正阴虚大鼠血浆中的醛固酮水平，从而证实其滋阴作用并揭示其滋阴的部分机制。[15]另外，山药水煎剂给小鼠灌胃可增加前列腺、精囊腺重量，增强雄性激素样作用；山药粉对家兔试验性骨折愈合有促进作用，亦从不同角度证明了其"补肾"作用。山药、地黄自古以来一直是民间治疗消渴证的要药。山药水煎剂给小鼠连续灌胃 10 d，可降低正常小鼠的血糖，对四氧嘧啶引起的小鼠糖尿病有预防及治疗作用，并可对抗由肾上腺素或葡萄糖引起的小鼠血糖升高。[16]同样，地黄浸膏注射或口服亦可使家兔血糖减少，最低可减至正常水平的 51%；以怀地黄的有效成分 R-BP-F 100 mg/kg 腹腔注射，对四氧嘧啶所致小鼠实验性糖尿病有降低血糖作用。[17]此外，山药粥对食醋导致的大鼠脾虚模型有预防和治疗作用，对脾虚大鼠食少、便溏、体温降低等症状的恢复优于自然组。[18]菊花可扩张冠状动脉、降血压，治冠心病、心绞痛、高血压；而牛膝可兴奋子宫平滑肌，则用于引产等。四大怀药诸多药效学的研究均与临床紧密相连，取得了可喜的效应。

参考文献

［1］ 赵曦．四大怀药的研究与应用．西安：陕西师范大学出版社，1992.68.

［2］ 都恒青．河南中医，1992，12（1）：23.

［3］［4］同［1］。

［5］ 曹中亮．中药通报．1988，13（10）：22.

［6］ 李献平．中国中药杂志，1990，15（9）：51.

［7］ 同［1］。

［8］ 李学林．中医研究，1990，3（2）：27.

［9］ 牛膝药理研究小组．河南中医学院学报，1979.（1）：54.

［10］ 黄良月．中草药研究资料．1979，（15）：25.

［11］ 同［1］。

［12］ 甄汉深．中成药研究，1985，（12）：20.

［13］ 山东省中医药研究所药理组，药学通报，1965，11（12）：562.

［14］ 袁媛．中国中药杂志，1992，（6）：366.

［15］ 侯士良．中国中药杂志，1992，（5）：301.

［16］ 郝志奇．中国药科大学学报，1991，22（3）.

［17］ 袁媛．河南首届四大怀药暨中医学术讨论会论文汇编，1991.

［18］ 彭成．成都中医学院学报．1990，13（4）：380.

原文发表于《河南中医药学刊》，1994（01）：11-13.作者：侯士良，袁秀蓉，王宪龄，盛经伟。

怀地黄补血作用的实验研究

提要：通过生、熟怀地黄对小鼠失血性贫血的治疗及对骨髓造血细胞 CFU-S、CFU-E 培养的影响，了解到地黄可促进血虚动物 RBC、Hb 的恢复，加快 CFU-S、CFU-E 的增殖、分化，具显著的"生血"作用。

关键词：怀地黄 补血 骨髓 造血系统

血虚为临床常见之证，地黄为补血首选之品。本文试从地黄对小鼠外周血常规和骨髓造血细胞 CFU-S、CFU-E 生成影响诸方面对生、熟怀地黄的补血作用及其作用机制进行初步探讨。

1. 材料

生、熟地黄水煎液取武陟县产道地怀生地黄（河南中医学院中药鉴定教研室曹继华鉴定）2 000 g 加蒸馏水先后煎煮 1.5 h、1.0 h、1.0 h，合并 3 次滤液浓缩成 1∶1 浓度即成生地黄水煎液。熟地黄则按 1985 年版中国药典炮制法取生地黄酒炖制成。取熟地黄 4 000 g，加蒸馏水先后煎煮 2.0 h、1.5 h、1.0 h，合并 3 次滤液，滤液浓缩成 1∶1 浓度即成熟地黄水煎液。二者均装瓶冷藏备用。

2. 方法

（1）贫血小鼠模型制作及治疗。

选昆明种小鼠 50 只（雄性，体重 22~24 g，原河南医科大学动物中心提供），75% 酒精棉球擦拭鼠尾使其充血，剪去尾尖约 0.25 cm，将伤口浸入 37 ℃温水中，使其失血 0.5 mL，造成失血性贫血模型。[1]失血前后测其 RBC、Hb 值，随机分为生地黄组、熟地黄组与生理盐水组，分别灌以生、熟地黄水煎液及生理盐水，每天 0.5 mL/只，连续 10 d。给药的第 5、8、10 天再测其 RBC、Hb 值。

（2）外源性脾结节测定。

NIH 供体小鼠 9 只（雄性，体重 20 g，河南省肿瘤医院放射生物室提供），分为生地黄组、熟地黄组与生理盐水组，分别灌胃 10 d，每天 0.5 mL/只，第 10 天灌胃 2 h 后拉颈处死，每组 3 只小鼠各剥离右侧股骨，用 IMDM 培养液冲出全部骨髓细胞，通过 $6\frac{1}{2}$ 与 $4\frac{1}{2}$ 号针头制成单细胞悬液，调整细胞浓度成 $5\times10^4/0.2$ mL。NIH 供体小鼠 30 只，接受 ^{60}Co 射线 800 rad 照射后随机分为生地黄组、熟地黄组与生理盐水组，每组每只小鼠尾静脉分别输入同种供体小鼠的骨髓细胞悬液 0.2 mL（含骨髓细胞 5×10^4 个），给予正常饮食，9 d 后杀鼠取脾，Bouin 液固定，计数脾结节。

（3）内源性脾结节测定。

NIH 小鼠 70 只［同（2）］，随机分为生地黄组、熟地黄组与生理盐水组，分别每天灌胃 0.5 mL/只，11 d 后 ^{80}Co 射线全身照射 725 rad 照射后给予正常饮食，9 d 后杀鼠取脾，Bouin 液固定，计数脾结节。

（4）CFU-E 体外甲基纤维素培养。

昆明种小鼠 45 只（雄性，重 20~22 g，原河南医科大学动物中心提供），随机分为生地黄组、熟地黄组与生理盐水组。试验分 5 批进行，每批每组各 3 只小鼠，分别灌以生、熟地黄水煎液及生理盐水，每天 0.5 mL/只，7 d 后拉颈处死，取出右侧股骨，IMDM 培养液 5 mL 分别通过 $6\frac{1}{2}$ 及 $4\frac{1}{2}$ 号针头冲出全部骨髓细胞并充分打散，调整细胞浓度至 $2\times10^5/0.1$ mL。培养体系由 0.1 mL-巯基乙醇；0.023%L-谷氨酰胺，0.35 mL 马血清；0.1 mL EP 及 0.1 mL 小鼠骨髓有核细胞悬液；0.35 mL 2.7% 甲基纤维素组成。上述体系按顺序配好后，放于振荡器上振荡片刻，混匀接种于玻璃验血板的微孔内，每孔 0.2 mL，重复 3 孔。置 37 ℃、5%CO_2 饱和湿度的 CO_2 培养箱中培养 3 d，取出于倒置显微镜下计数，大于 8 个联苯胺染色阳性细胞团计为一个 CFU-E 集落。

表 1 怀地黄对血虚小鼠 RBC、Hb 的影响

	RBC(万/mm²)					Hb(g%)			
	失血前	失血后	给药后			失血前	失血后	给药后	
			5 d	8 d	10 d			5 d	8 d
对照组 (n=9)	1071.6 ±5.03	645.2*** ±4.38	804.2 ±2.12	788.2 ±2.80	948.9 ±3.06	13.22 ±0.28	8.33 ±0.38	9.87 ±0.46	10.89 ±0.54
生地黄组 (n=10)	1108.3 ±3.04	621.4*** ±2.58	866.7 ±5.56	904.8* ±4.99	957.3 ±2.49	13.31 ±0.25	8.15*** ±0.33	11.75 ±0.78	11.84* ±0.58
熟地黄组 (n=12)	1127.6 ±2.12	611.2*** ±1.98	843.6 ±2.02	958.1*** ±1.61	1022.1* ±1.90	13.42 ±0.27	7.52*** ±0.29	11.31* ±0.35	12.82** ±0.33

$\bar{X}$±SE *表示 P<0.05;**表示 P<0.01;***表示 P<0.001(下同)。

3. 结果与讨论

（1）生、熟怀地黄对失血性贫血小鼠的影响。

一般体征：小鼠经放血处理后，被毛蓬乱而少光泽，活动明显减少，进食较差，目光少神，弓背，面、耳、尾部皮肤苍白。经给药后情况逐渐好转，以熟地黄组恢复较快，8 d 已基本同于常态。

外周血常规见表1。

表1结果表明，采用放血方法进行血虚证造型比较成功。尽管失血后动物本身通过神经-体液调节也可逐渐复常，但通过比较观察，生、熟地黄组小鼠 RBC 及 Hb 的回升均较盐水组迅速，从而证实地黄具显著的"生血"作用。

（2）生、熟怀地黄对小鼠多能造血干细胞（CFU-S）的影响（表2）。

表2　怀地黄对小鼠 CFU-S 生成的影响

	n	内源性脾结节（个）	外源性脾结节（个）
生理盐水组	15（内） 10（外）	5.47±1.82	2.0±0.52
生地黄组	15（内） 10（外）	14.47±3.74*	2.5±0.5
熟地黄组	15（内） 10（外）	9.8±2.31	4.6±0.73*

正常血液中的各种血细胞是由骨髓中的造血细胞发育而来。造血干细胞无限地自我增殖，并不断分化出各系细胞以维持机体的恒定造血[2]。自 1961 年 Till 和 Maloch 发现小鼠脾结节以来，现已基本把脾结节的集落形成单位 CFU-S 作为造血干细胞的代表[3]。对 CFU-S 的研究能准确反映药物对造血系统的影响[4]。从本实验的结果看，生、熟地黄对造血干细胞（CFU-S）有一定的增殖、分化作用，似可说明地黄补血作用与造血干细胞促进血细胞的产生有关。

（3）生、熟怀地黄对小鼠骨髓红系造血祖细胞 CFU-S 生成的影响

实验结果，生理盐水组红系集落（个数）为 52.4 ± 18.41，生地黄、熟地黄组分别为 60.2 ± 19.44 与 125.8 ± 20.45（$P < 0.05$）。提示地黄补血作用与骨髓造血系统密切相关。祖国医学血与精、髓之间的内在联系是值得深入探讨的问题。

参考文献

[1] 陈奇．中药药理实验．贵阳：贵州人民出版社，1988：204.

[2] 吴祖泽．造血细胞动力学概论．北京：科学出版社，1978，108.

[3] 申明燕．中华放射医学与防护杂志，1987（5）：369.

[4] 周歧新．中草药，1983（1）：27.

原文发表于《中国中药杂志》，1992（06）：366-368、385.
作者：袁媛，侯士良等。

怀庆熟地黄滋阴作用的初步研究

提要： 实验发现怀庆熟地黄对甲状腺功能亢进型阴虚大鼠的体重改变，24 h 饮水量及尿量，血浆 T3、T4 及 AD 浓度有显著改善。证实其确具较强的滋阴作用。并初步认为，熟地黄滋阴补肾的作用与改善体内 AD 水平有关。

关键词： 怀庆熟地黄 甲状腺功能亢进型阴虚大鼠 滋阴作用研究

玄参科植物怀庆地黄，为"四大怀药"之一，主产于河南省武陟、温县、博爱、孟州市、沁阳、修武等地，销售全国并大

量出口,为传统道地药材,享誉国内外。本文采用甲状腺功能亢进型阴虚大鼠模型进行实验,以探讨怀庆熟地黄的滋阴作用及其机制。

1. 材料和方法

(1) 试剂:①三碘甲腺原氨酸(T3)片剂,英国 Glanxo 公司生产(批号:H4020bB0877);②血浆醛固酮(aldosterone,AD)放射免疫测定盒;③三碘甲腺原氨酸 T3 固相放射免疫分析测定盒;④甲状腺素 T4 固相放射免疫分析测定盒(上述 3 种放射免疫测定盒均由中国同位素公司北方免疫试剂研究所提供)。

(2) 药物:怀庆地黄 *Rehmannia glutinosa Lihosch. f. hueichinqensis* (Chao et Schih) Hsiao 购自怀药土产区武陟县,一等品,质重块大,横断面有菊花心(经本院中药鉴定教研室鉴定)。

1) 熟地黄炮制:根据《中国药典》1985 年版酒熟地黄炮制方法进行[1]。

2) 制剂制备:熟地黄煎剂,取炮制所得熟地黄饮片,加 4 倍量蒸馏水煎煮,沸腾后 1 h,将药液滤出,药渣再加同量水煎 1 h,两次药液合并,浓缩成 70%熟地黄水煎液,置 4 ℃冰箱备用,六味地黄汤煎剂处方:熟地黄、山药、山茱萸、泽泻、牡丹皮、茯苓(按原方比例,即 8:4:4:3:3:3)。本方中除熟地黄用自己炮制的以外,其余五味中药均购自河南中医药大学一附院,煎法、浓度同上,置 4 ℃冰箱备用;T3 混悬液:将 T3 片剂混悬于适量蒸馏水中(临时制备),浓度为 20 μg/3 mL。

(3) 动物分组及造模:Wista 雄性大鼠,购自解放军总医院动物室,体重 140~170 g,按体重配对,分成 6 组:①正常不用药组(简称正常组,11 只);②正常加六味地黄汤组(简称六味组,10 只);③正常加熟地黄组(11 只);④阴虚不用药组(简称阴虚组,12 只);⑤阴虚加"六味"组(11 只);⑥阴虚加熟地黄组(11 只)。前三组,每鼠每天上午用蒸馏水 3 mL 灌胃,下午①组用蒸馏水 3 mL，②、③组分别用六味或熟地黄水煎液 3 mL 灌胃，共 6 d；后 3 组，每鼠隔日（实验开始后的第 1、3、5 天）上午给 T3 混悬液 3 mL，共 3 次；每鼠每天下午④组给蒸馏水 3 mL，⑤、⑥组分别给"六味"、熟地黄水煎液各 3 mL，共 6 d。

（4）观察指标：①体征：观察给药前后大鼠的体征变化，包括整体状态及活动。②体重改变：参考徐叔云等体重称量法[2]。③24 h 饮水量及尿量[3]：从给药的第 3 天早晨开始，每天将大鼠分成四批（每批 2~3 只）放入各自的代谢笼内，分别测定其 24 h 饮水量及尿量，至第 7 天早晨结束（测定前禁食 12 h；测定开始时轻压大鼠下腹，排尽余尿）。④血浆三碘甲腺原氨酸（T3）、甲状腺素（T4）、醛固酮（AD）浓度：从给药的第 4 天至第 7 天，每天早晨对测定过饮水量及尿量的大鼠，立即行心脏取血，共 4 批，按上述放射免疫药盒说明书，分别测定其血浆 T3、T4、AD 浓度。统计分析均采用 F-Q 检验。

3. 结果

（1）体征：正常组和正常给药组，给药前后在整体状态及活动上未见明显变化。造模大鼠给药的第 1、第 2 天，不论阴虚组还是阴虚给药（"六味"和熟地黄）组在体征上未表现显著异常，只是较正常大鼠（包括正常组与正常给药组）食量有所增加，给药的第 3 天，开始有兴奋好斗现象，且食量较前有所增加；从第 4 天开始，大鼠均变得消瘦、躁动不安。但阴虚组消瘦、躁动不安、相互打斗的程度较阴虚给药组为甚。至给药的第 6、第 7 天，阴虚组有一只大鼠失明，而阴虚给药组则无此现象。

（2）体重改变：体重改变见表 1。

表1　熟地黄和六味地黄汤对正常和阴虚大鼠体重增长的影响（%）

分组	动物数	体重改变（$\bar{X}\pm s$）
正常组	11	+7.41±2.37
正常+六味组	10	+11.70±2.76
正常+熟地黄组	11	+11.01±5.85
阴虚组	12	−13.80±6.92**
阴虚+六味组	11	−7.14±2.25Δ**
阴虚+熟地黄组	11	−6.17±2.42ΔΔ**

注：（1）表中"+"表示增加；"−"表示减少。

（2）与正常组相比，*表示$P<0.05$，**表示$P<0.01$；与阴虚组相比，$\Delta P<0.05$，$\Delta\Delta P<0.01$（下同）。

（3）24 h饮水量及尿量：见表2。

表2　熟地黄和六味地黄汤对正常和阴虚大鼠24 h饮水量及尿量的影响（mL）

组别	动物数	饮水量	尿量
正常组	11	5.25±0.65	9.24±0.61
正常+六味组	10	4.71±0.70	6.24±1.35
正常+熟地黄组	11	5.30±0.77	8.18±1.80
阴虚组	12	11.88±3.59**	11.17±0.90**
阴虚+六味组	11	8.29±1.30ΔΔ**	9.58±1.15Δ
阴虚+熟地黄组	11	7.65±1.24ΔΔ**	1.88±1.66ΔΔ*

（4）血浆中T3、T4、AD浓度：见表3。

表3　熟地黄和六味地黄汤对正常和阴虚大鼠血浆中T3、T4、AD浓度的影响

组别	动物数	T3（μg/mL）	T4（μg/dL）	AD（ng/mL）
正常组	11	1.02±0.40	25.75±2.39	1.51±0.30
正常+六味组	10	1.35±0.56	26.91±10.79	1.49±0.68

续表

组别	动物数	T3（μg/mL）	T4（μg/dL）	AD（μg/mL）
正常+熟地黄组	11	1.38±0.58	25.13±3.32	1.66±0.46
阴虚组	12	5.99±1.79**	8.92±1.22**	1.04±0.57*
阴虚+六味组	11	3.94±1.29ΔΔ**	14.06±3.08ΔΔ**	1.68±0.36Δ
阴虚+熟地黄组	11	3.88±1.21ΔΔ**	13.28±3.10ΔΔ**	1.65±0.40Δ

3. 讨论和小结

（1）本实验较为成功地造成了甲状腺功能亢进型阴虚大鼠模型。该模型的主要表现是兴奋好斗，饮水量增加，体重减轻，与阴虚证之烦躁易怒，咽燥口干，形体消瘦相近似。

（2）本实验结果表明，正常组和正常给药（"六味"或熟地黄）组相比，用药前后无论是体征、体重改变及 24 h 饮水量与尿量，还是各相关激素（T3、T4、AD）的血浆浓度，均无显著差异（$P>0.05$）。造模以后，阴虚组和正常组相比，则有显著异常变化，如兴奋好斗，体重减轻、24 h 饮水量及尿量增加，T3浓度升高、T4、AD 浓度降低等。而阴虚大鼠给药（熟地黄或"六味"）以后，上述症状及各项指标均显著改善，趋于正常（和阴虚组相比），这和文献记载是一致的。而且也进一步证实了熟地黄具有较强的滋阴作用。

（3）测定结果中，阴虚组大鼠血浆 T3 浓度明显高于正常组，而 T4 浓度则显著偏低（$P<0.01$）。这可能是由于 T3 与 T4 在血浓度的升降，经常调节着腺垂体促甲状腺激素细胞的活动。当血中 T3 浓度增高时，促甲状腺激素（Thyrotrpin，TSH）的释放与合成的减少，导致 T4 的合成与释放均明显减少[3]，故其血中浓度偏低。阴虚给药（熟地黄或"六味"）后，大鼠血浆中 T3、T4 浓度均明显改善（T3 浓度降低，T4 浓度升高），并趋于正常。这说明，熟地黄以及"六味"，不仅能通过对全身性的调

节作用，改善阴虚症状，并能对异常的甲状腺激素状态予以调节。

（4）临床和动物实验表明，肾上腺皮质是中医"肾"的一个重要组成部分。AD 是肾上腺皮质球状带所分泌的一种激素，它对肾脏的作用是"保钠保水排钾"。在本实验结果中，阴虚加六味组和阴虚组相比，血浆 AD 浓度明显升高，24 h 尿量显著减少（$P<0.05$），趋于正常。这表明：滋补肾阴的代表方剂——六味地黄汤能显著改善甲状腺功能亢进型阴虚大鼠体内 AD 水平，使其趋于正常。因而可以初步认为，AD 是和"肾阴"密切相关的一种物质。阴虚加熟地黄组和阴虚组相比，血浆 AD 浓度显著升高（$P<0.05$），24 h 尿量显著减少（$P<0.01$），趋于正常。且熟地黄的这种作用和作为阳性对照的六味地黄汤相比，差异无显著性意义（$P>0.05$）。故可以初步证明，熟地黄具有滋补肾阴的作用与改善体内 AD 水平有关。

（5）统计学分析发现，阴虚给药组和正常组相比，在体重改变，24 h 饮水量，血浆 T3，T4 浓度等方面，均有极显著性差异（$P<0.01$），也就是说，虽然阴虚给药组和阴虚组相比，前者主要阴虚症状及上述各项指标均得到显著改善并趋于正常，但并未完全恢复到正常状态，这表明，对于甲状腺功能亢进型疾病，仅采用熟地黄滋阴的方法进行治疗，是有局限的。同时，还可以看出，阴虚给药组和正常组之间，血浆 AD 浓度差异无显著性意义（$P>0.05$），阴虚给药组大鼠该指标已恢复到正常水平。这提示：熟地黄对甲状腺功能亢进型阴虚大鼠血浆 AD 浓度的调节作用尤为突出。由于 AD 是和肾阴密切相关的一种物质，可以进一步推断，熟地黄滋阴主要表现在滋补肾阴之不足，这和传统文献记载是一致的。

（6）因实验条件和动物模型所限，本实验仅是对熟地黄滋阴作用的认识做了一般性探讨。但由于肾阴是一个较为抽象的概念，肾阴虚又包含一系列复杂的症候群，进一步阐明怀庆熟地黄滋补肾阴的机制，尚需做深入研究。

[致谢] 实验部分得到河南省中医研究院李威帮助。

参考文献

[1] 中国药典．一部．1985：97．
[2] 徐叔云．药理实验方法学．北京：人民卫生出版社，1982：975．
[3] 周衍椒．生理学．北京；人民卫生出版社，1983：459．
[4] 顾天爵．中华内科杂志，1964（12）：307．
[5] 邝安堃．中华内科杂志，1963（11）：113．

原文发表于《中国中药杂志》，1992，（05）：301-303，321-322．作者：侯士良，盛经伟。

熟地黄对毁损下丘脑弓状核大鼠学习记忆及下丘脑-垂体肾上腺-海马轴的影响

摘要：观察滋阴药熟地黄益智作用及机制。

（1）方法：采用谷氨酸单钠（MSG）毁损下丘脑弓状核模型作为肾阴虚学习记忆障碍模型；跳台法和Morris水迷宫法观察熟地黄对学习记忆的影响；放免法测定血浆ACTH和CORT含量，原位杂交观察海马糖皮质激素受体mRNA（GRmRNA）变化；测量体温。

（2）结果：熟地黄明显改善MSG大鼠被动回避和空间记忆能力，抑制血浆CORT含量和海马GRmRNA表达，抑制基础体温升高。

（3）结论：熟地黄具有改善学习记忆作用，其机制与抑制血浆 CORT 含量和海马 GRmRNA 表达有关。MSG 模型作为肾阴虚学习记忆模型使用具有可行性。

关键词： 熟地黄　学习记忆　肾阴虚

左旋谷氨酸单钠（monosodium glutamate，MSG）给予新生期大鼠或小鼠，可选择性破坏下丘脑弓状核，引起复杂的神经内分泌免疫功能紊乱，下丘脑-垂体-肾上腺（hypothalamus-pituitary-adrenal，HPA）轴功能呈现病理性亢进[1]。国内学者蔡定芳等根据肾阳虚主要表现为 HPA 轴功能减退等研究，提出损毁弓状核模型与中医肾阴虚相关的假说，且已用滋阴代表药左归丸验证[2-4]。也有学者在此基础上造"肝肾阴虚"模型取得成功[5,6]。应激研究发现，HPA 轴功能亢进，血浆糖皮质类固醇激素（glucocorticoids，GCS）升高。长期高水平血浆 GCS，可通过海马糖皮质激素受体介导对海马神经细胞的损伤，最终导致学习记忆功能减退[7]。根据应激 HPA 轴亢进的继发性损害，我们推测，MSG 毁损弓状核后的 HPA 轴亢进，最终也将导致学习记忆功能减退。因此，本实验中将 MSG 损毁下丘脑弓状核大鼠模型作为肾阴虚学习记忆障碍模型使用，对补阴中药熟地黄及六味地黄汤的作用进行了初步观察。

1　材料与方法

1.1　试剂

MSG，Fluka 公司产品，上海化学试剂站分装厂进口分装；CORT 放免药盒，北京福瑞生物工程公司提供；ACTH 放免药盒，天津德普生物技术医学产品有限公司提供；糖皮质激素受体 mRNA（GRmRNA）原位杂交试剂盒，湖北博士德生物工程有限公司提供；日精 DT-03 型电子体温计，深圳华安医疗保健用品有限公司提供。

1.2　药物

1.2.1　熟地黄煎剂：地黄，购自河南省武陟县药材公司，一等品，经本院生药学科陈随清教授鉴定确认，按《中华人民共和国药典》（2000 年版，一部）酒炖法制成熟地黄。取熟地黄，第一次加 6 倍水煎煮 1 h，第 2、3 次各加 4 倍水，每次煎煮 1 h，滤取上清，合并 3 次药液，过滤，浓缩至 1：1，4 ℃保存备用。

1.2.2　六味地黄煎剂：取《小儿药证直诀》六味地黄丸原方，除熟地黄自制外，山药、山茱萸、泽泻、牡丹皮、茯苓等，购自河南省药材公司。经陈随清教授鉴定符合实验标准。上述药物依次按 8：4：4：3：3：3（重量比例）称量。煎煮方法同熟地黄，制得 1：1 药液，4 ℃保存备用。

1.3　动物分组与给药

SD 大鼠（普通级）购自河南省实验动物中心，实验室繁殖，取雄性新生鼠于出生后第 2、4、6、8、10 d 皮下注射 MSG 4 mg/g，正常对照组皮下注射 0.9%NaCl。28 d 后离乳，饲养至第 8 周时，将大鼠分成 5 组，即正常组（注射 0.9% NaCl）、模型组、六味地黄煎剂组（4 g/kg）、熟地黄大剂量组（8 g/kg）、熟地黄小剂量组（4 g/kg）。正常组和模型组给予饮用水，其余给予相应药物，均连续灌胃 30 d。灌胃体积为 1 mL/100 g。

1.4　观察指标

1.4.1　体温：每 7 d 测肛温 1 次。

1.4.2　跳台实验：装置为 3 个茶色有机玻璃反射箱，底面铺以铜丝，电压 25V。每间右后角放置一橡胶平台。先将大鼠放入箱内适应 3 min，然后通电。观察并记录 5 min 内大鼠跳下橡胶平台的次数，称为"错误数（errors）"。第 2 天同一时间段将大鼠放于橡胶平台上，观察并记录大鼠第 1 次跳下平台的时间（潜伏期）及 5 min 内跳下橡胶平台的次数，作为"错误数"。

1.4.3　空间记忆实验：按文献[8-10]建立 Morris 水迷宫。装置为直径 100 cm 圆形水池，内设 6 cm×10 cm 的透明站台，放于任一象限的中央，没于水下 1~2 cm。水面撒布白色泡沫颗粒。实验时，水池周围参照物保持不变，水温 20 ℃±2 ℃。观察：①寻台潜伏期（SPL）：连续 7 d，每天 4 次，分别将动物头向池壁随机从 4 个入水点放入水中，记录其在 1 min 内寻找水下平台的时间。1 min 内找不到平台，记为 1 min，并将动物放到平台上熟悉 15 s，休息 30 s，进行下一次训练；②跨台百分率（跨越原水下平台位置次数占跨越各象限平台相应位置总次数的百分比，CPP）：训练结束后撤除平台，将动物从任一个入水点头向池壁放入水中，记录 2 min 内跨越原水下平台位置次数和其他各象限平台相应位置次数，计算跨台百分率。

1.4.4　ACTH 和 CORT 含量测定：心脏取血，ED-TA 抗凝，分离血浆，放免法测定 ACTH 和 CORT 含量（按试剂盒说明书进行）。

1.4.5　GRmRNA 原位杂交：新鲜鼠脑左半球，横切 3 mm 厚度组织块，以 4% 多聚甲醛/0.1MPBS（pH7.0~7.4）含 1‰ DEPC 的固定液固定 2 h，常规脱水、浸蜡、包埋。切片厚度 8 μm，按原位杂交试验盒说明进行 GRmRNA 原位杂交。主要步骤：石蜡切片常规脱蜡至水状，3%H_2O_2室温处理 10 min；滴加 3% 柠檬酸新鲜稀释的胃蛋白酶 37 ℃消化 60 min；湿盒内加预杂交液，恒温箱 37 ℃ 4 h；加杂交液，盖原位杂交专用盖玻片，恒温箱 40 ℃杂交过夜；37 ℃ 2×SSC 洗涤 5 min，2 次；0.5×SSC 洗涤 15 min，1 次；0.2×SSC 洗涤 15 min，1 次；滴加封闭液 37 ℃ 30 min；滴加生物素化鼠抗地高辛 37 ℃ 60 min，PBS 洗；滴加 SABC 37 ℃ 20 min，PBS 洗；滴加生物素化过氧化物酶，37 ℃ 20 min，PBS 洗；苏木素复染，酒精脱水，二甲苯透明，中性树脂封片。实验所有用具经高压消毒。

1.4.6　大鼠海马与肾上腺形态观察：取大鼠左侧肾上腺，

入 10%甲醛溶液中固定，72 h 后取出，常规脱水、浸蜡、包埋、切片，苏木精—伊红染色法，观察肾上腺组织形态变化，摄片。

1.5 统计学处理

所有实验数据用 $\bar{x} \pm s$ 表示。多组间比较用 ANOVA 分析，再用 LSD 进行两两比较。海马尼氏体 Olympus 显微镜观察，SPOT Ⅱ照相，MotaMorph 计算机图像分析系统分析，分别测出各组光密度。原位杂交染色结果评判：随机选取每组切片的 10 个高倍视野，计算阳性染色细胞数量，大量（+++）：10~15 个；中等量（++）：6~10 个；少量（+）：3~5 个；偶见（±）：1~2 个；阴性（-）：0。

2 实验结果

2.1 熟地黄对 MSG 大鼠体温的影响

MSG 大鼠基础体温较正常组有明显升高（$P<0.01$）；给予熟地黄或六味地黄汤的 MSG 大鼠，从第 2 周开始，基础体温明显降低（$P<0.05$）。但在多数情况下，给药组基础体温仍明显高于正常组基础体温水平（$P<0.05$，$P<0.01$）（图1）。

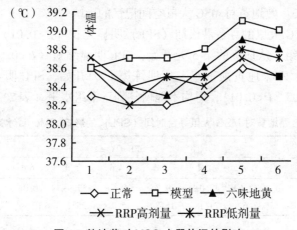

图1 熟地黄对 MSG 大鼠体温的影响

2.2　熟地黄对 MSG 大鼠跳台实验的影响

从表1可以看出，MSG 大鼠与正常组比较，跳台训练期、测试期错误反应次数均显著增加（$P<0.01$），触电潜伏期显著缩短（$P<0.01$）；给予熟地黄或六味地黄汤的 MSG 大鼠，跳台错误反应次数显著减少（$P<0.05$，$P<0.01$），触电潜伏期明显延长（$P<0.05$，$P<0.01$）。

表1　熟地黄对 MSG 大鼠学习记忆的影响（$\bar{X} \pm s$）

组别	n	测试触电潜伏期（s）	错误反应次数（次/5 min）	
			训练期	测验期
正常对照	10	251.9±101.5	0.80±0.8	0.3±0.7
MSG 模型	13	64.3±80.1*	2.85±1.7**	2.31±1.0**
六味地黄汤	12	238.3±108.2△△	1.58±1.2△	0.42±0.5△△
RRP 高剂量	12	177.1±108.4△	1.08±1.4△△	0.92±0.7△△
RRP 低剂量	13	183.8±131.5△△	0.77±1.0△△	0.62±0.9△△

注：与正常组比较，* $P<0.05$，** $P<0.01$；与模型组比较，△$P<0.05$，△△$P<0.01$。以下表同。

2.3　熟地黄对 MSG 大鼠空间记忆的影响

MSG 大鼠的寻台潜伏期（SPL）明显延长（$P<0.01$）；熟地黄给药组，从训练的第5天开始，SPL 明显缩短（$P<0.05$，$P<0.01$）；六味地黄煎剂组，从训练第6天开始，SPL 明显缩短（$P<0.05$，$P<0.01$），但均不能恢复到正常组水平（表2）。

表2　熟地黄对 MSG 大鼠寻台时间（SPL）的影响（Morris 水迷宫）

组别	n	SPL（$\bar{X} \pm s$）						
		1 d	2 d	3 d	4 d	5 d	6 d	7 d
正常	10	133.6±	42.0±	29.7±	28.6±	39.9±	20.0±	19.3±
对照		33.6	21.1	15.8	15.7	25.7	10.9	10.9

续表

组别	n	SPL ($\bar{X} \pm s$)						
		1 d	2 d	3 d	4 d	5 d	6 d	7 d
MSG 模型	13	172.6± 35.1*	126.0± 54.0**	123.3± 53.2**	128.6± 58.6**	136.0± 60.7**	135.3± 56.5**	132.2± 53.40**
六味地黄汤	12	135.7± 48.4△	112.7± 38.1	101.1± 23.3	121.0± 41.7	107.6± 34.3	95.2± 26.3△	99.1± 24.5△
RRP 高剂量	12	148.3± 41.3	93.1± 49.7	106.6± 25.1	104.7± 48.9	76.0± 35.6△	78.4± 33.5△△	80.7± 30.48△△
RRP 低剂量	13	141.5± 31.4	117.9± 48.2	119.0± 60.6	106.5± 51.9	93.6± 43.9△	96.0± 45.2△	83.6± 32.0△

MSG 大鼠的跨台百分率（CPP）明显降低（$P<0.01$）；给予熟地黄或六味地黄汤后，MSG 大鼠的 CPP 可显著升高（$P<0.01$），但仍不能恢复到正常组水平（表3）。

表3 熟地黄对 MSG 大鼠 CPP 的影响（$\bar{X} \pm s$）

组别	n	CPP（%）
正常对照	10	64.93±8.69
MSG 模型	13	25.48±10.45**
六味地黄汤	12	38.65±10.62△△
RRP 高剂量	12	43.96±16.31△△
RRP 低剂量	13	44.94±18.33△△

2.4 熟地黄对 MSG 大鼠血浆 CORT、ACTH 含量的影响

MSG 大鼠血浆 CORT 水平较正常对照组显著升高（$P<0.01$）；给予熟地黄或六味地黄汤的 MSG 大鼠，血浆 CORT 显著降低（$P<0.05$，$P<0.01$）。MSG 大鼠血浆 ACTH 较正常组显著升高（$P<0.01$）；给予熟地黄或六味地黄汤的 MSG 大鼠，其血浆 ACTH 未见降低，反而有反应性增高的趋势（表4）。

表 4　熟地黄对 MSG 大鼠血浆 CORT、ACTH 的影响（$\bar{X} \pm s$）

组别	n	CORT（ng/mL）	ACTH（pg/mL）
正常对照	10	41. 70±30. 19	126. 15±73. 08
MSG 模型	13	91. 37±46. 21 * *	254. 12±77. 81 * *
六味地黄汤	12	61. 25±38. 12 △	198. 00±111. 70
RRP 高剂量	12	56. 49±32. 92 △△	26. 709±6. 467 * *
RRP 低剂量	13	45. 53±33. 34 △△	308. 89±47. 79 * *

2.5　熟地黄对 MSG 大鼠海马糖皮质激素受体（GRmRNA）表达的影响

GRmRNA 主要在细胞胞浆着色，DAB 显色，苏木素复染。镜下观察，正常组海马可见 GRmRNA 染色细胞，处于±~＋范围；MSG 组海马可见多量 GRmRNA 阳性染色细胞，处于++~+++范围；给予熟地黄的 MSG 大鼠，其海马 GRmRNA 阳性染色细胞个数为中等量范围（++）。

2.6　熟地黄对 MSG 大鼠海马尼氏体和肾上腺形成的影响

海马甲苯胺蓝染色示 MSG 组细胞稀疏、个数减少、有空泡出现，胞质着色较浅，细胞轮廓不规整。尼氏体染色半定量分析观察到：MSG 大鼠脑神经细胞尼氏体染色光密度有降低的趋势，给予熟地黄的 MSG 大鼠，光密度有升高趋势（表 5）。

表 5　熟地黄对 MSG 大鼠脑神经细胞尼氏体染色光密度的影响

（$X \pm s$，$n=5$）

组别	Optical density
正常组	0. 415±0. 055
模型组	0. 351±0. 031
RRP 高剂量	0. 415±0. 058

肾上腺苏木精—伊红染色法示髓质层明显缩小，皮质层与髓质层之比增加，皮质束状带细胞数量增多，细胞绝对体积无明显变化，

核有所缩小，核内染色质疏松淡染，胞质相对增加，血窦明显扩张充血。

3 讨论

（1）中医认为，阴虚不能制阳而导致虚热内生是阴虚证候的特征，本次实验观察到，MSG 大鼠基础体温显著升高，与报道一致[11]，为 MSG 模型与中医肾阴虚相关提供了佐证。熟地黄与六味地黄汤是滋阴的代表药。实验观察到，熟地黄与六味地黄汤均有抑制 MSG 大鼠体温升高的作用。而且，对 MSG 大鼠的被动回避学习及空间记忆有显著改善作用。根据以方（药）证型的观点，我们认为，将 MSG 模型作为肾阴虚学习记忆障碍模型使用的设想成立。

（2）Landfield 等[12,13]研究发现，在整个生命过程中，基础水平的 CORT 累积作用于海马可造成海马神经细胞的死亡，导致海马衰老。可见，维持血浆 CORT 在正常水平、保护海马免受 CORT 的损伤，对保持学习记忆能力等脑功能有重要意义。实验观察到，MSG 大鼠血浆 CORT 含量升高、海马 GRmRNA 表达增加、学习记忆功能减退。给予熟地黄或六味地黄汤后，CORT 含量明显降低，海马 GRmRNA 表达减少、学习记忆功能改善。表明 MSG 大鼠血浆 CORT 升高与学习记忆功能减退确有一定关系。熟地黄、六味地黄汤改善 MSG 大鼠学习记忆能力，可能正是由于显著降低血浆 CORT，降低海马 GRmRNA 表达，从而使血浆 CORT 升高海马糖皮质激素受体介导海马神经细胞损伤这一继发性损伤过程受到抑制的缘故。

参考文献

[1] 蔡定芳. 新生期大鼠皮下注射谷氨酸单钠后下丘脑-垂体-肾上腺-胸腺轴的改变. 中国病理生理杂志，1998，14（4）：342.

［2］刘彦芳．左归丸对左旋谷氨酸单钠大鼠下丘脑单胺类递质含量及体重增长的影响．中国中西医结合杂志，1997，17（11）：673.

［3］蔡定芳．左归丸对谷氨酸钠大鼠下丘脑-垂体-肾上腺轴的影响．中国中医基础医学杂志，1999，5（2）：24.

［4］蔡定芳．探讨阴中求阳与阳中求阴对谷氨酸单钠大鼠下丘脑-垂体-肾上腺-胸腺轴的影响．中国中西医结合杂志，1999，19（7）：415.

［5］李瀚玫．"肝肾同源于脑"与肝肾本质研究．中医杂志，2000，41（2）：69.

［6］李瀚玫．"肝肾精血亏虚"大鼠动物模型的建立．中国中医基础医学杂志，2001，7（4）：51.

［7］连晓媛．慢性应激糖皮质类固醇与脑衰老．中国药理学通报，1998，14（4）：293.

［8］韩太真．学习与记忆的神经生物学．北京：北京医科大学中国协和医科大学联合出版社，1998：61.

［9］张均田．现代药理实验方法学（上册）．北京：北京医科大学中国协和医科大学联合出版社，1998：1022.

［10］王名正．甲基黄酮醇胺对小鼠和大鼠记忆障碍的改善作用．中国药理学与毒理学杂志，1998，12（3）：169.

［11］赵书芬．毁损弓状核对大鼠体温调节的影响．中国医科大学学报，1991，20（4）：261.

［12］LANDFIELD P，et al. Patterns of astroglia hyperorophy and neuronal degeneration in the hippocampus of aged，memo-ry-deficient rats. J Gerontol，1977，32：3.

［13］LANDFIELD P，et al. Brain-aging correlates：retardation by hor-monal -pharmacological treatments. Science，1981，214：581.

原文发表于《中药材》，2004（08）：589-592．作者：崔瑛，侯士良等。

地黄不同提取部位 HPLC 指纹图谱实验研究

摘要目的：测试干地黄不同提取部位对大鼠尿样 HPLC 指纹图谱。**方法**：将 3 种地黄即水溶性部位、脂溶性部位、醇溶性部位的药材提取物，分别给 3 组 SD 大鼠灌胃，连续 3 d，取尿液，离心，浓缩，滤过，得 A、B、C 组尿液供试样品液，与空白对照组进行对照，分别测试 HPLC 指纹图谱。**结果**：水溶性大分子部位是干地黄的主要有效部位，有助于阐明该药的药理活性、作用机制。

关键词：干地黄 HPLC 指纹图谱

干地黄为玄参科植物地黄的干燥块茎。是常用凉血养阴中药，对其血清药物化学的初步研究[1]表明，水溶性大分子部位是干地黄的主要有效部位，为进一步证实这一结论，我们对干地黄各提取部位对大鼠尿样 HPLC 指纹图谱的影响进行了考察。

1 实验材料

干地黄购自河南省焦作市武陟县，经鉴定为玄参科植物地黄的干燥块茎。磷酸、乙醇为分析纯，甲醇为色谱纯，乙腈为美国 Tedia 公司产品（色谱纯），水为超纯水。健康 SD 大鼠（3008±30 g），雌雄不限，由原河南医科大学试验动物中心提供。

Agilent 1100 液相色谱仪，DAD 检测器，含在线真空脱气机、四元梯度泵、自动进样器、柱温箱。色谱数据的采集与处理由 Agilent 化学工作站完成。KQ-500E 型医用超声波清洗器（昆山市超声仪器有限公司）。

2 实验方法

2.1 大鼠尿样的处理

将 3 种地黄提取物即：A. 水溶性部位（药材粗粉 150 g，第一次加水 10 倍量煎 45 min，第二次加水 8 倍量煎 30 min，2 次煎液合并，浓缩至 150 mL）；B. 脂溶性部位（将 A 中水提后的药渣用清水洗至无色，加 95%乙醇 10 倍量回流 1.5 h，滤过，滤液浓缩至 150 mL，加 2%吐温-80，混匀）；C. 醇溶性部位（药材粗粉 150 g，加 75%乙醇 10 倍量回流 1.5 h，滤过，滤液浓缩至 150 mL，加 2%吐温-80，混匀）分别给 3 组 SD 大鼠（每组 3 只，2 雄 1 雌）灌胃，每天 2 次，每次剂量：1 g/100 g 体重，间隔 12 h，连续给药 3 d，以大鼠代谢笼收集 12 h~36 h 尿液，同组合并，离心，上清液 35 ℃减压浓缩，加 3 倍量甲醇超声 20 min，离心，取上清液再于 35 ℃减压浓缩，以甲醇定容至 1 mL，0.45 μm 滤膜滤过，分别得 A、B、C 组尿液供试样品液。按上述方法平行设置 2 个空白对照组，即 D 为麻醉对照组和 E 为吐温对照组，同法处理尿样，分别得 D、E 组尿样供试样品液。

2.2 色谱条件

（1）色谱柱：Platinum C 18 100A 5 μm，7.5 mm×4.6 mm（保护柱）+150 mm×4.6 mm（分析柱），美国奥泰科技（中国）有限公司提供。Alltima 保护柱+分析柱死体积为 1.9 mL。实验方法流动相：CH_3CN-H_2O，A 为水，B 为乙腈，A（6 min）$\xrightarrow{34\ min}$25%B $\xrightarrow{10\ min}$40%B（5min）。

（2）柱温：30 ℃。流速：0.8 mL/min。检测波长为 210 nm、240 nm、260 nm 和 275 nm。进样 5 μL，记录时间 55 min。采集大鼠尿液供试样品液 A、B、C、D、E 的 HPLC 指纹图谱（略）。

3 实验结果

干地黄不同提取部位 HPLC 指纹图谱分析，大鼠尿样的收集、处理是分别按相同方法进行的，HPLC 分析的进样量一致，因此，所得结果可以直接相互比较。与空白对照组 D、E 比较，A 组大鼠尿液供试样品液中出现 1 个新色谱峰（12 号峰），且 10 号峰的相对峰高显著增加，11 号峰的相对峰高显著降低；而 B、C 组无明显变化。10、11 号峰是大鼠尿中的正常代谢产物，但地黄水溶性部位能够显著影响其代谢水平。12 号峰是大鼠尿中的异常代谢产物，可能来自地黄水溶性部位，也可能是大鼠受地黄水溶性部位的作用而产生的应激产物。

以上结果进一步证实水溶性大分子部位是地黄的主要有效部位，对 10~12 号峰的深入研究，将有助于阐明地黄的药理活性、作用机制及代谢过程。

参考文献

[1] 丁岗，崔瑛，盛龙生，等．地黄血清药物化学的初步研究 [J]．中国天然药物，2003，1（1）：83-85.

原文发表于《河南中医学院学报》，2003（04）：18-19，89. 作者：崔瑛，侯士良等。

熟地黄对毁损下丘脑弓状核大鼠学习记忆及海马 c-fos，NGF 表达的影响

摘要目的：研究熟地黄改善学习记忆的作用及机制。方法：采用谷氨酸单钠（MSG）毁损下丘脑弓状核大鼠模型，通过跳台实验和 Morris 水迷宫实验观察熟地黄对学习记忆的影响；免疫组织化学技术法观察大鼠海马 c-fos、神经生长因子（NGF）表达。结果：熟地黄能延长 MSG 大鼠跳台实验潜伏期、减少错误次数；缩短水迷宫实验寻台时间，提高跨台百分率；提高 c-fos、NGF

在海马的表达。结论：熟地黄有改善 MSG 大鼠学习记忆作用，作用机制可能与提高 c-fos、NGF 在海马的表达有关。

关键词：熟地黄　学习记忆　MSG 模型　c-fos　NGF

熟地黄为玄参科植物地黄的干燥块茎炮制而成。功能补血滋阴，益精填髓，是优良的滋阴补血药。被誉为"壮水之主，补血之君"，广泛用于阴虚、血虚所致的各种病症。古今临床在治疗健忘、痴呆的复方中频繁使用[1,2]。根据熟地黄的性能特点，以及阴虚、学习记忆功能障碍和下丘脑-垂体-肾上腺（HPA）轴关系的认识，我们提出熟地黄益智研究应在基本符合中医肾阴虚证候、有突出的学习记忆功能障碍、伴有 HPA 轴功能亢进的动物模型上进行[3]。通过筛选，选择谷氨酸单钠（MSG）毁损下丘脑弓状核动物模型进行了熟地黄改善学习记忆的实验。

1　材料与方法

1.1　主要试剂

左旋谷氨酸单钠（MSG），Fluka 进口分装，购自上海化学试剂站分装厂。使用时以生理盐水溶解；c-fos 免疫组织化学技术试剂盒、NGF 免疫组织化学技术试剂盒，购自北京中山生物技术公司；DAB 二氨基联苯胺法显色剂，购自 Sigma 公司。

1.2　药品

熟地黄煎剂　地黄 *Rehmannia glutinosaLibosch.* 的干燥块茎，购自河南省武陟县药材公司，一等品。经河南中医学院生药学科陈随清副教授鉴定。按《中国药典》（2000 年版，一部）酒炖法制成熟地黄。取熟地黄，第 1 次加 6 倍水煎煮 1 h，第 2，3 次各加 4 倍水，每次煎煮 1 h，滤取上清，合并 3 次药汁，过滤，浓缩至 1∶1，4 ℃保存备用。六味地黄煎剂取《小儿药证直诀》六味地黄丸原方，除熟地黄自制外，山药、山茱萸、泽泻、牡丹皮、茯苓等，购自河南省药材公司。经陈随清副教授鉴定。上述药物依次按 8：4：4：3：3：3 的重量比例称量。煎煮方法同熟地黄，制得 1：1 药液，4 ℃保存备用。

1.3　动物分组

SD 大鼠（普通级）购自河南省实验动物中心，实验室繁殖，取雄性新生鼠于出生后第 2，4，6，8，10 天皮下注射 MSG4 mg/（g·d），对照组皮下注射 0.9%NaCl。28 d 离乳，分笼饲养，至第 8 周时，将大鼠分成 5 组，即正常组（注射 NaCl）、模型组、六味地黄煎剂组（4 g/kg）、熟地黄大剂量组（8 g/kg）、熟地黄小剂量组（4 g/kg），正常组和模型组给予饮用水，各组均连续灌胃 30 d。灌胃体积为每 100 g 体重 1 mL。

1.4　跳台实验

装置为 3 个茶色有机玻璃反射箱，底面铺以铜丝，电压 25 V。每间右后角放置一橡胶平台。先将大鼠放入箱内适应 3 min，然后通电。观察并记录 5 min 内大鼠跳下橡胶平台的次数，称为"错误数（errors）"。第 2 天同一时间段将大鼠放于橡胶平台上，观察并记录大鼠第 1 次跳下平台的时间（潜伏期）及 5 min 内跳下橡胶平台的次数，作为"错误数"。

1.5　空间记忆实验

按文献［4］～［6］建立 Morris 水迷宫。装置为直径 100 cm 圆形水池，内设 6 cm×10 cm 的透明站台，放于任一象限的中央，没于水下 1～2 cm。水面洒布白色泡沫颗粒。实验时，水池周围参照物保持不变，水温（20±2）℃。观察：①寻台潜伏期（SPL）：连续 7 d，每天 4 次，分别将动物头向池壁随机从 4 个入水点放入水中，记录其在 1 min 内寻找水下平台的时间。1 min 内找不到平台，记为 1 min，并将动物放到平台上熟悉 15 s，休息 30 s，进行下一次训练。②跨台百分率（跨越原水下平台位置次数占跨越各象限平台相应位置总次数的百分比 CPP）：训练结束后撤除平台，将动物从任一个入水点头向池壁放入水中，记录

2 min 内跨越原水下平台位置次数和其他各象限平台相应位置次数，计算跨台百分率。

1.6　取材及免疫组织化学技术染色

行为实验结束后，每组取大鼠 5 只，用戊巴比妥钠（40 mg/kg）麻醉，开胸后插管至升主动脉，先以 0.9%NaCl 冲净血液，再用含 4% 多聚甲醛和 0.2% 苦味酸的 0.1 mol/L 磷酸盐缓冲液（PB，pH7.4）灌注固定。冰台取脑入上述新鲜固定液中后固定 2~4 h（4 ℃），再移入含 30% 蔗糖的 PB 液中至沉底。恒冷箱切片机连续切片，片厚 30 μm。选取海马部位切片按试剂盒说明行免疫组织化学染色。主要步骤：冰冻切片以 PB 液浸泡 3 h，洗涤 3 次，0.5%H_2O_2 甲醇灭活内源性酶；依次滴加Ⅰ抗（c-fos1：200，NGF 1：800）、生物素化山羊抗兔 IgG 及生物素——辣根过氧化物酶，DAB 显色。空白对照，除Ⅰ抗为正常山羊血清外，其余步骤相同。免疫组织化学技术结果用 Olympus 显微镜观察，SPOTⅡ照相，MotaMorph 计算机图像分析系统分析，分别测出各组吸光度。

1.7　统计分析

所有实验数据用平均值±标准差表示。多组间比较用 ANOVA 分析，再用 LSD 进行两两比较，$P<0.05$ 时差别有统计学意义。

2　结果

2.1　对 MSG 大鼠跳台实验的影响

从表 1 可以看出，MSG 大鼠与正常组比较，跳台训练期、测试期错误反应次数均显著增加（$P<0.01$），触电潜伏期显著缩短（$P<0.01$）；给予熟地黄或六味地黄汤的 MSG 大鼠，跳台错误反应次数显著减少（$P<0.05$ 或 $P<0.01$），触电潜伏期明显延长（$P<0.05$ 或 $P<0.01$）。

表1　熟地黄对 MSG 大鼠跳台实验的影响（$\bar{X} \pm s$）

组别	动物数（只）	测试触电潜伏期（s）	每 5 min 错误反应次数	
			训练期	测验期
正常对照	10	251.91±101.5③	0.80±0.8③	0.3±0.7③
MSG 模型	13	64.31±80.1①	2.85±1.7①	2.31±1.0①
MSG+六味	12	238.22±108.2③	1.58±1.2③	0.42±0.5③
MSG+熟大	12	177.08±108.4②	1.08±1.4③	0.92±0.7③
MSG+熟小	13	183.83±131.5③	0.77±1.0③	0.62±0.9③

注：与正常组比较：①/P<0.01；与模型组比较：②/P<0.05，③/P<0.01。

2.2　对 MSG 大鼠空间记忆的影响

从图1可以看出，MSG 大鼠的寻台潜伏期（SPL）明显延长（P<0.01），给予熟地黄后，从训练的第5天开始，SPL 明显缩短（P<0.05，P<0.01），给予六味地黄煎剂，从训练第6天开始，SPL 明显缩短（P<0.05，P<0.01），但均不能恢复到正常组水平。

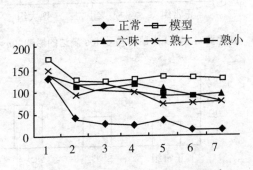

图1　熟地黄对 MSG 大鼠 SPL 的影响

从图2可以看出，MSG 大鼠的跨台百分率（CPP）明显降低，与正常组比较为 P<0.01；给予熟地黄或六味地黄汤后，MSG 大鼠的 CPP 可显著升高（P<0.01），但仍不能恢复到正常

组水平。

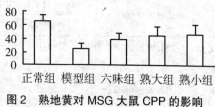

图 2　熟地黄对 MSG 大鼠 CPP 的影响

2.3　对海马 c-fos 和 NGF 表达的影响

经对实验大鼠海马 c-fos 和 NGF 免疫组织化学技术染色的半定量分析，发现 MSG 大鼠 c-fos 和 NGF 表达较正常大鼠有轻度升高（$P>0.05$），给予熟地黄的 MSG 大鼠 c-fos 和 NGF 较 MSG 模型组均有显著升高（$P<0.01$，图 3，图 4）。

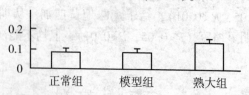

图 3　熟地黄对 MSG 大鼠海马 c-fos 表达的影响（$n=5$）

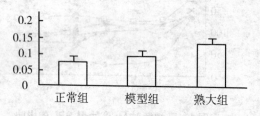

图 4　熟地黄对 MSG 大鼠海马 NGF 的影响（$n=5$）

3. 讨论

MSG 是一种神经毒素，能选择性地破坏新生期大鼠下丘脑弓状核，引起神经内分泌功能紊乱，HPA 轴功能亢进[7]。现已认识到，该模型与肾阴虚密切相关[8-12]。应激研究观察到，HPA 轴功能亢进，血浆糖皮质类固醇激素（GCS）升高。长期高水平血浆 GCS，可通过海马糖皮质激素受体介导，对海马神经细胞产生损伤，最终导致学习记忆功能减退[13]。根据应激 HPA 轴亢进的继发性损害，我们推测，MSG 毁损弓状核后的 HPA 轴亢进，最终也将导致学习记忆功能减退。因此，我们提出将 MSG 模型作为肾阴虚学习记忆障碍模型的设想[3]。本次实验发现，MSG 大鼠在跳台和 Morris 水迷宫实验中，有显著的学习记忆功能减退表现；六味地黄、熟地黄煎剂均能显著改善 MSG 大鼠学习记忆功能。根据以方（药）证型的观点，我们认为，将 MSG 模型作为肾阴虚学习记忆障碍模型使用的设想可行。神经生长因子是神经生长和功能活动必需的多肽类因子，存在于中枢神经系统，海马体内含量最高[14]。研究表明，中枢 NGF 与学习记忆密切相关，当海马体中 NGF 缺乏时，将引起动物学习和记忆的缺陷[15]。提高中枢 NGF 水平，可改善认知功能的障碍[16-19]。本实验观察到，正常大鼠海马 NGF 表达较低，MSG 大鼠 NGF 表达有一定升高，可能与神经损伤后 NGF 重新表达有关[20]；给予熟地黄的 MSG 大鼠，NGF 表达显著升高，学习记忆功能明显改善，表明熟地黄可能通过促进内源性 NGF 产生，对抗谷氨酸对神经细胞的损伤，改善学习记忆功能。多种学习训练模型均可诱导脑内 c-fos 基因表达；通过转基因技术获得的 c-fos 基因缺乏小鼠，空间学习记忆能力明显降低，提示 c-fos 在中枢神经系统内的表达与学习记忆有着密切的关系[21]。据研究，连续腹腔注射人参皂苷 5 d，能明显增强大鼠的学习记忆能力，同时也促进 c-fos 基因的表达，提示人参皂苷的增智作用与诱导 c-fos 基因表达有关[22]。本实验观察到：正常大鼠 c-fos 表达较少，MSG 模型大鼠 c-fos 表达稍高；而给予熟地黄的 MSG 模型大鼠 c-fos 基因表达显著升高；结合给予熟地黄的 MSG 模型大鼠学习记忆功能明显改善，我们认为熟地黄对抗谷氨酸对神经细胞的损伤、改善学习记忆功能，与促进 c-fos 基因的表达有关。

［致谢］郑州大学医学院解剖教研室张华、方智慧、张静老师对组织切片和免疫组织化学技术染色工作，北京东直门医院王硕仁教授、崔巍老师对摄像分析工作给予帮助。

参考文献

［1］ 周慎．老年性痴呆的用药及组方规律探讨．陕西中医，1993，14：372.

［2］ 陈楷，周文泉，陈可冀．中医对老年期痴呆认识与研究．引自陈可冀．跨世纪脑科学：老年性痴呆发病机理与诊治．北京：北京医科大学 中国协和医科大学联合出版社，1998：265.

［3］ 崔瑛，颜正华，侯士良，等．论熟地黄的益智作用与研究思路．中国中药杂志，2002，27（6）：404.

［4］ 韩太真，吴馥梅．学习与记忆的神经生物学．北京：北京医科大学 中国协和医科大学联合出版社，1998：61.

［5］ 张均田．现代药理实验方法学（上册）．北京：北京医科大学 中国协和医科大学联合出版社，1998：1022.

［6］ 王名正，牛栓成，武冬梅，等．甲基黄酮醇胺对小鼠和大鼠记忆障碍的改善作用．中国药理学与毒理学杂志，1998，12（3）：169-172.

［7］ 蔡定芳，刘彦芳，陈晓红，等．新生期大鼠皮下注射谷氨酸单钠后下丘脑-垂体-肾上腺-胸腺轴的改变．中国病理生理杂志，1998，14（4）：342.

［8］ 蔡定芳，刘彦芳，陈晓红，等．左归丸对单钠谷氨酸大鼠下丘脑-垂体-肾上腺轴的影响．中国中医基础医学杂志，

1999，5（2）：24-27.

[9] 蔡定芳，陈晓红，刘彦芳，等. 探讨阴中求阳与阳中求阴对谷氨酸单钠大鼠下丘脑-垂体-肾上腺-胸腺轴的影响. 中国中西医结合杂志，1999，19（7）：415.

[10] 刘彦芳，蔡定芳，陈晓红，等. 左归丸对左旋谷氨酸单钠大鼠下丘脑单胺类递质含量及体重增长的影响. 中国中西医结合杂志，1997，17（11）：673.

[11] 李瀚玟，张六通，邱幸凡. "肝肾同源于脑"与肝肾本质研究. 中医杂志，2000，41（2）：69.

[12] 李瀚玟，张六通，梅家俊，等. "肝肾精血亏虚"大鼠动物模型的建立. 中国中医基础医学杂志，2001，7（4）：51.

[13] 连晓媛，张均田. 慢性应激糖皮质类固醇与脑衰老. 中国药理学通报，1998，14（4）：293.

[14] ZHANG S Y, WU F M, CAI J X. Studies of Nootropic Drugs. Han T Z, Wu F M. Neurobiology of Learning and Memory [beijing]: Medical University and Peking Union Medical College United Publishing House, 1998: 397.

[15] HENRIKSSON B G, SODERSTROM S, GROWER A J, et al. Hippcampal Nerve Growth Factor Levels Are Related to Spatial Learninga - bility in Aged Rat. Behave Res, 1992, 33 (5): 26.

[16] LINDER M D, DWORETZKY S I, SAMPSON C, et al. Retalionship of App mRNA T ranscripts and Levels of NGF and Low - affinity NGF Receptors to Behaviortal Measures of Age - related Cognitive Dysfunction. J Neurosci, 1994, 14 (4): 2 282.

[17] 邹飞，罗炳德，蔡绍曦，等. NGF 改善老年大鼠 Morris 水

迷宫的学习记忆行为．中国应用生理学杂志，1998，14
（2）：184-187．

［18］ 徐晓虹，章子贵，吴馥梅．神经生长因子改善衰老性记忆
障碍及突触机制的探讨．药学学报，2000，35（10）：729-
732．

［19］ 龙大宏，姚志彬，李沃棠，等．神经生长因子对老年痴呆
鼠学习记忆能力的影响．中国行为医学科学，2001，10
（1）：4．

［20］ DENISE B W, MARIETA B H. The Ontogeny of Specific Ret-
rograde Transport of NGF by M otoneurons of the Brainstem and
Spinal Cord. Dev Biol, 1990, 138：484.

［21］ YANAGIHARA S, YAGI T, MATSUSHIMA T. Distinct Mech-
anisms for Expression of fos-like Immunoreactivity and Syaptic
Potentiation in Telencephalic Hyperstriatum of the Guail
Chick. Brain Res, 1998, 779：240.

［22］ 张玉秋，梅俊．学习记忆对脑内 c-fos 基因表达的影响．
生命科学，2000，12（5）：228.

原文发表于《中国中药杂志》，2003（04）：77-80．作者：
崔瑛，侯士良，颜正华，常章富。

地黄对心血管系统的作用

主题词： 心功能药物作用　地黄药效学

地黄是临床常用中药，近年来有关地黄的研究很多，本文主
要就地黄对心血管系统的作用综述如下。

1. 对心功能的影响

人们早已认识到地黄对心脏功能的影响。为了搞清影响心脏功能的活性成分，日本濑户隆子将中国产干地黄 2 kg 的甲醇提取物以乙酸乙酯及水分配，将水层部分依次用 Sephadex LX-20（水·甲醇系）、硅胶（氯仿·甲醇·水系）及 ODS（水·乙腈系）的柱层析分离、精制，结果得活性成分白色粉末 95 mg，经 TLC、HPLC、NMR 等鉴定为腺嘌呤核苷。运用 HPLC 测定了各种地黄中腺嘌呤核苷的含量，熟地黄每克含 0.03 mg，干地黄每克含 0.15 mg，鲜地黄每克含 0.11 mg[1]。

临床观察到地黄有较好的强心作用。如用生地黄 60~75 g，配葎草、石膏、桂枝、秦艽治疗心肌炎，药后体温由 38 ℃降至正常，心电图 P-R 间期由 0.34 s 转为 0.2 s，右心室肥大消失。徐氏用生地黄、玄参各 15~30 g，配沙参、麦冬、蒲公英、黄芩等治疗病毒性心肌炎 20 例，总有效率为 95%[2]。朱氏用地黄配伍桂枝治疗心虚心悸证效果满意[3]。

地黄有较好的强心作用，但用量过大可能引起中毒。有报道称，嚼服生地黄约 100 g，20 min 后出现中毒症状，表现有头晕、头痛、全身乏力，继则呼吸困难、口鼻流粉红色泡沫、大汗淋漓、不省人事。查体：心率 140 次/min，呼吸 40 次/min，血压 9.33/6.67 kPa，呈现昏迷状态，颜面苍白、全身湿冷、气促、瞳孔缩小，对光反射消失，口唇发绀，心律不齐，闻及奔马律，两肺满布水泡音[4]。所以，临床使用地黄应注意掌握适当的剂量。

2. 对血压的影响

地黄对血压的影响主要表现为降压作用。豫北医学专科学校用家犬做降压实验，分别给予酒熟地黄和蒸熟地黄煎剂，戊巴比妥钠静脉麻醉，水银检压剂直接测颈动脉血压，结果两组均引起血压下降，两种地黄降压强度无显著差异[5]。易氏实验证明，六味地黄汤对实验性肾性高血压有显著降压作用，且能改善肾功能、降低病死率[6]。

关于地黄的降压成分和作用机制，有研究证明，酒熟地黄和蒸熟地黄的降压成分均非无机物。刘氏等用怀地黄的乙醚、乙醇、水提取物实验表明，怀地黄的水提取物有明显的降压作用，乙醚和乙醇提取物无降压作用。将水提取物进一步分离得中性、酸性、碱性部分，实验结果酸性部分有降压作用，而中性和碱性部分作用不显著。初步分析酸性部分主要含苷类、生物碱性[7]。地黄的降压作用可能与其扩张血管及利尿作用有关。有研究表明，用5%浓度的地黄浸膏液对蟾蜍下肢血管做灌流试验可使血管扩张（1%~3%的浓度则引起血管收缩）。利尿实验表明，酒熟地黄与蒸熟地黄都有利尿效果。冯氏等用放射配基结合分析法，观察生地黄对甲状腺激素过多大鼠模型肾脏 β-肾上腺素能受体最大结合容量和亲和力的影响。结果，用注射三碘甲状腺原氨酸（T3）的方法造成的甲状腺激素过多大鼠的肾脏 β-受体最大结合容量较正常组显著增加，而生地黄能使之恢复正常。因此认为，从分子水平调节 β-受体的最大结合容量是生地黄的重要作用机制之一[8]。

临床观察到地黄有比较明显的降压作用。豫北医专观察66例，其中除4例为单纯高脂血症外，其余62例均为高血压病例。用酒熟地黄者31例，用蒸熟地黄者35例，服熟地黄前停服其他降压药1~2周，降血脂药2周。每天以熟地黄30~45 g煎服，15 d为1个疗程，两组用量相同，服药前后测定血脂、心电图等项目。结果表明，两种熟地黄都有显著的降压作用，临床有效率分别为83.3%和90.7%，收缩压和舒张压均显著下降，高血压引起的头痛、头晕、失眠、手足麻木等症状得到改善，使心率有一定减慢，对高血压引起的心肌劳损、左室高电压及心肌供血不足也有一定改善[9]。王氏报道用生地黄、附子各30 g捣烂外敷涌泉穴，每晚 1 次，对高血压病有良好效果[2]。

但是，也有地黄升高血压的报道。朱氏发现地黄可致血压升高，但对无脑的犬无升压反应，故认为地黄的升压作用可能是中枢性的[10]。王氏报道，用生地黄、杭菊、甘草各 3 g，每日 1 剂，治疗急性咽炎 1 例，8 d 后咽部症状好转，然而出现头痛眩晕，测血压为 28/14.6 kPa。该患者原无高血压病证，因此认为可能是生地黄的作用[11]。地黄对血压是否具有降低和升高的双向影响，其机制如何，有待进一步探讨。

3. 对心肌的保护作用

保护心肌，减轻缺血缺氧对心肌的损伤是治疗冠心病的重要措施。许多研究表明，地黄有保护心肌、减轻心肌缺血缺氧时的损伤的作用。用 0.33% 浓度的地黄醇提取物灌注兔心，可减慢心率和增加冠脉血流量。

自由基是造成心肌再灌注损伤的主要因素之一[12]。地黄可使氧自由基的清除酶超氧化物歧化酶（SOD）和谷胱甘肽过氧化物酶（GSH-PX）的活性提高，过氧化脂质（LPO）含量降低，从而减轻自由基造成的心肌损伤。李氏等观察了怀地黄及四大怀药合剂对小鼠 SOD、GSH-PX 的活性及 LPO 含量的影响。结果表明，单味地黄及四大怀药合剂均能明显增强小鼠血中 GSH-PX 的活力并显著降低 LPO 含量，四大怀药合剂对 SOD 活力也有明显的增强作用[13]。刘氏等也有类似报道[14]。蒋氏报道了六味地黄汤及其配伍对 LPO 和脂褐质的影响，认为六味地黄汤全方能显著降低高龄小鼠血清 LPO 及肝脏脂褐质含量。若把全方拆为"三补""三泻"两个组方，则其作用均不如六味地黄汤全方[15]。

根据中医学对冠心病的认识，心阴心血亏虚是其发病的一个较主要的病因病机，滋阴补血药物可以改善心阴心血亏损状态，从而减轻对心肌的损伤。近年来的研究验证了地黄的滋阴和补血作用，侯氏等报道怀庆熟地黄对甲状腺功能亢进型阴虚大鼠的体重改变，证实其确具较强的滋阴作用[16]。袁氏等通过生、熟怀地黄对小鼠失血性贫血的治疗及对骨髓造血细胞 CFU-S、CFU-E 培养的影响，了解到地黄能促进血虚动物 RBC、Hb 的恢复，加快 CFU-S、CFU-E 的增殖、分化，具显著的"生血"作用[17]。临床观察到大剂量生地黄对血小板减少有疗效，徐氏以生地黄 30 g~60 g 为主，随症加减治疗原发性血小板减少性紫癜 20 例，显效 7 例，有效 5 例，进步 6 例，无效 2 例，服药时间平均 45 d[18]。

4. 对血栓形成的抑制作用

血栓形成是心血管系统疾病发病的重要诱因之一。地黄对血小板凝集有抑制作用，对抗凝血酶有激活作用，对纤溶系统有活化作用，因而地黄可抑制血管内血栓形成[19]。日本石桥博文等研究地黄的药效表明，中国产的熟地黄能够强烈抑制肝脏出血性坏死灶及单纯性坏死；对血栓形成有显著抑制作用；还发现生地黄以外其他地黄对纤溶系统具有活化作用[20]。

5. 降血脂作用

血中胆固醇或甘油三酯超常，可加速脂质在血管壁的沉积和动脉粥样硬化的发展。临床观察到，熟地黄在炮制时加酒与不加酒对胆固醇和甘油三酯的影响不同。服酒熟地黄后，胆固醇、甘油三酯含量较服药前略有增加，服蒸熟地黄则可使之下降。熟地黄的降脂作用以降低胆固醇为主，其作用强度与安妥明、消胆胺相似[5]。

以地黄为主药的六味地黄汤对高血脂和脂质代谢也有一定作用。以本方制成片剂进行的降脂研究结果显示，给药组血清胆固醇和甘油三酯都低于对照组（$P<0.01$）；给药组动物的肝、脾、肾上腺重量均较对照组下降（$P<0.05$）；解剖时肉眼观察两组动物内脏脂肪沉积情况亦有差异；还能升高 HDL-C，增加 HDL-

C/TC 的比值[21]。日本原中硫璃子等的实验结果提示，服用六味地黄丸和八味地黄丸后，对高胆固醇饲料喂养的小鼠的心、肝、主动脉脂质，有使之降低倾向。长期投用有防止动脉硬化作用[22]。阿部博子报道，给高密度脂蛋白（HDL）胆固醇在 40 mg/dL 以下的患者，服用八味地黄丸 3~4 个月，其 HDL 胆固醇值在服用前为 31.3 mg/dL±4.5 mg/dL，在服用后增加为 41.3 mg/dL±8.4 mg/dL；而且动脉效果指数也有改善[23]。

参考文献

[1] 濑户隆子．地黄含有的循环系作用物质．国外医学中医中药分册，1992，5：45.

[2] 王贵邀，等．地黄的临床应用．吉林中医药，1985，2：32.

[3] 朱学明．生地黄药的运用体会．湖北中医杂志，1992，1：41.

[4] 廖仁贵．急性生地黄中毒 1 例报告．江西中医药，1989，5：35.

[5] 豫北医专中药研究室．炮制熟地黄时加酒与不加酒的比较．药学通报，1982；2：50.

[6] 易宁育，等．中药复方六味地黄汤的药理研究．中华内科杂志，1964，1：23.

[7] 刘鹤香，等．怀地黄不同提取物的药理作用比较．中成药，1991，7：45.

[8] 冯国平，等．生地黄、龟板和附子、肉桂对甲状腺功能亢进型大鼠 β−肾上腺素能受体的影响．中西医结合杂志，1986，10：606.

[9] 张金鼎，等．河南四大怀药．中药材，1987，3：55.

[10] 朱颜．中药的药理与应用．北京：人民卫生出版社，1958：254.

［11］王秀丽．生地黄致高血压1例，陕西中医，1992，10：472.

［12］温勇，等．血压代谢和脂质过氧化的冠心病中的作用初探．陕西医学杂志，1991，6：333.

［13］李献平，等．四大怀药延缓衰老作用的研究．中西医结合杂志，1991，8：486.

［14］刘世昌，等．四大怀药对小鼠血液中谷胱甘肽过氧化物活性和过氧化脂质含量的影响．中药材，1991，4：39.

［15］蒋莹．六味地黄汤及其配伍对过氧化脂质及脂褐质含量的影响．中国中药杂志，1991，3：175.

［16］侯士良，等．怀庆熟地黄滋阴作用的初步研究．中国中药杂志，1992，5：301.

［17］袁媛，等．怀地黄补血作用的实验研究．中国中药杂志，192，6：366.

［18］徐益礼．大剂量生地黄治疗原发性血小板减少性紫癜20例．浙江中医杂志，1986，3：114.

［19］李兰青．地黄药理研究进展．中成药，1994，9：47.

［20］石桥博文，等．关于生药的基源、炮制及质量的临床生物学研究——地黄对血栓症的药理病理学研究．国外医学中医中药分册，1983，3：52.

［21］涂建中．六味地黄汤国内外研究和应用近况．浙江中医杂志，1989，11：493.

［22］原中琉璃子，等．六味丸、八味地黄丸、柴胡加龙骨牡蛎汤对动脉化的影响．国外医学中医中药分册，1987，2：30.

［23］阿部博子．地黄及八味地黄丸的药效药理．国外医学中医中药分册，1992，2：18.

原文发表于《中医研究》，1995（06）：43-46. 作者：杨传彪，侯士良，周民权。

猪蹄甲与穿山甲抗小鼠骨髓微循环障碍作用的实验研究

穿山甲为鲮鲤科动物穿山甲 *Mains pentadactyla* Linnaeus 的鳞甲，由于其具有较好的临床疗效而被广泛应用于内、外、妇、儿各科。但受生态环境影响和人为因素的破坏，穿山甲野生资源日益匮乏，药材供需矛盾比较突出，限制其临床的应用。猪蹄甲为猪科动物猪的蹄甲，为畜牧业的副产品，其资源丰富。现代研究表明猪蹄甲和穿山甲在临床应用、化学成分和药理作用等方面有一定相似之处[1]，穿山甲有一定的抗小鼠微循环障碍的作用[2]。在此基础上，为研究猪蹄甲替代穿山甲的可能性，本实验进一步研究了猪蹄甲和穿山甲抗小鼠骨髓微循环障碍的作用，观察猪蹄甲和穿山甲在药理作用方面的相似性，为猪蹄甲全面替代穿山甲提供一定的实验基础。

1　材料

1.1　动物：ICR 种雄性小鼠，体重（25±2）g，2～2.5 月龄，购自北京维通利华实验动物技术有限公司。

1.2　穿山甲水煎液：穿山甲为脊椎动物鲮鲤科穿山甲的鳞甲，按《中国药典》砂烫醋淬炮制后，粉碎成粗颗粒。取干燥穿山甲粉 200 g，加水 600 mL 浸泡 1 h 后，煮沸两次，第 1 次 50 min，第 2 次 30 min，滤过。合并滤液，并压榨药渣中滤汁，一并浓缩至 200 mL（相当于含生药 1 g/mL，总氨基酸质量分数 ≥50%），置于 4 ℃冰箱，冷藏备用。临用前稀释为 0.1 g/mL。

1.3　猪蹄甲水煎液：猪蹄甲为猪科动物猪的蹄甲，洗净，晒干后，炮制方法同穿山甲，取猪蹄甲粉 600 g，煎煮方法同穿山甲，滤液浓缩至 600 mL（相当于含生药 1 g/mL，总氨基酸质量分数≥50%），置于 4 ℃ 冰箱，冷藏备用。临用时分别稀释为 1 g/mL、2 g/mL、4 g/mL。

1.4　主要试剂：乙醚、无水乙醇、甲醛、高铁氰化钾、氰化钾、磷酸二氢钾均购自北京化学试剂厂。^{60}Co 的 γ 射线源由军事医学科学院放射科学研究所提供。

1.5　仪器：7504 型紫外可见分光光度计（上海第三分析仪器厂），离心机（北京医用离心机厂），涡旋混合器（江苏姜堰市），电子天平（上海电子仪器厂）。

2　方法

2.1　显色剂的配制和保存：称取高铁氰化钾 200 mg、氰化钾 50 mg 和磷酸二氢钾 140 mg，溶于 1 000 mL 蒸馏水中，再分装于 2 个 500 mL 棕色瓶中，在室温或 4 ℃ 冰箱内保存备用。

2.2　动物分组与造模：取健康 ICR 种小鼠 90 只，随机分为正常组，模型组，穿山甲组，猪蹄甲低、中、高剂量组，每组 15 只。其中正常组和模型组灌胃生理盐水（20 mL/kg）；穿山甲组灌胃穿山甲水煎液（20 g/kg）；猪蹄甲各组分别灌胃猪蹄甲水煎液（20 g/kg、40 g/kg、80 g/kg）。各组小鼠每日灌胃体积相等，实验期间自由饮水。灌胃第 7 天后，除正常组外，其余各组进行^{60}Co 的 γ 射线照射[3]，剂量约为 0.5 Gy/min。全身照射总剂量为 4.0 Gy，^{60}Co-γ 照射后，称体重，继续按上述方法给药，照射后第 3 天称体重后脱臼处死，测定其骨髓血红蛋白水平、血清中血栓素 A2（TXA 2）和前列腺素 I2（PGI 2）的水平，并取左后腿股骨，进行组织形态学检查。

2.3　骨髓血红蛋白溶液的制备和测定：处死小鼠后，每只小鼠取股骨和胫骨各 1 根（右后腿），去净骨外软组织，用注射针头在骨两端打孔，用注射器将骨髓全部冲入盛有 5 mL 显色剂的试管内，通过 4 号针头将骨髓溶液移入离心管。每管加入乙醚 1 mL，盖上翻口塞。在振荡器强烈振荡 2~3 min，然后 3 000 r/min 离心 15 min，用吸管将脂肪层下的骨髓血红蛋白溶液吸入比色杯，在波长 540 nm 处测定吸光度（A）值，用显色剂调节零点。

2.4　血清中 TXA 2 和 PGI 2 的水平测定：小鼠眼眶取血，待血液凝固后，室温 3 000 r/min 离心 15 min，取其上清液即为血清，分装于 Ependorf 管-20 ℃冻存备用。用放免法测定［TXA 2 水平以血栓素 B2（TXB 2）水平表示］。

2.5　骨髓病理切片和微血管反应评价[3]：取小鼠的左后腿股骨，做病理检查。取中股骨，去净周围软组织，在 10%甲醛溶液中固定，再按常规方法包埋、切片、苏木精—伊红染色法，用阿拉伯胶封片。病理切片由北京中医药大学组织胚胎学教研室制作及观察。

2.6　祛瘀作用的表示：药物的祛瘀作用可以通过测定骨髓中血红蛋白的量来表示，计算公式为：

$$血红蛋白抑制率 = \frac{A_{模型组} - A_{给药组}}{A_{模型组} - A_{正常组}} \times 100\%$$

2.7　数据处理：所有数据均以 $\bar{X} \pm s$ 表示，利用 SPSS11.0 统计软件进行单因素方差分析。

3. 结果

3.1　对小鼠体重的影响：经 ^{60}Co-γ 射线照射后，模型组小鼠体重与正常组小鼠体重相比，有一定程度的减轻趋势，且部分小鼠出现严重腹泻等反应。猪蹄甲和穿山甲组小鼠体重同正常组小鼠相比无明显差异，无明显腹泻现象。

3.2　对 ^{60}Co-γ 照射后小鼠骨髓血红蛋白水平的影响，见表 1。猪蹄甲和穿山甲均具有降低 ^{60}Co-γ 辐射后小鼠骨髓血红蛋白水平的功效，其中穿山甲对以上指标改善较为显著（$P<0.01$）。中、高剂量猪蹄甲组与穿山甲组比较无统计学差异（$P>0.05$）。低剂量猪蹄甲组与中、高剂量组差异显著（$P<0.05$）。

表 1　猪蹄甲与穿山甲对骨髓微循环障碍小鼠血红蛋白水平的影响

$$(\bar{X} \pm s,\ n=15)$$

组别	剂量（g/kg）	骨髓血红蛋白（A 值）	抑制率（%）
正常	—	0.038±0.007 9	—
模型	—	0.120 2±0.009 4＊＊	—
穿山甲	20	0.061 9±0.007 8＊＊△△#	71.09
猪蹄甲	20	0.077 7±0.007 3＊＊△△▲▲	51.83
	40	0.066 1±0.007 9＊＊△△▲#	65.98
	80	0.067 4±0.007 3＊＊△△▲▲0.004 6＊△△▲	64.39

与正常组比较：＊＊P<0.01；

与模型组比较：△△P<0.01；

与穿山甲组比较：▲P<0.05，▲▲P<0.01；

与猪蹄甲（20 g/kg）组比较：#P<0.05；表2同。

3.3　对小鼠血清中 TXB 2 和 PGI 2 水平的影响：见表2。猪蹄甲和穿山甲能显著降低^{60}Co-γ 辐射后小鼠血清 TXB 2 水平及升高小鼠血清 PGI 2 水平，其中穿山甲对以上指标改善较为显著（P<0.01）。中、高剂量猪蹄甲组与穿山甲组比较无统计学差异（P>0.05），低剂量猪蹄甲组与中、高剂量猪蹄甲组比较差异显著（P<0.05）。

3.4　小鼠骨髓病理检查结果：正常组的骨髓毛细血管壁清晰，可见内皮细胞完整，无出血现象。模型组小鼠骨髓内呈明显出血，血窦结构不清，明显扩张或破坏，血窦数减少，可见髓腔中心静脉扩张，窦状隙有形状和大小不一的出血灶。穿山甲组小鼠骨髓内毛细胞损伤与出血明显减轻；猪蹄甲低、中、高剂量组，未见明显的骨髓内出血，可见毛细血管壁结构，各剂量组间有一定差异，且中、高剂量组能明显地减轻窦状隙系统的破坏，降低微血管通透性，改善窦状隙系统血流状况，能明显地使骨髓微循环损害得到一定延缓和遏制。

表2 猪蹄甲与穿山甲对骨髓微循环障碍小鼠血清 TXB 2 和 PGI 2 水平的

影响 ($\bar{X} \pm s$，$n = 15$)

组别	剂量 (g/kg)	TXB2 （μg/mL）	PGI2 （μg/mL）
正常	—	54. 93±12. 59	217. 04±55. 27-
模型	—	114. 41±16. 32 * *	73. 31±17. 63 * * -
穿山甲	20	81. 23±7. 17 * * △△	134. 55±32. 13 * * △△
猪蹄甲	20	93. 63±9. 55 * * △△ ▲▲	91. 27±7. 98 * * △△ ▲▲
	40	79. 06±7. 86 * * △△ ▲#	115. 11±19. 50 * * △△ ▲#
	80	77. 06±14. 1 * * △△ ▲#	125. 04±27. 58 * * △△ ▲#

4. 讨论

骨髓微循环系统的基本功能是保证骨组织及细胞的物质交换，并与机体造血功能有密切联系。骨髓组织中除大量的造血细胞外，还有丰富的血管网络组成的骨髓微循环系统。[60]Co-γ 射线照射小鼠后可以造成骨髓内血窦结构的破坏，而致小鼠骨髓血红蛋白水平升高、血清中 TXA 2 升高和 PGI 2 降低等一系列微循环障碍表现。骨髓微循环系统的改变，也属于中医血瘀的一种表现。[60]Co-γ 射线照射小鼠，可引起骨髓血红蛋白水平升高及骨髓的血窦扩张，充血通透性增高。该模型成熟稳定，常用于治疗骨髓微循环药物的评价研究[3]。PGI2 和 TXA 2 均为花生四烯酸的代谢产物，它们对血液系统的药理作用相反，它们之间的相互平衡对于维护机体的正常血液循环有着重要的作用[4,5]。而微循环障碍常表现为血清中 TXA 2 升高和 PGI 2 降低，导致 PGI 2 和 TXA 2 失衡。因此本实验选择以上指标进行研究，能较好地反映药物的作用。

穿山甲为活血消痈、消肿排脓之良药。《本草纲目》记载穿山甲："除痰疟寒热，风痹强直疼痛，通经脉，下乳汁，消痈肿，排脓血，通窍杀虫。"现代研究证明穿山甲水煎液具有良好的抗微循环障碍的作用[2]。本实验研究也证明，穿山甲水煎液能在一定程度上防治^{60}Co-γ射线造成的小鼠骨髓血窦结构损伤，显著降低血清 TXB 2（血清 TXB 2 为血液中 TXA 2 体外存在形式）水平和升高血清 PGI 2 水平。《本草从新》中记载"猪悬蹄甲，治寒热痰喘，痘疮入目，五痔肠痈"。现代研究证明猪蹄甲对心血管系统及血液系统有显著影响[6,7]。本实验研究也发现猪蹄甲低、中、高剂量均能预防^{60}Co-γ射线造成的小鼠骨髓血窦结构损伤以及调节血清中 TXB 2 和 PGI 2 水平，但猪蹄甲低剂量组作用不如中、高剂量组明显。

本实验研究表明：猪蹄甲和穿山甲均有一定的抗小鼠微循环障碍的作用，其机制可能在于改善小鼠微循环系统，让成熟的血细胞进入血管，促进小鼠骨髓静脉窦的修复，明显增加骨髓微血管数，扩张其微血管面积，改善红细胞的变形和取向能力[8]，从而发挥其活血化瘀作用。而小鼠骨髓基质内细胞核因子-κB（NF-κB）与小鼠骨髓微环境基质细胞的抗辐射能力及造血功能恢复有关[9,10]。穿山甲和猪蹄甲对骨髓微循环改善是否与调节小鼠基质内 NF-κB 有关，有待于进一步探讨。猪蹄甲中、高剂量组与穿山甲组在抗小鼠骨髓微循环障碍方面无显著差异，这提示猪蹄甲在抗小鼠骨髓微循环障碍方面替代穿山甲具有一定的可行性，这为猪蹄甲全面替代穿山甲奠定了一定的实验基础。至于猪蹄甲能否全面替代穿山甲有待于进一步研究。

［致谢］本实验在进行过程中得到了北京中医药大学团委董玲、范璐老师，科研处王伟、葛纫华、王志刚老师的大力支持，同时也得到了中日友好医院、军事医学科学院放射科学研究所的大力帮助。

参考文献

［1］ CAO Y, LYU Z L, LI W M, et al. Study on components of Ma-
nis pantadactyla Linnaeus and Sus scrof a domestica Brisson ［J］.
J Chin Med Mater, 1989, 12 (2): 34-36.

［2］ LIU W L, SUN H Y, LU W, et al. Effects of promoting blood-
circulation and removing blood stasis of TCM on marrowmicrocir-
culation and supplying oxygen in the irradiated mice ［J］. Chin
J Radiol Med Prot, 1997, 17 (5): 341-345.

［3］ CHEN Q. Methodology in Pharmacological Study on ChineseMa-
teria Medica ［M］. Beijing : People's Medical Publishing
House, 1994.

［4］ PERSSON J, EKELUND U, GRANDE P O. Endogenous nitric
oxidereduces microvascular permeability and tissue edema dur-
ingexercise in cat skeletal muscle ［J］. J Vasc Res, 2003, 40
(6): 538-546.

［5］ SACERDOTI D, GATTA A, MCGIFF J C. Role of cyto-
chromeP450-dependent arachidonic acid metabolites in liv er
physiology and pathophysiology ［J］. Prostaglandins Other Lip-
idMediat, 2003, 72 (1-2): 51-71.

［6］ MEI B L. Study on Fux ue Ning on functional uterine bleeding
［J］. Viscera Biochem Pharm, 1980 (3): 21-22.

［7］ ZHANG C L. Adv ances in studies on animal nails using in medi-
cine ［J］. Chin J Biochem Pharm, 1994, 15 (2): 153-155.

［8］ XIE L D, ZHENG J J, Liu D H, et al. Effects of ^{60} Co on ra-
diation deformation and oritation in the course of erythrocyte se-
nescence ［J］. Chin J Hemorheol, 2000, 10 (1): 4-8.

［9］ ZHU B, LUO J C, GUO Z H, et al. Chang es of nuclear

factor-κB（NF-κB）in cultured bone marrow stromal cells after[60] Coγ-irradiation［J］. Chin J Radiol Med Prot, 2000, 20（5）: 317-320.

［10］NADJAR A, COMBE C, LAYE S, et al. Nuclear factor kappaB nuclear translocation as a crucial marker of brain response tointerleukin-1. A study in rat and interleukin-1 type I deficient mouse［J］. J Neurochem, 2003, 87（4）: 1 024-1 036.

原文发表于《中草药》，2005（09）: 88-91。作者：张东伟，侯士良，等。

猪蹄甲和穿山甲抑制乳腺增生作用的
比较研究

摘要目的：比较猪蹄甲和穿山甲抑制乳腺增生的作用。方法：取 Wistar 雌性大鼠 60 只，随机分成正常对照组，模型对照组，穿山甲组［3.33 g/（kg·d）］，猪蹄甲高、中、低剂量组［分别灌服猪蹄甲水煎液 6.66 g/（kg·d）、3.33 g/（kg·d）、1.67 g/（kg·d）］等 6 组，每组 10 只，正常对照组、模型对照组灌服等体积的生理盐水。造模方法：大鼠肌内注射苯甲酸雌二醇 0.5 mg/（kg·d），连续 25 d，继而改用肌内注射黄体酮 4 mg/（kg·d），连续 5 d，形成乳腺增生模型。对照组每只肌内注射生理盐水 0.2 mL/d，共 30 d。从造模的第 1 天起，各组分别以上述选定的量灌胃，每天 1 次，连续 45 d。第 45 天腹主动脉取血分别测血清中雌二醇（E_2）、泌乳素（PRL）、促黄体生成激素（LH）、黄体酮（P）的含量并观察各组乳腺病理形态改变。结果：与模型对照组比较，猪蹄甲高剂量、中剂量与穿山甲均能显著降低血清中的 E_2 水平（$P < 0.05$），其中猪蹄甲高剂量

组更明显（$P<0.01$），猪蹄甲低剂量有降低血清 E_2 水平的趋势，但无统计学意义；猪蹄甲高剂量、中剂量、低剂量与穿山甲均能显著升高血清中 PRL 水平（$P<0.05$），其中以猪蹄甲高剂量更明显（$P<0.01$）。各组病理组织检查显示猪蹄甲水煎液不同剂量与穿山甲水煎液均能不同程度地改善实验大鼠乳腺增生病理组织形态。结论：穿山甲与猪蹄甲在抑制乳腺增生作用方面，作用相近，二者具有可替代性。

关键词：猪蹄甲 穿山甲 乳腺增生

穿山甲为国家二级保护动物。穿山甲（*Manis pentadactyla Linnaeus*）的鳞甲，是临床常用中药。积极地寻找穿山甲的药用替代品，对于保护生态环境，解决其药用供需矛盾和开发新药源都具有重要意义。猪蹄甲为猪科动物猪（*Sus scrofa domestica Brisson*）的蹄甲，是畜牧业的副产品，其资源丰富。我们用现代药理学方法对猪蹄甲和穿山甲的抗乳腺增生作用从药效学角度进行了对比实验研究，为寻找穿山甲的替代品奠定基础。

1 材料

1.1 药物

（1）穿山甲水煎液：穿山甲由河南省药材公司提供，按《中国药典》方法[1]砂烫醋淬炮制后，经干燥粉碎成粗颗粒。称取穿山甲粉 500 g，浸泡 1 h，加水至 4 000 mL，煮沸 60 min，双层纱布过滤。二煎加水 2 500 mL，煮沸 60 min，双层纱布过滤。合并滤液，浓缩至 500 mL（相当于每毫升含生药 1 g），置冰箱 4 ℃冷藏备用。

（2）猪蹄甲水煎液：猪蹄购自郑州市食品公司，洗净，晒干后，炮制方法同穿山甲，取猪蹄甲粉 800 g，煎煮方法同穿山甲，滤液浓缩至 800 mL，置冰箱 4 ℃冷藏备用。临用时按 1：2：4比例稀释为 3 种浓度进行实验。

（3）生理盐水：郑州化学药业有限公司生产（批号：0003052）。苯甲酸雌二醇：上海第九制药厂生产（批号：009004）。黄体酮注射液：广州明兴制药厂生产（批号：941202-5）。

1.2 动物

Wistar 雌性未孕大鼠 60 只，普通级，体重 180~220 g，由郑州大学实验动物中心提供，动物合格证号：99010。

1.3 试剂

雌二醇（E_2），泌乳素（PRL），黄体酮（P），促黄体生成激素（LH）放射免疫试剂盒均由深圳拉尔文生物工程有限公司提供（批号：0106）。

1.4 仪器

光学显微镜、LXJ-Ⅱ离心沉淀机、SN-682 型放射免疫 r 计数器。

2 方法

2.1 乳腺增生模型的复制

参照文献[2]，给实验大鼠肌内注射苯甲酸雌二醇 0.5 mg/（kg·d），连续 25 d，继而改用肌内注射黄体酮 4 mg/（kg·d），连续 5 d，形成乳腺增生模型。对照组每只肌内注射生理盐水 0.2 mL/d，共 30 d。

2.2 动物分组和给药方法

动物分组：取 Wistar 雌性大鼠 60 只，称重，随机分成 6 组。正常对照组，模型对照组，穿山甲组，猪蹄甲高、中、低剂量 3 组，每组 10 只。给药方法：各组分别给予标准饲料，药物灌胃量的选定参考《中药八百种详解》[3]，穿山甲临床用量为 10 g，大鼠每千克每日灌服生药量为 10/60×20（倍）≈3.33 g/（kg·d）。猪蹄甲设高、中、低 3 个剂量，分别灌服猪蹄甲水煎液 6.66 g/（kg·d），3.33 g/（kg·d），1.67 g/（kg·d），正常对照组、模型对照组灌服相同体积生理盐水。从造模的第 1 天起，各组分别以上述选定的量灌胃，每日 1 次，连续 45 d。

2.3 取材方法

末次给药 1 h 后，所有大鼠用戊巴比妥钠（30 mg/kg）麻醉，腹主动脉取血 3~6 mL，离心，制备血清，−20 ℃保存待测。动物处死后，立即取下大鼠第二对或第三对乳房组织，制作组织切片。

2.4 指标观测

2.4.1 血清指标测定方法

血清中雌二醇（E_2），泌乳素（PRL），促黄体生成激素（LH），黄体酮（P）等指标均以放射免疫法进行测定。标本经处理后，3 400 r/min 离心 20 min 后弃去上清，用 γ 计数器测定沉淀物的放射强度，经换算得实验结果。

2.4.2 乳房组织光镜观察

所取乳房组织用 10%甲醛溶液固定，72 h 后，切取厚度为 2 mm 组织，按常规脱水，透明，石蜡包埋切片，苏术精—伊红染色法，做光学显微镜观察。

2.5 统计学处理

实验数据采用 SPSS11.0 统计软件进行单因素方差分析。数据以 $\bar{X} \pm s$ 表示。

3 结果

3.1 对血清 E_2、PRL、P、LH 水平的影响

结果见表 1。与模型对照组比较，猪蹄甲高剂量、中剂量与穿山甲能显著降低血清中的 E_2 水平（$P<0.05$），其中猪蹄甲高剂量组更明显（$P<0.01$）；猪蹄甲低剂量有降低血清 E_2 水平的趋势，但无统计学意义；猪蹄甲高剂量、中剂量、低剂量均能显著升高血清中 PRL 水平（$P<0.05$），其中以猪蹄甲高剂量更明显（$P<0.01$）。

表 1　各组大鼠血清 E$_2$，PRL，P，LH 水平的变化（$\bar{X} \pm s$）

组别	剂量 (g/kg)	n	E2（μg/mL）	PRL（ng/mL）	P（ng/mL）	LH（mIU/mL）
正常对照组	生理盐水 (等体积)	9	53.8±1.65	3.81±0.96	23.28±5.52	23.68±0.91
模型对照组	生理盐水 (等体积)	7	12.65±0.58	3.66±0.38	18.47±3.52	3.63±1.21
穿山甲组	3.33	8	11.31±0.94①	4.90±0.92①	20.68±2.55	2.89±0.82
猪蹄甲高剂量组	6.66	8	11.00±1.08②	4.95±0.87②	20.25±2.18	3.89±0.66
猪蹄甲中剂量组	3.33	8	11.34±1.58①	4.87±1.18①	19.31±177	4.08±1.79
猪蹄甲低剂量组	1.67	9	11.87±0.62	4.84±0.90①	21.06±1.98	3.77±1.39

注：与模型对照组比较，①$P<0.05$，②$P<0.01$。

3.2　大鼠乳腺病理学检查

（1）正常：大鼠乳腺由无数小叶组成，每叶由富含脂肪组织的结缔组织分隔，每腺叶又被结缔组织隔成小叶，小叶的腺泡较少，被结缔组织包围着，乳腺的腺泡相对窄小，小腺泡及小导管的上皮细胞均为单层低柱状、核圆形，位于基底部，腺泡腔内有较多分泌物（图1）。

图 1　正常对照组大鼠乳腺切片（×100）

（2）模型组：大鼠乳腺形态结构发生了很大的变化，每叶腺泡明显增生，被结缔组织和脂肪组织包围，腺泡上皮细胞高度增生，致使腺泡与腺泡之间无结缔组织和脂肪组织分隔，腺泡上皮呈高柱状，层次增加，有些腺泡上皮向腔内呈乳头状突出（图2）。

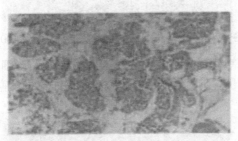

图2　模型组大鼠乳腺切片（×100）

（3）穿山甲组：大鼠乳腺每叶腺泡轻度增生，结缔组织和脂肪组织也略增多；乳腺上皮细胞多为高柱状，层次轻度增加，核圆形，腺泡上皮细胞轻度增生，向内腔呈乳头状突出不明显（图3）。

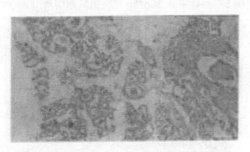

图3　穿山甲3.33g/kg组大鼠乳腺切片（×100）

（4）猪蹄甲高剂量组：大鼠乳腺形态结构有明显的改善，与穿山甲组（阳性对照组）相似（图4）。

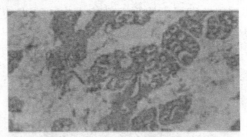

图4　猪蹄甲6.66g/kg组大鼠乳腺切片（×100）

（5）猪蹄甲中剂量组：大鼠乳腺腺泡上皮细胞呈中度增生，呈高柱状，层次增加，少数腺泡上皮细胞向腺腔呈乳头状突出（图5）。

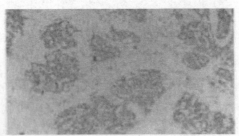

图5　猪蹄甲3.33g/kg组大鼠乳腺切片（×100）

（6）猪蹄甲低剂量组：大鼠乳腺每叶腺泡增生，有些腺腔密集，腺泡上皮细胞增生，层次略增加，有些增生向腺腔内呈乳头状突出（图6）。

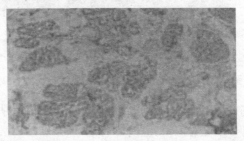

图6　猪蹄甲1.67g/kg组大鼠乳腺切片（×100）

4. 讨论

乳腺增生病是一种好发于中青年妇女的常见病，其发病率居乳腺疾病的首位。本实验采用长期应用大量的雌二醇配合小量的黄体酮成功地复制了乳腺增生模型，并选择 E_2、PRL、P、LH 为观测指标，通过大鼠乳腺病理学检查观察猪蹄甲与穿山甲对乳腺增生的抑制作用并初步探讨其作用机制。

实验结果显示，猪蹄甲中剂量、高剂量和穿山甲均能降低血清中雌二醇水平（$P<0.05$），同时对血清泌乳素水平均有升高作用（$P<0.05$），且作用强度与穿山甲相似。

通过对各组病理组织观察，我们发现猪蹄甲水煎液不同剂量与穿山甲水煎液均能不同程度地改善实验性大鼠乳腺增生病理组织形态，以穿山甲与猪蹄甲高剂量作用明显，表明在抑制乳腺增生作用方面，猪蹄甲高剂量与穿山甲作用相近，二者具有可替代性。二者抑制乳腺增生的机制可能与降低血清中雌二醇水平，调整内分泌及降低血液黏稠度，改善循环等途径有关，有待进一步研究探讨。

参考文献

[1] 国家药典编委会. 中华人民共和国药典 ［S］. 北京：化学工业出版社，2000.

[2] 饶金才，李兰珍. 乳腺增生病动物模型的复制及病理类型 ［J］. 中国病理生理杂志，1992，8（6）：671.

[3] 侯士良. 中药八百种详解 ［M］. 郑州：河南科学技术出版社，1998.

原文发表于《中国实验方剂学杂志》，2007（07）：51-53.

作者：王辉，侯士良等。

猪蹄甲与穿山甲消痈排脓作用比较的实验研究

摘要目的：比较猪蹄甲、穿山甲对肠痈大鼠的消痈排脓作用。

方法：通过结扎大鼠部分阑尾，缝合相邻的肠管制备阑尾脓肿大鼠模型，比较观察穿山甲和猪蹄甲高、中、低剂量对脓肿直径、脓肿称重、病理组织学和血液流变学等指标的影响。

结果：猪蹄甲、穿山甲均能使肠痈脓肿缩小、局限，而具有抗炎或促使炎症修复作用，减轻脓肿大鼠黏、浓的血液流变学改变，与模型组比较（$P<0.01$ 或 $P<0.05$），猪蹄甲高剂量和穿山甲均能减轻炎症反应或促使炎症修复，且猪蹄甲高剂量组与穿山甲组比较无统计学差异（$P>0.05$）。

结论：猪蹄甲与穿山甲都具有排脓消痈作用，为寻找穿山甲药材的替代品获得了初步的研究资料。

关键词：猪蹄甲　穿山甲　消痈排脓

猪蹄甲为猪科动物猪（*Sus scrofa domestica* Brisson）的蹄甲，又称猪悬蹄、猪退等[1]。早在《神农本草经》中就有记载："悬蹄，主五痔，伏热在肠，肠痈内蚀。"《本草纲目》记载："猪蹄甲主五痔，……同赤木烧灰，熏辟一切恶疮。"《本草从新》指出："猪悬蹄甲，治寒热痰喘，痘疮入目，五痔肠痈。"近年的临床和实验研究表明[2,3]，猪蹄甲在泌乳功效上可替代穿山甲药用。穿山甲药用部位为鳞甲，与猪蹄甲截然不同，但从文献[4]来看，所含成分大致相似，均含有大量氨基酸、无机物、甾类等。穿山甲具有活血消痈排脓作用，但货缺价高，猪蹄甲以其价廉易得而备受重视。笔者前期的实验表明，猪蹄甲、穿山甲对急、慢性炎症均有抑制作用[5]。目前尚未见有对两者在消痈排脓方面进行比较研究，因此为探讨用猪蹄甲替代穿山甲的可能性，我们结合文献并根据肠痈（急性化脓性阑尾炎）的病理特点复制大鼠肠痈模型，以比较猪蹄甲、穿山甲对肠痈大鼠的影响。

1 材料和方法

1.1 材料

1.1.1 药物

穿山甲（*Manis pentadactyla* Linnaeus）购自河南省药材公司，猪蹄甲购于郑州肉联厂，经河南中医学院中药品质与资源学博士陈随清教授鉴定为正品。据报道[6]，在猪蹄甲所含的17种氨基酸，其中含量位居前三名的为谷氨酸（16.09%）、精氨酸（8.22%）、亮氨酸（8.15%），此外尚含钠、硫、钙、锌等，以及甾类、胆固醇类成分。将猪蹄甲和穿山甲同等条件下煎煮，分别用旋转蒸发仪浓缩至相当于含生药1 g/mL，置4 ℃冰箱备用。

1.1.2 动物

雄性SD大鼠72只，体重（200±20）g，由河南省实验动物中心提供，许可证号SCXK（豫）2005-0001。

1.1.3 仪器

B超，日本ATL超声9-HDI型；血液流变仪，北京普利生集团；电子天平，上海电子仪器厂；双目光学显微镜，日本OlympusBH系列。

1.2 方法

1.2.1 造模与用药

按文献方法[7]将动物术前12 h禁食，自由饮水，盐酸氯胺酮（0.2 mL/100 g）行大鼠腹腔注射麻醉，无菌操作下腹部取正中切口，长约2 cm，开腹后找出阑尾，将其与邻近回结肠移置腹外，其中12只将外置肠管放回腹腔，双层缝合关腹，设为假手术组；余者均于距阑尾盲端1 cm处用1号丝线环形结扎阑尾，用小圆针细丝线于回肠末端1.5 cm处，将回肠和相对应位置的结肠浆肌层缝合 3 针，使已被结扎的阑尾包埋于缝合的肠段及相应的系膜间，将外置肠管放回腹腔，双层缝合关腹，回笼饲养。造模第 2 天，除假手术组外，其余大鼠按体重随机分为模型对照组、穿山甲对照组、猪蹄甲高、中、低剂量组，灌胃（ig）给药。给药剂量见表 1。1 次/d，连续 2 周。给药剂量依据《中国药典》[8] "穿山甲临床剂量 9g"，按一般成人平均体重 60 kg，计算大鼠每千克体重每天灌胃量相当于生药剂量为：9/60×20（倍）= 3 g/（kg·d），猪蹄甲高、中、低剂量与穿山甲的剂量比，分别为2∶1、1∶1、0.5∶1。每次灌胃前，从 4 ℃冰箱取出药液，水浴微加热至室温，并反复摇匀。

1.2.2　B 超检查大鼠肠痈形成情况

分别于第 7 天和第 14 天，在 B 超下逐只检查造模大鼠肠痈形成情况，测出脓肿长轴和短轴直径，计算平均直径［平均直径=（长轴直径+短轴直径）/2]。第 7 天模型组随机剖检 2 只，确定探查的位置。

1.2.3　血液流变学检查

末次给药 40 min 后，腹主动脉取血，肝素抗凝。取约 5 mL 血液做血液流变学检查。

1.2.4　病理组织学检查阑尾脓肿情况

分离已形成的阑尾脓肿，剔除周围的脂肪和结缔组织，按常规病理学方法固定，包埋，切片，将病理切片进行苏木精—伊红染色法染色。

1.3　实验数据处理

所有结果用 $\bar{x}\pm s$ 表示，数据均用 SPSS11.0 进行单因素方差分析。

2　结果

2.1　用药

7 d，14 d B 超检查阑尾脓肿直径的变化结果见表 1。结果显示，用药第 7 天后，在 B 超下观察到各组模型鼠阑尾脓肿包裹完好，边缘清晰，回声明显，假手术组大鼠阑尾部均无脓肿，提示模型是成功的。14 d 后，同样于 B 超下测算的大鼠阑尾脓肿直径的结果来看，与模型组比较，穿山甲组和猪蹄甲高剂量组脓肿直径均显著缩小，有统计学意义（$P<0.01$ 或 $P<0.05$）。猪蹄甲中、低剂量组与模型组比较无显著性意义（$P>0.05$）。提示穿山甲、猪蹄甲对大鼠阑尾脓肿均有消痈肿化脓作用，其中猪蹄甲高剂量与穿山甲作用相似。

2.2 对大鼠阑尾脓肿病理组织学改变的影响

代表性病理图见图 1~图 4。结果表明，模型组大鼠阑尾脓肿壁可见大量中性粒细胞浸润，组织细胞（如单核巨噬细胞）和纤维细胞增生不明显。与模型对照组比较，各用药组均使大鼠阑尾脓肿炎症不同程度地减轻；穿山甲组与猪蹄甲高剂量组形态结构接近，镜下均可见白细胞浸润减轻，组织细胞（如单核巨噬细胞）和纤维细胞增多，脓液减少，脓腔局部肉芽组织包裹，个别动物发现脓肿壁有血管反应趋势。猪蹄甲中、低剂量组作用不明显，镜下可见大量嗜中性粒细胞浸润，液化的坏死组织形成的含有脓液的空腔，组织、纤维增生不明显。

表 1 猪蹄甲、穿山甲用药 7 d，14 d 后大鼠阑尾脓肿直径的变化（$\bar{X} \pm s$）

组别	n	剂量 C [g/(kg·d)]	脓肿直径 l（cm）	
			第 7 天	第 14 天
假手术对照	12	—	—	—
模型对照	10	—	0.88±0.08	0.61±0.11
穿山甲对照	12	3.33	0.76±0.13[a]	0.35±0.14[b]
猪蹄甲高剂量	12	6.67	0.84±0.07	0.43±0.07[a]
猪蹄甲中剂量	12	3.33	0.87±0.13	0.55±0.08
猪蹄甲低剂量	11	1.67	0.86±0.05	0.58±0.09

注：与模型对照组比较，a 表示 $P<0.05$，b 表示 $P<0.01$。

2.3　对阑尾脓肿大鼠血液流变性的影响

　　结果见表2。结果显示，与假手术组比较，模型对照组全血比黏度（高、低切变率）和 RBC 压积增高、血沉加快，初步显示该模型可能具有血瘀病机。与模型对照组比较，猪蹄甲高剂量组与穿山甲组全血高、低切黏度、RBC 压积均有所降低，血沉减慢，提示猪蹄甲和穿山甲均可减轻脓肿大鼠黏、浓的血液流变学病理改变而可能具有活血作用。

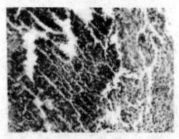

图1　模型大鼠阑尾脓肿病理组织（×100）

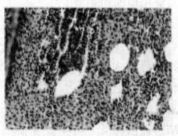

图2　穿山甲组阑尾脓肿病理组织（×100）

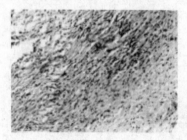

图3　猪蹄甲高剂量组阑尾脓肿病理组织（×100）

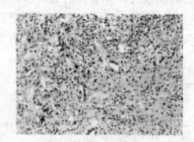

图4　猪蹄甲中剂量组阑尾脓肿病理组织（×100）

3. 讨论

　　肠痈，属于内痈范畴，是一种发生于肠间的急性化脓性疾患，中医认为它是热毒瘀滞于大肠局部而出现的一种痈脓。相当于现代医学的急性化脓性阑尾炎。本模型依据纤维蛋白渗出促使脓肿形成的机制，结扎大鼠部分阑尾，并缝合相邻肠管使被结扎化脓及坏死阑尾被网膜及肠管粘连包裹以防止腹膜炎。7 d时溃破或穿孔的阑尾盲端已被肠管及网膜包裹，脓肿形成，未见腹膜炎形成；14 d时，部分包块局限或缩小，所有造模大鼠活动良好，存活率为99%。由于B超对脓肿等液性病变诊断定位具有决定性意义[9]，故又分别于造模第7、14天在B超下逐只探查造模大鼠阑尾脓肿情况。结果表明，各组模型鼠阑尾脓肿均定位在腹中线两侧腹内，包裹完好，边缘清晰，回声明显，因此判定所造模型是成功的。

现代研究表明，"痈"是以大量中性粒细胞浸润为特征的化脓性炎症。本实验前期，已对猪蹄甲、穿山甲抗炎作用进行了对比实验研究，肯定了猪蹄甲具有与穿山甲相似的抗急、慢性炎症作用[5]。本实验病理结果表明，模型组大鼠阑尾脓肿壁可见大量中性粒细胞浸润，组织细胞（如单核巨噬细胞）、纤维细胞和淋巴细胞增生不明显。穿山甲和猪蹄甲高剂量对减轻脓肿组织白细胞浸润，促使组织细胞、纤维细胞产生及脓腔局部肉芽组织增生方面作用相似，部分动物脓肿壁肉芽组织增生和产生血管反应，猪蹄甲中小剂量作用则不明显，由此证明穿山甲和猪蹄甲高剂量具有较好的抗炎消痈作用。

表2 猪蹄甲、穿山甲对阑尾脓肿大鼠血液流变性的影响（$\bar{X} \pm s$）

组别	n	剂量(kg/d)	全血比黏度		血浆比黏度（%）	血沉V/nm/h	RBC压积/HCT/0
			高切230/s	低切11.5/s			
假手术对照	12	—	6.28±0.59	13.80±1.97	1.63±0.40	3.11±1.37	46.11±2.60
模型对照	10	—	8.77±1.26[d]	15.47±1.52[c]	1.81±0.12	5.78±1.81[d]	48.80±2.32[e]

续表

组别	n	剂量 kg/d	全血比黏度		血浆比黏度（%）	血沉 V/nm/h	RBC 压积 /HCT/0
			高切 230/s	低切 11.5/s			
穿山甲对照	12	3.33	5.75± 0.99[b]	10.31± 3.55[b]	1.67± 0.11	3.25± 0.66[b]	45.75± 2.33[a]
猪蹄甲高剂量	12	6.67	5.42± 0.71[b]	9.53± 1.25[b]	1.68± 0.14	3.75± 1.20[b]	44.87± 1.83[a]
猪蹄甲中剂量	12	3.33	5.64± 1.02[b]	11.30± 1.88[b]	1.66± 0.16	5.88± 1.17	47.88± 4.08
猪蹄甲低剂量	11	1.67	7.33± 0.89	14.58± 2.80	1.70± 0.14	5.40± 1.20	49.74± 3.47

注：与模型对照组比较，[a]$P < 0.05$，[b]$P < 0.01$；与假手术组比较，[c]$P < 0.05$，[d]$P < 0.01$。

实验结果初步表明，穿山甲可降低全血高、低切黏度、RBC压积，使血沉减慢；猪蹄甲高剂量也显示出较强的作用。临床"痈证"是由于气血为毒邪壅塞不通所致，患者机体往往伴随"血瘀"病机。但是肠痈大鼠毕竟是"病"的动物模型，与血液流变学改变的关系尚无明确定论。本实验结果显示，模型组肠痈大鼠全血比黏度和HCT%增高、血沉加快而具有瘀血倾向。当然是否因大鼠麻醉手术、饮水过少而造成的血液浓度增加，尚待进一步实验探讨。

综上所述，初步认为猪蹄甲具有消痈排脓作用，在同等剂量下，猪蹄甲的作用强度低于穿山甲，但增大剂量等效。

参考文献

［1］南京中医药大学．中药大辞典［M］．2版．上海：化学工业出版社，2006：3 074．

［2］侯士良，赵晶，董秀华，等．比较猪蹄甲、穿山甲泌乳作用实验研究［J］．中国中药杂志，2000，25（1）：44．

[3] 朱华，靳维荣，滕建北. 猪蹄甲替代穿山甲非可行性探讨[J]. 中药材，2003，26（4）：286.

[4] 高英，吕振兰，李卫民，等. 穿山甲片与猪蹄甲的成分研究[J]. 中药材，1989，12（2）：34.

[5] 李寅超，侯士良，傅曼华，等. 猪蹄甲、穿山甲抗炎作用的比较研究[J]. 中药药理与临床，2002，18（2）：17.

[6] 田淑霄，李丽华，李士懋，等. 穿山甲、猪蹄甲中氨基酸含量比较分析[J]. 河北中医药学报，2000，15（2）：28.

[7] 殷铭，何清宇，罗连城. 阑尾脓肿模型的制作及活血化瘀药的治疗作用[J]. 中国中西医结合外科杂志，1997，3（4）：270.

[8] 国家药典委员会. 中华人民共和国药典，Ⅰ部[S]. 北京：化学工业出版社，2005：189.

[9] 陈平，韩梅，胡红，等. 肠痈的超声影像学诊断及临床意义[J]. 中国中西医结合影像学杂志，2004，2（4）：280

原文发表于《时珍国医国药》，2008（06）：1 430-1 432.

作者：李寅超，侯士良等。

比较猪蹄甲、穿山甲泌乳作用实验研究

摘要目的：比较猪蹄甲和穿山甲对缺乳大鼠的影响。

方法：分娩当日向母鼠腹腔注射氟化钠（15 g/kg），连续7 d（正常对照组除外）。

给药组：分别灌胃穿山甲15 g/kg，猪蹄甲30g、15 g/kg。正常对照组及模型对照组灌服生理盐水20 mL/kg。每次测试单次泌乳量和1日泌乳量；7 d后，测催乳素（PRL）及进行乳腺病理学检查。

结果：猪蹄甲与穿山甲均有显著促进母鼠单次泌乳量和每日泌乳量的作用（$P<0.05$，$P<0.01$），且猪蹄甲高剂量组与穿山甲组无统计学差异（$P>0.05$）；猪蹄甲高剂量组和穿山甲组均能显著升高受试大鼠的血清 PRL（$P<0.01$），二者无显著性差异（$P>0.05$）；母鼠乳腺组织切片显示，猪蹄甲高剂量组和穿山甲组乳腺形态与正常对照组授乳期乳腺形态相仿。

结论：猪蹄甲与穿山甲都具有促进实验性产后缺乳大鼠泌乳的作用，提示在这方面高剂量猪蹄甲可代替穿山甲。

关键词：猪蹄甲　穿山甲　缺乳大鼠　泌乳量　泌乳素

随着保护野生动物资源的法律化、国际化，寻找药源性动物的替代品供药用已成为研究的热门之一。穿山甲的原动物鲮鲤兽既是国家二级保护动物，其甲片又是临床常用中药。因此，寻找穿山甲的替代品入药是保护生态环境、保证药品应用的势在必行的措施。

穿山甲，李时珍在《本草纲目》记载为："近世风疟、疮科、通经、下乳，用为要药。"[1]猪蹄甲，最早记载见于《神农本草经》，其用于催乳有悠久的历史。宋代《证类本草》载："主伤挞诸败疮，下乳汁。"[2]前人实践经验表明二者都有下乳作用。现代临床应用方面多用于治疗乳腺疾病、多种出血以及血细胞减少等。曾有人报道猪蹄甲可替代穿山甲用于治疗产后泌乳不足[3]，且二药的成分大致相同，均含有大量氨基酸以及锌、锗、钙、镁等无机物[4]。但目前尚未见有对二者在泌乳方面进行比较，因此，为探讨用猪蹄甲替代穿山甲的可能性，我们进行了此项研究。

1　材料与方法

1.1　实验材料

穿山甲购自郑州市药材公司，经本院鉴定属正品；猪蹄甲购自郑州市食品公司，将猪蹄甲和穿山甲同等条件下煎煮，分别浓缩至每毫升含生药 0.75 g 和 1.5 g；血清泌乳素放免分析测定药盒（中国同位素公司北方免疫试剂研究所，批号 970601）；双目光学显微镜（日本 OlympusBH 系列）；自动免疫计数器（国营二六二厂，HJ-20086 型）；未经孕、产的成年 Wistar 雌、雄性大鼠（购自河南省中医药研究院实验动物中心），按 2：1 比例同笼饲养，每日检查雌鼠受孕情况。分娩后将每窝仔鼠一律调整为 8 只。

1.2　实验方法

雌鼠分娩当天，向授乳鼠腹腔注射氟化钠（NaF）15 mg/kg 体重，连续 7 d（正常对照组除外）[5]。分娩当天给药：穿山甲组 15 g/kg，猪蹄甲高、低剂量组分别为 30 g/kg、15 g/kg 灌胃。正常对照组及模型对照组灌服生理盐水 20 mL/kg。每组用鼠 5 窝。每天上午 9：30 仔鼠称重（全窝），分离母、仔鼠 5 h 后，再将仔鼠（全窝）称重后，送回母鼠身边授乳 40 min 后称重（全窝）。测试指标：①以全窝仔鼠比吮乳前增加的体重定为单次泌乳量；②以每天上午仔鼠重量差定为 1 日泌乳量；③每只雌鼠分娩 7 d 后，断头取血，置 25℃ 水浴 30 min 后，离心（1 500 r/min）10 min，分离血清，用双抗体放射免疫法测催乳素（PRL）；④剥离皮肤，取出乳腺，甲醛溶液固定，石蜡包埋作病理切片，于染色后进行光镜学检查。计量资料均采用 F 检验。

2　结果

2.1　对单次泌乳量的影响（表 1）

结果显示：猪蹄甲、穿山甲均有促进实验性产后缺乳大鼠的单次泌乳量的作用（$P<0.05$ 或 $P<0.01$），其中穿山甲组和猪蹄甲高剂量组超过正常授乳水平；二者比较无显著差异（$P>0.05$）。提示高剂量猪蹄甲和穿山甲的催乳强度相同。

2.2　对 1 日泌乳量的影响（表 2）

结果显示：猪蹄甲、穿山甲均能促进实验性产后缺乳大鼠的每日泌乳量（$P<0.05$ 或 $P<0.01$），虽然穿山甲组作用更显著，但与猪蹄甲高剂量组无统计学差异（$P>0.05$）。提示高剂量猪蹄甲与穿山甲在每日泌乳量方面作用水平相同。

表1　猪蹄甲、穿山甲对实验性产后缺乳大鼠单次泌乳量的影响

组别	单次泌乳量						
	1 d	2 d	3 d	4 d	5 d	6 d	7 d
正常对照	0.8±0.2	1.4±0.6	1.8±0.4②	2.5±0.5②	3.0±0.7①	3.8±0.9②	4.6±1.1①
模型对照	0.7±0.1	0.8±0.1	1.0±0.2	1.3±0.5	1.6±0.6	2.1±0.5	2.6±0.8
穿山甲	0.9±0.1②	1.6±0.5①	2.2±0.5②	2.6±0.6②	3.1±0.5②	3.2±0.5②	4.0±0.7①
猪蹄甲（低）	0.8±0.2	1.0±0.1③	1.4±0.4①③	2.0±0.3①	2.5±0.4①	2.9±0.2②	3.6±0.4①
猪蹄甲（高）	1.0±0.1②	1.4±0.6①	2.2±0.6②	2.8±0.5②	3.1±0.2②	3.2±0.3②	3.8±0.3②③

注：1. $\bar{X}\pm s$；2. 各组例数均为5窝，剂量均为 20 mL/kg，猪蹄甲高、低剂量组分别为 30 g/kg、15 g/kg（下同）；3. 与模型对照组比：①表示 $P<0.05$，②表示 $P<0.01$；4. 与穿山甲组比：③表示 $P<0.05$；④表示 $P<0.01$。

表2　猪蹄甲、穿山甲对实验性产后缺乳大鼠1日泌乳量的影响

组别	单次泌乳量						
	1 d	2 d	3 d	4 d	5 d	6 d	7 d
正常对照	1.4±0.6	4.8±2.4	5.2±1.3	8.0±1.7	10.0±1.6④	14.4±4.4③	20.7±3.7④
模型对照	1.2±0.2	1.9±0.8	2.9±1.8	4.8±1.9	6.2±1.6	7.2±2.1	11.8±3.2
穿山甲	2.0±1.0	3.3±0.4④	6.2±1.6③	8.8±1.5④	10.5±1.3④	12.2±1.0③	19.0±1.3④

组别	单次泌乳量						
	1 d	2 d	3 d	4 d	5 d	6 d	7 d
猪蹄甲（低）	1.2± 0.3	2.0± 0.7②,⑥	3.9± 1.4⑤	6.1± 1.3⑤	8.0± 1.3⑤	9.3± 1.5①,⑤	14.0± 1.5②,⑥
猪蹄甲（高）	1.4± 0.5	4.4± 1.6④	6.0± 1.3③	7.6± 1.6③	9.8± 1.9③	11.2± 1.9③	17.8± 2.8③

注：与正常对照组比：①表示 $P<0.05$，②表示 $P<0.01$；与模型对照组比：③表示 $P<0.05$；④表示 $P<0.01$；与穿山甲组比：⑤表示 $P<0.05$；⑥表示 $P<0.01$。

2.3 对血清 PRL 的影响

实验结果表明，模型对照组血清 PRL 水平 [（1.45±0.22）ng/mL] 显著低于正常对照组 [（3.96±0.28）ng/mL，$P<0.01$]；猪蹄甲高剂量组与穿山甲组血清 PRL 水平相近 [（3.97±0.40）ng/mL，（4.01±0.26）ng/mL，$P>0.05$]；二者均显著高于模型对照组（$P<0.05$ 或 $P<0.01$）。提示穿山甲、猪蹄甲对实验性产后缺乳大鼠血清 PRL 均有升高作用，其中猪蹄甲高剂量与穿山甲作用相似。

2.4 组织形态切片

结果显示，模型对照组和正常对照组相比有明显变化：模型对照组乳腺每叶腺泡减少，结缔组织增多，小叶间隔变成薄层，腺泡腔相对变窄，乳汁减少，腺泡及小导管的上皮细胞为立方或低柱状（图1，图2）。穿山甲和猪蹄甲高剂量组乳腺形态结构接近，对照模型组变化明显减轻，与空白对照组授乳期乳腺形态相仿，小叶的腺泡充满乳汁而显著扩大（有些腺泡腔内的乳汁已泌出），小叶间质的结缔组织明显减少，小叶间隔也明显变成薄层（图3，图4）。上述结果表明猪蹄甲高剂量组与穿山甲组对模型大鼠乳腺组织有相同的保护作用。

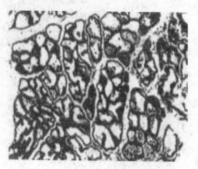

图1 空白对照组正常大鼠授乳
期的乳腺（×100）

（腺胞充满乳汁而腺腔扩大，小叶
间的结缔组织减少，间隔变成薄
层）

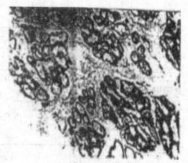

图2 模型对照组大鼠乳腺（×100）

（每叶腺泡减少，结缔组织增
多，小叶腺泡被结缔组织包围，
小叶间隔变成厚层，腺泡腔变
窄，乳汁减少）

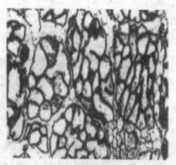

图3 穿山甲组大鼠乳腺（×100）

（小叶腺泡腔内多为乳汁，腺泡
显著扩大，小叶的结缔组织明
显减少，间质变薄层）

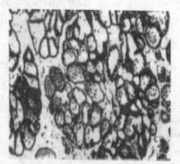

图4 猪蹄甲高剂量组大鼠
乳腺（×100）

（小叶腺泡腔见有乳汁，腺泡明
显扩大，间质的结缔组织变少，
形态结构与穿山甲组相仿）

3. 讨论

临床实践中，催乳中药主要是在产后泌乳不足的情况下应用
的，其催乳作用很可能只有在泌乳不足的动物身上才能显示出来。

为此，本课题首先选用了缺乳大鼠模型来对猪蹄甲和穿山甲的泌乳作用进行实验观察以期符合中医用药实际，采用氟中毒可以引起模型大鼠乳汁分泌明显减少，但又未完全停止泌乳，仔鼠仍得以生存，造模是成功的。但氟中毒引起的大鼠催乳素降低和乳汁分泌减少的机制尚未明了，有待以后进行其他方法如多巴胺前体（L-dopa）、5-羟色胺合成抑制剂——对氯苯丙氨酸（PC-PA）等的试验，以进一步探讨其机制。

现代研究表明，母乳分泌受神经内分泌系统的调节，其中泌乳的发动与维持与 PRL 的关系极为密切。在产褥期，下丘脑-垂体-卵巢轴发生相应调节，分娩后，血中的雌激素、孕激素浓度大大降低，其对 PRL 的抑制作用解除，使 PRL 发挥始动和维持泌乳作用。经采用双抗体放射免疫技术检测血清 PRL 含量，结果显示猪蹄甲、穿山甲可提高 NaF 中毒后缺乳大鼠血清 PRL 水平，猪蹄甲高剂量组与穿山甲组水平相当。

现已明确，产褥初期乳汁分泌良好与否与 PRL 的基础值（正常哺乳大鼠血清 PRL 值）无关，而与授乳后 PRL 值的反应性上升程度有密切关系。这些结果说明穿山甲和猪蹄甲纠正产后乳汁分泌不足的机制是能在机体缺乳状况下对 PRL 进行调节，从而促进乳汁的分泌。

显微形态学研究表明，NaF 模型组哺乳大鼠乳腺形态学为不活跃分泌期，穿山甲、猪蹄甲高剂量组乳腺组织形态学基本接近于正常大鼠的表现。说明二者均能保护 NaF 中毒大鼠的乳腺组织。其催乳机制不仅立足于神经内分泌调节，还对乳腺组织结构有保护作用。

参考文献

[1] 李时珍. 本草纲目（点校本）. 北京：人民卫生出版社，1982.

［2］ 唐慎微撰．重修政和经史证类备急本草（影印本）．北京：
人民卫生出版社，1958.

［3］ 边振考，胡光春，吕晓顺．猪蹄甲用于催乳的研究．中国药
学杂志，1991，26（11）．663.

［4］ 高英，吕振兰，李卫民，等．穿山甲片与猪蹄甲的成分研究．
中药材，1989，12（2）：34.

［5］ 王晓乐，赵军宁．催乳药药效学研究方法评介．中药药理与
临床，1996，（2）：48.

原文发表于《中国中药杂志》，2000（01）：46-48．作者：
侯士良，赵晶，董秀华，崔瑛。

补心镇痛口服液抗心肌缺血的药理研究

内容提要：补心镇痛口服液由熟地黄、赤芍、生姜等药物组
成。本研究证明，该制剂能改善大鼠急性心肌缺血时的心电图异
常，降低血清 CPK 浓度，抑制 MDA 生成，保护 SOD 活力，减轻
心肌缺血坏死程度，具有抗心肌缺血作用。

关键词：补心镇痛口服液　药理作用　抗心肌缺血

补心镇痛口服液含熟地黄、赤芍、生姜等药物，是在宋代古
方基础上化裁，用现代科学方法制成的新制剂。具有滋补心阴心
血、活血化瘀的功效，用于治疗冠心病心绞痛有较好疗效。为了
探讨其作用机制，我们对其药理作用进行了研究，现报道如下。

1　实验材料

1.1　药品

补心镇痛口服液（含生药 1.59 g/mL），由河南省奥林特制
药厂提供。滋心阴口服液，湖北咸宁制药厂，批号 920814。垂

体后叶素注射液（pit），上海天丰药厂，批号920818。异丙肾上腺素注射液（ISP），上海天丰药厂，批号920616。

1.2 动物

Wistar大鼠，体重180~220g。昆明种小鼠18~22g。均由河南医科大学动物饲养中心提供。

1.3 试剂

CPK试剂盒，北京中生生物工程高技术公司，批号930603。磷钨酸，浙江湖州菱湖食品化工厂，批号920213。硫代巴比妥酸，上海试剂二厂，批号900405。正丁醇，开封化学试剂总厂，批号920516。SOD试剂盒，海军抗衰老研究中心，批号930610。

2 方法与结果

2.1 对小鼠常态下耐缺氧能力的影响

取健康小鼠40只，雌雄各半，随机均匀分为4组，依次为：补心镇痛口服液大剂量组（简称大剂量，21 g/kg）；补心镇痛口服液小剂量组（简称小剂量组，10.5 g/kg）；滋心阴组（0.2 mL/只）；生理盐水组（0.2 mL/只）。各组按剂量灌胃给药，每天1次，连续7 d，末次灌胃后1 h，将动物装入盛有10g钠石灰的250 mL磨口瓶中，每瓶1鼠，瓶口涂凡士林，密封。记录存活时间，t检验比较组间差异[1]，结果见表1。数据显示，大剂量组能显著延长小鼠存活时间，与生理盐水组比较，$P<0.05$。

2.2 对小鼠心肌高耗氧时耐缺氧能力的影响

取健康小鼠40只，雌雄各半，随机均匀分为4组，各组按剂量（同2.1项）灌胃给药，每天1次，连续7 d，末次灌胃后1 h，按10 mg/kg的剂量：腹腔注射ISP 1次，15 min后，将动物装入盛有10g钠石灰的250 mL磨石瓶中，每瓶1鼠，密封，记录存活时间，t检验比较组间差异[1]，结果见表2。其显示补心镇痛口服液、滋心阴口服液均能延长小鼠存活时间，数理统计有显著差异。

表 1　对小鼠常态下耐缺氧能力的影响（$\bar{x}\pm s$）

组别	动物（只）	存活时间（min）	延长存活（%）
大剂量组	10	38.14±4.05*	14.39
小剂量组	10	36.52±6.94	10.59
滋心阴组	10	38.22±13.41	14.57
生理盐水组	10	32.65±5.86	

注：与生理盐水组比较：* $P<0.05$；* * $P<0.01$（下同）。

表 2　对小鼠心肌高耗氧耐缺氧能力的影响（$\bar{x}\pm s$）

组别	动物（只）	存活时间（min）	延长存活（%）
大剂量组	10	24.43±5.83**	29.23
小剂量组	10	22.04±5.23*	21.55
滋心阴组	10	23.19±3.82*	25.44
生理盐水组	10	17.29±6.11	

2.3　对垂体后叶素注射液致大鼠急性心肌缺血时心电图的影响

取心电图正常的健康大鼠 50 只，雌雄各半，随机分为 5 组，依次为：正常对照组（生理盐水 2 mL/只），大剂量组（补心镇痛口服液 15 g/kg），小剂量组（补心镇痛口服液 7.5 g/kg），滋心阴组（2 mL/只），模型对照组（生理盐水 2 mL/只）。各组按剂量灌胃给药，每天 1 次，连续 7 d，末次灌胃后 1 h。乌拉坦麻醉，固定于鼠台上，正常对照组各鼠尾静脉注射等体积生理盐水，其余组各鼠尾静脉注射垂体后叶素注射液 0.5 u/kg。分别于注射完毕的即刻、10 s、20 s、30 s、40 s、50 s、1 min、2 min、3 min、4 min、5 min、6 min、8 min、10 min、记录标准Ⅱ导联心电图，以文献［2］标准判定结果，x^2 检验比较组间差异，结果见表 3。其显示，补心镇痛口服液、滋心阴口服液均能改善和对抗垂体后叶素注射液导致的大鼠急性心肌缺血性心电图异常，数理统计有显著意义。

表3　对垂体后叶素注射液致大鼠急性心肌缺血心电图的影响

组别	动物（只）	心肌缺血（只）		保护率（%）
		阴性	阳性	
正常对照组	10	10	0[##]	
大剂量组	10	7	3[##]	70
小剂量组	10	5	5[##]	50
滋心阴组	10	5	5[#]	50
模型对照组	10	0	10	

注：与模型对照组比较，$\#P<0.05$，$\#\#P<0.01$（下同）。

2.4　对大鼠血中磷酸肌酸激酶（CPK）、丙二醛（MDA）、超氧化物歧化酶（SOD）的影响

取健康大鼠50只，雌雄各半，随机分为5组（同2.3项）。各组按剂量灌胃给药，每天1次，连续7 d，从第6天起，正常对照组各鼠腹腔注射等体积生理盐水，其余组各鼠腹腔注射ISP4 mg/kg，每天1次，连续2 d，末次腹腔注射后24 h眼眶取血，制备血清、血浆、抗凝血标本，用自动生化分析仪测血清CPK浓度，参照文献［3］方法测定血浆MDA含量，参照文献［4］方法测血液中SOD活力，t检验比较组间差异，结果见表4。其显示补心镇痛口服液、滋心阴口服液均能够降低血清CPK浓度，抑制MDA生成，保护SOD活力，而且，补心镇痛口服液在某些方面优于滋心阴口服液，数理统计有显著意义。

表4　对大鼠血中CPK、MDA、SOD的影响（$\bar{X}\pm s$）

组别	动物（只）	CPK（u/L）	MD（OD值）	SOD（u/mL）
正常对照组	10	322.33±104.45[##]	0.078±0.039[#]	169.32±31.44[##]
大剂量组	10	376.40±129.72[##△]	0.080±0.042[#]	156.35±38.14[##△]
小剂量组	10	500.20±133.46[#]	0.097±0.030[#]	138.30±32.16[#]

组别	动物（只）	CPK（u/L）	MD（OD 值）	SOD（u/mL）
滋心阴组	10	489.83±136.37##	0.092±0.024	129.54±31.02#
模型对照组	10	670.18±162.15	0.128±0.067	103.41±35.62

注：与滋心阴组比较，△为 P<0.05。

2.5　对大剂量 ISP 致大鼠心肌缺血坏死的保护作用

取健康大鼠 50 只。随机分为 5 组（同 2.3 项），各组按剂量灌胃给药，每天 1 次，连续 7 d，从第 6 天起，正常对照组各鼠腹腔注射等体积生理盐水。

其余组各鼠腹腔注射 ISP20 mg/kg，每天 1 次，连续 2 d，末次腹腔注射后 24 h 除死动物，立即解剖，将心脏置于 10%甲醛溶液中固定，石蜡包埋，切片用苏木精—伊红染色法染色，在光学显微镜下观察，参照 Rona 的分级标准[5]评定心肌缺血坏死程度，Rinait 检验比较组间差异，结果见表 5。其显示补心镇痛口服液、滋心阴口服液均能够保护心肌，减轻心肌缺血坏死程度。

表5　对 ISP 大鼠心肌缺血坏死的保护作用

组别	动物（只）	心肌缺血坏死分级				
		0	I	II	III	IV
正常对照组	10	9	1	0	0	0
大剂量组	10	3	6	1	0	0
小剂量组	10	1	4	4	1	0
滋心阴组	10	2	4	3	1	0
模型对照组	10	0	1	5	3	1

3　讨论

冠心病心绞痛是危害人类健康的常见病，心肌缺血是冠心病发病的根本原因。本实验结果表明，补心镇痛口服液能够延长小鼠常态下和心肌高耗氧时在缺氧环境中的存活时间，改善 ipt 致大鼠急性心肌缺血性心电图异常，降低血清 CPK 浓度，抑制 MDA 生成，保护 SOD 活力，减轻大剂量 ISP 致大鼠心肌缺血坏死的程度，并且在某些方面优于滋心阴口服液。提示本品有显著的抗心肌缺血作用，为其治疗冠心病心绞痛提供了实验依据。

参考文献

[1] 李仪奎. 中药药理实验方法学. 上海：上海科学技术出版社，1991：110.

[2] 中国医学科学院药物研究所. 中草药有效成分的研究（第 2 分册）. 北京：人民卫生出版社，1972：107.

[3] 孙文静. 人参茎叶、芦头及皂苷对不同年龄大鼠脂质过氧化的影响. 中国中药杂志，1989（5）：44.

[4] 丁克祥. 微量指血超氧化物歧化酶快速测定法的研究. 老年学杂志，1987（2）：42.

[5] 朱全明. 异丙肾上腺素致动物心肌坏死的实验方法. 山东医学院学报，1989（3）：80.

原文发表于《安徽中医学院学报》，1995（04）：59-60. 作者：杨传彪，侯士良。

三妙胶囊治疗前列腺增生药理研究

摘要目的：观察三妙胶囊对丙酸睾酮致大、小鼠前列腺增生的影响。

方法：皮下注射丙酸睾酮 [雄性小鼠 5 g/（kg·d），2 d；雄性大鼠 3 g/（kg·d），14 d] 造成前列腺增生动物模型。

给药组分别灌胃：三妙胶囊组小鼠 36.3 g/kg，18.2 g/kg，大鼠 25.2 g/kg，12.6 g/kg；前列康组 1.9 g/kg。正常对照组和

模型对照组灌胃等体积生理盐水。末次给药后 24 h，测定雌二醇（E_2）、碱性磷酸酶（AKP）和血清锌（Zn^{2+}）；处死动物，取前列腺称重，计算前列腺指数并进行病理学检查。

结果： 三妙胶囊可降低前列腺增生模型大、小鼠的前列腺湿重和前列腺指数（$P<0.01$），提高血清 E_2 活性（$P<0.01$），抑制血清 Zn^{2+} 浓度（$P<0.01$）。

结论： 三妙胶囊有治疗前列腺增生的作用，其机制可能与提高血清 E_2 活性、降低 Zn^{2+} 浓度有关。

关键词： 三妙胶囊　前列腺增生　血清 E_2 活性　血清 AKP Zn^{2+} 浓度

前列腺增生症（BPH）是中老年男性常见病，50 岁以上男性发病率可达 85%。随着我国人口结构日趋老龄化，前列腺增生将困扰着越来越多的中老年人。因此，研究治疗该病的有效药物，是医药界面临的迫切任务。我们通过长期临床实践，筛选出以古方三妙散为基础的有效制剂，临床疗效确切。现将该制剂药理研究报告如下。

1　实验材料

1.1　动物　昆明种小鼠、SD 大鼠均由河南医科大学实验动物中心提供。

1.2　药物　三妙胶囊（苍术、黄柏、牛膝、肉桂、冬葵子、甘草），由河南中医学院一附院制剂中心提供，批号 950512；前列康，浙江康恩贝制药公司，批号 940409；丙酸睾酮注射液，上海第九制药厂，批号 940601；阿司匹林（ASP），南京第二制药厂，批号 940413。临用时以蒸馏水配制成混悬液。

1.3　试剂　血清雌二醇放射免疫测定试剂盒，天津利科公司，批号 950311；血清锌试剂盒，北京化工厂临床试剂分厂，批号 950213。

2 方法与结果

2.1 对小鼠前列腺增生的作用[1]

取体重 18~22 g 的雄性小鼠 65 只，随机分出 15 只作正常对照，其余小鼠每天皮下注射丙酸睾酮 5 mg/kg 体重，给药 21 d后，处死 10 只小鼠，剖检前列腺，经形态和病理切片确认造模成功后，再将其余小鼠随机分成 4 组。分别灌胃等体积三妙胶囊混悬液（36.3 g/kg，18.2 g/kg，以生药计），前列康混悬液（1.9 g/kg，以片重计）及生理盐水，正常对照组给予等体积生理盐水，每天 1 次。连续用药 30 d，末次给药 24 h 后，眼眶取血，用放射免疫法[2]测定雌二醇（E_2），磷酸苯二钠法测定酸性磷酸酶（ACP）的含量，剖取小鼠前列腺称重，并计算前列腺指数（前列腺湿重/体重），同时进行病理学观察。结果表明，三妙胶囊大、小剂量组均能显著抑制实验小鼠前列腺增生，与模型组比较，前列腺湿重、前列腺指数均极显著降低（$P<0.01$），且与前列康作用相当（$P>0.05$），见表 1。三妙胶囊大、小剂量组均能显著抑制前列腺增生小鼠血清中 ACP 的活性，与模型组比较有极显著性差异（$P<0.01$）。三妙胶囊能够增强小鼠血清 E_2 的活性，小剂量与模型组比较有极显著性差异（$P<0.01$），见表 2。以上均采用 q 检验。

表 1 三妙胶囊对小鼠前列腺湿重及指数的影响

组别	剂量（g/kg）	前列腺湿重（mg）	前列腺指数（mg/g）
正常对照组		28.7±4.2[2]	0.9±0.2[2]
模型组		56.1±69.1	1.5±0.2
三妙胶囊组	18.2	34.3±4.7[2]	1.0±0.2[2]

组别	剂量（g/kg）	前列腺湿重（mg）	前列腺指数（mg/g）
	36.3	32.0±4.1[②]	0.9±0.1[②]
前列康组	1.9	34.1±4.3[②]	1.0±0.2[②]

注：①$\bar{X}±s$；②$n=10$；③与模型组比较：①$P<0.05$；②$P<0.01$。

表2　三妙胶囊对小鼠血清 E_2，ACP 的影响

组别	剂量（g/kg）	E_2（pg/mL）	ACP（U%）
正常对照组		5.2±1.6[②]	2.4±0.3[②]
模型组		3.2±0.8	3.8±0.6
三妙胶囊组	18.2	4.7±1.1[②]	2.9±0.5[②]
	36.3	4.9±2.3[①]	2.3±0.5[②]
前列康组	1.9	5.6±1.6[②]	2.9±0.5[②]

2.2　对大鼠前列腺增生的作用[3]

取体重 200～240 g 的雄性大鼠 65 只，随机取 15 只作正常对照，其余大鼠每天皮下注射丙酸睾酮 3 mg/kg，连续 2 周，取 8 只剖检，确认造模成功后，将余下大鼠随机分为 4 组，分别灌胃等体积的三妙胶囊混悬液（25.2 g/kg，12.6 g/kg）、前列康混悬液（1.88 g/kg）和生理盐水。正常对照组给予等体积生理盐水。每天 1 次，连续 20 d。最后一次给药 24 h 后，腹主动脉取血进行血清 Zn^{2+} 及 ACP 的测定，剖取前列腺，称湿重，计算前列腺指数，并进行病理学观察。结果表明，三妙胶囊大、小剂量组均能明显抑制大鼠前列腺增生，与模型组比较，前列腺湿重、前列腺指数均有极显著性降低（$P<0.01$）。其中，大剂量组作用优于前列康组（$P<0.05$），见表 3。三妙胶囊可明显抑制血清 ACP 活性及血清 Zn^{2+} 含量（$P<0.01$，$P<0.05$），见表 4。以上均采用 q 检验。

表3 三妙胶囊对大鼠前列腺湿重、前列腺指数的影响

组别	剂量（g/kg）	前列腺湿重（mg）	前列腺指数（mg/g）
正常对照组		1.0±0.2[②]	3.3±0.7[②]
模型组		2.1±0.2	6.9±1.0
三妙胶囊组	12.6	1.5±0.2[②]	5.1±0.9[②]
	25.2	1.4±0.2[②,③]	4.7±0.6[②,③]
前列康组	1.9	1.6±0.2[②]	5.3±0.7[②]

注：③与前列康组比较 $P<0.05$。

表4 三妙胶囊对前列腺增生大鼠血清 ACP，Zn^{2+} 的影响

组别	剂量（g/kg）	ACP（U/L）	Zn^{2+}（μg/100 mL）
正常对照组		9.6±1.9[②]	567.5±49.4[②]
模型组		14.1±2.3	698.3±83.9
三妙胶囊组	12.6	11.6±2.5	667.9±74.2
	25.2	10.2±2.5[②]	614.8±87.8[①]
前列康组	1.9	11.2±2.5[①]	677.4±66.2

病理切片显示：模型组大鼠前列腺明显呈结节状增生，腺腔扩大，排列紊乱；腺上皮部分呈高柱状，层次增加；部分腺体呈乳头状向腔内突出；局部前列腺被破坏。三妙胶囊小剂量组部分前列腺腔明显扩大，上皮为单层柱状、高柱状兼有，少数层数增加，部分腺上皮增生，呈乳头状向腔内突出。大剂量组前列腺腔极少数扩大，大小接近一致，排列整齐，核圆形，居中，腺上皮为单层柱状上皮，少数呈高柱状，前列腺增生程度大为下降，接近正常对照组。

2.3 利尿实验

取雄性大鼠 32 只，按文献方法观察给药后 5 h 尿量，并测定尿中 Na^+、K^+、Cl^- 的含量[4,5]。结果表明，三妙胶囊大、小剂量组尿量均显著增加，与生理盐水组比较有极显著性差异（$P<0.01$）。大剂量组明显强于前列康组（$P<0.01$）。

　　三妙胶囊能显著增加尿中 K^+、Na^+、Cl^- 的排出，与生理盐水组比较有显著性差异（$P<0.01$）；与前列康组比较均有增加的趋势。大剂量三妙胶囊组尿液中 Cl^- 的排出与前列康组比较有统计学差异（$P<0.05$），见表5。以上采用 q 检验。

表5　三妙胶囊对正常大鼠尿量及尿中离子排出量的影响

组别	剂量（g/kg）	5 h 尿量（mL）	Cl^-（mg）	Na^+（mg）	K^+（mg）
生理盐水组		2.3±0.3	32.7±4.5	7.4±1.4	9.3±3.3
三妙胶囊组	12.6	3.4±0.7⑤	37.5±4.7④	11.3±3.9⑤	14.2±4.2⑤
	25.2	4.1±0.8⑤,⑦	41.9±4.0⑤,⑥	13.9±5.4⑤	16.3±4.5⑤
前列康组	1.9	3.0±0.7④	36.9±3.8④	9.8±3.5	13.9±4.2④

　　注：1. $n=8$；2. 与生理盐水组比较：④$P<0.05$，⑤$P<0.01$，与前列康组比较：⑥$P<0.05$；⑦$P<0.01$（下同）。

表6　三妙胶囊对小鼠热板法的镇痛作用

组别	剂量（g/kg）	给药前痛阈/s	0.5 h 痛阈（s）[提高率（%）]	1 h 痛阈（s）[提高率（%）]	1.5 h 痛阈（s）[提高率（%）]	2 h 痛阈（s）[提高率（%）]	2.5 h 痛阈（s）[提高率（%）]
生理盐水组		18.5±3.5	19.2±1.4（3.6）	19.3±3.7（4.2）	20.1±3.1（8.8）	20.1±3.5（8.7）	19.5±2.8（7.4）
三妙胶囊组	18.2	18.2±3.1	21.5±2.6④（18.2）	23.4±3.3④,⑥（27.8）	24.1±3.2④,⑥（32.3）	26.0±3.9⑤,⑥（42.7）	24.7±3.7⑤,⑦（35.5）
	36.3	18.4±1.8	23.2±3.5⑤,⑥（26.4）	25.1±4.4⑤,⑦（36.3）	25.9±4.0⑤,⑦（40.7）	28.3±3.1⑤,⑦（53.7）	25.5±3.3⑤,⑦（44.1）
前列康组	1.9	18.5±2.9	20.0±3.1（8.3）	20.1±3.0（8.5）	20.2±4.3（9.1）	21.2±3.1（14.6）	21.1±3.8（14.2）

续表

组别	剂量(g/kg)	给药前痛阈/s	0.5 h 痛阈(s)[提高率(%)]	1 h 痛阈(s)[提高率(%)]	1.5 h 痛阈(s)[提高率(%)]	2 h 痛阈(s)[提高率(%)]	2.5 h 痛阈(s)[提高率(%)]
阿司匹林组	0.2	18.9±4.7	28.9±4.4⑤,⑦ (3.2)	32.0±5.2⑤,⑦ (69.8)	33.2±5.6⑤ (6.1)	33.0±6.7⑤,⑦ (74.9)	1.9±6.2⑤,⑥ (69.1)

2.4 镇痛作用

2.4.1 热板法

取痛反应潜伏期在 5~30 s 者雌性小鼠 55 只，随机分为 5 组，按文献[6]方法进行试验，结果显示，三妙胶囊大、小剂量组从 0.5 h 开始均表现一定的镇痛作用，与生理盐水组和前列康组比较，痛阈值均有显著性提高（$P<0.05$，$P<0.01$），但明显弱于阿司匹林组，见表 6。以上采用 q 检验。

2.4.2 扭体法

取体重 18~22 g 小鼠 50 只，随机分为 5 组，给药后 30 min，按文献[6]方法进行实验。结果显示，三妙胶囊大、小剂量组均能抑制醋酸所致小鼠扭体次数，与生理盐水组比较有极显著差异（$P<0.01$）；大剂量组与前列康组比较有极显著性差异（$P<0.01$）；小剂量组与前列康组比较仅在前 10 min 内有极显著性差异（$P<0.01$）；但均弱于阿司匹林组，见表 7。以上采用 q 检验。

表 7 对醋酸致痛小鼠的影响

组别	剂量(g/kg)	10 min 扭体数(次)	10 min 抑制率(%)	10~20 min 扭体数(次)	10~20 min 抑制率(%)
生理盐水组		29.2±1.7		22.2±1.7	
三妙胶囊组	18.2	20.5±3.2⑤,⑦	29.8	14.8±2.8⑤	33.3
	36.3	18.7±2.5⑤,⑦	36.0	10.9±1.5⑤,⑦	50.9

组别	剂量	10 min		10~20 min	
	(g/kg)	扭体数（次）	抑制率（%）	扭体数（次）	抑制率（%）
前列康组	1.9	27.0±2.6[④]	7.5	17.8±4.7[④]	19.8
阿司匹林组	0.2	12.8±3.5[⑤,⑦]	56.2	6.4±2.4[⑤,⑦]	71.2

注：$n = 10$。

表8　对二甲苯所致小鼠耳肿胀的影响

组别	剂量（g/kg）	左右耳重量差（mg）	炎症抑制率（%）
生理盐水组		14.9±0.9	
三妙胶囊组	18.2	10.3±0.6[⑤,⑦]	30.6
	36.3	7.5±0.9[⑤,⑦]	49.8
前列康组	1.9	12.7±0.9[⑤]	14.7
阿司匹林组	0.2	5.1±0.8[⑤,⑦]	65.6

注：$n = 10$。

表9　对小鼠皮下植入棉球肉芽肿的作用

组别	剂量（g/kg）	肉芽组织干重（mg）	炎症抑制率（%）
生理盐水组		12.9±2.3	
三妙胶囊组	18.2	7.6±2.4[⑤]	41.0
	36.3	6.1±2.5[⑤,⑥]	51.2
前列康组	1.9	10.1±3.5[④]	22.1
阿司匹林组	0.2	3.3±0.6[⑤,⑦]	74.8

注：$n = 10$。

2.5　抗炎作用

2.5.1　对二甲苯所致小鼠耳肿胀的影响

取体重 18~22 g 小鼠 50 只，随机分为 5 组，连续灌胃给药 1 周，末次给药后 1 h，参照文献［7］方法进行实验。结果三妙胶囊大、小剂量组均能抑制二甲苯引起的小鼠耳肿胀，与生理盐水组和前列康组比较有极显著差异（$P < 0.01$），但均弱于阿司匹

林组，见表8。以上采用 q 检验。

2.5.2　对小鼠棉球肉芽肿的作用[8]

取体重 18~22 g 小鼠，随机分为 5 组，于无菌条件下将 2 mg 消毒棉球埋植在小鼠前肢腋窝皮下。连续灌胃给药 10 d，然后处死小鼠，取出棉球肉芽肿，干燥，称重，比较组间差异。结果表明，三妙胶囊大、小剂量组肉芽组织干重明显减轻，与生理盐水组比较有极显著性差异（$P<0.01$）；大剂量组与前列康组比较有显著性差异（$P<0.05$），但高于阿司匹林组，见表9。以上采用 q 检验。

2.5.3　对甲醛引起大鼠足跖肿胀及 PGE_2 的影响

取体重 155~195 g 雄性大鼠 50 只，随机分为 5 组，每组 10 只。按文献［7］~［9］的方法进行足跖肿胀实验，并测定 PGE_2 的含量。结果表明，三妙胶囊大、小剂量组均有较强的抑制足肿胀作用，与生理盐水组比较，大剂量组自第 2 天起就有极显著差异（$P<0.01$），与阿司匹林组比较，自第 3 天起作用接近，见表 10（采用 q 检验）。三妙胶囊大、小剂量组对炎性组织中 PGE_2 含量均有显著抑制作用，与生理盐水组和前列康组比较，大剂量组有极显著差异（$P<0.01$），且与阿司匹林组接近，表明大剂量组有较强的抑制炎症作用，见表 11（采用 q 检验）。

表 10　对甲醛引起大鼠足跖肿胀的影响

组别	剂量（g/kg）	致炎后不同时间的足肿胀度（mm）				最后足重（g）
		1 h	2 h	3 h	4 h	
生理盐水组		1.2±0.2	1.1±0.2	0.8±0.2	0.6±0.1	1.6±0.2
三妙胶囊组	12.6	1.0±0.2	0.9±0.1④	0.6±0.1④	0.5±0.2	1.5±0.2
	25.2	1.0±0.2	0.8±0.2⑤	0.5±0.1⑤	0.5±0.1④	1.5±0.1
前列康组	1.9	1.1±0.2	0.9±0.1④	0.6±0.1	0.6±0.1	1.6±0.2
阿司匹林组	0.2	0.8±0.1⑤	0.7±0.1⑤	0.5±0.1⑤	0.4±0.1⑤	1.5±0.1

表 11　对大鼠炎性组织 PGE$_2$ 含量的影响

组别	剂量（g/kg）	PGE$_2$ 含量（A/G）	炎症抑制率（%）
生理盐水组		0.16±0.02	
三妙胶囊组	12.6	0.14±0.02	12.5
	25.2	0.11±0.02[⑤],[⑦]	32.5
前列康组	1.9	0.15±0.01	8.8
阿司匹林组	0.2	0.10±0.01[⑤],[⑦]	40.6

3. 讨论

以丙酸睾酮皮下注射法成功地造成前列腺增生动物模型。经给予三妙胶囊治疗后，可使前列腺增生大、小鼠的前列腺湿重和前列腺指数显著降低（$P<0.01$）。其中大剂量组的作用明显优于前列康组（$P<0.05$）。表明三妙胶囊对前列腺增生有治疗作用。实验发现，三妙胶囊有利尿、镇痛、抗炎作用，表明该制剂对前列腺增生症的排尿不畅及伴发感染时出现的炎症可有改善作用。

雌激素在前列腺增生中起一定作用，有人认为雌激素可抑制前列腺增生[10-12]。实验观察到，三妙胶囊在抑制前列腺增生的同时，也能提高血清 E$_2$ 活性，表明三妙胶囊治疗前列腺增生的作用机制与提高雌激素活性有关。

前列腺增生的发生与双氢睾酮积聚有关。在某些个体，随年龄增长，前列腺内形成双氢睾酮的能力增强，发生双氢睾酮异常增多，促发前列腺增生。前列腺增生患者血清双氢睾酮显著增高，其浓度与血锌水平呈正相关，两者在前列腺增生发生中起一定作用。由于 Zn^{2+} 是维持 5-α 还原酶活性的重要成分，而此还原途径是双氢睾酮生成的主要途径[12]，所以降低血清 Zn^{2+} 浓度可能减少双氢睾酮的产生和积聚，并进而抑制前列腺增生。实验发现，三妙胶囊在抑制前列腺增生的同时，能显著降低血清 Zn^{2+} 浓度，表明三妙胶囊治疗前列腺增生与抑制血清锌活性有关。

参考文献

[1] 邓虹珠，张次慧，程永华，等．消癃灵对小鼠实验性前列腺增生的影响．中国中药杂志，1989，14（7）：44.

[2] 肖祥熊，朱承漠．放射免疫分析．武汉：同济大学出版社，1986：28.

[3] 陈维国，周行明，雷颖，等．丙酸睾酮诱发大鼠前列腺增生．南京铁道医学院学报，1988，7（2）：11.

[4] 陈奇．中药药理研究方法．北京：人民卫生出版社，1993：349.

[5] 施济仁，贾守约．临床检验手册．济南：山东科学技术出版社，1988：754.

[6] 李仪奎．中药药理实验方法学．上海：上海科学技术出版社，1991：157，38.

[7] 戴岳，杭秉茜，孟庆玉，等．女贞子的抗炎作用．中国中药志，1989，14（7）：47.

[8] 杨文凯，丁华，卢盛华，等．前列宁对前列腺增生的影响及抗炎免疫作用的研究．中草药，1991，22（6）：260.

[9] 胡慧娟，杭秉茜，王朋书，等．当归的抗炎作用．中国中药杂志，1991，16（11）：684.

[10] 马胜骧，孙光，方平，等．前列腺增生症病因学探讨．中华泌尿外科杂志，1989（1）：44.

[11] 朱理璎，冯学瑞，张洪慈，等．中药癃淋安康对实验大鼠睾酮紊乱的影响．天津中医，1994，11（5）：29.

[12] 刘义炎，熊旭林，鲁功成，等．良性前列腺增生患者锌、雄性激素代谢的改变及意义．中华内分泌代谢杂志，1993，9（1）：30.

原文发表于《中国中药杂志》，2000（02）.110-114. 作者：

侯士良，崔瑛，马爱莲，赵晶等。

三妙散镇痛抗炎作用的实验研究

摘要：三妙散（黄柏、苍术、牛膝）为《医学正传》所载治疗湿热下注之名方。实验证明三妙散能抑制热板法所致小鼠疼痛反应和醋酸所致小鼠扭体数，并能明显抑制二甲苯引起的小鼠耳肿胀、棉球肉芽肿及甲醛引起的大鼠足跖肿胀，降低炎性组织中的 PGE_2 的含量，表现较好的抗炎镇痛作用。

关键词：三妙散　镇痛作用　抗炎作用

三妙散载于明代虞抟《医学正传》，由黄柏、苍术、牛膝组成，主要用于湿热下注或下焦湿热之证。本文对其镇痛、抗炎作用进行了实验研究。

1　实验材料

1.1　药品

三妙散煎液，河南中医学院中药实验室制备（含生药 2 g/mL）；阿司匹林（ASP），南京第二制药厂生产。

1.2　动物

昆明种小白鼠，体重 (20 ± 2) g，SD 大鼠，体重 (220 ± 20) g。均由河南医科大学动物中心提供。

1.3　试剂

冰乙酸（北京化工厂，批号：820803）；甲醛（上海溶剂厂，批号：840702）；二甲苯（上海试剂四厂昆山分厂，批号：870301）；甲醇（北京化工厂，批号：910516）。

2 方法和结果

2.1 镇痛作用

2.1.1 热板法

取健康雌性小鼠 50 只，预先测定痛阈，以痛反应（后足）潜伏期在 5~30 s 者为合格。合格小鼠 44 只，随机分为 NS 组，三妙散大、小剂量组，ASP 组。各组分别给药后，0.5 h、1 h、1.5 h、2.5 h 各测定一次痛阈。比较组间痛阈差异，并计算痛阈提高百分率。见表 1。

以上结果显示，三妙散大、小剂量从 0.5 h 开始均表现一定的镇痛作用，与 NS 组相比较，大剂量组的痛阈有极显著性提高（$P<0.01$），痛阈提高率也明显增加，但与 ASP 比较，作用较弱。

2.1.2 扭体实验

取体重 18~22 g 健康小鼠 40 只，各半，随机分为 NS 组、三妙散大、小剂量组和 ASP 组。给药后 30 min，每鼠腹腔注射 0.6%冰醋酸 0.1 mL/10g，记录注射 10 min、20 min 各鼠扭体次数。见表 2。

表 2 三妙散对醋酸致痛的影响

组别	动物数（只）	药物剂量（g/kg）	10 min		10~20 min	
			扭体数（次）	抑制率（%）	扭体数（次）	抑制率（%）
NS 组	10		29.2±1.68		22.2±1.68	
三妙散小剂量组	10	18.17	20.5±3.24△△	29.79	14.8±2.78△△	33.33
三妙散大剂量组	10	36.34	18.7±2.49△△	35.96	10.9±1.52△△	50.90
ASP 组	10		12.8±3.48△	56.16	6.4±2.36△△	71.17

表1 三妙散对热板法的镇痛作用

组别	动物数(只)	药物剂量(g/kg)	给药物痛阈	0.5h 痛阈	痛阈提高率(%)	1h 痛阈	痛阈提高率(%)	1.5h 痛阈	痛阈提高率(%)	2h 痛阈	痛阈提高率(%)	2.5h 痛阈
NS组	11		18.51	19.17±1.38	3.58	19.28±3.72	4.17	20.14±3.14	8.79	20.13±3.48	8.74	19.47±2.78
三妙散小剂量组	11	18.17	18.21	21.49±2.56△	18.17	23.38±3.31△	27.75	24.10±3.23△	32.29	25.98±3.90△△	42.65	24.68±3.72△△
三妙散大剂量组	11	36.34	18.39	23.24±3.49△△	26.4	25.06±4.43△△	36.29	25.88±4.00△△	40.74	28.27±3.13△△	53.74	25.50±3.32△△
ASP组	11	18.85		28.87±4.43△	53.15	32.01±5.17△△	69.81	33.2±5.60△△	76.13	32.97±6.74△△	74.90	31.87±6.20△△

由表2可见，三妙散口服液大、小剂量组均能抑制醋酸所致小鼠扭体次数，与NS组比较有极显著性差异（$P<0.01$），其中大剂量组作用较强。但与ASP组比较，作用稍弱。

2.2 抗炎实验

2.2.1 对二甲苯所致小鼠耳郭肿胀的影响

取健康小鼠40只，随机分为NS组，三妙散大、小剂量组，ASP组。各组分别给药，连续一周，末次给药1h后，于左耳郭二侧均匀涂布二甲苯30 μL，右耳郭作对照，致炎后40 min剪下两耳郭，用8 mm打孔器取耳片，并用电光天平称重，以两耳片重量差为肿胀度，比较组间差异，见表3。

表3　三妙散对二甲苯引起小鼠耳郭肿胀的作用

组别	动物数（只）	药物剂量（g/kg）	左右耳重量差（mg）	抑制率（%）
NS组	10		14.85±10.89	
三妙散小剂量组	10	18.17	10.31±0.62△△	30.57
三妙散大剂量组	10	36.34	7.45±0.85△△	49.83
ASP组	10		5.11±0.78△△	65.59

注：△△与NS组比较 $P<0.01$。

以上结果表明，三妙散大、小剂量均能抑制二甲苯引起小鼠的耳肿胀，与NS组比较有极显著性差异（$P<0.01$）。

2.2.2 对小鼠棉球肉芽肿的作用

取健康小鼠40只，随机分为NS组，三妙散大、小剂量组，ASP组，于无菌条件下将2 mg消毒棉球1枚埋植在小鼠前腋窝皮下。各组分别灌胃给药，连续10 d，然后处死小鼠，取出棉球肉芽肿，放入80 ℃电热干燥箱内，6 h后取出称重，比较组间差异。见表4。

表 4　三妙散对小鼠皮下植入棉球肉芽肿的作用

组别	动物数（只）	药物剂量（g/kg）	肉芽组织干重（mg）	炎症抑制率（%）
NS 组	10		12.94±2.27	
三妙散小剂量组	10	18.17	7.63±2.40△△	41.03
三妙散大剂量组	10	36.34	6.13±2.22△△	51.23
ASP 组	10	3.26±0.55△△		74.80

结果表明，三妙散大、小剂量组肉芽组织干重明显低于 NS 组（$P<0.01$），表现较强的抗肉芽形成作用。

2.2.3　对甲醛引起大鼠足跖肿胀的影响

取雄性大鼠 40 只，随机分为 NS 组，三妙散大、小剂量组，ASP 组。各组分别于首次给药后 1 h，右后足皮下注入 2.5%甲醛溶液 0.1 mL，以后每日给药后 2 h，测量肿胀度 1 次，连续 4 d。末次测定肿胀度后处死，称取肿胀足重量后，剥皮浸泡于 5 mL 生理盐水中，1 h 后取上清液 0.15 mL，加 0.5mol/L 甲醇液 1 mL，在 50 ℃水溶异构化 70 min，加甲醇液 2.5 mL，278 nm 处测定光密度，以每克组织相当光密度值表示 PGE_2 的含量，见表 5。

表 5　三妙散对甲醛引起大鼠足跖肿胀的作用

组别	动物数（只）	药物剂量（g/kg）	致炎后不同时间（d）的足肿胀度（mm） 1	2	3	4	最后足重（g）
NS 组	10		1.16±0.19	1.10±0.17	0.77±0.15	0.64±0.13	1.617±0.16
三妙散小剂量组	10	12.59	1.01±0.17	0.94±0.12△	0.62±0.14△	0.54±0.16	1.526±0.16
三妙散大剂量组	10	25.18	1.00±0.19	0.82±0.17△△	0.54±0.12△△	0.48±0.13△△	1.512±0.13
ASP 组	10		0.78±0.06△△	0.68±0.12△△	0.50±0.10△△	0.42±0.10△△	1.456±0.10

注：△、△△与 NS 组比较，$P<0.05$、$P<0.01$。

由表可见，三妙散大小剂量组均表现较强的抑制足肿胀作用，与 NS 组比较，大剂量组自第 2 天起就有极显著性作用（$P<0.01$）；与 ASP 组比较，自第 3 天起作用相近，无统计学差异（$P>0.05$），见表 6。

表 6　三妙散对大鼠炎性组 PGE$_2$ 含量的影响

组别	动物数（只）	PGE 含量（A/g）	炎症抑制率（%）
NS 组	10	0.160±0.019	
三妙散小剂量组	10	0.140±0.024	12.5
三妙散大剂量组	10	0.108±0.016	32.5
ASP 组	10	0.095±0.014	40.6

3. 小结

三妙散为治疗湿热症的名方，对其复方的研究较少。本实验结果表明，三妙散具有一定的镇痛作用和较好的抗炎症作用，为应用和开发三妙散提供了一定的实验依据。

原文发表于《基层中药杂志》，1999（01）：15-17. 作者：许伏新，侯士良。

怀牛膝药物血清对人胚肺二倍体细胞
增殖的影响

提要目的： 从细胞分子水平探讨怀牛膝药物血清抗衰老作用及作用机制。

方法： 运用血清药理学方法，以体外培养的人胚肺二倍体成纤维细胞材料，分为怀牛膝药物血清组、大鼠血清组和正常对照组，相同条件下传代培养，以成长曲线、MT 法、^{3}H-TdR 掺入法观察细胞增殖变化及 DNA 合成情况。结果：同一代龄，药物组细胞繁殖总数、OD_{490}值、CPM 掺入量等均明显高于对照组。

结论：怀牛膝药物血清有较显著的促细胞增殖能力。

关键词：怀牛膝　血清药理　人胚肺二倍体成纤维细胞　抗衰老

怀牛膝是常用的抗衰老药物，其水煎液有增强免疫、抗氧化、延长家蚕龄期等作用。而怀牛膝药物血清的作用未见报道。本文拟以细胞周期、DNA 合成等多项指标，系统观察怀牛膝药物血清对体外培养的人胚肺二倍体成纤维细胞增殖的影响，为怀牛膝抗衰老作用提供试验依据。

1　试验材料

1.1　细胞及试剂

人胚肺二倍体成纤维细胞（2BS）25 代（上海生物制品研究所）；小牛血清（中科院细胞所）；RBMI-1640 培养基（GBCO），胰蛋白酶（SLGMA，使用时 PBS 液溶解，除菌滤过，使成 0.25% 胰酶消化液）；^3H-TdR（32 OI/mM，中科院上海原子能研究所提供；用时以无血清 1640 配置成 125 μOI/mL）；MTT（SERVA 进口分装）；二甲基亚矾（DMSO，国产）。

1.2　仪器设备

CO_2 培养箱（德国产 B5060）；酶标光度仪（美国产 BIORAD Model 450）；Beck WaI I ac 1410 液闪计数仪（美国 Beckman 公司）。

2　方法与结果

2.1　药物血清的制备

SD 大鼠 50 只，雄性，体重 300 g±20 g，SPF 级，上海中医大学实验动物中心提供。随机分为 2 组。给药组每日按 20 g/kg，25 g/kg 怀牛膝水煎液，每天 2 次，连续 3 d。对照同样方法灌胃生理盐水。第 2 天末次灌胃后禁食不禁水，第 3 天末次灌胃后

1 h，戊巴比妥钠（30～50）mg/kg 麻醉，腹主动脉取血，放置 30 min，离心（3 000 r/min，10 min），取上清液，再次离心后，56 ℃ 30 min 后灭活，于-40 ℃冰箱保存备用。

2.2 实验分组

分为正常对照组（常规 10% 小牛血清 RPM-1640 培养液）和药物血清组（正常对照组中加入 10% 怀牛膝药物血清）、大鼠血清组（正常对照组中加入 10% 对照组大鼠血清）。

2.3 怀牛膝药物血清对 2BS 细胞生长曲线的影响[1]

取 30 代的各组传代细胞消化稀释成 $1×10^4$/mL 的悬液，分别接种于 24 孔培养板中，每孔 1 mL，每天每组显微镜计数 3 孔，取平均值。3 d 更换一次培养液，6 d 后累计细胞增殖总数，结果见表 1。

表 1 怀牛膝药物血清对细胞生长曲线的影响（$×10^4$/孔）

组别	不同培养时间细胞增殖数						细胞增殖总数
	1 d	2 d	3 d	4 d	5 d	6 d	
正常对照组	9.75	14.25	26.00	55.50	58.38	49.32	213.20
药物血清组	15.75	31.50	43.00	59.25	66.29	35.16	250.95
大鼠血清组	6.50	8.96	14.75	19.50	23.75	12.80	86.26

2.4 怀牛膝药物血清对 2BS 细胞增殖（MTT 法）的影响[2]

28 代细胞以 $1×10^5$/mL 浓度用无血清 RPM-1640 培养液接种于 96 孔板，每孔 100 μL，培养 48 h 后弃去无血清 1640 液 10 μL，37 ℃继续孵育 4 h，终止培养，离心（1 000 r/min，10 min），小心吸气孔内培养上清液，每孔加入 150 μL DMSO，振荡 10 min，使结晶物充分溶解，选择 490 nm 波长，酶标仪测定各孔光吸收值，结果见表 2。

表 2　怀牛膝血清对 2BS 细胞增殖（MTT 法）的影响

组别	n	吸光度（$x±s$）
正常对照组	8	0.0586±0.071
药物血清组	8	0.803±0.107 * * △△
大鼠血清组	8	0.647±0.058

注：与正常对照组相比，＊＊$P<0.01$；与大鼠血清组相比，△△$P<0.01$。

2.5　怀牛膝对血清 2BS 细胞 NA 合成（^{3}H-TdR 掺入法）的影响[3]

各组传代细胞按 10^5/mL 浓度接种于 96 孔板，每孔 100 μL，培养 24 h，每孔加入 ^{3}H-TdR 液 10 μL（终浓度 10 μOI/mL）继续培养 24 h 后，用胰酶消化，以多头细胞收集仪将细胞收集在醋酸纤维滤膜上，分别用蒸馏水、5% 三氯醋酸、无水乙醇清洗、脱水、固定，室内下晾干，加入闪烁液，置闪烁瓶中，液闪计数器分别记数每分钟脉冲数（c/min），结果见表 3。

表 3　怀牛膝药物血清对 2BS 细胞 DNA 合成的影响（$X±s$）

组别	n	^{3}H-TdR 掺入数（c/min）
正常对照组	20	965.59±203.92
药物血清组	20	1175.82±222.76 * △△
大鼠血清组	20	937.59±198.83

注：与正常对照组相比，＊$P<0.05$；与大鼠血清组相比，△△$P<0.01$。

3. 讨论

人 2BS 细胞主要来自人的三个月胚肺组织，是衰老分子生物学研究的理想研究模型。机体的衰老源于细胞的衰老，对 2BS 细胞的研究有助于怀牛膝抗衰老机制的探讨。

中药血清药理学是 20 世纪 80 年代兴起的一种新的体外实验技术，弥补了中药粗提物直接添加法的不足。血清不仅是物体药物的载体，也是药物发挥作用的场所。血清中所含成分必定是药物经过体内一系列生物转化后真正起作用的有效成分，能在一定程度上揭示中药作用的实质。本实验结果表明，怀牛膝含血清的细胞增殖作用，明显强于正常对照组和大鼠血清对照组。其促进细胞消化、提高细胞 DNA 合成，增进细胞线粒体代谢等机能，为其抗衰老作用从细胞分子水平提供了科学依据。

参考文献

[1] 夏炎兴，杨秋美，张任泉. 益气活血、健脾、补肾及联合应用五组药物的吸收成分对大鼠成纤维细胞生长和传代影响的比较研究. 中国中医药科技，1996，3（5）：28-29.

[2] MALLT A, PREAUX AM, BLAZEJEWSKJ S, et a1. Interferonalfa and gamma inhibit proliferation and collagensynthesis of human to cells in culture. Hepatology. 1995, 21 (4): 1 003-1 010.

[3] 黄天贵，陈磊，贺师鹏. ^{3}H-TdR 掺入 DNA 技术的正确应用. 中华医学杂志，1993，73（5）：308-309.

原文发表于《中国中医药信息杂志》，2000（06）：22-23.
作者：袁秀荣，侯士良等。

牛膝散对实验性关节炎大鼠血液流变学的影响

摘要目的：观察牛膝散对实验性关节炎大鼠血液流变学的影响。

方法：Freund's 完全佐剂制造关节炎大鼠模型，于实验的第 24 天采血，分别测定全血黏度、血浆黏度、红细胞压积、血沉。

结果：全血黏度及相对黏度和还原黏度药物组同模型组相比存在明显差异，但血浆黏度、血球压积及血沉均无明显变化。

结论：牛膝散能显著降低大鼠全血黏度。

关键词：牛膝散　关节炎　血液流变学

牛膝散源于《太平圣惠方》，为一治疗痹证之古方。现代研究提示其具有镇痛、抗炎、免疫调节等主要药理作用[1]。本研究目的在于了解牛膝散对实验性关节炎大鼠血液流变学的影响，以探讨其活血作用及机制。

1　实验材料

1.1　药品及试剂

牛膝散（河南中医学院中药实验室提供）；痹冲剂（辽宁本溪第三制药厂产品）；冻干皮内注射用卡介苗（卫生部兰州生物制品研究所产品）；液状石蜡（天津市化学试剂二厂产品）；羊毛脂（上海嘉定华亭羊毛脂厂产品）。

1.2　动物

Wistar 雄性大鼠，体重（150±20）g，购于河南医科大学动物饲养中心。

1.3　仪器

NXE-1 型锥板式黏度计，成都仪器厂产品。

2　方法和结果

2.1　方法

取体重（150±20）g 的 Wistar 雄性大白鼠 50 只，随机分为 5 组：①生理盐水组；②模型组；③痹冲剂组；④牛膝散小剂量组；⑤牛膝散大剂量组。每鼠右后足跖皮内注射 Freund's 完全佐剂 0.1 mL 致炎。并于当日始给药，第 3 组每天灌服痹冲剂 21.6 g/kg，第 4、5 组分别灌服牛膝散混悬液 10.8 g/kg、21.6 g/kg，第 1、2 组分别给以同体积生理盐水。于实验的第 24 日，以每 100 g 体重 25% 乌拉坦 0.4 mL 腹腔麻醉大鼠，颈总动脉放血，肝素抗凝。分别测定：①全血黏度：用黏度计，在 25 ℃恒温条件下测定 5.75/

、11.5/s、23/s、46/s、115/s 的全血黏度。②血浆黏度：先用北京医用离心机厂产 LD4-2A 型离心机以 3 000 r/min 离心 10 min，分离血浆，用黏度计于 25 ℃恒温下测定其黏度。③红细胞压积（HCT）：采用文氏管法[2]。④血沉：用温曲勃氏管测定[3]。⑤相对黏度：取 115/s 的全血黏度与血浆黏度的比值。⑥还原黏度：取 115/s 的全血黏度和红细胞压积的比值。⑦K 值：K 值=血沉率百分数/〔-（1-H+lnH）〕（H：为红细胞压积）。

2.2 结果

结果见表 1、表 2。

表 1 牛膝散对实验性关节炎大鼠血液黏度的影响（$\bar{X} \pm s$）

组别	剂量 (g/kg)	全血黏度				
		5.75/s	11.5/s	23/s	46/s	115/s
生理盐水组	—	30.71± 2.37	22.4± 2.14	20.7± 3.27	12.4± 1.66	4.84± 0.82
模型组	—	37.55± 2.29	27.86± 1.81	25.45± 2.76	15.98± 1.45	7.35± 0.89
痹冲剂组	21.6	35.41± 1.86*	25.62± 2.17*	22.73± 2.65*	14.35± 1.83*	5.78± 0.81**
牛膝散小剂量组	10.8	35.23± 1.76*	25.69± 2.31*	22.88± 2.26*	13.73± 1.47**	5.42± 0.88**
牛膝散大剂量组	21.6	35.21± 1.69*	25.56± 2.18*	21.07± 2.13**	13.33± 1.87**	5.31± 0.68**

注：与模型组相比，＊$P<0.05$，＊＊$P<0.01$。

表 2 牛膝散对实验性关节炎大鼠血浆黏度、血球压积、血沉等的影响（$\bar{X} \pm s$）

组别	血浆黏度 230/s	血球压积 (%)	血沉 (mm/h)	相对黏度	还原黏度	K 值
生理盐水组	1.64± 0.15	51.30± 3.17	1.15± 0.58	2.96± 0.57	9.41± 1.45	6.78± 4.48

组别	血浆黏度 230/s	血球压积 （%）	血沉 （mm/h）	相对黏度	还原黏度	K 值
模型组	1.68± 0.13	53.52± 2.53	1.60± 0.52	4.37± 0.41	13.77± 1.72	10.12± 3.74
痹冲剂组	1.66± 0.08	52.52± 2.89	1.39± 0.53	3.48± 0.53**	11.01± 1.57**	8.72± 4.11
牛膝散小剂量组	1.67± 0.09	52.97± 3.10	1.56± 0.57	3.25± 0.61**	10.26± 1.82**	9.92± 4.59
牛膝散大剂量组	1.65± 0.10	52.48± 3.19	1.28± 0.49	3.23± 0.50**	10.14± 1.37**	7.94± 3.99

注：与模型组比较，＊$P<0.05$，＊＊$P<0.01$。

上述结果表明，各组间血浆黏度、血球压积及血沉均无明显变化。但全血黏度及相对黏度和还原黏度牛膝散大、小剂量组和痹冲剂组同模型组相比存在明显差异，特别是随牛膝散剂量的增大和切变速率的增高全血黏度下降得更为明显。提示牛膝散具有显著的活血作用。

3. 讨论

临床研究结果表明[4]，痹证患者的血液大多处于黏、凝、聚的状态，血液流变学表现为各项指标均较正常值高，反映"血瘀"存在。而"痹证"之"血瘀"是与血液循环有关的病理过程，它与血液积蓄、血液滞缓等血液循环障碍有着极为密切的关系，具体表现为微循环障碍；血液流变学异常；血流动力学异常等[5]。因此，本实验中观察了大、小剂量牛膝散对血液流变学异常大鼠的作用，发现大、小剂量牛膝散均能显著降低全血黏度，但对血浆黏度无明显影响。全血黏度与血液中所含红细胞量、红细胞的聚集性、变形能力及血浆黏度有关，而血浆黏度又与血浆中所含蛋白质、脂质含量有关。当血浆中所含纤维蛋白、α球蛋白、脂质含量增加时，血浆黏度亦增加。牛膝散对血浆黏度无影响，表明其降低全血黏度并非通过改变血浆中的蛋白质、脂质含量，而可能是通过改变红细胞的聚集性和变形能力发生作用的。

参考文献

［1］ 丁选胜，侯士良．牛膝散对炎症因子及自由基的影响．南京中医药大学学报，1998，14（1）：26.

［2］ 邓家栋．血液病实验诊断．天津：天津科学技术出版社，1985.29.

［3］ 李仪奎．中药药理实验方法学．上海：上海科学技术出版社，1991.67.

［4］ 吴承玉.76例痹证患者血液流变学的观察．南京中医学院学报，1995，11（1）：12.

［5］ 秦万率．血瘀和活血化瘀的研究进展及其前景（续）．中医杂志，1980，21（10）：75.

原文发表于《南京中医药大学学报》，1999（01）：30-31.
作者：丁选胜、侯士良。

牛膝活血作用的实验研究

内容提要：通过血液流变学和抗凝血实验，发现怀牛膝具有降低大鼠全血黏度、红细胞压积、红细胞聚集指数的作用，并能延长大鼠凝血酶原时间和血浆复钙时间；川牛膝仅表现出延长血浆复钙时间的作用。表明牛膝活血与改善血液流变学和抗凝血有关，且怀牛膝优于川牛膝。

主题词：怀牛膝/药效学 川牛膝/药效学 活血 血液流变学 凝血酶原时间/药物作用 疾病模型 动物 大鼠

牛膝是临床上常用的活血化瘀药，早在《神农本草经》中便谓牛膝"主寒湿痿痹，四肢拘挛，膝痛不可屈伸，逐血气，伤热火烂，堕胎"。后世医家通过长期临床实践，对其活血作用有了较全面的认识，如引血下行、活血调经、堕胎、利痹、通淋等。近代药理研究表明，牛膝有降压[1]、扩张下肢血管、镇痛消炎[2]、改善肝功能[3]等作用。在一定程度上揭示了牛膝活血作用的机理。本实验则从血液流变学和抗凝血方面对牛膝进行了研究。并且，为了探讨川、怀牛膝作用之差异，实验中对二者进行了比较。现报告如下。

1 川、怀牛膝对大鼠血液流变学的影响

1.1 材料与方法

1.1.1 药物制备

怀牛膝（*Aeyranthes bidentata*），川牛膝（*Cyathula officinalis*），二药均经我院中药鉴定教研室鉴定。

单味药水煎三次，每次 40 分钟，煎出液合并浓缩成 1∶1 浓度，（每毫升含 1 克生药）。储存冰箱备用。

1.1.2 动物

选用雄性大鼠，体重 200～350 g，由河南省中医研究院提供。

1.1.3 操作步骤

（1）川、怀牛膝对正常大鼠血液流变学影响：将动物随机分成三组，分别灌以川牛膝、怀牛膝及生理盐水，剂量为 1 mL/100 g。每日给药两次，灌药时间为上午 8～9 时，下午 4～5 时。于第 3 天上午给药后 1 h 以 25%乌拉坦 0.4 mL/100 g 腹腔麻醉，颈总动脉放血，肝素抗凝。

（2）川、怀牛膝对急性血瘀模型大鼠血液流变学影响：分组及给药同上，于末次给药后 1 h 进行乙醚麻醉，股静脉注射 10%高分子葡聚糖兔脑粉溶液（兔脑粉含量为 5 mg/mL）（高分子葡聚糖，瑞士产，相对分子质量 500 万。兔脑粉，上海产，批

号 870415），1 mL/100 g，2 h 后再用 25% 乌拉坦 0.4 mL/100 g 腹腔麻醉，颈总动脉放血，肝素抗凝。

1.1.4　观察指标

（1）全血黏度：采用天津分析仪器厂产的 NZ-6 型锥板式黏度计，在 25 ℃ 恒温条件下测定 100^{S-1} 和 1^{S-1} 的全血黏度，作为高低切变率的代表。

（2）血浆黏度：先于 LXJ-Ⅱ型离心机以 3 000 r/min 离心 10 min，分离血浆，仍用 NZ-6 型锥板黏度计，25 ℃ 恒温下测定其黏度。

（3）红细胞压积（HCT）：采用文氏管法[4]。

（4）纤维蛋白原含量：采用双缩脲法[5]。

（5）相对黏度：取 100^{S-1} 的全血黏度和血浆黏度的比值。

（6）还原黏度：取 100^{S-1} 的全血黏度和红细胞压积的比值。

（7）红细胞聚集指数：取 100S 和 1S 的全血黏度比值。

1.2　实验结果

从表 1 中可以看出，怀牛膝对高低切变率的全血黏度、红细胞压积、红细胞聚集指数，均有降低作用，经统计学处理，有显著差异。而川牛膝对血液流变学的各项指标则无显著影响。

从表 2 可以看出，怀牛膝对各项指标均有一定的降低作用（纤维蛋白原含量除外），但经统计学处理，只有 1S 切变率的全血黏度有显著差异（$P<0.05$）。而川牛膝对各项指标仍未见有显著影响。

表 1　川、怀牛膝对正常大鼠血液流变学影响

药物	例数	全血黏度（MPa·s）		血浆黏度（MPa·s）	红细胞压积 F（%）	红细胞聚集指数	相对黏度	还原黏度	纤维蛋白原含量（g/100 mL）
		100/S	1/S						
川牛膝	12	6.22± 0.48	38.92± 8.71	1.62± 0.16	56.0± 4.90	6.23± 1.17	3.87± 0.44	11.15± 0.87	334± 62

药物	例数	全血黏度（MPa·s）		血浆黏度（MPa·s）	红细胞压积 F（%）	红细胞聚集指数	相对黏度	还原黏度	纤维蛋白原含量（g/100 mL）
		100/S	1/S						
怀牛膝	12	5.25±0.35	24.67±4.16	1.49±0.17	51.3±2.86	4.67±0.63	3.56±0.36	10.27±0.89	335±52
生理盐水	12	5.90±0.49	37.70±6.95	1.54±0.21	54.4±3.40	6.38±0.95	3.84±0.53	10.85±0.74	347±61
F		14.68***	15.89***	2	4.82**	12.14***	1.80	3.43**	0.19

注：（1）本表采用完全随机设计的方差分析 F-Q 检验。

（2）表内数据为 $\bar{X}$±SD3，* 为 $P<0.10$，* * 为 $P<0.05$，* * * 为 $P<0.01$。

表2　川、怀牛膝对急性血瘀模型大鼠血液流变学影响

药物	例数	全血黏度（MPa·s）		血浆黏度（MPa·s）	红细胞压积 F（%）	红细胞聚集指数	相对黏度	还原黏度	纤维蛋白原含量（g/100 mL）
		100/S	1/S						
川牛膝	11	8.47±0.72	50.56±6.80	2.18±0.41	54.6±3.17	5.95±0.57	4.01±0.84	15.52±1.29	99±39
怀牛膝	11	8.18±0.58	48.09±4.30	2.15±0.34	53.7±3.32	5.90±0.65	3.90±0.71	15.28±1.39	116±36
生理盐水	10	8.79±0.92	56.66±8.83	2.17±0.44	54.9±2.89	6.43±0.61	4.14±0.68	16.00±1.33	103±9
F		1.64	4.38**	0.03	0.41	2.42	0.27	0.79	0.85

注：（1）本表采用完全随机设计的方差分析 F-s 检验。

（2）表内数据为 $\bar{X}$±SD3，* 为 $P<0.10$，* * 为 $P<0.05$，* * * 为 $P<0.01$。

2　川、怀牛膝抗凝血实验

2.1　材料与方法

2.1.1　药物制备

同实验1。

2.1.2　动物

大白鼠，雌雄皆用，体重 200～300g，河南省中医研究院提供。

2.2 操作步骤

动物分组按随机区组法。于末次给药后 1 h，用25%乌拉坦0.4 mL/100 g 腹腔麻醉，腹主动脉采血，3.8%枸橼酸钠 1∶9 抗凝，LXJ-64-01 离心机 2 000 r/min 离心 15 min，分离血浆备用。

2.3 观测指标及测定方法

（1）凝血酶原时间测定（Quick 氏一步法）：取内径 8 mm 小试管 3 支，置 37 ℃恒温水浴中，分别加入兔脑粉浸出液（兔脑粉，上海产批号 870415）和 M/40 氯化钙溶液各 0.1 mL，再加入 0.1 mL 血浆，混匀，立即开始计时，观察凝固时间，重复 3 次，取 3 管平均值。

（2）白陶土部分凝血活酶时间测定：取内径 8 mm 小试管 3 支，置 37 ℃恒温水浴中，加入白陶土部分凝血活酶试液（参照《药理实验方法学》制作）和血浆各 0.1 mL，立即开动第一支秒表计时，温浴 3 min，再加入已温浴到 37 ℃的 M/40 氯化钙溶液 0.1 mL，同时开动第二支秒表，观察白陶土颗粒聚集变粗时间，取第二支秒表读数，重复 3 次，取平均值。

（3）血浆复钙时间：取内径 8 mm 小试管三支，置 37 ℃恒温水浴中，先加入 0.1 mL 血浆，再加入 M/40 氯化钙溶液 0.1 mL，立即开动秒表计时，观察血浆凝固时间，重复三次，取平均值。

表3 川、怀牛膝对大鼠凝血作用的影响

药物	例数	凝血酶原时间（PT）（s）	白陶土部分凝血活酶时间（KPTT）（s）	血浆复钙时间（s）
川牛膝	10	20.82±1.73	40.74±10.31	106.96±28.93
怀牛膝	10	20.68±2.29	43.20±8.83	110.16±20.83

药物	例数	凝血酶原时间（PT）(s)	白陶土部分凝血活酶时间（KPTT）(s)	血浆复钙时间(s)
生理盐水	10	19.36±2.19	37.74±4.97	87.28±13.14
F		3.39*	2.94**	8.31***

注：（1）本表采用完全随机区组设计的 F-Q 检验。

（2）表内数据为 $\bar{X}$±SD3，* 为 $P<0.10$，** 为 $P<0.05$，*** 为 $P<0.01$。

统计学处理表明，凝血酶实验中，怀牛膝具显著延长作用，川牛膝则无。白陶土部分凝血活酶实验中，三组间未见显著差异。血浆复钙实验中，川、怀牛膝均具显著延长作用。

3 讨论

（1）血液流变学是生物流变学的一个分支，主要研究血液的流动性、黏滞性、变形性及凝固性。大量研究表明，中医的活血化瘀和瘀血学说和血液流变学具有极为密切的关系。全国活血化瘀学术研究会修订的"血瘀诊断标准"，将血液流变学的改变作为诊断血瘀的实验依据之一[6]。因此，本实验以血液流变学实验作为研究牛膝活血作用的主要手段。实验结果表明，怀牛膝能显著降低大鼠的全血黏度、红细胞压积及红细胞聚集指数，改善急性血瘀模型下的血液流变学性质，从血液流变学角度揭示了牛膝活血作用的机制。

（2）实验中的大鼠急性血瘀模型，是参照鲍军等"家兔急性血瘀模型"[7]及宋崇顺等"大鼠血瘀模型"[8]加以改进而成。不仅具有高分子葡聚糖所致的血液浓、聚、集等变化，还有兔脑粉所引起的凝血系统变化，能使全血黏度，血浆黏度、红细胞压积等明显升高。且模型过程中动物一般不会发生死亡。因此，本模型在血瘀和活血化瘀研究中有一定参考价值。

（3）抗凝血实验中，川、怀牛膝均有延长血浆复钙时间的作用，怀牛膝还对凝血酶原时间具有显著延长作用，提示牛膝活血功能与抗凝血作用有关。

（4）关于川牛膝与怀牛膝在活血作用上的差异，历来看法不一，主要观点有三：①认为二者功效大致相同，不必强分[9,10]；②认为川牛膝偏于活血，怀牛膝偏于补肝肾[11,12]；③认为怀牛膝偏于活血，川牛膝偏于补肝肾[13,14]。以本实验的结果来看，怀牛膝在改善血液流变学性质和抗凝血方面，均优于川牛膝。从实验角度支持了活血作用"怀优于川"的观点。

本文承蒙河南中医学院杨毓书老师指导，河南省中医研究院付蔓华、王玉升、王希浩同志大力协助，特此致谢。

参考文献

[1] 经利彬．牛膝生理作用之研究．国立北平研究院生理学研究所中文报告汇刊，1937；4（1）：13.

[2] 孙水平．怀牛膝药理研究续报．河南中医，1985（1）：39.

[3] 王浴生．中药药理与应用．北京：人民卫生出版社，1983：198.

[4] 邓家栋．血液病实验诊断．天津：科学技术出版社，1985：29.

[5] 邓家栋．血液病实验诊断．天津：科学技术出版社，1985：248.

[6] 第二届全国活血化瘀研究学术会议．血瘀证诊断标准．山西医药杂志，1987（1）：25.

[7] 鲍军．家兔急性血瘀模型的研究．中西医结合杂志，1986，6（6）：357.

[8] 宋崇顺．生脉散对大分子右旋糖酐所致微循环障碍和弥漫性血管内凝血的影响．辽宁中医杂志，1984（12）：37.

[9] 时逸人．中国药物学．上海：上海科学技术出版社，

1958：294.

［10］卫生部药品检验所生药室．中药商品规格参考资料．中药通报，1958，4（2）：65.

［11］中国医学科学院药物研究所．中药志．第一分册．北京：人民卫生出版社，1961：81.

［12］北京中医学院中药教研组．药性歌括四百味白话解．3版．北京：人民卫生出版社．1972：104.

［13］张秉成．本草便读．上海：上海科学技术出版社，1958：16.

［14］安徽省中医进修学校．神农本草经通俗讲义．合肥：安徽人民出版社，1959.

原文发表于《中医研究》，1990（02）：27-29。作者：李学林，侯士良等。

怀牛膝预防动脉粥样硬化的实验研究

摘要： 本实验以高脂诱发饲料造成鹌鹑动脉粥样硬化模型，经预防给药试验，初步揭示怀牛膝具有抗动脉粥样硬化作用，这一作用与其降血脂、降低过氧化脂质有关。

关键词： 怀牛膝 粥样硬化 鹌鹑

怀牛膝是传统名优药材。功能为活血化瘀，补肝肾强筋骨，引血下行。日本人报道，牛膝所含促脱皮甾酮有降血脂作用。[1]国内用该药治疗动脉粥样硬化较为普遍，如脉络宁、首乌延寿丹等成药均有本品。但是，关于怀牛膝抗动脉粥样硬化的研究尚未见报道，为此，我们用鹌鹑动脉粥样硬化模型进行了怀牛膝预防动脉粥样硬化的研究。

1. 材料和方法

怀牛膝为苋科植物（*Achyranthes bidentata BL.*）的根。购自郑州市药材批发栈。经鉴定确认。按《中国药典》（1990 版）[2]方法切制，水煎 3 次，混合水煎液浓缩至 150%，冷藏备用。诱发饲料按王巍方法[3]配制。

选用体重为（102.2±12）g（$\bar{X}$±SD）朝鲜种龙城系雄性鹌鹑 40 只，根据鹌鹑血清总胆固醇（TG）水平随机分为四组，每组 10 只，分别饲养于 17 cm×17 cm×40 cm 铁丝笼内，室温 20～28 ℃，自然光照。正常对照组给予普通饲料，其余三组给予诱发饲料。分为小剂量 [10 mL/（kg·d）]、大剂量 [20 mL/（kg·d）] 怀牛膝煎剂给药组和模型组（灌胃给予蒸馏水）。实验周期 8 周。

每天记录各组鹌鹑的进食量。每周禁食 12 h 测体重。实验前和第 4 周末测空腹鹌鹑的血清 TC，第 8 周末，测空腹鹌鹑的TC、HDL-C（高密度脂蛋白胆固醇）、TG（甘油三酯）和血清过氧化脂质（LPO）。TC、HDL-C 用酶法，TG 用乙酰丙酮法，试剂盒由浙江慈溪制药厂生产。LPO 测定按文献 [4] 方法进行，以 OD 值/0.5 mL 血清代表血清中 LPO 含量。测定仪器为721 分光光度计。

实验结束，处死全部鹌鹑，分离出肝脏、心脏、主动脉及左右头臂动脉。称肝重并计算肝系数（每 100 g 体重肝脏的克数）。沿主动脉前壁中线纵剖，打开主动脉及左右头臂动脉，经苏丹Ⅳ染色后按有关主动脉斑块分级标准分级[5]。心脏以 10%甲醛固定，冰冻切片，苏丹Ⅳ染色按冠状动脉病变分级标准分级[5]。

统计学处理：计量资量用方差分析 F-q 检验，记数资料用秩和 H-q' 和 X^2 检验。

2. 结果

2.1 一般情况

实验全过程，无因诱发饲料或药物引起的死亡。实验前后，各组间鹌鹑体重无显著差异（$P>0.05$）。给予诱发饲料各组鹌鹑摄食量显著低于给予普通饲料的正常对照组（$P<0.01$），但诱发饲料各组间摄食量无显著性差异（$P>0.05$），可以排除实验动物生化指标和动脉粥样硬化病变差异的摄食因素。

2.2 血脂

实验前各组间血清 TC 水平无显著性差异（$P>0.05$）。实验第 4 周及第 8 周，模型组血清 TC 及 TG 水平显著高于空白对照组（$P<0.01$），说明造模成功。与模型组相比，大、小剂量怀牛膝组均可使第 4 周、第 8 周血清 TC 以及血清 TG 明显降低（$P<0.01$），说明怀牛膝可有效抑制高脂诱发饲料所致的鹌鹑血脂水平的升高。见表 1。

表 1　怀牛膝对喂饲诱发饲料鹌鹑血脂水平的影响 ($\bar{X} \pm SD$)（mg/dL）

组别	动物数（只）	实验前血清 TC	第 4 周血清 TC	第 8 周血清 TC	第 8 周血清 HDL-C	第 8 周血清 TG
空白对照组	10	150.22± 39.95	143.98± 26.14***	133.31± 83.33***	81.34± 21.6***	111.09± 55.24***
模型组	10	149.14± 26.41	1808.22± 708.15+	2652.96± 665.81	250.89± 109.15	573.74± 349.15
大剂量怀牛膝组	10	155.86± 35.45	1159.98± 331.77**	1961.04± 605.04**	189.74± 51.43**	202.0± 99.33**
小剂量怀牛膝组	10	143.67± 34.19	1259.83± 551.95**	2016.00± 765.43**	196.58± 58.76**	259.36± 155.2**

注：**表示与模型组比 $P<0.05$，***表示与模型组比 $P<0.01$。

2.3 血清过氧化脂质

给予高脂诱发饲料，各组鹌鹑 LPO 水平较正常对照组均有增高趋势。其中，大、小剂量怀牛膝组血清 LPO 水平显著低于模型组（$P<0.01$）。见表2。

表2　怀牛膝对喂饲诱发饲料鹌鹑血清过氧化脂质水平的影响（$\bar{X}+SD$）

组别	动物数（只）	LPO 水平（OD 值/0.5 mL 血清）
空白对照组	10	0.11±0.07 ***
模型组	10	0.49±0.26
大剂量怀牛膝组	10	0.15±0.11 ***
小剂量怀牛膝组	10	0.17±0.12 ***

注：***表示与模型组比 $P<0.01$。

2.3　对主动脉粥样硬化病变的影响

各给药组主动脉病变程度都较模型组有减轻的趋势。经秩和检验，怀牛膝大剂量组可显著减轻主动脉硬化病变程度（$P<0.05$），说明怀牛膝有一定的延缓动脉粥样硬化发展的作用。见表3。

表3　怀牛膝对喂饲诱发饲料鹌鹑主动脉硬化程度的影响

组别	动物数（只）	主动脉粥样硬化程度分级						结论
		0	0.5	1	2	3	4	
空白对照组	10	8	2	0	0	0	0	<0.05
模型组	10	0	2	3	2	3	0	
大剂量怀牛膝组	10	1	3	6	0	0	0	
小剂量怀牛膝组	10	1	3	5	1	0	0	

2.4　冠状动脉粥样硬化病变程度的影响

按文献［6］方法对各组鹌鹑心脏切片镜下观察。每个心脏一般观察约 10 个动脉血管断面。鉴于冠状动脉粥样硬化管径狭窄达 50% 以上则可能产生临床表现[6]，在统计时，我们把观察结果分为 0~2 级和 3~4 级两个水平。经 χ^2 检验，模型组与怀牛膝可明显减轻诱发饲料引起的冠状动脉粥样硬化病变的程度。见表 4。

表 4　怀牛膝对喂饲诱发饲料鹌鹑冠状动脉硬化程度的影响

组别	动物数（只）	观察血管断面数（个）	病变程度分级		3~4 级发生率（%）
			0~2 级	3~4 级	
空白对照组	10	98	96	2	2.1
模型组	10	100	25	75	75.0
大剂量怀牛膝组	10	96	74	22	22.9
小剂量怀牛膝组	10	93	69	24	25.8

2.5　肝系数

给予诱发饲料各组鹌鹑肝系数均较空白对照组显著增加（$P < 0.01$），怀牛膝大、小剂量组与模型组比，不具备显著性（$P > 0.5$），仅有减小肝系数的趋势。见表 5。

表 5　怀牛膝对喂饲诱发饲料鹌鹑肝系数影响（$\bar{X} + SD$）

组别	动物数（只）	肝系数（肝动克数/百克体重）
空白对照组	10	2.62±0.18
模型组	10	4.77±0.85
大剂量怀牛膝组	10	4.21±0.84
小剂量怀牛膝组	10	4.57±0.59

3　讨论

（1）本实验以高脂诱发饲料成功地造成鹌鹑动脉粥样硬化模型。经预防给药试验，怀牛膝能显著减轻诱发饲料所致的鹌鹑主动脉和冠状动脉粥样硬化病变程度，有抗动脉粥样硬化作用。

（2）动脉粥样硬化的发生与机体脂质代谢紊乱有密切关系，

尤其是高胆固醇血症、高甘油三酯血症，可促使动脉粥样硬化提早形成。本实验中，给予怀牛膝的鹌鹑，其血清 TC、TG 水平显著低于模型组，表明抑制血脂升高，是怀牛膝发挥抗动脉粥样硬化作用的途径之一。

（3）脂质过氧化物在动脉粥样硬化发病过程中起重要作用。血清 LPO 含量增高，可刺激血管壁引起内皮细胞损伤，促进凝血过程，促使脂质在血管壁沉积，导致动脉粥样硬化发生[7]。本实验中，给予怀牛膝的鹌鹑，其血清 LPO 水平显著低于模型组，表明降低血清 LPO 水平，是怀牛膝发挥抗动脉粥样硬化的又一途径。

参考文献

[1] 斋藤四郎．激素与临床（日文），1971，19：228.

[2] 中华人民共和国药典编委会．中华人民共和国药典．一部．北京：人民卫生出版社，1990：50.

[3] 王巍，景厚德．鹌鹑动脉粥样硬化模型的建立．中华心血管杂志，1984.12（3）：222.

[4] 李树玉，赵清正，诸亚君．肿瘤宿主血清中脂质过氧化物水平动态变化及抗氧化剂对其影响．中华肿瘤杂志，1984.6（1）：5.

[5] 许淑云．药理实验方法学．北京：人民卫生出版社，1982：771.

[6] 陈国祯．内科学（教材）．北京：人民卫生出版社，1986：223.

[7] 陈在嘉，洪昭光．冠心病和动脉粥样硬化．中华心血管病杂志，1989，17（5）：259.

原文发表于《基层中药杂志》，1998（01）：30-31．作者：崔瑛，侯士良。

牛膝散对炎症因子及自由基的影响

摘要：牛膝散对注射佐剂引起的大鼠足跖肿胀有显著抑制作用，减少炎性渗出物中 PGE_2 的含量，说明能抑制炎性组织中 PGE_2 的生物合成。实验还表明，本品能显著升高血浆及血红细胞 SOD 活力，减少脂质过氧化产物——MDA 含量，表明其有一定清除自由基的作用。本品对抗炎症因子和清除自由基的作用，可能是其抗炎、祛风湿的重要机制之一。

关键词：牛膝散　炎症因子　自由基
中图号：R289.5

牛膝散由牛膝、肉桂、山茱萸等药物组成，为《太平圣惠方》所载治疗痹证之古方[1]。具有补养肝肾，强壮筋骨，祛除风湿的功能。为探讨其抗炎作用机理，本文观察了牛膝散对炎症因子及自由基的影响。

1. 实验材料

1.1 药品及试剂

牛膝散（河南中医学院中药实验室提供）；痹冲剂（辽宁本溪第三制药厂产品）；冻干皮内注射用卡介苗（卫生部兰州生物制品研究所产品）；液状石蜡（天津市化学试剂二厂产品）；硫代巴比妥酸（美国 Sigma 产品）；SOD 试剂盒（南京建成生物工程研究所产品）。

1.2 动物

Wistar 雄性大鼠，体重（150±20）g，购于河南医科大学动物饲养中心。

1.3 仪器

721-B 型分光光度计（上海分析仪器三厂产品）。

2 方法和结果

2.1 对佐剂性关节炎大鼠足肿胀的影响[2]

取体重（150±20）g 的 Wistar 雄性大白鼠 50 只，随机分为 5 组：①生理盐水组；②模型组；③痹冲剂组；④牛膝散小剂量组；⑤牛膝散大剂量组。每鼠右后足跖皮内注射 Freund's 完全佐剂 0.1 mL 致炎。并于当日始给药，第 3 组每天灌服痹冲剂 21.6 g/kg，第 4、5 组分别灌服牛膝散混悬液 10.8 g/kg、21.6 g/kg，第 1、2 组分别给以同体积生理盐水。实验前用容积法测量各鼠右后肢足容积 2 次，取其平均值为用药前的足容积。以后隔日测每鼠右后肢足容积 1 次，连续 24 d，计算各组大鼠右后肢在不同时间内足肿胀的平均值。结果见表 1。

表 1　牛膝散对大鼠佐剂性关节炎足肿胀度的影响（$\bar{X} \pm s$, mL, $n = 10$）

组别	剂量 (g/kg)	致炎后不同时间（d）				
		2	4	8	16	24
生理盐水组	—	0.00± 0.00	0.03± 0.05	0.05± 0.05	0.08± 0.04	0.13± 0.05
模型组	—	0.24± 0.08	0.33± 0.09	0.32± 0.09	0.45± 0.08	0.27± 0.09
痹冲剂组	21.6	0.19± 0.07	0.27± 0.08	0.25± 0.07	0.33± 0.07**	0.17± 0.07*
牛膝散小剂量组	10.8	0.17± 0.05*	0.25± 0.08*	0.27± 0.08	0.34± 0.07**	0.18± 0.08*
牛膝散大剂量组	21.6	0.14± 0.07**	0.22± 0.10*	0.23± 0.08*	0.31± 0.09**	0.14± 0.07**

注：与模型组比较，* $P < 0.05$，** $P < 0.01$。

2.2　对炎症渗出物中 PGE_2 含量的影响[2]

于实验的第 24 天，处死大鼠，将右后肢踝关节上 0.5 cm 处剪下，称重，用生理盐水 5 mL 浸泡 1 h，取出足爪，离心浸泡液，取上清液用紫外分光光度计在 278 nm 波长处测 PGE_2 的吸收度，计算成每克炎性组织相当的 PGE_2 含量。结果见表 2。表明牛膝散大、小剂量与痹冲剂均能明显降低大鼠致炎足 PGE_2 含量。

表 2　牛膝散对大鼠 PGE_2 含量的影响（ $\bar{X} \pm s$ ，$n = 10$ ）

组别	剂量（g/kg）	PGE_2 含量 OD$_{278}$（×10^{-2}）
生理盐水组	—	1.26±0.38
模型组		4.61±0.52
痹冲剂组	21.6	3.12±0.36 * *
牛膝散小剂量组	10.8	3.22±0.51 * *
牛膝散大剂量组	21.6	2.81±0.45 * *

注：与模型组比较，＊＊$P<0.01$ 。

2.3　对实验性关节炎大鼠血浆中 MDA、SOD 及血红细胞中 SOD 的影响[3]

于实验的第 24 天，以 25%乌拉坦 0.4 mL/100 g 腹腔麻醉大鼠，颈总动脉放血，肝素抗凝，测定：①血浆 MDA：以 1 000 r/min 离心 5 min，取血浆 0.3 mL，以 10 μmol 1，1，3，3 四乙氧基丙烷 0.3 mL 为标准对照，以生理盐水 0.3 mL 为空白对照，分别依次加入 0.05M HCl 3 mL、0.68%硫代巴比妥酸 1 mL 后，水浴加热至沸，100 ℃恒沸 30 min 后流水冷却至室温，加 4 mL 正丁醇振荡 1 min，静置 20~30 min 后，以 3 000 r/min 离心 10 min。取上清液用 721-B 型分光光度计在 535 nm 波长下测 OD 值。结果见表 3。②血浆 SOD：血浆处理同①，采用黄嘌呤酶氧化羟胺显色法，用南京建成生物工程研究所产 SOD 试剂盒测定血浆 SOD。结果见表

4。③血红细胞SOD：测定方法同血浆SOD。取经抗凝的全血，以1 000 r/min 离心 5 min 后，吸取血浆备用。用生理盐水 4~5 mL 洗涤血红细胞 3 次，吸取 20 μL 红细胞血沉淀物，用 3 mL 双蒸馏水溶血，加氯仿：乙醇（1：1）萃取剂振摇提取 5 min 后，经 3 000 r/min 离心 10 min 后取上清液试验。计算 SOD 活力（nu/mL）。在紫外分光光度计上做牛血清白蛋白标准浓度工作曲线，然后测定抽提液蛋白含量（mg/mL），最后换算为 SOD 活力（nu/mgHb）。结果见表5。

上述结果表明，牛膝散大、小剂量组均能显著升高血浆及血红细胞 SOD 活力，明显降低血浆 MDA 含量。

表3 牛膝散对大鼠血浆 MDA 含量的影响（$\bar{X} \pm s$，$n = 10$）

组别	剂量（g/kg）	MDA（μmol/mL）	减少率（%）
生理盐水组	—	2.024±0.369	—
模型组	—	2.981±0.443	—
痹冲剂组	21.6	2.542±0.424*	14.73
牛膝散小剂量组	10.8	2.596±0.462	12.92
牛膝散大剂量组	21.6	2.411±0.514*	19.12

注：与模型组比较，* $P < 0.05$。

表4 牛膝散对大鼠血浆 SOD 活力的影响（$\bar{X} \pm s$，$n = 10$）

组别	剂量（g/kg）	SOD（nu/mL）	升高率（%）
生理盐水组	—	197.66±20.81	—
模型组	—	134.91±22.85	—
痹冲剂组	21.6	163.67±22.01*	17.57
牛膝散小剂量组	10.8	167.93±24.87**	19.66
牛膝散大剂量组	21.6	185.27±21.09**	27.18

注：与模型组比较，* $P < 0.05$，** $P < 0.01$。

表 5 牛膝散对大鼠血红细胞 SOD 活力的影响（$\bar{x} \pm s$, $n = 10$）

组别	剂量（g/kg）	SOD（μu/mL）	升高率（%）
生理盐水组	—	2.082±0.286	—
模型组	—	1.303±0.278	—
痹冲剂组	21.6	1.585±0.279*	17.79
牛膝散小剂量组	10.8	1.756±0.293**	25.80
牛膝散大剂量组	21.6	1.842±0.251**	29.26

注：与模型组比较，*$P<0.05$，**$P<0.01$。

3 讨论

本文结果表明，牛膝散对佐剂所致关节炎大鼠足跖肿胀有明显的抑制作用，并能降低炎症渗出物中 PGE_2 含量。牛膝散能极显著升高 SOD 活力，减少 MDA 含量，表明其有一定的清除自由基作用，防止变性的 IgG 同风湿性因子形成免疫复合物；由于过氧化物水平的降低，炎症部位前列腺素的合成亦受到抑制。因此牛膝散升高 SOD 活力，抑制 PGE_2 合成，减少 MDA 含量是其抗炎祛风湿的重要机理之一。

参考文献

[1] 王怀隐. 太平圣惠方. 北京：人民卫生出版社 1958：1 325.

[2] 陈奇. 中药药理研究方法学. 北京：人民卫生出版社，1993：369，371.

[3] 李仪奎. 中药药理实验方法学. 上海：上海科学技术出版社，1991：202，205.

原文发表于《南京中医药大学学报》，1998（01）：27-28，65. 作者：丁选胜，侯士良。

常春胶囊对亚急性衰老模型小鼠自由基代谢的影响

内容提要： 昆明种小白鼠每日颈背皮下注射 5%D-半乳糖 0.5 mL，40 天可造成亚急性衰老模型。在注射 D-半乳糖的同时，分别灌服常春胶囊水煎剂 12.5 g/kg 和 25 g/kg 两种剂量，并与青春宝做了对比观察。结果表明，常春胶囊可显著地提高衰老小鼠红细胞中的 SOD、CAT、GSH-Px 的活性和脏器组织中以 SOD 的活性（$P<0.01$），明显减少衰老小鼠血液和组织中 LPO 的形成，显著地抑制鼠脑中 MAO-B 活性和脏器组织中 LF 的生成率，并可提高衰老小鼠尾腿中经脯氨酸和胶原蛋白含量（$P<0.05$）。提示常春胶囊具有较好的消除自由基、抗衰老的作用。

关键词： 常春胶囊 抗衰老 SOD LPO MAO-B

常春胶囊系根据宋代《太平惠民和剂局方》"何首乌丸"研制而成的中药新剂型。具有补肝肾、利腰膝、壮筋骨、驻容颜、止发白、轻身耐老的功效。为了探讨其衰老的作用机制，我们采用亚急性衰老模型，从自由基学说方面观察了常春胶囊对衰老小鼠某些衰老指标的影响。

1 材料和方法

1.1 药品与试剂

常春胶囊，由河南中医学院中药教研室提供；青春宝口服液，杭州中药二厂生产；D-半乳糖、硫代巴比妥酸（TBA）、硫酸奎宁，均为上海试剂二厂产品，四乙氧基丙烷，瑞士 Fluka 产品；还原型谷胱甘肽，上海酵母厂产品；5,5'-二硫双 2-硝基苯甲酸（DTNB），德国 Fein-biochemica Gmbh&Co 产品，SOD 测定试剂盒，购自武汉抗衰老研究中心；过氧化氢，上海桃浦化工厂产品。其余试剂均为市售分析纯。

1.2 动物

昆明种小白鼠,体重 18~22g,由河南医科大学动物实验中心提供。

1.3 仪器

721 分光光度计,上海分析仪器三厂;751G 分光光度计,上海分析仪器厂;RF-510 荧光光度计,日本岛津公司;TGL-16B 型台式高速离心机,上海安亭科学仪器厂。

1.4 衰老模型制作[1]

取小鼠 50 只,雌雄各半,随机分为 5 组。第 1~4 组每日颈背皮下注射 5% D-半乳糖 0.5 mL,第 5 组注射同等体积生理盐水,作为空白对照,连续注射 10 d,于第 n 天开始(继续注射 D-半乳糖),第 1、2 组小鼠按体重 25 g/kg,12.5 g/kg 分别灌服常春胶囊水煎剂,为大、小剂量组;第 3 组小鼠灌服等体积的青春宝口服液;第 4 组模型小鼠和第 5 组(正常组)小鼠均灌服等体积生理盐水,再连续给药和造模 30 d。于最后一天灌胃和注射 D-半乳糖 2h 后,称体重,眼眶取血,抗凝,同时立即取出小鼠心、肝、肾、脑及睾丸等脏器组织,分别称重,制作匀浆,用于生化测定;剪下鼠尾剥离尾腱,备用。

1.5 测定方法

血浆、脏器组织中 LPO 测定采用 TBA 法[2,3];血液和脏器组织中 SOD 活性测定采用邻苯三分法[4];血液中 CAT 活性测定,按魏盛装法[5];全脑 MAO-B 活性测定,按戴尧仁法[6];血液 GSH-Px 活性测定,按夏奕明法[7];蛋白质含量测定按 Lowry 法[8];脏器组织中 LF 和尾腱羟脯氨酸含量测定,分别按 Soha[9] 和李仪奎法[10]进行。

2 实验结果

2.1 对衰老小鼠血浆脂质过氧化(LPO)的影响:见表 1。

由表 1 可知，衰老小鼠口服常春胶囊 30 d 后，血浆中脂质过氧化物丙二醛（MDA）较模型组显著降低（$P<0.01$），且作用强度呈量效关系，其抑制率大、小剂量组分别为 59.36% 和 45.89%，显示出常春胶囊对 LOP 的形成有明显的抑制作用。

表 1　常春胶囊对小鼠血浆脂质过氧化的影响（$\bar{X}\pm s$）

组别	动物数	血浆 MDA（nmol/mL）	抑制率（%）
大剂量组	10	5.19±0.82**	59.36
小剂量组	10	6.91±0.98**	45.89
青春宝组	10	6.22±0.82**	51.29
模型组	10	12.77±2.54	
正常组	10	6.93±1.97△△	

注：药物组与模型组比较，*$P<0.05$，**$P<0.01$；正常组与模型组比较，△$P<0.05$，△△$P<0.01$；药物组与青春宝组比较，$P<0.05$。以下均同。

2.2　对衰老小鼠脏器组织匀浆脂质过氧化的影响：见表 2。

表 2　常春胶囊对衰老小鼠组织匀浆脂质过氧化的影响（$\bar{X}\pm s$）

组别	动物数	MDA 含量（nmol/g 湿组织）				
		心	肝	肾	脑	睾丸
大剂量组	10	134.45±25.21**	173.67±14.01**	212.89±33.61**	75.63±14.01**	98.04±39.22*
小剂量组	10	156.86±16.81**	193.28±19.61**	236.69±32.49**	86.83±22.41	109.24±47.62
青春宝组	10	151.26±28.01**	179.27±16.80**	309.52±39.22*	81.23±11.20*	114.86±53.22
模型组	10	243.69±19.61	224.09±14.01	359.94±43.42	100.84±19.61	137.25±50.42
正常组	10	95.23±22.41△△	162.46±11.20△△	190.48±26.61△△	67.23±16.81△△	81.23±33.61△△

结果表明，正常小鼠心、肝、肾、脑及睾丸组织中 MDA 含量均明显低于模型组水平（$P<0.01$），大剂量组可显著抑制小鼠心、肝、肾、脑中 MDA 的形成，与模型组比较，呈高度显著性（$P<0.01$），其抑制率分别为：44.86%（心）、22.49%（肝）、46.56%（肾）、25.0%（脑），对睾丸中 MDA 的形成也有明显抑制作用（28.56%，$P<0.05$）；小剂量组能显著降低小鼠心肌、肝、肾中 MDA 含量，其抑制率分别为 35.63%、13.75%、34.24%（P 值均<0.01），而对脑、睾丸组织中 MDA 的形成无明显影响（$P>0.05$）。

2.3　对衰老小鼠红细胞中超氧化物歧化酶（SOD）活力的影响：见表3。

表3　常春胶囊对衰老小鼠红细胞中 SOD 影响（$\bar{x} \pm s$）

组别	动物数	SOD（u/g Hb）	上升率（%）
大剂量组	10	1524.19±369.78 * *	62.13
小剂量组	10	1343.11±212.03 * *	57.02
青春宝组	10	1159.11±247.52 * *	50.19
模型组	10	577.24±264.95	
正常组	10	1272.03±205.11△△	

表3 显示，常春胶囊大、小剂量组与模型组比较，SOD 活力均有极显著地提高（$P<0.01$、$P<0.01$）且作用随剂量递升而增强。大剂量组与青春宝组比较，效果明显优于后者（$P<0.05$）。

2.4　对衰老小鼠脏器组织中超氧化物歧化酶（SOD）活力的影响：见表4。

表4 常春胶囊对衰老小鼠脏器组织中 SOD 活力的影响（$\bar{x}\pm s$）

组别	动物数	SOD 活力（u/g 湿组织）			
		心	肝	肾	脑
大剂量组	10	707.80± 106.45**	746.20± 107.95**	564.25± 78.65**	532.55± 78.65**
小剂量组	10	667.60± 95.05**	589.25± 87.20*	582.00± 97.65**	473.75± 52.15
青春宝组	10	626.11± 90.55**	712.95± 93.75**	418.51± 71.42*	578.70± 71.50**
模型组	10	501.12± 78.30	493.35± 90.20	342.90± 94.45	438.15± 46.90
正常组	10	547.10± 85.70△△	962.40± 93.45△△	615.05± 105.59△△	645.95± 78.92△△

由表4可以看出，常春胶囊大剂量组可明显升高小鼠心肌、肝、肾、脑组织中 SOD 活力，与模型组比较，差异极显著（P 均 < 0.01），其上升率分别为 29.20%、33.89%、39.23%、17.73%；小剂量组也可增强肝、肾、心中 SOD 活力（$P<0.05$、$P<0.01$、$P<0.01$），其上升率分别为 16.27%、24.94%、41.08%，但对脑中 SOD 活力没有明显影响（$P>0.05$）。

2.5 对衰老小鼠血液过氧化氢酶（CAT）活力的影响：见表5。

表5 常春胶囊对衰老小鼠血液 CAT 活力的影响（$\bar{x}\pm s$）

组别	动物数	CAT（k/g Hb）	上升率（%）
大剂量组	10	19.38±3.47**	64.19
小剂量组	10	21.11±3.86**	67.12
青春宝组	10	17.35±2.60**	60.00
模型组	10	6.94±1.74	
正常组	10	21.11±4.34△△	

结果表明，常春胶囊和青春宝均能明显地提高小鼠血液中 CAT 的活力，与模型组比较，差异十分显著（P 均<0.01），并已接近或达到正常水平，尤以小剂量作用最强，且与青春宝比较，也有一定的差异（$P<0.05$）。

2.6 对衰老小鼠脑组织单胺氧化酶（MAO-B）活性的影响：见表 6。

表 6 常春胶囊对衰老小鼠脑中 MAO-B 活性影响（$\bar{x}\pm s$）

组别	动物数	MAO-B（u/mg Hb, h^{-1}）	抑制率（%）
大剂量组	10	53.270±7.635**	23.94
小剂量组	10	45.236±5.938**	35.41
青春宝组	10	56.239±12.401**	19.70
模型组	10	70.038±11.003	
正常组	10	21.134±4.366△△	

表 6 显示，衰老模型小鼠脑中 MAO-B 活性明显高于正常对照组（$P<0.01$），而常春胶囊大、小剂量组和青春宝组均可显著抑制衰老小鼠脑中 MAO-B 活性，其抑制率分别为 23.94%、35.41%及 19.70%（P 均<0.01），且小剂量组与青春宝比较，也有一定的差异（$P<0.05$）。

2.7 对衰老小鼠血液谷胱甘肽过氧化物酶（GSH-Px）活力的影响：见表 7。

表 7 常春胶囊对衰老小鼠血液 GSH-Px 活力影响（$\bar{x}\pm s$）

组别	动物数	GSH-Px [u/（mg Hb/min）]	上升率（%）
大剂量组	10	2.23±1.27**	68.61
小剂量组	10	3.41±1.33**	79.47
青春宝组	10	1.78±1.02*	60.67
模型组	10	0.70±0.61	
正常组	10	1.94±1.20△△	

　　结果显示，常春胶囊和青春宝均可显著地提高衰老小鼠血中 GSH-Px 活性，与模型组比较，差异极显著（P 均<0.01），且作用强度超过正常水平。此外，小剂量组与青春宝组比较，也有一定的差异（P<0.05）。

2.8　对衰老小鼠脏器组织脂褐素（LF）含量的影响：见表 8。

表 8　常春胶囊对衰老小鼠脏器组织中脂褐素含量的影响（$\overline{X}\pm S$）

组别	动物数	LF 含量（u/g 湿组织）				
		心	肝	肾	脑	睾丸
大剂量组	10	109.24± 40.33 *	147.83± 41.78 *	125.00± 36.74	100.54± 38.26 * *	80.22± 29.28 * *
小剂量组	10	95.22± 32.28 * *	152.93± 30.35 * *	77.28± 28.04 * *	97.07± 30.65 *	75.21± 33.69 * *
青春宝组	10	128.59± 46.85	156.61± 42.85 *	102.93± 22.83 * *	102.72± 27.72	94.35± 35.33
模型组	10	157.07± 47.93	197.48± 35.50	141.09± 34.56	131.85± 40.65	124.02± 37.28
正常组	10	90.98± 27.71 △△	141.39± 31.72 △△	71.41± 15.67 △△	74.57± 25.54 △△	75.00± 20.43 △△

　　结果表明，衰老小鼠心、肝、肾、脑及睾丸组织脂褐素均较正常小鼠显著增集（P 均<0.01），而常春胶囊对上述脏器组织脂褐素的形成均有不同程度的抑制作用。其中大剂量组抑制率分别为：30.45%（心肌）、25.51%（肝）、23.75%（脑）、35.32%（睾丸），而对肾组织 LF 作用不明显（P>0.05）。小剂量组抑制率分别为：39.38%（心肌）、22.56%（肝）、45.23%（肾）、26.38%（脑）、39.36%（睾丸），相对而言，以小剂量组作用最佳。

2.9　对衰老小鼠尾腱中羟脯氨酸和胶原蛋白含量的影响：

见表9。

表9　常春胶囊对衰老小鼠尾腱羟脯氨酸和胶原蛋白含量的影响 ($\bar{x} \pm s$)

组别	动物数	羟脯氨酸 （mg/100 mg 组织）	胶原蛋白（%） （mg/100 mg 组织）
大剂量组	10	3.03±1.74 *	23.31±13±38 *
小剂量组	10	2.24±1.58	17.23±12±15
青春宝组	10	2.57±1.10	19.77±8.46
模型组	10	1.65±0.95	12.69±7.31
正常组	10	3.45±1.18△△	26.54±9.08△△

　　表9显示，衰老模型组小鼠尾腱中羟脯氨酸和胶原蛋白含量明显低于正常对照组（$P<0.01$），而服用常春胶囊30 d后，衰老小鼠尾腱中羟脯氨酸和胶原蛋白含量较模型组有所增加（$P<0.05$），小剂量组作用不明显，提示该药有一定的抗皮肤老化作用。

3. 讨论

　　衰老的自由基学说认为，随着年龄的增长，机体内有害的自由基及其脂质过氧化产物日益增多，而自由基防御系统——抗氧化酶和抗氧化剂则日趋下降，结果导致细胞膜结构破坏，DNA突变、蛋白质变性、细胞溃破乃至机体衰老。本实验也证明，连续40 d注射仆半乳糖，可导致亚急性衰老模型小鼠细胞中SOD、CAT、GSH-Px活性及脏器组织中SOD活性显著下降，血液和组织中LPO含量明显升高，组织中LF含量和脑组织中MAO-B活性上升，同时皮肤中羟脯氨酸的含量也明显减少。这与其他学者报道相一致[12-15]。而服用常春胶囊30 d后，衰老小鼠上述各项衰老指标均有明显改善或接近正常水平。由此可见，常春胶囊可能是通过清除自由基、延缓细胞老化而达到抗衰老目的的。

参考文献

[1] 徐献本．绞股蓝及其复方的抗衰老实验研究．中成药，

1989，21（5）：29.

［2］大石诚子．过酸化脂质测定法．最新医学，1978，33（4）：660.

［3］陈文为．清宫寿桃粉剂对大鼠肝匀浆（体外）生成脂质过氧化物影响．中西医结合杂志，1984，4（11）：686.

［4］丁克祥．微量指血超氧化物歧化酶快速测定法的研究．老年学杂志，1957，7（2）：42.

［5］魏盛装．四组中药煎剂对小鼠血液中超氧化物歧化酶和过氧化氢酶活力的影响．中草药，1985，16（6）：11.

［6］戴尧仁．施今墨抗衰老方制备液对小鼠脑和肝 B 型单胺氧化酶活性及果蝇寿命的影响．中西医结合杂志，1987，7（4）：224.

［7］夏奕明．血和组织中谷胱甘肽过氧化物酶活力的测定方法．卫生研究，1987，16（4）：29.

［8］LOWRY O H. Protein meaurment with the folin phenol reagent. J Biol chem, 1951, 193：265.

［9］SOHAL R S, DUTHIE E H. Effect of experimentally altered life spans on the aecumulation of fluorescent age pigment in the housefly. Musca Domestica. Erp. Gerontol1, 98 7, 1 3：335.

［10］李仪奎．中药药理实验方法学．上海：上海科学技术出版社，1991：148.

［11］刘吉生．自由基与衰老．国外医学·老年医学分册，1984（4）：47.

［12］Fidovich I. Biological effects of the superoxide radical. Ach Biochem Biophys, 1986, 247（1）：1.

［13］宓鹤鸣．刺人参抗衰老作用的实验研究．中草药，1987，18（8）：25.

［14］刘天培．人参与三七总皂甙对抗仆半乳糖所致小鼠虚损的

研究. 老年学杂志, 1989, 9 (1): 44.

[15] 吴金英. 益智灵对序半乳糖所致小鼠亚急性衰老模型的作用研究. 中药药理与临床, 1992, 8 (6): 18.

原文发表于《安徽中医学院学报》, 1994 (04): 55-58. 作者: 陈勤, 侯士良等。

中药的鲜用、陈储和久存

用中药治病, 究竟是新鲜的好, 还是陈的好, 长期储藏是否影响疗效? 要回答这个问题, 首先应从中药本身说起。

新鲜的中药, 由于其有效成分没有被破坏或损失, 所以应用时疗效显著。如鲜生地黄有较强的清热凉血作用, 用于血热妄行的吐衄、下血等出血症效果良好; 鲜石斛, 清热生津之力较干石斛强, 治热病伤津、舌绛烦渴疗效卓著; 又如墨旱莲、小蓟草捣汁外敷止外伤出血; 蒲公英捣烂外敷治急性乳腺炎; 鸭跖草炙汁涂滴患处治麦粒肿等, 均以新鲜的疗效好。

但是, 有些中药就不宜用新鲜的。如川乌、草乌、半夏、南星、白附子、狼毒、商陆等, 因有较强的毒性, 一般均需加工炮制降低其毒性后才能使用。即使临床上有用生川乌、生草乌治疗顽固性痹痛, 用生南星、生半夏治疗癌症者, 但仍需水煎 2~4h 及以上, 破坏其毒性以防中毒。所以这类药物一般多用经过炮制的干品, 而不宜用新鲜的。

也有些新鲜的中药与干陈的中药其功效有所不同, 如生姜与干姜, 前者能发汗散风寒, 用以治风寒感冒; 后者可温中散寒, 用于虚寒性胃痛。绝大部分中药, 新鲜的与干陈的作用相同。如大青叶、野菊花、千里光、罗布麻、蒲公英、马齿苋等, 只是用量有所不同而已。一般新鲜的用量应为干品的 1~2 倍。

中药经过长期储藏之后，是否会影响药品的质量？实践证明，大部分中药在一定时间内如储藏得当，仍能保持其质量和疗效。但也常见到一些中药经过久储发霉、虫蛀而失效。或者虽然外观没有发霉、虫蛀现象，其内在质量已经受到影响，疗效降低。这是因为有些中药在储藏保存过程中，受到外界各种因素的影响及本身某些物质的分子活动，不断产生物理或化学变化，使其本身的颜色、气味、形态及内部组织等，出现了各种变异现象（也称变质现象），使药效降低。有些轻度变质或者是局部变质，不致完全丧失疗效。例如大黄、虎杖等，含有大量的鞣质，能在酶的作用下不断氧化，聚合生成其他物质，而减低其疗效；又如当归、柏子仁、酸枣仁等含有大量油质，最易散失、走油；再如薄荷、藿香、木香、白芷等含挥发性成分的药材，储藏过久，香气散失，也会影响质量，降低药效。再者，一般药物都含有一定量的水分，药材如果超过或低于本身应有的含水量，其质量易发生变化。水分过大的药材易分解和发热，造成发霉变质；含盐质多的易潮解，出现泛潮或流水现象。药物所含的水分过低，不仅会出现风化、酥脆、碎裂以及干枯等现象而有损药效。所以，为保证药品质量，保证用药安全有效，中药储存的时间不宜过长。

相反，也有些中药，需经一定时间储藏，让其成分充分自然分解，疗效才能提高，或使毒性减少后才能应用。如枳壳、陈皮、半夏、麻黄、狼毒和吴茱萸等六种中药，经久储后疗效更好。

原文发表于《中原医刊》，1984（02）：27. 作者：侯士良。

谈中草药的采收时间

中药质量好坏，在于有效物质含量的多少，而有效物质含量的高低，与药材的采收季节、时间、方法有着密切的关系。因此，必须严格掌握采集季节，科学地采集中药。

中药大多数是植物药，也有一些是动物药。动、植物在其生长发育的不同阶段，其药用部分有效成分的含量各不相同。那么，药性的强弱也有很大的差异。因此，能否进行适时采集，对药材的品质好坏有着直接的关系。唐代名医孙思邈在《千金方》序中指出："早则药势未成，晚则盛势已歇。"又在《千金翼方》中提出："夫药采取，不知时节，不以阴干曝干，虽有药名，终无药实。故不依时采取与朽木不殊，虚费人功，卒无裨益。"说明了按季节、择时间采收中药的重要性。

我国劳动人民在实践中积累了许多采集中药的宝贵经验，如河南、山西两省流传说"当季是药，过季是草"，"春采茵陈，夏采蒿，秋季拔了当柴烧"，"九月中旬摘菊花，十月上山采连翘"，"知母、黄芩全年采，唯独春秋功效高"。现代实验证明，药材的采集时间和质量有密切关系。如测得麻黄的主要有效成分生物碱，春季时含量很微，到了夏季升高，八、九月含量最高，其后又迅速降低。垂盆草秋天采对肝炎有效，第二年春天采的则效果甚差或无效。有些药材在一天之内有效成分的含量也有变化，如曼陀罗中生物碱的含量，早上叶子中含量高，傍晚根部含量高；一般含苷类的药材，以每日午后4、5点时，其含量为最高。如柳叶中水杨苷的含量，日出前采下的只相当于日落后采下的20%~30%。总之，古今经验均表明，适时采集是保证中药质量的重要一环。

那么，种类众多的中药，各应该在什么时候采集呢？可按以下规律确定采收时间。

株和根茎类药材应在秋末春初采集。秋末宜在地上部分开始枯萎至土地封冻以前采挖，过早则浆水不足，质地不实而松泡；过晚则因地上部分干枯而不易寻找，此时土地封冻也不好采挖。如大黄、沙参、苍术、桔梗等。春初宜在开冻到发芽之前采挖较好，过晚则养分因植株生长而消耗，影响质量和疗效。所以"春宁宜早，秋宁宜晚"的说法是有道理的。

（1）全草类药材：宜在植株充分生长，茎枝浅盛或在开花期采收，此时有效成分含量较高。对茎较粗或较高的可贴近地面割取，如益母草、荆芥等；茎细或矮小的可连根拔起，如鹅不食草、细辛等。

（2）树皮类药材：一般在清明到夏至这段时间采收较好。此时树皮内养料较多，植物的液汁充沛，形成层细胞分裂迅速，皮部和木质部容易分离，如黄柏、秦皮、杜仲、厚朴等。至于根皮，则宜春季和秋后采集，此时植物养分多储存于根部，如地骨皮、牡丹皮、桑白皮等。

（3）叶类药材：通常在植物已经完全长成，叶片茂盛色青绿时采收，如大青叶、紫苏叶、荷叶等。个别叶类药材应在秋冬季采集，如桑叶、枇杷叶等。

（4）花类药材：多在含苞待放、花朵将开未开时采摘，如金银花、辛夷、槐花、丁香等。亦可在花初开时采收，如旋覆花、菊花、红花等。采摘时间以晴天、清晨露水初干时为好，以便保持花朵完整，利于迅速干燥。

（5）果实、种子类药材：除少数药材如青皮、枳实、乌梅须在未成熟时采收外，一般多在果实成熟时采摘。而种子类药材，必须等完全成熟后，方可采收。如果同一果序的果实成熟期相近，可以割取整个果序。悬挂在干燥通风处，以待果实全部成熟，然后进行脱粒。若同一果序的果实不在同一时期成熟，则应分别摘取。有的果实成熟后很快脱落（如茴香），或成熟后即裂开而致种子散失（如牵牛子），最好在初熟时就进行采收。多汁的浆果最易损坏，又以清晨或傍晚采收为宜，如枸杞子、五味子等。

（6）动物昆虫类药材：应根据其生长和活动季节采集。如鹿茸须在清明节后45~60天锯取，过时则角化而"茸"变成了

"角"。一般动物及昆虫类药材，宜在其活动期捕捉，此时则数量多，质量好。如蚯蚓宜在 6~8 月捕捉；蜈蚣则宜在刚开始活动的清明节前后捕捉较好。有翅的昆虫大多在早晨露水未干，不易飞起时捕捉，如斑蝥。对药用其动物生理病理产物的药材，则要在捕捉后或在屠宰场随时采收，如麝香、牛黄、马宝等。随药材种类不同，当各适其宜。

原文发表于《中原医刊》，1983（03）：43-44. 作者：侯士良。

《中药学总论》自学辅导

第一章　中药的起源和中药学的发展概况

【目的要求】

明确中药和中药学的概念，了解中药的起源和中药学发展概况，着重了解历代主要本草著作及新中国成立以来中药事业发展情况。

【内容提要】

中药，泛指在中医理论指导下用来防治疾病的药物。包括生药或原料药材、加工品、饮片及成药制剂等。中药是中医防治疾病的物质基础之一，有其独特的理论和使用经验，对保障人民健康和民族繁衍有巨大的贡献。我国分布着种类繁多、产量丰富的中药资源，仅典籍记载，已达五千多种。其中植物药占绝大多数，应用也最普遍，故历代记载中药的文献皆称为"本草"，含有以草类药治病为本的意思。

由于这些药物的运用有着完整的理论体系和独特的应用形式，反映了我国自然资源及历史、文化等方面的若干特点，所以我国人民称它为"中药"。而"本草学"也相应地称为"中药学"。中药学，就是专门研究中药基本理论和各种中药的来源、采制、性能及应用等基本知识的专门学科，是临床各科的基础，是祖国医学的重要组成部分。

一、中药的起源

中药的发现、应用和发展，有着极其悠久的历史。它起源于人类社会产生的时期，来自古代劳动人民的实践。原始社会的人类，在寻找食物（采集植物和捕获动物）的过程中，由于偶尔的遭遇，无意之中发现了药物。后来又由于生产的发展，为了同疾病做斗争，人们开始有意识地进行口尝、身受，实际体验，不断地创造和积累了药物知识，开始了早期的医疗活动。因此，中药的发展是由经验上升为理论的过程，劳动创造了医药，药食同源。

简述可概括为：

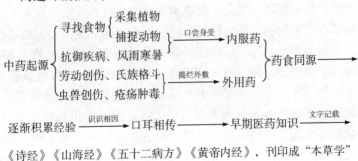

逐渐积累经验 ——识识相因→ 口耳相传 —————→ 早期医药知识 ——文字记载→

《诗经》《山海经》《五十二病方》《黄帝内经》，刊印成"本草学"

二、发展概况

我国中药学发展情况，可从本草学著作中反映出来，现将我国历代有代表性的本草著作简介于后。我国现存最早的本草——《神农本草经》，是现存最早的药物学专书。虽托名于神农，其实成书年代约在东汉末年（220 年以前），它是我国古代学者总结汉代以前药学知识的集体创作。全书不仅收载 365 种药的功效，按功能分为上、中、下三品，而且对药物的产地、采集、加工、四气五味、有毒无毒、配伍、禁忌、制剂、剂量、服法等均有简要说明，从而奠定了我国药学基础。以后的梁、唐代、宋代、明代、清代等历代各有代表性的本草著作，都是在它的基础上补充发展起来的。

南北朝时期的陶弘景继承了前代本草的优良传统，在《神农本草经》的基础上于 492 年写成《神农本草经集注》七卷，对魏晋以来 30 余年间药学的发展做了总结，载药达 730 种。首创了按药物自然属性分类的方法，成为后世按药物来源分类的导源。此外，对药物产地、采制加工、真伪鉴别等都较有详细的论述，对我国本草学的发展，做出了重要的贡献。

唐代由于经济、文化、交通和贸易的发展，外来药物和本国药物都有显著增加，各地使用的药物种类已达千种，大大地丰富了我国药学宝库。为了适应医药学发展的需要，唐代政府于 659 年颁行了由李勣、苏敬等人编写的《新修本草》。该书收载药物共 850 种，并附有药物图谱和文字说明。这种图文对照的方法，开创了世界药物学著作的先例。它不仅总结了当代药物学成就，而且流传久远，影响中外，是我国也是世界上第一部药典。对世界医药学的发展产生了巨大的作用，是我国药物学在世界药学史上的一朵鲜艳之花。

宋代，活字印刷术的发明，对医药学的发展起到了巨大的推动作用。关于本草书籍的修订，在 1057 年以前，宋代政府沿唐代的先例，以国家规模在《新修本草》的基础上进行了三次大的修订，如 975 年刊行的《开宝本草》、1057 年的《嘉祐补注本草》及 1061 年的《本草图经》等，均足以反映当时药学发展情况。唐慎微的《经史证类备急本草》（后世简称《证类本草》）是宋代具有代表性的本草著作，成书于 1082 年，收载药物达 1 558 种，内容丰富而实用，是我国完整流传至今最早的综合性本草著作，保存了许多已散佚的本草和方药资料，使古代医药文献得以流传，对我国本草学的发展，起着继往开来的作用。伟大的《本草纲目》就是以它为蓝本编写而成的。

明代，我国伟大的医药学家李时珍对我国古代本草学进行了全面的整理和总结，历时 27 年，于 1578 年写成了举世闻名的药学巨著——《本草纲目》，收载药物 1 892 种，附方 11 000 多首，药图 1 160 余幅，并创用了按药物自然属性和生态条件为基础的科学分类法，分十六部为纲，六十二类为目，纲举目张，分类详明，为中古时代最完备的分类系统，是我国科学发展史上极其辉煌的硕果。它总结了我国人民 16 世纪以前的用药经验，为我国医药发展做出了巨大贡献。

由于《本草纲目》综合了 16 世纪以前植物学、动物学、矿物学和冶金学等多学科的知识，因此，其影响远远超出了药物学的范围，而是一部博物学的著作，17 世纪末即传播海外，对世界科学的发展产生了深远影响。

清代杰出医学家赵学敏，在《本草纲目》的基础上，对民间草药做了广泛的收集和整理，于 1765 年刊行了《本草纲目拾遗》，载药 921 种，其中拾遗《本草纲目》未载者 716 种，并对《本草纲目》中治疗未备或根实未详者，详加补充，对《本草纲目》中的错误加以订正。书中资料主要来源于群众实践，关于药物形态的描述和功效用法等记载，均较翔实可靠，进一步充实和发展了我国的药物学。

总之，我国药学自汉代至清代，历代相承，日渐丰富，各个时代都有它的特色和成就。据统计，现存的本草书籍约40种以上。除大型有代表性综合著作外，还有许多短小精悍各式各样的专门性书籍。文献资料丰富，内容相当广泛，它记录了我国人民在医药科学方面的创造和成就，包含着丰富的经验和理论知识，是一个伟大的宝库。

然而，近代鸦片战争以后的百余年间，中医药学的发展受到了阻碍，甚至濒于被消灭的境地。新中国成立以来，由于党和人民政府十分重视中医药学事业，使之得到了前所未有的迅速发展。在继承、整理丰富浩繁的药学遗产的同时，大力发展了中药教育事业，建立了研究机构和基地，做了许多有价值的工作，出版了大量中药学著作，如《中药志》《中华人民共和国药典》（一部）及《全国中草药汇编》《中药大辞典》等；对中药资源、品种、成分、药理、剂型、临床等的研究均取得了很大成绩。

凡此种种，标志着中药科学在社会主义中国前所未有的蓬勃发展，展示着极其光辉而广阔的前景。

【习题思考】

1. 何谓中药？中药学的研究任务是什么？

2. 我国历代有哪些重要本草著作？《神农本草经》《新修本草》《证类本草》和《本草纲目》各是哪个时代的著作？其特点和贡献如何？

第二章　中药的产地与采集

【目的要求】

（1）了解中药的产地与药效的关系，以及在保证药效的前提下如何发展药材生产，以适应临床用药的需要。

（2）了解植物药采集季节与药效的关系，以及不同药用部分的一般采收季节。

【内容提要】

中药的产地、采集是否适宜,直接影响到药材质量和药物疗效,所以也是需要了解的。

我国历代医药学家,都十分重视"道地药材"(也称"地道药材")。由于中药绝大多数都是植物药,其生长环境、土壤、温度、水分等条件不同,形成中药材无论产量和质量都有很大差异。如河南的"四大怀药"、吉林的人参、甘肃的当归、四川的黄连、云南的三七……都是中外驰名的"道地药材"。所以那种传统的一方一地所产、无论产量和质量均优的药材,被称为"道地药材"。但是,随着科学技术的发展,引种栽培和动物驯化技术的提高,在保证药效的前提下,也可以不必拘泥于"道地"的要求。植物药材在其生长发育的各个时期中,所含有效成分的量各不相同,药效的强弱往往有很大差异。因此,生药的采集应当在其所含有效成分最多时进行。如全草的采集大多在植物生长茂盛或开花的时候;根和根茎的采集当在早春或深秋时候;花的采集多在花正开放的时候;叶的采集通常在花将开或盛开的时候;果实种子类的采集大都在其成熟的时候。以上是采集药物的一般规律,当然也有例外的。

【习题思考】

(1)何谓"道地药材"?如何正确对待?

(2)植物药材的采收季节与质量有何关系?各类植物药材最适宜的采收季节是什么?

第三章 中药的炮制

【目的要求】了解中药炮制的目的、常用炮制方法及其作用。

【内容提要】炮制一名炮炙,也称修治、修事等。

由于中药大都是来源于自然界的原生物，所以绝大多数药材，必须经过一定的炮制加工，才能符合治疗需要和用药要求。长期以来，我国医药学家在炮制方面创造积累了丰富的经验，著成了《雷公炮炙论》《炮炙大法》《修事指南》三部古代炮制学专著，后世在这一基础上进一步发展，成为一门专门学科，是中药学的重要组成部分之一。

炮制的目的主要是：①消除或降低药物的毒性、烈性和副作用。②改变药物性能，使之更能适合病情需要。③便于制剂和储藏。④除去杂质和非药用部分，使药物纯净等。

常用的炮制方法：①修制，包括纯净、粉碎、切制等；②水制，包括润、漂、洗、浸泡、水飞等；③火制，包括炒、炙、煅、煨、烫等；④水火共制，包括煮、蒸、淬等；⑤其他，包括发芽、发酵、制霜等。

以上炮制的目的和方法，是应当掌握的基本知识。

【习题思考】

（1）中药炮制的目的是什么？举例说明。

（2）常用的炮制方法有几种？请举例简要说明其作用。

第四章　中药的性能

【目的要求】

（1）掌握中药治病的基本原理。

明确四气五味、升降浮沉、归经、有毒无毒的概念及其对临床用药的指导意义。

（2）掌握四气五味的作用及气与味的关系。

（3）掌握升降浮沉的不同作用，升降浮沉性质的依据和影响因素。

（4）掌握应用有毒药物的注意事项。

【内容提要】　　中药的性能指的是中药的性质和功能，简称药性。

其内容主要包括四气五味、升降浮沉、归经、毒性等。为中药基本理论，也称药性理论。实则是中药有关疗效的药理，为学习者所必须掌握的中药基本理论。

中药治病的基本原理可概括为：调和阴阳，制其盛衰，使之平衡。药物之所以能够治病，是因它们各具有一定的性能，也称"偏性"（前人所谓"药性皆偏"），或偏于热，或偏于寒，或偏于升，或偏于降，或偏于燥，或偏于润等。其治病的基本作用就在于利用这种偏性，祛除病邪，消除病因，纠正阴阳偏盛偏衰的病理现象，使机体阴阳平衡得以恢复，使脏腑功能保持协调，从而使疾病获得痊愈。

一、四气五味

四气，又称"四性"，即寒热温凉四种药性。四气是从药物对机体所发生的作用概括出来的，是与药物所治疾病性质的寒热相对而言的。五味就是酸、苦、甘、辛、咸五种味道，是药物作用的标志，也即药物的五大类作用的概括。

四气与五味的属性，四气为阳，五味为阴。四气之中温热为阳，寒凉为阴。五味之中，辛、甘（淡）为阳，酸、苦、咸为阴。气味阴阳又有厚薄之分：气厚者为阳中之阳，气薄者为阳中之阴。味厚者为阴中之阴，味薄者为阴中之阳。四气的功能：一般说，寒凉性质的药物，多具有清热泻火、抑阳助阴的功能；温热性质的药物，多具有温中散寒、抑阴助阳的功能。《神农本草经》将其功能总括为："疗寒以热药，疗热以寒药。"

五味中不同的味有不同的作用，正如《珍珠囊》所云："辛主散、酸主收、甘主缓、苦主坚、咸主软。"这是对五味功能的总概括。综合历代用药经验，其作用有如下述。

辛：能散、能行。具有开腠发汗、解表透疹、散结消肿等作用；又有行气、行血、除胀止痛或润养作用。

甘：能补、能缓。有补益、和中、缓急等作用，用于补气养血，助阳益阴，缓急止痛及调和药性（淡附于甘，有渗湿利尿作用）。

苦：能燥、能泻。燥，指燥祛湿邪，用于治湿证。泻指降泻，包括通泻、降气、利尿、破血通经等。此外，苦还能泻火存阴（称坚阴），治疗阴虚火盛之证。

酸：能收、能涩。有收敛摄纳，涩止固脱作用。能止汗、固精、止带、止血、缩小便、止泻痢等。另外，涩为酸的变味，与酸的作用相似。

咸：能软坚、润下。具有软化坚硬结聚、消瘿瘤瘰疬、软肝脾、除息肉及润便通秘结等功能。

四气与五味是辨识药性的重要依据，二者有不可分割的关系。每种药物都具有气和味，气味结合起来产生药物的功能。如同样是寒性药，若味不同，或为苦寒，或为辛寒，其作用就大不相同。黄连苦寒，可清热燥湿，治湿热痢疾；浮萍辛寒，可发散风热，治风热隐疹。同样是甘味药，其气不同，或为甘温，或甘寒，其作用也不一样。如黄芪甘温，可以补气；芦根甘寒，能清热除烦。尚有一气而兼有数味者，就更要全面分析其作用。

所以，必须气味相结合进行综合分析，才能全面而准确地辨识药性和使用药物。用气味表明药物的作用，是中药运用的特点。

二、升降浮沉

升降浮沉是指药物作用的四种不同趋向。升者，上升举陷，趋向于上；降者，降下平逆，趋向于下；浮者，上行外散，趋向于表；沉者，下行泄利，趋向于里。

升与浮都主上升外向、沉与降都主下行内向，其趋向两两基本相似，故又常"升浮"和"沉降"合称。

升浮之药属阳，有升阳、发表、散寒、涌吐、开窍醒神等作用；沉降药属阴，多具有降逆、止呕、平喘、敛汗、泻下、利尿、潜阳及消积导滞等作用。

升降浮沉与药物的气味、质地的轻重等因素有关。凡药物性味辛甘温热及植物花、叶等质地轻者，大多升浮；酸苦咸寒及植物的果实种子、矿物类、介壳类等质重者，大多沉降。

以上系一般规律而言，亦有特殊者。药物经炮制或配伍，又可使升降浮沉的性质受到影响而转化。具有升浮性质的药物，在大队沉降药中，也能随之下降；沉降之药在大队升浮药物中，也可随之上升。药物通过不同的炮制也可以改变原来"升降浮沉"的作用，如酒炒则升，姜炒则散，醋炒则收敛，盐炒则下行。

李时珍说："升者引之以咸寒，则沉而直达下焦；沉者引之以酒，则浮而上至巅顶。"可见药物升降浮沉之性，可因炮制、配伍而发生变化，决非一成不变。药物升降浮沉的性质，在临床上的应用，可根据疾病的病势与病位选择使用，其一般原则如下：

$$\begin{cases} \text{病变部位} \begin{cases} \text{在上在表：宜升浮、不宜沉降} \\ \text{在下在里：宜沉降，不宜升浮} \end{cases} \\ \text{病势趋向} \begin{cases} \text{病势逆上：宜降不宜升} \\ \text{病势陷下：宜升不宜降} \end{cases} \end{cases}$$

三、归经

归经是指药物对于机体某部分的选择性作用或作用范围。历代医家以脏腑经络学说为依据，以阴阳五行理论为指导，将各种药物对机体各部分的治疗作用进行归纳，使之系统化，因而形成了归经理论。它是指导临床用药的规律之一，补充了气味学说和升降浮沉的不足。

四气说明药性的寒热；五味表明药物的具体作用；升降浮沉指出药物作用的不同趋向，而归经则进一步指出药效的所在。如热药治寒性病，寒药治热性病。但任何一种寒性药或热性药都有它一定的适应范围和局限性，不能通治百病。同是寒性药物，虽然都具有清热作用，但其适应范围，或偏于清肺，或偏于清肝，各有所专。如天花粉酸寒归肺，清肺化痰，治肺热咳嗽；羚羊角咸寒入肝，清肝熄风，治肝热惊风瘈疭。又如大黄和木通同是味苦性寒，起清热泄下作用，但因它们的归经不同，其功效迥异：大黄入大肠、胃经，走谷道，故能泻积热而通大便；木通入小肠、膀胱经，走水道，故能泻湿热而利水通淋。足见药物在机体所起的作用各有一定的选择性。再从疾病性质来看，也是千变万化，症候各有差异。如同为寒证，有肺寒、脾寒的不同；同为热证，也有心热、胃热的差别；虚证中分阴虚阳虚；实证中又分表实、里实。所以，温肺的药物未必能够暖脾；清心的药物，不一定能够清胃；补阴的药物，未必能够补阳；发表的药物，不一定能攻里。因此，我们依据归经理论来认识运用药物，就能够执简驭繁，提高疗效。例如对肺病之咳嗽，便可选用入肺经的药物治疗，属寒者，用温肺药，如麻黄、干姜等；属热者，则用清肺药，用黄芩、贝母等。虚证宜补，如麦冬、百合之类；实证宜泻，用苏子、葶苈、桑皮之品。这样，就能有条不紊地处理复杂的病情，体现了依据归经用药在临床治疗上的优越性，而且能根据药物与脏腑间的这种联系，做到有针对性用药，提高临床疗效。如用药不明归经，势必杂药乱投，难收捷效。

四、毒性

毒性是指药物对机体的损害性。毒性反应对机体的危害性是应当防止和避免的。毒性大者，甚至可危及生命，更应引起重视。毒性的另一含义是泛指药物的偏性，即所谓"药性皆偏"。西汉以前就以"毒药"作为药物的总称。

东汉时代《神农本草经》提出了"有毒、无毒"的区分，并谓"若用毒药疗病，先起如黍粟，病去即止，不去倍之，不去十之，取去为度"。前人是以偏性的强弱来解释有毒、无毒及毒性大小的。

可见，在中医药文献中，毒并非完全相同的概念。狭义的毒与害通义，即伤害之意。广义的毒，可兼药义，则与治疗通义。介乎二者之间，还有时专指药性迅猛、剧烈的药；专指以有毒药物治疗的行为。药具有毒的性质。因此，临床上合理用药是十分重要的。毒性反应是临床用药应当注意的。由于毒性反应的产生与药物的加工炮制、配伍、用法、用量以及患者体质、年龄、证候性质等都有密切关系，因此，应用中当从上述各个环节进行控制，保证用药安全，避免中毒发生。临床用药中，若发生药物中毒，可采取必要的解救措施，进行及时的救治。

【习题思考】

（1）中药性能主要包括哪些内容？其治病的原理是什么？

（2）药物的四气五味各具有何功能？举例说明之。

（3）何谓升降浮沉？作用如何？怎样根据药物升降浮沉的性质指导临床用药？决定和影响药物升降浮沉的因素有哪些？

（4）试述归经理论有何临床意义。

（5）怎样理解药物的毒性？了解药物有毒无毒有何意义？

第五章 中药的配伍

【目的要求】

（1）掌握配伍的含义、目的及药物"七情"的意义。

（2）熟悉药物"七情"配伍应用的变化关系。

【内容提要】

为了适应复杂病情的需要，中药的应用逐渐由单味发展到复方，这便产生了药物的配伍。即按照病情需要和药性特点，将两种以上药物合用的应用形式称为配伍。药物配伍运用就可以对复杂病情照顾全面，使药力更为集中，增强或提高疗效；互相制约，减少毒副作用，保证用药安全。

长期以来，古代医家积累了不少配伍方面的经验，总结出规律性的内容，并把它上升为理论，称为药物的"七情"。其中除用单味药治病之单行外，有相须、相使、相畏、相杀、相恶、相反，合称"七情"。"七情"的最早记载见于《神农本草经》，其序例中说："有单行者，有相须者，有相使者，有相畏者，有相恶者，有相反者，有相杀者。凡此七情，合和视之，当有相须相使者良，勿用相恶相反者。若有毒宜制，可用相畏相杀者，不尔勿合用也。"

明代医药学家李时珍解释说："独行（单行）者，单方不用辅也；相须者，同类不相离也；相使者，我之佐使也；相畏者，受彼之制也；相杀者，制彼之毒也；相恶者，夺我之能也；相反者，两不相合也。"从而可见药物七情含义即：单行为单味药应用，不需其他药物辅助，即能发挥治疗效果，如独参汤；相须为作用相近的药物同用，起协同作用，增强疗效，如二花与连翘同用可提高清热解毒的效果；相使为辅药能增强主药的作用，如黄芪与茯苓相使，辅药茯苓能增强主药黄芪补气利水的作用；相畏为一药的毒性烈性和所产生的副作用，受到另一药物的抑制而减轻或消除，如半夏畏生姜，生半夏的毒性所产生的副作用，可被生姜减轻或消除；相杀为一药能消除另一种药物的毒性或副作用，如防风能杀砒霜毒、绿豆能解巴豆毒等；相恶为两药合用，相互牵制而使功效降低或消失，如生姜恶黄芩，二者合用，使温者不温，寒者不寒，散和清的作用均减；相反为两药合用能产生有害的毒副作用，如海藻与甘草相反，二药合用会产生毒性或剧烈副作用。由此可见，相须、相使能增强疗效，为常用配伍形式；相畏、相杀可以降低毒副作用，用于毒剧药物的配伍或炮制；相恶、相反能破坏疗效或产生有害的副作用，多属于配伍禁忌范围。

以上配伍原则和规律，用药时须加注意。

第六章　用药禁忌

【目的要求】

掌握配伍禁忌、妊娠禁忌、服药时饮食禁忌的内容。

【内容提要】

用药禁忌主要有配伍禁忌、妊娠用药禁忌、服药饮食禁忌等。是指临床用药时，必须注意在某种情况下不宜使用某些药物，或在服药时不宜吃某些食物等问题，以免产生副作用或影响疗效。自金元以来，把"十八反"与"十九畏"的药物相习列为用药配伍禁忌。"十八反"药物为：甘草反海藻、大戟、甘遂、芫花；半夏、瓜蒌、贝母、白蔹、白及反乌头；人参、沙参、苦参、丹参、细辛、芍药反藜芦。

十八反歌括（录自《珍珠囊补遗药性赋》）：

"本草明言十八反，半蒌贝蔹及攻乌，

藻戟遂芫俱战草，诸参辛芍叛藜芦。"

"十九畏"的药物为：

"硫黄畏朴硝，水银畏砒霜，狼毒畏密陀僧，巴豆畏牵牛，丁香畏郁金，川乌、草乌畏犀角，牙硝畏三棱，官桂畏赤石脂，人参畏五灵脂。"

十九畏歌括（录自《珍珠囊补遗药性赋》）：

"硫黄原是火中精，朴硝一见便相争；

水银莫与砒霜见，狼毒最怕密陀僧；

　　巴豆性烈最为上，偏与牵牛不顺情；

　　丁香莫与郁金见，牙硝难合京三棱；

　　川乌草乌不顺犀，人参最怕五灵脂；

　　官桂善能调冷气，石脂相遇便相欺；

　　大凡修合看顺逆，炮烂炙煿莫相依。”

　　至于"十八反"与"十九畏"中的药物能否同用，古今医学家认识不一，近代实验报道结论也各不相同。有的认为反药不宜同用，有的认为相反药可以同用，有的认为反药同用可以增强疗效等。

　　所以这一问题，尚须进一步探讨研究，才能得出明确结论。目前则仍应采取慎重态度，若无充分根据和把握，仍须避免盲目配合应用。

　　此外，妊娠用药禁忌分禁用和慎用两类。禁用药多为毒性较强或药性猛烈、破气破血及走窜泻利的药物；慎用的包括祛瘀通经、行气破滞、辛热滑利等药物。妇女在怀孕期间，应注意避免服用以上药物，以防损伤胎元，造成胎动不安或流产。

　　用药时的饮食禁忌：患者的饮食适宜与否，与疗效的关系很大。

　　所以，祖国医药学很注意服药食忌。一般服药期间，应忌食生冷、油腻、辛辣腥腐等不易消化及有特殊刺激性的饮食，如寒证应忌食生冷；热症当忌食辛热和油腻等。

第七章　用药剂量与用法

【目的要求】

（1）熟悉用药剂量与药效的关系及确定剂量大小的依据。

（2）熟悉中药的煎煮时间与方法（包括先煎、后下、包煎、另煎、烊化等的不同要求）。

【内容提要】

中药的计量单位，古代有重量（铢、两、钱、斤等）、度量（尺、寸等）及容量（斗、升、合等）多种计量方法，用来量取不同的药物。此外，还有可与上述计量方法换算的"刀圭""方寸匕""撮""枚"等较粗略的计量方法。由于古今度量衡制的变迁，后世多以重量为计量固体药物的方法。

明清以来，普遍采用16进位制，即1斤=16两=10钱。现在我国对中药生药计量采用公制，即1 kg=1 000 g。为了处方和配药特别是古方的配用需要进行换算时的方便，按规定以如下近似值进行换算：

一两（16进位制）=30 g；一钱=3 g；一分=0.3 g；一厘=0.03 g。

中药的用量称剂量。通常是指干燥药物在汤剂中的成人1日内服剂量；其次是指方剂中药与药间的比例分量，也称相对剂量。药物用量的变化，常可导致功效的改变。

临床用药可按下列情况掌握选择用量：单方比复方重，汤剂比丸散重，主药比辅药重，金石贝类比草质药重，重病、急病、年轻体壮者宜重，轻病、慢性病、老年、儿童及体弱者用量宜轻。中药运用，目前仍以汤剂为主。汤剂的煎煮，应注意用具、加水量、煎煮时间、火候以及某些药物的特殊处理及煎法。了解先煎、后下、包煎、另煎、烊化的意义、方法及药剂、服药的时间及方法。

【习题思考】

（1）何谓"七情"？其含义是什么？举例说明之。

（2）"十八反""十九畏"各包括哪些药物？怎样正确对待？

（3）用药剂量及煎、服药方法一般应注意哪些问题？

原文发表于《河南中医药学刊》，2001（01）：70-74.作者：侯士良。

河南中医学院中医系《中药学》试题及答案选登

1. 中药的性能主要包括哪些内容？其治病的基本原理是什么？四气、五味的性质阴阳属性、作用和关系如何？

答：中药的性能，范围较广，主要内容包括：四气五味、升降浮沉、归经、补泻和有毒无毒等。

中药治病的基本原理可概括为：调和阴阳，制其盛衰，使之平衡。药物之所以能够治病，是因它们各具有一定的性能，也称"偏性"（前人所谓："药性皆偏。"），或偏于热，或偏于寒，或偏于升，或偏于降，或偏于燥，或偏于润等。其治病的基本作用就在于利用这种偏性，祛除病邪，消除病因，纠正阴阳偏胜偏衰的病理现象，使阴阳平衡得以恢复，使脏腑功能保持协调，从而使疾病获得痊愈。

四气，又称"四性"。即寒、热、温、凉四种药性。四气是从药物对机体所发生的作用概括出来的。药性的温热与寒凉，是同疾病属性的寒与热相对而言的。五味就是酸、苦、甘、辛、咸五种味道，是药物作用的标志，也即药物五大类作用的概括。它们的属性，四气为阳，五味为阴。四气之中温热为阳，寒凉为阴。五味之中，辛、甘（淡）为阳；酸、苦、咸为阴。气味阴阳又有厚薄之分：气厚者为阳中之阳，气薄者为阳中之阴。味厚者为阴中之阴，味薄者为阴中之阳。

四气的功能，一般说，寒凉性质的药物，多具有清热泻火、抑阳助阴的功能，温热性质的药物，多具有温中散寒、抑阴助阳的功能。《神农本草经》将其功能总括为："疗寒以热药，疗热以寒药。"五味中不同的味有不同的作用，正如《珍珠囊》所云："辛主散、酸主收、甘主缓、苦主坚、咸主软。"这是对五味功能的总概括。

综合历代用药经验，其作用有如下述。

（1）辛，能散、能行。具有开腠发汗、解表透疹、散结消肿等作用，又有行气、行血、除胀止痛或润养作用。

（2）甘，能补、能缓。有补益、和中、缓急等作用，用于补气养血、助阳益阴，缓急止痛及调和药性。（淡附于甘，有渗湿利尿作用）。

（3）苦，能燥、能泻。燥，指燥祛湿邪，用于治湿证。泻指降泻，包括通泻、降气、利尿、破血通经等。此外，苦还能泻火存阴，治疗阴虚火盛之证。

（4）酸，能收、能涩。有收敛摄纳，涩止固脱作用。能止汗、固精、止带、止血、缩小便、止泻痢等。另外，涩为酸的变味，与酸的作用相似。

（5）咸，能软坚、润下。具有软化坚硬结聚、消瘿瘤瘰疬、软肝脾、除症瘕及润便通秘结等功能。

四气、五味是辨识药性的重要依据，二者有不可分割的关系。每种药物都具有气和味，气味结合起来产生药物的功能。如同样是寒性药，若味不同，或为苦寒，或为辛寒，其作用就大不相同。黄连苦寒，可清热燥湿，治湿热痢疾；浮萍辛寒，可发散风热，治风热隐疹。同样是甘味药，其气不同，或甘温，或甘寒，其作用也不一样，如黄芪甘温，可以补气；芦根甘寒，能清热除烦。有一气而兼有数味者，就更要全面分析其作用。所以，必须气味相结合进行综合分析，才能全面而准确地辨识药性和使用药物。

2. 中药归经理论对临床用药有何指导意义？举例说明。

答：归经就是指药物对于机体某部分的选择性作用或作用范围。历代医家以脏腑经络学说为依据，以阴阳五行理论为指导，将各种药物对机体各部分的治疗作用进行归纳，使之系统化，因而形成了归经理论。它是指导临床用药的规律之一，补充了气味学说和升降浮沉的不足。四气说明药性的寒热，五味表明药物效能。升降浮沉指出药物作用的不同趋向，而归经则进一步指出药效的所在。如热药治寒性病，寒药治热性病，但任何一种寒性药或热性药都有它一定的适应范围和局限性，不能通治百病。同是寒性药物，虽然都具有清热作用，但其适应范围，或偏于清肺，或偏于清肝，各有所专。如天花粉酸寒归肺。清肺化痰，治肺热咳嗽，羚羊角咸寒入肝，清肝熄风，治肝热惊风痉厥。又如大黄和木通同是味苦性寒，起清热泄下作用，但因它们的归经不同，其功效迥异：大黄入大肠、胃经，走谷道，故能泻积热而通大便；木通入小肠、膀胱经，而走水道，故能泻湿热而利水通淋。足见药物在机体所起的作用各有一定的选择性。再从疾病性质来看，也是千变万化，症候各有差异。如同为寒证，有肺寒、脾寒的不同，同一热证，也有心热、胃热的差别；虚证中分阴虚、阳虚；实证中又分表实、里实。所以，温肺的药物未必能够暖脾，清心的药物，不一定能够清胃。补阴的药物。未必能够补阳，发表的药物，不一定能攻里。因此，我们依据归经理论来认识和运用药物，就能够执简驭繁，提高疗效。例如对肺病之咳嗽，便可选用入肺经的药物治疗。属寒者，用温肺药，如麻黄、干姜等；属热者，则用清肺药，用黄芩、贝母等；虚证宜补，如麦冬、百合之类，实证宜泻，用苏子、葶苈、桑皮之品。这样，就能有条不紊地处理复杂的病情，体现了依据归经用药在临床治疗上的优越性，而且能根据药物与脏腑间的这种联系，做到有针对性用药，提高临床疗效。如用药不明归经，势必杂药乱投，难收捷效。

3. 写出下列药物的功能、主治。

（1）麻黄　（2）柴胡　（3）石膏　（4）川芎　（5）

半夏

答：（1）麻黄的功能是发汗、平喘、利尿。主治症有三：①风寒感冒，表实无汗证。②咳嗽气喘。③水肿实证兼有表证者。

（2）柴胡的功能为和解退热，疏肝解郁，升举阳气。其主治症是：①感冒发热，疟疾往来寒热。②肝郁胁痛，头晕易怒，月经不调。③中气下陷等证。

（3）石膏的功能是清热泻火，除烦止渴。主治症有：①壮热烦渴，神昏狂躁。②热病发斑，烦渴谵语。③肺热咳喘，胃火头痛、牙痛。

（4）川芎的功能为活血行气，祛风止痛。主治症：①血瘀经闭，月经不调，产后血腹痛，胎衣不下，跌打损伤、疮疡肿痛等。②头痛，身痛，风湿痛。

（5）半夏的功能是燥湿化痰，降逆止呕。主治症为：①湿痰咳喘。②胃逆呕吐。③胸脘痞胀。

4. 区别比较下列各组药物功能、主治方面的异、同。

（1）羌活与独活　　　　　（2）苍术与白术

（3）生地黄与玄参　　　　（4）酸枣仁与柏子仁

答：（1）羌活与独活。相同点：为发汗散寒，祛风胜湿；治风寒表证，风湿身痛。不同点：羌活主表兼里，主新病和上半身之痹痛；独活主里兼表，主久病和下半身痹痛。

（2）苍术与白术。共同点：均能健脾燥湿，治脾虚湿盛诸证。不同点：苍术以燥湿为主，兼可健脾，故主湿盛脾虚证，又能发汗祛风，治痹痛和夜盲等症；白术健脾为主，兼可燥湿，故主治脾虚湿盛证，又能固表止汗，治表虚自汗症。

（3）生地黄与玄参。共同点：都可清热凉血滋阴，治热病发斑，阴虚火旺证。不同点：生地黄能养血，治心悸和月经不调；玄参善解毒，治瘰疬、痈肿疮疡。

（4）酸枣仁与柏子仁。共同点：均能养心安神，治失眠惊悸健忘等。不同点：柏子仁偏补心，性润而通便，治心血虚亏，心悸怔忡而兼大便燥结之症；酸枣仁偏于补肝，性敛而止汗，治肝胆不足，神烦少寐，多汗盗汗之症。

5. 说明下列问题的道理何在。

（1）黄芪治卫虚自汗，白术治水肿，熟地黄治肾阴虚证之骨蒸盗汗、咳喘、消渴，当归治经滞痛经、产后瘀血、跌打损伤及痈肿，其道理是什么？

答：黄芪主要功能是补气，蜜炙之后其补中益气之力更强。但生黄芪又长于补卫气实肌表，益阳固阴，固表止汗，治卫虚自汗。如"宜尔散"和"玉屏风散"治表虚自汗症等，皆以黄芪为主治。

白术善于补脾益气，又能健脾燥湿利水，主治脾阳不振、运化失职而水湿蓄积之水肿。如《全生指迷方》之"白术散"，以本品同五皮饮，治面目虚浮四肢肿满等，就是取其健脾燥湿利水消肿之功。

熟地黄为补血主药，主治血虚诸证。又能"壮水之主"以滋阴补肾，主治阴虚失濡或闭藏失权所引起的骨蒸盗汗、咳喘消渴、阳痿遗精等阴虚之症。如"大补阴丸""百合固金汤""六味地黄丸"等皆用本品滋阴。

当归长于补血养荣润燥，主治营血虚弱证。又能活血调经止痛，为治疗血瘀证之血滞痛经、产后瘀血、外伤瘀肿及痈肿疼痛等的要药。如"生化汤"治产后腹痛，"活络效灵丹"治疮痈肿痛，"复元活血汤"治跌打损伤疼痛等，均以当归为主药，即是取其行、活血止痛之功。

（2）生姜、半夏、代赭石三者的止呕作用是否相同？

答：三者的止呕作用是有区别的：生姜为辛温之药，归胃经，以温胃散寒。寒邪祛则胃气降而不上逆，呕吐自止，故以温胃散寒止呕为功。半夏辛温性燥，善能燥湿化痰除饮。饮祛痰消，胃复和降则呕吐可止，故能化痰蠲饮止呕。

代赭石苦寒质重，能镇肝泻火，平降肝木横逆之气。肝气被制，自不犯胃、胃气复降而呕吐可除，故代赭石乃镇肝止呕之药。

原文发表于《河南中医》，1983（01）：46-47. 作者：侯士良。

麦饭石、牛膝对早期鸡胚发育的影响

内容摘要：笔者选用河南登封麦饭石，粉碎过筛，水浸提至每毫升含生药2 g，选用河南博爱怀牛膝切碎文火煎制成每毫升含生药1 g。分别对37 ℃孵育下的来亨鸡种蛋。在孵48 h和52 h时，经气室穿过卵壳注射给药3.5毫升，于第13天取鸡胚观察。称重，与生理盐水组对照。结果显示，麦饭石和牛膝对鸡胚发育均有明显促进作用，其中麦饭石给药越早促进作用越明显，麦饭石对神经管内层及脊索细胞均有促进分裂作用；牛膝亦可促进脊索细胞的分裂，但对神经管内层细胞影响不明显。

主题词：麦饭石/生长和发育 牛膝/生长和发育

麦饭石（Wheat-stone）在我国具有悠久的药用历史，一千多年前即发现其"甘温无毒"，具有"主治一切痈疽发背"的作用，人们称之为"药石"。近代科学研究证明，麦饭石含有大量机体所需要的常量元素及对机体有益的十多种微量元素，可促进幼鼠生长，提高小白鼠耐缺氧和耐疲劳能力，使其肝细胞DNA和RNA增多，但对鼠、兔、犬等均无毒性。牛膝（*Achytanthes Bidentata*）是我国传统的具有散瘀活血，消痈肿作用的常用中药。近代科学研究证明，牛膝可促进家兔子宫收缩。降低兔、犬血压，并有抑制大鼠实验性关节炎的作用。但有关上述二药对动物胚胎发育的影响尚未见报道，本文从细胞增殖动力学及微细结构等方面研究了麦饭石、牛膝对早期鸡胚发育的影响，现将结果报告如下。

1 材料

1.1 鸡胚

来亨鸡种蛋由郑州市种鸡场提供，本室按实验胚胎学方法常规孵育鸡胚。

1.2 药品

（1）麦饭石水溶液：由河南中医学院中药教研室制备，选用河南登封麦饭石，粉碎过筛，水浸提至每毫升含生药 2 g。

（2）牛膝煎剂：由河南中医学院中药教研室制备，选用产于河南博爱的怀牛膝，切碎，加水经文火煎至每毫升含生药 2 g，实验时用生理盐水稀释 1 倍，即每毫升煎剂含生药 1 g。

2 方法与结果

2.1 对鸡胚发育的影响

每组实验均选用同一批种鲜蛋，分麦饭石组、牛膝组和对照组。种蛋经 37°C 孵育，由气室穿过卵壳膜注射给药，麦饭石组分别于孵育后第 48 小时、52 小时给药 0.5 mL，牛膝组于第 52 小时给药 0.3 mL，对照组相应时间注入等量生理盐水，封闭气室后继续孵育，逐日观察记录鸡胚生长、死亡情况。该实验要求，给药组与对照组鸡胚存活率均应高于 90%，死亡率超过 10% 者舍去。最后，于孵育后第 13 天，取鸡胚进行大体观察，并剪去胎膜称其重量，鸡胚发育胚龄以 Hamburger 等分期为标准。实验证明麦饭石 48 h 和 52 h 两给药组第 13 天鸡胚体重分别为 4.4 g±0.29 g 和 3.8 g±0.34 g，牛膝组体重为 4.3 g±0.40 g，较对照组体重 2.7 g±0.37 g 均有明显增加（$P<0.01$；$P<0.05$；$P<0.01$）见表 1。结果表明，麦饭石和牛膝对鸡胚发育均有明显促

进作用，其中麦饭石给药越早，促进作用越明显。

表1 麦饭石、牛膝对鸡胚发育的影响

组别	例数	给药时间（h）	体重（g）（$\bar{X}$-SD）	发育期别
对照组	10		2.7±0.37	36~37
麦饭石组 1	10	48	4.1±0.29＊＊	37
2	10	52	3.8±0.34＊	37~39
牛膝组	10	52	1.3±0.10＊＊	37~38

注：＊$P<0.05$，＊＊$P<0.01$。

2.2 对鸡胚中轴器官细胞分裂的影响

鸡胚给麦饭石、牛膝后 24 h 取材，经 Carnoy 固定液固定，按常规石蜡包埋，横切，HE 染色。在光镜下计数胚体各器官的细胞分裂指数。实验发现表皮外胚层细胞分裂相很少，体节及其周围间充质的分裂象虽较常见，但由于每个切片中细胞总数差别很大，而细胞分裂指数不够高，因此发现各组之间无明显差异，脊索和神经管结构整齐，界限分明，便于计数，本实验以切面为单位，计数脊索及神经管内层的细胞分裂相。实验证明在用药后，麦饭石对神经管内层及脊索细胞均有促进分裂作用（$P<0.01$）；牛膝亦可促进脊索细胞的分裂（$P<0.01$），但对神经管内层细胞影响不明显（$P>0.05$）。见表2。

表2 麦饭石、牛膝对鸡胚神经管、脊索分裂指数的影响（$\bar{X}±SD$）

组别	神经管内层（%）	脊索（%）
对照组	8.0±2.2	0.2±0.03
麦饭石组	12.0±3.8＊＊	0.8±0.03＊＊
牛膝组	8.5±3.1	0.4±0.02＊＊

注：＊$P<0.05$；＊＊$P<0.01$。

3 讨论

胚胎早期，细胞处于迅速增殖、分化过程中，胚胎对外因的影响，反应较敏感，亦是药物易产生致畸作用的时期。因此本实验拟选择某些器官的发生阶段给药，以观察该器官对该实验药物的反应。

本实验选择孵育第 13 天鸡胚进行观察、称重，见于如下原因：①鸡胚的外部形态，在孵育第 13 天已基本确立，观察其外形有无发育异常，比较可靠。②第 13 天鸡胚已相当大，称重方便，误差较小。③鸡胚于孵育第 11 天开始发生羽毛，第 13 天羽毛已很明显，可以观察区分羽毛有无异常（如多少、有无、分布）；但此时羽毛尚短且少，并未遮盖全部皮肤，不至于影响对有无畸形的观察。

前述的细胞分裂数据，是根据 HE 染色石蜡切片，观察计数有丝分裂相的结果。为了避免误差，观察时仅计数其分裂特征明显的中期、后期，未包括前期及末期。因此该分裂指数低于实际有的分裂指数；后者有待利用 H-TdR 标记放射自显影技术测定。

神经管的发育程度（如大体结构，组织分化等），代谢水平、细胞增殖率等，因胚龄、神经管部位（如顶板、底板、基板、翼板）而不同，在观察分析细胞增殖率时，需考虑这些因素，并应有足够的例数及切片数。本实验所观察的神经管处于上皮性细胞阶段；未分化出室管膜层，套层及边缘层，为了减少误差，仅计数其紧邻中央管的一层细胞（即预定室管膜上皮层）。

细胞分裂与细胞代谢并不是平行消长的，细胞代谢增强时，并不一定发生分裂；但在细胞分裂过程中，其代谢活动则必然增强。本实验发现，麦饭石、牛膝对早期鸡胚有不同程度的促进作用，表现在平均体重有所增加，脊索或神经管内层细胞分裂指数有不同程度的提高；对于鸡胚各器官细胞代谢的影响，有待利用组织化学、同位素标记、元素测定等方法研究。

原文发表于《河南中医》，1993（05）：208-209. 作者：全宏勋，侯士良等。

谈谈常用的姊妹药

在品类众多的中草药中，有一些药物，性能相近，作用相似，常常同时使用于一个处方之中，俗称"姊妹药"。这些药物或者有相同的作用，相辅相成，互相促进，增强疗效，或者合用后产生新的作用。这种互相配合所产生的作用，绝非单独一味药加重用量产生的作用所能相比。但是，这些药物也各有特点。为了更好地了解掌握"姊妹药"的作用，提高用药效果，现选出一些常用"姊妹药"，比较其异同。

1. 荆芥、防风

荆芥、防风二者同具辛温之性，为发散祛风之药，一般风寒感冒常常同用，以加强散风解表作用。但相比之下，也各有特点。荆芥其性温和不燥，以辛为用，以散为功，偏散上焦风热，可治目赤咽喉肿痛。亦能入血分，散瘀止血常用如黑荆芥，但无胜湿之力。防风虽为"风药之润剂"，然其温性较荆芥为强（防风用治风热症时，常需配伍寒凉药反佐其性），偏祛周身之风，且能胜湿邪，走气分，因而治风湿痹痛之方，如羌活胜湿汤等，用防风而不用荆芥。

2. 桑叶、菊花

桑叶、菊花同具疏散风热、清肝明目作用，所以治风热外感、头痛目赤等症往往同用。如桑菊饮、桑菊感冒片等。但桑叶发散之力较菊花为强，又善散肺热，多用于治肺热咳嗽；菊花清肝明目作用较桑叶为胜，又能解毒，多用于治疗目赤昏花、风热头痛、疗疮肿毒之症。

3. 升麻、柴胡

升麻、柴胡性皆辛凉升散，有发表升阳作用，所以用治风热外感及气虚下陷之久泻久痢、脱肛、子宫下垂、胃下垂、崩中等症，且常常同用，如补中益气汤、升陷汤等。但升麻升提之力较柴胡为强，且长于宣发肌腠，散阳明之热，治痘疹热毒、阳明头痛、牙痛等；柴胡主散少阳之邪，善治寒热往来，截疟疾，又能疏肝胆之郁结，治肝气郁结之头晕、胸闷胁痛、慢性肝炎、月经不调等。故治疗麻疹初发未透，发热恶风，常用升麻葛根汤，治疗胃火牙痛头痛、口舌生疮之清胃散，均用升麻而不用柴胡；治疗寒热往来，口苦目眩的小柴胡汤，治疗肝气郁结、胸胁胀痛的逍遥散，均用柴胡而不用升麻。

4. 银花、连翘

银花、连翘二者都为最常用的清热解毒辛凉解表药，主要功能是清热解毒，兼有轻透散热作用。皆可用于风热感冒、急性热病及痈肿疮毒等症。二药合用时可使清热解毒作用加强。故无论内、外各科，凡治热毒诸症，常常同用。银花、连翘也各有特性，银花其味甘不伤胃，功偏清解表热、解毒；连翘苦寒，功偏清解胸腑里热、散结。

连翘服少量虽可健胃，若大量久服反会影响食欲。此外，银花炒炭善治热毒血痢；连翘长于治瘰疬结核、热结尿闭（连翘心有清心之功，可治烦热神昏）。

5. 生地黄、玄参

生地黄、玄参同具清热凉血、养阴增液作用。所以治阴虚火旺症，二者常同用。如增液汤即玄参、生地黄同用，相得益彰，对于温热病后期津枯便秘之症，疗效显著。

二药的区别在于：玄参偏于解毒；生地黄长于养血。故玄参专用于治瘰疬及痈疮肿毒；生地黄则多用于治疗心悸和月经不调。如消瘰丸治瘰疬，玄参升麻汤治发斑咽痛，四妙勇安汤治血栓闭塞性脉管炎，方中均用玄参而不用生地黄，其目的在于解毒。四物汤治血虚月经不调，复脉汤（即炙甘草汤）治气虚血少、脉结代、心动悸及虚劳肺痿等，方中均用生地黄而不选玄参，其目的在于养血。这是二药主要不同之处。此外，生地黄、玄参虽都有壮水滋肾之功，但生地黄甘润滋养，可用于真阴亏耗之纯虚症，作为久服补品；而玄参苦咸降泄，适宜于阴虚而火胜者，一般不作为补剂长期服用。

6. 丹皮、赤芍

丹皮、赤芍皆能清热凉血、散瘀消痈。故适用于热病斑疹、血热吐衄、血滞、经闭腹痛、跌仆瘀血、痈肿等血热瘀滞之症。二药常协同并用。活血之力，赤芍大于牡丹皮，而凉血之功，则牡丹皮胜于赤芍。牡丹皮善治内痈，治血分伏热，退无汗骨蒸。如含有牡丹皮的青蒿鳖甲汤治骨蒸劳热；大黄牡丹皮汤治肠痈等。而赤芍长于活血散瘀治血分实热，且通经力较强，多用于治外科疮痈和妇科瘀滞症。如含有赤芍的仙方活命饮治阳性疮疡肿毒初起，赤芍四物汤治血滞经闭腹痛等。

7. 知母、黄柏

知母、黄柏二者同为清热药，性苦寒，入肾经，能泻肾火滋阴退热，常同用于治疗阴亏火旺之骨蒸潮热、梦遗盗汗等症。如大补阴丸、知柏地黄丸等。

此二药亦有区别。知母质润，能补阴润燥、滑肠，又入肺胃，能上清肺热以止咳，中清胃火以止烦渴。如《局方》"二母宁嗽丸"和张锡纯治消渴之"玉液汤"（生黄芪、生山药、生鸡内金、葛根、五味子、天花粉、知母）等均用知母。黄柏苦寒燥湿、专走下焦，以泻肾经之火，清下焦湿热。为治疗湿热蕴结之痢疾、黄疸、淋浊带下、疮疡痈肿、足痿肿痛之要药。如治疗湿热黄疸之栀子柏皮汤，治疗湿热痢疾的白头翁汤，治疗湿热带下之易黄汤和治疗湿热下注引起下肢痿痹症之二妙散、三妙散等，均用黄柏。

8. 大黄、芒硝

大黄、芒硝二者均能泻热攻积导滞，凡阳明实热、胃肠积聚、大便燥结，甚或谵语发狂等症，皆能治之。外用治疗痈疮肿毒，具有清火消肿之功。二者的特点在于：大黄苦寒偏攻，既泻肠胃实热，又清血分实火，兼能行瘀破积，故瘀血积聚、血滞经闭症瘕，血热妄行之吐衄，湿热黄疸等症用之。芒硝咸寒偏润，长于润下软坚，除主用于胃肠实热、大便燥结症外，据临床报道，治疗胆石症黄疸及乳房硬结肿块，有较好效果；亦可用作眼科、口腔科及外科的局部外用药。

9. 公英、地丁

公英、地丁二者作用相似，均有清热、解毒、消肿之功，适用于外科感染及一切化脓性疾患及痈肿疔毒、蛇虫咬伤等。二药常同用，以增强疗效。唯地丁凉血解毒之力较强，为治疗毒要药；公英兼能散滞气，长于治乳痈，为治急性乳腺炎要药，并常用于多种急性热病及肝火目赤等症。

10. 羌活、独活

羌活、独活二者性味相同、功用相似，均有祛风胜湿，通痹止痛作用，善治风湿痹痛。羌活气浓香烈，发散力强，主入太阳，兼入少阴，偏散肌表之寒，故适用于病邪在上在表者，如风寒在表之头疼、身痛及人体上部的风寒湿痹等多用之；独活主少阴，兼入太阳，气清而香，长于祛除在里之病邪，多用于人体下部腰膝筋骨间风湿痹痛，兼治伏风头痛。故治风寒湿邪侵表，头、身痛楚症之九味羌活汤用羌活而不用独活；治风寒湿痹、腰膝冷痛、屈伸不利，或慢性风湿性关节炎关节疼痛麻木之独活寄生汤，用独活而不选羌活，足见二药应用之不同。

11. 青皮、陈皮

青皮、陈皮二者本系一物，生熟老嫩之不同。均能理气止痛消积，用于治疗胸腹胀痛、胃痛、消化不良等症。青皮系未成熟果实，味苦辛芳烈，性主降泄，入肝胆气分，偏走于中、下焦，疏肝破气，兼能消积化滞。陈皮为已熟之果皮，味辛微苦而升浮，入脾肺气分，偏走中、上焦，长于健脾行气，燥湿化痰。故前人有"陈皮治高，青皮治低"之说。且青皮性较猛，陈皮性较缓。所以，在临床应用上，凡肝气郁结、胸胁疼痛、乳胀乳肿、疝气肿痛之症，当用青皮；而脾失健运，胸腹胀闷及咳嗽痰喘等症，则宜用陈皮。

12. 枳壳、枳实

枳壳、枳实同为芸香科植物酸橙之果实，将成熟果实切干去瓤晒干为枳壳，未成熟果实晒干为枳实。二者气味功能基本相同。

古时壳、实不分。其味辛、苦，入脾、胃二经。故同具有破气、化痰、除胀之功。临床上用以治疗脘腹痞满胀痛，消化不良、咳嗽痰喘、痢疾里急后重诸症。然而，枳实性猛力强，为破气导滞之峻剂，临床多用以消坚破积，导滞通便，常与大黄、厚朴配伍，如大、小承气汤；枳壳性缓力弱，故理气宽中、消除胀满多用，常和青皮、陈皮相使。所以《药性赋》有"宽中下气，枳壳缓而枳实速也"之句，用缓、速二字，概括区别了二者功能。

13. 砂仁、白蔻

砂仁、白蔻二者同具辛温芳香之性，功能近似，均为温中化湿，理气宽胸要药。用治中焦气滞之脘腹胀痛、胃口滞呆、食少不化和湿阻脾胃引起之胸闷呕吐等症，二药常同用以加强疗效。但砂仁香窜而气浊，功专中、下二焦，性偏止泻痢而安胎，适用于寒湿泻痢（如止泻散）和胎动腹痛。白蔻芳香而气清，功专中、上焦，偏于止呕，并能通宣肺气，所以湿阻气机之胸闷不畅，口甜泛呕之症及湿温初起等多用白蔻，如白蔻汤、白蔻丸治胃寒反胃呕吐等。还须说明，砂仁壳、花及白蔻壳、花，分别与砂仁、白蔻的功用相同，但性较缓力较弱，在必要时可考虑代用。

14. 乳香、没药

乳香、没药二者皆香窜之药，均有活血散瘀、利气定痛、消肿生肌之功，用于治气血瘀滞、跌打损伤、瘀血肿痛、痈疽疮肿等。二药同用，则活血止痛作用更强，为外科伤科之良剂。然乳香辛温香润，能行血中之气，偏于调气，兼能舒筋活络，对风湿痹痛、筋骨拘挛，不论内服或外敷，均有良好效果；没药苦泻力强，能行瘀散血，然偏于活血，无伸筋之功，多用于痈疮肿痛、跌打瘀血痛、经闭症瘕等症。

15. 三棱、莪术

三棱、莪术均为破血祛瘀之峻剂，能破血行气、消积止痛，故凡血瘀经闭、肝脾肿大、腹中包块，饮食积滞作痛等症，二者常相配伍，以增强疗效。但三棱苦、平，气不香，入肝脾血分，能破血中之气，长于破血通经，治经闭症瘕之症。近代用本品配桃仁、丹参、赤芍、莪术等，治疗宫外孕、腹部肿块等效果良好；而莪术苦、辛、温香，入肝脾气分，能破气中之血，长于破气消积，多用于饮食过饱、脾胃运化失常，以致食积不消，脘腹胀痛之症。据报道，莪术提取物局部注射，治疗宫颈癌，有相当疗效。

总之，二药合用，攻破之力较强，用于血滞实症方妥。月经过多者及孕妇又宜慎用，如用之不当，易伤正气。

16. 全虫、蜈蚣

全虫、蜈蚣二者均有辛散之性，入足厥阴肝经，具驱肝风、通经络、止痉挛、解毒等作用。故凡惊痫抽搐、痉厥破伤风、口眼歪斜、半身不遂、恶疮肿毒、瘰疬等症，常以二药同用，力增效宏。但全虫（全蝎）长于祛风通经络，主治半身不遂、肢体麻木；蜈蚣长于止痉解毒，作用较全蝎为强，主治惊痫痉挛、痈肿恶疮及蛇咬伤。

17. 天麻、钩藤

天麻、钩藤均可平肝熄风止痉，适用于惊痫痉厥、眩晕等肝风内动之症。天麻辛温，善祛肝风通络，为治头目眩晕之主药，又治风湿痰邪阻于经络之痉挛抽搐，肢体麻木，半身不遂等症。然其味虽辛而不过于疏散，质柔润而无燥烈之弊，故不论阴虚、阳虚之风，通过适当配伍，均可应用。钩藤甘寒，清肝火熄风定惊，凡肝火内盛、热极生风者用之颇佳。临床主要用于急惊高热、痉挛抽搐、子痫等肝风内动症，以及肝阳上亢之头痛眩晕、目赤多怒不眠之症。唯药力较薄，不宜单独应用。

18. 酸枣仁、柏子仁

酸枣仁、柏子仁皆为常用的养心安神药，能治疗失眠不寐、惊悸健忘、多汗等症。但酸枣仁甘酸，长于敛阴补肝，固虚敛汗。凡心神不安及因血虚兼肝胆虚火上炎引起之心烦少寐、多汗盗汗者，宜以酸枣仁为主；柏子仁甘平辛香，质油润，长于养心补心，且芳香和中，能益脾润肠通便，故对心血亏虚，症见心悸怔忡、心烦不寐而兼大便燥结之症，最为适宜。柏子仁对体虚肠津不足及产后血虚引起的便秘也有良好效果。

19. 苍术、白术

苍术、白术均能燥湿健脾，治疗脾虚湿胜之泄泻、胀满、水肿等症，常相辅为用，增强疗效。但白术味苦甘性缓，补多于散，偏于益气补中，又能止汗；而苍术味辛苦性烈、散多于补，以燥湿健脾为主，又能发汗。

凡遇脾弱虚症，多用白术；脾湿实症，多用苍术；若脾虚湿困、欲补运兼施者，则宜"二术"同用。补虚止汗用白术；散邪发汗用苍术。白术能健脾益气安胎，苍术能发汗祛风燥湿止痛。正如李士材云："脾虚宜用白术培之；胃强可用苍术平之。""湿盛的实证，多用苍术；脾弱的虚证，多用白术。"

20. 紫菀、款冬花

紫菀、款冬花功用基本相同，均能化痰、止咳、平喘，所以常用以治肺燥咳逆、上气喘息、劳嗽痰多、咯血等症。且其性温润不燥，寒热虚实均宜。相比之下，紫菀祛痰作用较好，镇咳作用较差；款冬花镇咳作用较强，祛痰作用较弱，所以两者常同用，以增强祛痰止咳功效。但，紫菀苦甘，温润而主降，又能通调水道，治溺涩便血；款冬花辛甘，温润而兼散，故又能宣通而治喉痹。

21. 川乌、草乌

川乌、草乌二者为乌头的两个品种。川乌主产于四川，为栽培品种；草乌全国各地均有生长，为野生品种。二药均为有毒之品，有较强的镇痛作用，近年被用为手术中的中药麻醉剂，并能散风邪、逐寒湿，通痹止痛，用于治疗风寒湿痹酸痛麻木、脘腹冷痛、阴疽恶疮等证，功效卓著。二者亦常同用。但其性毒烈，须经炮制后方可内服。所以医生处方时除特殊情况须用生者外，一般应注明"制川乌""制草乌"，且必须严格掌握其剂量（5分至3钱），不可过量。入汤剂宜久煎，以破坏其部分有毒成分。生者一般只供外用，如有皮肤破损者，不宜使用。草乌性猛气锐，毒性比川乌更大，作用与川乌相似而力胜川乌。

22. 续断、杜仲

续断、杜仲二药功能基本相同，都具有补肝肾、壮筋骨、止崩漏、安胎的作用，所以用治腰痛脚弱、胎动胎漏时，二者常同用。但它们亦有不同之处。杜仲甘温，专于温补，补肾力强，可治阳痿遗精、小便频数，且可强筋骨，降血压，对肾虚腰痛、筋骨无力、高血压症尤宜。续断苦温，偏于调肝，兼能通血脉、续筋骨，所以多用于崩漏、痹痛、痈肿及筋骨折伤之症。

23. 龟板、鳖甲

龟板、鳖甲性皆咸寒，具有清热凉血，育阴潜阳作用，为治疗阴虚阳亢之症，如阴虚骨蒸、夜热盗汗、头晕目眩、耳鸣耳聋，健忘失眠等症之要药。二者亦常同用。但龟板味甘，滋阴补肾力强，且可补血止血、益肾健骨，用于筋骨痿软、小儿发育不良（牙齿迟生、囟门不合）及崩漏下血等。鳖甲主入肝经，清虚热作用较强，善能通行血脉，破癥散结，多用于治疗癥瘕、腹部肿块、疟母、经闭等症。

24. 龙骨、牡蛎

龙骨、牡蛎二药生用，均能育阴潜阳，重镇平肝；煅用能收敛固涩。临床常同用，以治疗惊悸癫狂、心烦不寐、阳亢眩晕及遗精盗汗等虚弱滑脱之症。如二加龙牡汤治虚阳外越、盗汗、自汗；固精丸治遗精尿频；清带汤治妇女赤白带下、月经过多或延期不止等，均是龙牡同用。但龙骨重镇安神、固涩之功胜于牡蛎，兼可止血止痢；而牡蛎味咸，能软坚散结，消瘿瘤、瘰疬。所以消核散、消瘰丸治颈项痰核、瘿气瘰疬，用牡蛎而不用龙骨。此外，牡蛎含有钙质，与苍术等配合，可用于小儿钙质缺乏的佝偻病，近代亦以本品作制酸剂，用以治疗胃酸过多之胃痛泛酸症。

25. 黄芩、黄连、黄柏

黄芩、黄连、黄柏简称"三黄"，均味苦气寒，为常用的苦寒泻火药，具有清热燥湿的作用，用于治疗湿热所引起的各种疾患，如湿热痢疾、疮疡、黄疸等，常配伍同用，以加强疗效。例如治挟热下痢的葛根芩连汤，黄连、黄芩同用；治热毒赤痢的白头翁汤，黄连、黄柏同用；治表里三焦热盛的三黄石膏汤及治热毒痈肿的黄连解毒汤，均以"三黄"同用。但区别是黄芩长于泻肺火而解肌热，故肺热咳嗽、身热痰黄等症，多用黄芩。如泻金清肺饮取黄芩而不用黄连、黄柏，意在泻肺以清上焦。黄连善泻心、胃之火而除烦热，故治痞满呕吐、心烦不眠、口舌赤烂等，多用黄连。如交泰丸、阴阳散、左金丸等方，用黄连而不用黄芩、黄柏，意在泻心、胃之火。黄柏善于泻肾火而清下焦湿热，故相火内炽，阳亢阴虚之证，多用黄柏。如大补阴丸、知柏地黄丸等方，用黄柏而不用黄芩、黄连，意在泻相火以清下焦。所以有"黄芩治上焦，黄连治中焦，黄柏治下焦"之说。概括为简要口诀："芩连柏，上中下。"由于"三黄"性味苦寒，易于伤中败胃，所以脾胃虚寒者忌用。

26. 附子、干姜、肉桂

附子、干姜、肉桂三者均为辛热之品，有温里祛寒回阳之作用。凡阴寒内盛、胸腹冷痛，阳虚肢冷或风寒湿痹较重者，均可应用。附子、干姜同能温中回阳，治心腹冷痛、呕吐泻痢、四肢厥冷等中阳虚弱症，临床上常用的四逆汤、附子理中汤等皆姜附同用，以加强其温中的效果。所以前人有"附子无姜不热"之说。但，相比之下，附子长于温肾阳而兼温中；干姜主要是温脾阳而兼温肺。故下元虚寒证多用附子，肺寒咳逆证多用干姜，如右归丸、肾气丸等温补下焦肾阳的方剂，用附子而不用干姜；苓甘五味姜辛汤、小青龙汤等，是温肺化饮的方剂，故用干姜而不用附子。

三者的主要区别可概括为：干姜温中上焦，附子温中下焦。而肉桂辛甘大热，纯阳之性，能外散风寒之邪，内补肾命之火。其温下元补肾命，功近附子，温中焦暖脾胃，效似于姜。所以肉桂常分别与附子或干姜同用。但肉桂偏入血分，能温营血，善化寒凝以助气化。凡属气血寒滞之症，多于调理气血之中酌加肉桂。如妇科寒凝血瘀之经闭腹痛、经期错后、少腹冷坠、宫寒不孕等症，每多用之。在峻补气血方中佐用肉桂，可以鼓舞气血，使阳生阴长，气血生成。因其下行入肾，故又能"引火归元"，以治阳浮于上，阴伏于下的上热下寒诸症。

原文发表于《河南中医学院学报》，1979（04）：40-45. 作者：侯士良。

"用时捣碎"中药的临床意义分析

"用时捣碎"中药是指某些植物、动物、矿物类药物，因其质地特殊或形体较小等不宜切制的药材，在调剂或制剂前，要求药剂人员"用时捣碎"（打碎、研碎、粉碎、砸碎、剪碎）的中药。《中华人民共和国药典》（以下简称《中国药典》）2005 年版（一部）共收载用时捣碎（打碎、研碎、粉碎、砸碎、剪碎）类中药 87 种[1]。用时捣碎中药，有利于保存药性，便于储藏，利于炮制、调剂、制剂，便于鉴别，利于煎出有效成分、提高煎药质量、发挥药物疗效。

1 "用时捣碎"中药的分类

根据药物来源、是否炮制等因素对《中国药典》2005 年版（一部）收载的 87 种中药进行分析，有以下几种。

1.1 根及根茎类

生晒参、山慈菇、生川乌、平贝母、生半夏、西洋参、竹节参、华山参、延胡索、醋延胡索、红参、胡黄连、黄连、珠子参。

1.2 果实及种子类

1.2.1 生品类 刀豆、千金子（用时打碎）、川楝子、五味子、牛蒡子、白果仁、白扁豆、瓜蒌子、决明子、红豆蔻、芥子、豆蔻、诃子（用时打碎）、青果（用时打碎）、苦杏仁、郁李仁、蓖麻子、草豆蔻、娑罗子（用时打碎）、预知子（用时打碎）、草果仁、胡椒（用时粉碎成细粉）、猪牙皂、南五味子、橘核、砂仁、牵牛子、薏仁、桃仁、莱菔子、益智仁、酸枣仁、榧子、使君子、荜茇、荔枝核、黑芝麻、母丁香。

1.2.2 炮制品类 醋五味子、炒牛蒡子、炒白果仁、炒白扁豆、炒决明子、炒芥子、燀苦杏仁、炒苦杏仁、姜草果仁、盐橘核、炒牵牛子、燀桃仁、炒桃仁、炒莱菔子、盐益智仁、炒酸枣仁、炒蔓荆子、盐葫芦巴、炒黑芝麻、醋南五味子。

1.3 动物类

麝香（用时研碎）、鹿角霜、海马、海龙、醋鳖甲、炮山甲、醋山甲、醋龟甲、桑螵蛸（用时剪碎）。

1.4 其他类

丁香（花类）、肉桂（皮类）、沉香（茎木类）、自然铜

（用时砸碎）、白矾（矿物类）、儿茶（用时打碎）。

根据用时破碎的方法，对以上药物进行整理，结果见表1。

表1   "用时破碎"的方法及药物

破碎方法	药物
用时捣碎	生晒参、山慈菇、生川乌、平贝母、生半夏、西洋参、竹节参、华山参、延胡索、醋延胡索、红参、胡黄连、黄连、珠子参、刀豆、川楝子、五味子、牛蒡子、白果仁、白扁豆、瓜蒌子、决明子、红豆蔻、芥子、豆蔻、苦杏仁、郁李仁、蓖麻子、草豆蔻、草果仁、猪牙皂、南五味子、橘核、砂仁、牵牛子、薏仁、桃仁、莱菔子、益智仁、酸枣仁、榧子、使君子、荜茇、荔枝核、黑芝麻、母丁香、醋五味子、炒牛蒡子、炒白果仁、炒白扁豆、炒决明子、炒芥子、燀苦杏仁、炒苦杏仁、姜草果仁、盐橘核、炒牵牛子、燀桃仁、炒桃仁、炒莱菔子、盐益智仁、炒酸枣仁、炒蔓荆子、盐葫芦巴、炒黑芝麻、醋南五味子、鹿角霜、海马、海龙、醋鳖甲、炮山甲、醋山甲、醋龟甲、丁香、肉桂、沉香、千金子、诃子、青果
用时打碎	千金子、诃子、青果、婆罗子、预知子、儿茶
用时研碎	麝香
用时砸碎	自然铜
用时剪碎	桑螵蛸
用时粉碎	胡椒

2. "用时捣碎"中药的临床意义

2.1 保存药性

用时捣碎类中药以植物药居多。植物的保护组织——表皮、周皮包被在植物各个器官的表面，保护着植物的内部组织和有机物质、无机物质不被散失或过度散失、虫菌的侵蚀和机械损伤，从而保存了药性和药效物质。完整的药材，由于外表的保护组织层与日光、温度、湿度、空气、水分、霉菌的接触面小受其影响也小，有利于药性的保存。反之，破碎的药材或加工后的饮片，由于失去了外层的保护，与日光、温度、湿度、空气、水分、虫害、霉菌等的接触面显著增大，受其影响的概率增加，药性损失的概率也相应增加。人参的周皮和韧皮部含人参皂苷 8% ~ 8.8%，皮被刷破或破损后，大量有效成分流失[2]，若切成饮片或提前打碎，有效成分损失则更多。有人对黄连饮片质量进行了考察，结果表明：总生物碱占生物碱的比例范围均在 55% ~ 67% 之内，说明饮片加工过程中，小檗碱及总生物碱均有一定程度损失[3]。生杏仁粗粉室温干燥条件下存放 3 d，苦杏仁苷损失 20%[4]。以上都说明，用时捣碎中药有利于有效物质的保存，有利于药性的保存。

2.2 便于储藏

在相同条件下，原药材与其饮片或粗末相比更便于储藏。当植物药的器官（根、茎、叶、花、果、皮等）经干燥粉碎后则与空气的接触面积显著增大，受日光和空气中氧、臭氧的作用更易发生氧化、还原、分解等化学变化而不利于储藏。如含生物碱类（黄连、延胡索、牵牛子等）、维生素类（人参、牛蒡子、酸枣仁等）、酚类（丁香、火麻仁、黄连等）、挥发油类（多数果实及种子类药物）、黄酮类（白果仁、酸枣仁等）成分的中药更易发生光化反应，出现颜色变化，增加储存的难度。若将肉桂粉碎，则植物组织细胞破裂，所含桂皮醛易被氧化成桂皮酸使肉桂变性；若将苦杏仁、桃仁、郁杏仁打碎，在酶的作用下，苦杏仁苷则被分解产生氢氰酸而失去止咳祛痰作用，且中药的粉碎度越大，所含化学成分破坏也越多，药材曝光的面积也越大，储藏的难度也越大。富含脂肪油、挥发油的果实及种子类药材打碎后，受温度的影响更易受热引起泛油、发生粘连、加速挥发性成分散失；受湿度影响含淀粉类药材（平贝母、人参等）更易吸收外界水分，受霉菌感染和虫害侵蚀而不利于储藏。观察表明，有些药材整体储藏和加工成饮片储藏，虫蛀程度有明显差异。整体储藏 5 年仍完好无损，而切成饮片 5 年后均有中度或重度虫蛀发生，打碎则更严重。富含蛋白质、氨基酸的海龙、海马、龟甲、穿山甲、麝香、桑螵蛸等药材打碎后储藏则更易吸水而霉变。相比之下，传统的中药材对日光、空气、温度、湿度、虫害的接触面小，受影响也小，储藏上更有其优越性。

2.3 便于发挥药效

用时捣碎中药，可使中药的表面积增大，促进药物的溶解，加速药材中有效成分的浸出或溶出，提升吸收速度和吸收量，提高药物的生物利用度，便于准确调剂和服用，也能有效避免机械粉碎产生大量过细粉末，粘糊锅底，造成干锅、锅裂等弊端。对难溶性药物来说，用时捣碎，使其药粒变小、表面积增大，提高了难溶药物的溶出度，提高了临床疗效。有报告川乌、延胡索等 30 种药材的粉碎物与饮片入煎的优劣，结果表明：粉碎物与饮片间存在显著性差异，且当颗粒小于 0.9 mm 时有最佳溶出，有效成分煎出量是原药的 1.271~1.314 倍。有学者研究了黄连饮片与粉碎物分别入煎实验，其光密度测定值和黄连素含量，饮片与粉碎物均有显著性差异。粉碎后的黄连三煎煎出黄连素占总量的 84.5%，而饮片在相同条件下仅煎出 38.5%，而煎出成分的绝对值相差更大；有学者对黑牵牛子、莱菔子、牛蒡子、白芥子、决明子、酸枣仁等果实种子类药材的生品、炒品、生碎品、炒碎品总浸出物研究表明：炒碎品较炒品可提高煎出量的 0.5~2.5 倍。

有学者研究了酸枣仁、莱菔子、火麻仁、牛蒡子、决明子等果实种子类中药，结果表明：粉碎后有效成分煎出率明显增加。

有学者研究磁石等药材的饮片及过 10 目（非法定计量单位。表示每平方英寸上的孔数）、24 目、50 目筛颗粒入煎，结果颗粒较饮片总煎出物增加，最高为原药的 3.36 倍。吴玉成、任大伟等人的研究表明：根及根茎类应粉碎成 0.90~0.28 mm 颗粒；而富含挥发性成分的药材应粉碎成 4~0.45 mm 之间的颗粒；矿物药，动物药应粉碎成 0.28 mm 左右的颗粒[5]，入煎效果好。

这些研究虽然不是针对用时捣碎中药进行的，而实际上是对用时捣碎中药的一种研究。"逢石皆碎"和"逢子必捣"的经验理论和上述研究结果都证明了用时捣碎中药的合理性、优越性。

2.4 利于传承

从我国现存最早的医学典籍《五十二病方》明确记载"捣"等切制方法开始，经历代医药学家继承、发展、传承至今，形成了著名的"逢石皆碎""逢子必捣""用时捣碎"等经验理论，指导炮制加工和临床用药。过去中药店的传统做法是将这些品种"随用随捣""随用随打"，方便患者用药，保证汤剂质量，取得了良好效果。在捣碎中药过程中使用的工具、产生的声音和中药的气味、药店的陈设、营销模式等一起构成中药行业的传统特色。闻味听声便知药（店），极大地方便了患者用药。

3 "用时捣碎"中药临床应用存在问题

新中国成立后，随着中药汤剂列入劳保医疗用药、公费医疗用药、医疗保险用药范围，以及此类中药品种使用频次高、用量大等情况，医疗单位在"用时捣碎"时存在着实际操作困难而出现了一些问题。

3.1 用时不捣碎

用时不捣碎主要表现在人参、生川乌、西洋参、竹节参、红参、珠子参等根及根茎类药材和海马、海龙等动物类药材原药材交给患者处理，让没有工具的患者用时捣碎；胡黄连、丁香、肉桂（块）、沉香（小块）、自然铜、白矾、儿茶、鹿角霜、桑螵蛸等原药材或以大块、小块形式直接调剂，造成调剂时分剂量不准，药物损失浪费，发挥不了应有疗效，贻误病情。不仅给患者带来不便和经济损失，又埋下了致使患者中毒等安全隐患。

3.2 用前粉碎

用前粉碎主要表现在山慈菇、平贝母、延胡索等根及根茎类药材和大多数果实种子类药材以及醋山甲、炮山甲、醋龟甲、醋鳖甲等动物类药材在调剂前粉碎、包装、储藏，有的品种甚至储藏半年以上，导致药性损失，出现虫蛀，发霉、泛油、变色、粘连、挥发、气味散失，甚至气味丧失等。

《中国药典》2000 版（一部）收载用时捣碎中药 90 种[6]，2005 年版（一部）收载 87 种，并以药典的形式规定了医疗单位和社会药店在此类中药调剂配方时用"捣"的方法以"碎"为度炮制，是对中药行业特色最大程度的传承，也必将使这一传统特色以药典的形式进一步发扬光大。用时捣碎中药，在中药的药性保存、仓储保管、疗效发挥、特色传承等方面发挥着不可替代的作用和价值。医疗卫生单位和社会药店应严格按照药典规定，用时捣碎此类中药，以确保临床用药安全有效。药监部门应对用时捣碎中药的应用情况实施监督，以维护药典的严肃性，从而保证中药疗效的发挥和临床用药安全。

参考文献

［1］中国药典委员会. 中华人民共和国药典·一部［M］. 北京：化学工业出版社，2005：1.

［2］贾继红. 全国人参科技资料汇编 3［C］. 1987：214.

［3］王志伟. 黄连饮片质量考察［J］. 中药材，1992，15（6）：20.

［4］吕文海. 苦杏仁处方应付的实验分析［J］. 中药通报，1985，10（9）：17.

［5］任大伟. 中药煮散［M］. 郑州：河南科学技术出版社，1993：111-122.

［6］中国药典委员会. 中华人民共和国药典·一部［M］. 北京：化学工业出版社，2000：1.

原文发表于《河南中医》，2006（01）：74-75. 作者：杨国营，侯士良。

"十剂"原始考

十剂，即宣、通、补、泻、轻、重、涩、滑、燥、湿，是中药学药性理论的基本内容之一，常与"七方"并称，颇有影响。关于"十剂"的最早出处，历代医家曾有误解。宋代寇宗奭认为出自梁代陶隐居之作；金人王好古则认为"十剂"的出现要早于梁代；明代李时珍略加考证，称其始于北齐徐之才的《药对》。

李氏的这一观点影响甚大，几成定论。20世纪60年代末凌一揆教授撰文重提旧案，详加考证，认为"十剂"始于唐代陈藏器的《本草拾遗》而非徐之才的《药对》。1995年由上海科学技术出版社出版、发行的普通高等教育中医药类规划教材《中药学》中"十剂"明确提出出自陈藏器的《本草拾遗》[1]，而同为此类教材的《方剂学》等书中"十剂"的出处则写为始于徐之才的《药对》[2]，存在明显的矛盾。看来对"十剂"出处的认识仍待澄清。本文对此做了初步考证，提出来以供商榷。

1. "十剂"名称的由来

在现存本草文献中，"十剂"内容最早见于宋代唐慎微的《证类本草》，原文转录自《嘉祐本草》序录。在其"臣禹锡等谨按徐之才《药对》、孙思邈《千金方》、陈藏器《本草拾遗》序例如后"标题下有四部分内容，第三部分为"十剂"，称"药之大体"，记载"诸药有宣、通、补、泻、轻、重、涩、滑、燥、湿，此十种者是药之大体"。[3]其后对十种"药之大体"进行简单解释。

可见在嘉祐年代，"十剂"还未作一专有名词出现，仅是

"十种"而已，为药物功用分类之原则。至《圣济经》，十种之后各添一"剂"字，始有"十剂"之说。宋代成无己曰："制方之体，宣、通、补、泻、轻、重、涩、滑、燥、湿，十剂是也。"[2] "十剂"之名由此而生，并成为方剂功用分类之原则。此后，"十剂"也逐渐成为重要的药性内容为医家所熟知。

2. 宋代寇宗奭等认为"十剂"出自梁代陶隐居之作

寇氏在《本草衍义》序例中称："陶隐居云：药有宣、通、补、泻、轻、重、涩、滑、燥、湿。此十种今详之，唯寒、热二种，何独见遗？如寒可去热，大黄、朴硝之属是也；如热可去寒，附子、桂之属是也。今特补此二种，以尽厥旨。"[4] 寇氏认为"十剂"为陶隐居所提，后经寇氏本人补加"寒"和"热"二剂，乃成为后来的"十二剂"。又因为古文学无标点符号标记，易造成断句的不同，金人王好古在剖析这段文字时误认为"寒"和"热"二剂为陶氏所加，即"十剂"在陶氏以前已出现。如《汤液本草》在"十剂"项下，分述十剂后注："只如此体，皆有所属，凡用药者，审而详之，则靡所失矣。陶隐居云：药有宣、通、补、泻、轻、重、涩、滑、燥、湿。此十种今详之，唯寒、热二种，何独见遗？今补二种，以尽厥旨。"并附："寒，可以去热，大黄、朴硝之属是也；热，可以去寒，附子、桂之属是也。"[5] 从文字上看，显然为转抄《本草衍义》之文。由现存文献记载可知，"十剂"之名形成于《圣济经》之后，其相关内容在《名医别录》《本草经集注》及唐《新修本草》中均未见记载，可以说"十剂"出自陶隐居之作这一提法是没有可靠证据的。日本人丹波元坚在《药治通义》中称："寇氏引为陶隐居，误不待辨。"[6]

3. 明代李时珍等认为出自北齐徐之才《药对》

宋代《证类本草》在转录"十剂"等内容时，没有详细注明各部分之出处，明代李时珍在修《本草纲目》时注意到这一点，并对寇氏、王氏之说略加考证，遂认定"十剂"出自北齐徐之才之作。如在《本草纲目》"十剂"项下有："徐之才曰：药有宣、通、补、泻、轻、重、涩、滑、燥、湿十种，是药之大体，而《神农本草经》不言，后人未述。凡用药者，审而详之，则靡所失矣。"[7]李氏一改寇氏、王氏之说，指明"十剂"的出处。由于李时珍对中医药的巨大贡献和《本草纲目》在中医药历史上的权威性地位，其后很少医家再对此提出质疑，皆认为"十剂"出自北齐徐之才《药对》。丹波元坚在讨论"十剂"时，对李时珍的这一看法提出了自己的见解。他认为："至《本草纲目》，则以首节为《拾遗》，以第十节为《药对》，其失在不捡《千金》。近世诸家，一踵《纲目》之陋，称以徐之才十剂。"[6]不但指出"十剂"非出自徐之才之作，还点明李氏之误，其精神和勇气实为可贵。

4. 丹波元坚等认为出自唐代陈藏器的《本草拾遗》

在总结各家之说，细加考证之后，丹波元坚在《药治通义》"功用大体"一节对《证类本草》中"十剂"等内容做了详细讨论，认为："其首节，《千金方》论处方，引《药对》；第二节至第九节，即《千金方》，仍知第十节，说药之大体；第十一节论五方之气，即陈氏所言，无可复疑。"[6]明言"十剂"的内容是"掌禹锡等引《本草拾遗》"，并进一步指出"按陈氏所言，乃药之大体，而不是合和之义，故列于斯"。[6]另据《证类本草》记载："《药对》，北齐尚书令西阳王徐之才撰，以众药品君、臣、佐使、性、毒，相反及所主疾病，分类而记之。凡二卷，旧本草多引以为据，其言治病用药最详。"[3]这与丹波元坚之言"其首节，《千金方》论处方，引《药对》"[6]内容相符。按丹波氏的推理，《证类本草》中"十剂"等内容的转录之文依次引用《药对》《千金方》和《本草拾遗》，这与"臣禹锡等谨按徐之才《药对》、孙思邈《千金方》、陈藏器《本草拾遗》序例如后"[3]标记之文的排列顺序一致。可见，丹波元坚的推理最为可信。

经上分析，《证类本草》虽记载了"十剂"的内容，但没明确显示其出处，随后历代医家对此多有争议，唯丹波元坚的推断较为合理，最为可信。十剂，宣、通、补、泻、轻、重、涩、滑、燥、湿，最早出自唐代陈藏器的《本草拾遗》，这一点在1984 年上海科学技术出版社出版、发行的由凌一揆教授任主编的《中药学》中已得到明确，而在 1995 年该社出版、发行的规划教材《中药学》和《方剂学》等书中却出现不同的观点。同样作为培养学生之教材，似应统一认识，澄清此类问题，正确地引导学生，不应以讹传讹，造成错误。

参考文献

[1] 雷载权．中药学 ［M］．上海：上海科学技术出版社，1995.

[2] 段富津．方剂学 ［M］．上海：上海科学技术出版社，1995.

[3] 宋·唐慎微．重修政和经史证类备用本草 ［M］．北京：人民卫生出版社影印，1957，卷一：38，39.

[4] 宋·寇宗奭．本草衍义 ［M］．上海：商务印书馆，1957，卷一：8，9.

[5] 金元·王好古．汤液本草 ［M］．北京：人民卫生出版社，1956，卷上：20，21.

[6] 日本·丹波元坚．聿修堂医书选·药治通义 ［M］．北京：人民卫生出版社，1983：184，185，186.

[7] 明·李时珍．本草纲目 ［M］．北京：人民卫生出版社，1982，卷一：60.

原文发表于《河南中医》，2002（02）：66-67. 作者：吕本强，侯士良等。

第四部分　医药临床

脑积散治疗脑积水 524 例疗效总结

发掘民间验方，经过长期临床实践验证，筛选出疗效显著的方药，采用现代工艺加工研制而成脑积散（1 号外用；2 号内服）系列药物，运用于临床治疗脑积水，取得较为满意的效果，现将 524 例疗效观察，报告如下。

1. 临床资料

全部入选病例，均系临床症状典型，CT 扫描或 MRI 检查确诊者。绝大多数患者为其他疗法未愈而改用此法，且在近 1 个月内未用原治疗药物等治疗的门诊患者。524 例患者中，男 256 例，女 268 例，年龄 10 个月至 55 岁，病程 3 个月至 10 年。其中交通性脑积水 404 例，梗阻性脑积水 120 例。

2. 药物配制及用法

脑积散 1 号：蓖麻子仁 120 g，乌梅肉、天南星、白芷、藁本、川芎、鹅不食草各 20 g，共研细末。脑积散 2 号：川芎 12 g，赤芍 15 g，桃仁 12 g，红花 10 g，泽泻 40 g，石菖蒲 20 g，远志 15 g，茯苓 30 g，冰片 3 g，麝香 0.2 g，鲜姜 150 g，葱白 150 g，黄酒适量。

用法：脑积散 1 号（外用）：每用 2 g。药棉包裹塞于鼻孔内，每周 1 次，4 次为 1 个疗程。脑积散 2 号（内服）：将本方前 8 味药共研细末，过 120 目筛，再将冰片研细，过 140 目筛，最后加入麝香，混合掺匀；另将鲜姜和葱白捣烂取汁，掺匀兑入黄酒，将以上药粉泛水丸如黄豆大。成年人每服 6 g，每日 3 次，30 d 为 1 个疗程。儿童酌减。一般 1 个疗程即可见效，4~6 个疗程治愈。

3. 结果

（1）疗效标准：

1）治愈：头颅增大、精神萎靡得以控制，颅内压升高之头胀痛、头沉、呕吐、抽搐等症状消失，影像学检查中脑导水管通畅，脑积水消失。

2）显效：上述主要症状基本消失，偶有头部不适。

3）有效：上述主症减轻，影像学检查尚无改变者。

4）无效：治疗 3 个疗程，症状不减轻者。

（2）疗效观察：3 个疗程后交通性脑积水 404 例中，360 例获效，占 89%。其中治愈 120 例，占 30%；显效 182 例，占 45%；有效 58 例，占 14%；无效 44 例，占 11%。梗阻性脑积水 120 例中，102 例获效，占 85%。其中治愈 24 例，占 20%；显效 36 例，占 30%；有效 42 例，占 35%；无效 18 例，占 15%。结果见表 1。

表 1 "脑积散"外用、内服 3 个疗程效果比较 [例（%）]

病种	例数	治愈	显效	有效	无效	总有效率
交通性脑积水	404	120（30）	182（45）	58（14）	44（11）	360（89）
梗阻性脑积水	120	24（20）	36（30）	42（35）	18（15）	102（85）

4. 典型病例

例 1：患者，女，13 岁，于 2008 年 7 月 30 日来诊。述其 3 年前头部受外伤，来诊前 15 d 突然出现恶心、呕吐，头疼头晕、走路不稳症状。随在当地医院做 MRI 检查显示：双侧脑室及三、四脑室均扩张，脑实质内未见异常信号，中线结构无移位。诊断：交通性脑积水。给予脑积散方中药内服、外用相结合治疗。连用2个疗程后，患者头疼头晕症状减轻，已能忍受，时有痛感，恶心、呕吐消失。因相距较远，往返不便，遂令其按以上方药，再用2个疗程。2008年底随访，患者头痛头晕未再出现，余无不适，基本恢复正常，嘱其停药观察。至2009年3月随访，已无任何不适症状，一切正常。

例2：患者，女，6个月。其母述其怀孕时感冒，后出现孕妇高血压，患儿出生后未见异常。3个月后出现患儿头沉，向侧歪斜，支持无力。2008年10月来诊时患儿头竖不直，眼睛反应不灵活，头大。2008年8月27日CT检查显示：脑实质内未见异常密度影，脑室系统扩大，部分脑池及脑沟增宽，中线结构居中。诊断：脑积水。随给脑积散系列方药治疗，连用5个疗程。电话随访患儿逐渐好转，头能竖直，胳膊及腿活动正常。视力正常，对外事物反应灵敏，已会走路，能说简单话，未见异常症状。

例3：患者，男，26岁。于2008年9月8日前来就诊，述2004年6月8日因车祸导致右侧颅骨粉碎性骨折，在医院深度昏迷18 d，手术后1个月才逐渐恢复记忆。出院后能走路，语言尚可，记忆力较差、健忘，眼睛出现复视，时有头痛、头晕。2006年9月5日CT检查显示：两侧大脑半球、小脑及脑干未见异常密度影，双侧脑室及三、四脑室均有扩张改变，中线结构居中，右侧颅骨术后改变。诊断：开颅术后改变；脑积水。遂给予脑积散方药，内服外用相结合治疗4个疗程。现患者头痛消失，头晕未再出现，记忆力改善。

5. 讨论

脑积水为医学难治之病，中医称之为"解颅"，明代医学家王肯堂在其《证治准绳》一书中曰："解颅者，人之无脑髓，如木无根，古人虽有良方，劳而无功也，亦不可束手待毙，……次第调理，或有可治。"可见解颅是儿科危重证候之一，古人虽无治疗良方，但认识到，注意其发病规律，多方调理，也不是不治之症。随着现代影像学的发展和CT检查设备的普及，脑积水病的早期发现已成现实，努力寻求医治此症的有效方药，也为医药界的紧迫任务之一。为此，我们研究了"脑积散"内服、外用（鼻腔给药）的新的有希望的医疗方法，以促进其发展，为脑积水患者带来显著疗效。

发扬中医学内病外治，内外结合的优势，"脑积散"系列药物，在治疗疑难症脑积水的临床观察中获得了确实可验的治疗效果，值得进一步探讨和推广应用。今后应做进一步扩大样本的临床观察，以肯定其适应证范围和疗效，并做毒理、药效学研究，以阐述其治病机制。在临床观察中尚未能完全以影像学检查结果作为疗效评价依据，有待进一步提高。

原文发表于中华中医药学会（China Association of Chinese Medicine）.2009年全国基层优秀中医表彰大会暨全国第二次民间验方、诊疗技术学术研讨会会议论文集.中华中医药学会（China Association of Chinese Medicine），2009：2.作者：侯士良、崔瑛。

侯士良治疗乳腺病特色述要

侯士良教授（1939—），河南中医药大学教授，博士生导师。学验俱丰，擅长内科杂病，多年来对急性乳腺炎、乳腺增生、男性乳房发育症等乳腺病的诊治积累了丰富的经验，临床用药具有通、散、和、精、轻等特点，疗效满意。余有幸侍诊侯老师，现将其治疗经验整理介绍如下。

1. 乳腺病治疗以通为用

通，即通达、顺畅之意。侯老师认为：成年女性乳腺为空腔器官，又为气血、乳汁流通的管腔，以通为用，而不宜闭阻。

任何因情志内伤、饮食不节、劳逸过度或外力损伤，皆可导致乳腺组织局部或大部阻塞不通，形成病理状态，临床表现为乳腺肿胀、疼痛，甚至出现条索、结节等。对此，西医多采用抗生素或激素疗法，虽有一定的效果，但副作用较大且易复发。外科则以手术切除为主，虽得一时之快，但往往是病变组织此伏彼起，只切除了病变组织，而不能根除导致乳腺组织发生病理变化的根源，甚或给患者带来意外的身心痛苦或遗憾。侯老师在治疗上根据乳腺的生理特性和导致乳腺组织病变的主因，采取不同的方法，审因论治。一是肝郁气滞。《外证医案汇编》云："治乳从气字着笔，无论虚实新久，温凉攻补，各方之中挟理气疏通之品，使其乳络疏通，……自然壅者易通，郁者易达，结者易散，坚者易攻。"据临床观察，乳腺病患者 80%～90% 与情志不遂有关。"女子以肝为先天"，一有怫郁，气滞不行，瘀血渐成，积于乳络，形成肿块，不通则痛。治疗以逍遥散为基本方，疏肝解郁，通畅气机。二是气虚致郁、郁而不通者，治宜疏肝健脾，塞因塞用，气充则乳络自通。方用补中益气汤合四逆散加减。三是脾肾阳虚、不能温煦乳络、阴寒凝结闭阻不通者，治宜温补脾肾，方用阳和汤加减。结节多且硬者，合用小金丹（丸）或巴腊丸。

2. 乳腺病治疗以散为法

散，即消散瘀结。侯老师认为：乳腺病除急性乳痛外，多由肝气郁滞，脾气虚弱，脾肾阳虚等导致。气滞、血瘀、痰凝结于乳腺组织，呈条索状或片状，甚至囊性肿块，治宜软坚散结。临床以胸闷，食欲缺乏，肢体困倦，体态肥胖，乳房疼痛不显，肿块明显，形状多样，多为盘状，舌质红、苔白腻，脉弦滑。以痰结为主者，此因脾虚失运，生湿成痰，痰瘀互结，积于乳络，日积月累渐成肿块，难以消散。宜用参苓白术散合导痰汤加减。"脾为生痰之源"，"善治痰者，治生痰之源"。寒盛者，症见：素体肥胖，胸闷脘痞，面色苍白，畏寒喜暖，腰膝或少腹冷痛，便溏溲清，月经延期，或痛经，量少色暗，带下清稀，或久婚不孕，舌质淡、苔白腻，脉沉迟。宜用桂附八味丸加鹿角霜、山慈菇、炮山甲等散结之品。血瘀重者，用血府逐瘀汤，加化痰、软坚散结及利水之品，如天竺黄、海藻、昆布、浙贝母、车前子等。

3. 乳腺病治疗以和为贵

和，即调理调和之意。侯老师认为：乳腺病起病缓慢，多为气血脏腑功能失调、冲任失调所致。症状有实有虚，虚实互见，治疗应以调理冲任，调养气血，调和脾胃为要。除急性乳腺炎外，乳腺病多为本虚标实之证，肾气不足，冲任失调为病之本；肝气郁结，痰凝血瘀为病之标[1]。其一，调理冲任。侯老师认为乳房之功能需冲任调摄，肝之疏泄，脾胃运化之滋养，而冲任、肝、脾均需肾气之煦濡。《谦益斋外科医案·乳癖》："水亏木旺，营亏无以营养……乳房结核成癖，拟以壮水涵木治之。"肾气不足，肝失所养，肝气郁结，失于条达，冲任二脉失和，气滞血瘀痰凝，结聚乳房而生乳癖。治疗用二仙汤加味温肾壮阳，调理冲任，如鹿茸、巴戟天、海马、海龙等药。其二，调养气血，女子以血为用，气血的盛衰，与乳腺病的发生、治疗、愈后关系密切。血虚用归脾汤；气血两虚用十全大补丸；肝郁血热者用丹栀逍遥散等。其三，调和脾胃，脾胃为后天之本，气血生化之源，所以，侯老师在治疗乳腺病时，用药多攻补兼施，寒热并用，佐以温胃、养胃、益胃之品，始终不忘调理脾胃。在服药时间上，主张饭后服用，减少药石对脾胃的损伤，保护胃气，提高疗效。

4. 选药精当

侯老师是医药结合专家，选药独特而精当。

（1）解郁止痛药：侯老师喜用醋元胡，本品辛、苦、温，入肝、脾、心经。有较强的活血、行气、止痛功能。辛散苦降温通，既走血分，又行气分，能行血中气滞，理气中血滞，止一身上下诸痛，且起效快。不但常用于治疗脘腹胁痛，又长于治疗妇女行经不畅，症瘕积聚等。对一切血瘀气滞疼痛皆有良效[2]。

（2）散结药：多选用鹿角霜，而不选用鹿角胶，以避免鹿角胶之黏滞；选用牡蛎而不选用龙骨，龙骨、牡蛎都有收敛之功，但牡蛎走于胸胁，直达病所。

（3）活血化瘀药：侯老师喜于三棱、莪术、血竭、当归尾、川芎等，意在既活血，又散结，攻破力胜。

（4）通经通络药：侯老师善用漏芦、路路通。漏芦，苦寒入胃经，清热解毒，消肿散结，通经下乳，为治疗乳腺病第一要药。路路通，味苦通泄而燥湿，既能行中焦气滞以宽中，又能通利血脉经络。

（5）在补肾药的选用上，喜用阴阳双补之药，仙茅、仙灵脾、肉苁蓉、海狗肾、巴戟天等补益肾气，调理冲任。

（6）化痰药：侯老师认为乳腺病之痰结时间较长，结节部位较深，多为深痰、老痰、顽痰，非陈皮、半夏、鲜竹沥、茯苓等所能及，而必选用海浮石、山慈菇、大贝、天竺黄等性专力宏之品，以期直达病所。另外，对于较顽固的乳腺囊性增生，侯老师巧用商陆，斩关夺隘，独定乾坤。

5. 用药轻灵

侯老师认为，乳腺病非一日所生，也非一时而愈，治病必有耐心，用药务必轻灵。一是单味药的用量轻，最重量每天均 5g，最小量为 2g；二是采用煮散轻剂，将生药加工成粗粉，每天用药粉 50g 左右，取其轻散之性；三是药少价廉，患者经济负担轻；四是轻煎少服，药粉被湮没并浸透后，烧开即成，不必久煎，每次服药液 150 mL 左右，日服 450 mL 上下，使患者服药方便，既减少服药痛苦，又不影响消化吸收，长期服用也不致产生药害。

参考文献

[1] 焦智民．乳增口服液治疗乳腺增生病临床及实验研究．河南中医学院学报，2003，39（4）．
[2] 侯士良．中药八百味详解．郑州：河南科学技术出版社，1999：297．
原文发表于《陕西中医》，2006（06）：702-703．作者：王禄，侯士良。

补心镇痛口服液治疗冠心病心绞痛 30 例

我们以补养心阴为治法，在《太平圣惠方》所载治疗胸痹的古法基础上化裁制成补心镇痛口服液，用治心阴虚型冠心病心绞痛 30 例，并与对照组 28 例进行比较，疗效满意，现报告如下。

1. 临床资料

根据《关于冠心病命名及诊断标准的建议》[1]和《冠心病中医辨证标准》[2]，选择明确诊断为心绞痛，心电图有异常改变，而且中医辨证为心阴虚型的住院患者 58 例，随机分为 2 组。治疗组 30 例，其中男性 16 例，女性 14 例；年龄为 47~69 岁，平均年龄 59.61 岁；病程 1~20 年，平均 5.49 年；诊断为劳累性心绞痛者 27 例，自发性心绞痛者 2 例；合并高血压症 3 例，高脂血症 20 例，心律失常 4 例，陈旧性心梗 1 例。经统计学处理，两组具有可比性。

2. 治疗方法

治疗组服补心镇痛口服液（含熟地黄、麦冬、赤芍等，由河南省奥林特制药厂提供），每次 10 mL，每日 3 次；对照组服滋心阴口服液（湖北咸宁制药厂产品），每次 10 mL，每日 3 次。疗程 4 周，单盲法观察。观察期间停用其他治疗心绞痛药物，每周记录 1 次症状、体征变化。开始和结束时分别检查心电图和血清总胆固醇及甘油三酯。

3. 疗效标准

根据《冠心病心绞痛及心电图疗效评定标准》[3]分为显效、有效、无效三级。

4. 治疗结果

（1）缓解心绞痛疗效：治疗组显效 15 例，有效 13 例，无效 2 例，总有效率为 93%；对照组显效 13 例，有效 10 例，无效 5 例，总有效率为 82%。两组差异不显著（$P>0.05$）。

（2）改善心电图疗效：治疗组显效 12 例，有效 12 例，无效 6 例，总有效率为 80%；对照组显效 6 例，有效 7 例，无效 15 例，总有效率为 46%。治疗组显著优于对照组（$P<0.05$）。

（3）降脂疗效：治疗组中有 24 例血脂高于正常范围，治疗后显著下降。血清总胆固醇由 7.131 mmol/L±0.995 mmol/L 降至 6.594 mmol/L±0.827 mmol/L（治疗前后比较 $P<0.05$），血清甘油三酯治疗前后分别 10.453 mmol/L±0.244 mmol/L 和 1.111 mmol/L±0.308 mmol/L（$P<0.01$）。

5. 典型案例

王某，男，52 岁，1993 年 11 月 3 日初诊。自诉阵发性胸痛 2 年余，常因较重体力劳动而诱发，发作时疼痛连及左肩，用速效救心丸或硝酸甘油均可缓解，近来发作较为频繁，每周 3~4 次。心电图检查，ST 段压低 0.1mV。实验检查，血清总胆固醇

7. 21 mmol/L，甘油三酯 1. 52 mmol/L。伴有心悸怔忡、五心烦热等症状，诊见舌红、苔少，脉细数。给予补心镇痛口服液，每次 10 mL，每日 3 次。连续 4 周后，心绞痛等症状消失，复查心电图及血脂已恢复至正常范围。随访 1 年未复发。

6. 讨论

冠心病心绞痛，其基本病因是本虚标实，本虚包括气血阴阳的不足，标实指瘀血痰浊内阻。其中，心阴亏虚、心血瘀阻是其本虚标实病机中的一个重要环节。补心镇痛口服液用熟地黄、麦冬补养心阴心血治本，用赤芍入血分，活血止痛治标。药理研究显示，该口服液具有显著抗心肌缺血作用，能够对抗垂体后叶素所致的心肌缺血性心电图异常、缩小心肌缺血坏死范围、提高机体耐缺氧能力等，故临床用治心阴虚型冠心病心绞痛有较好的疗效。

参考文献

[1] 第一届全国内科学术会议心血管病专业组. 关于冠心病命名及诊断标准的建议. 中华心血管病杂志，1981，9 (1)：75.

[2] 中国中西医结合学会心血管学会. 冠心病中医辨证标准. 中西结合杂志，1911，11 (5)：257.

[3] 陈可冀. 心脑血管疾病研究. 上海：上海科学技术出版社，1988：318.

原文发表于《实用中医药杂志》，1996（06）：30-31. 作者：杨传彪，侯士良等。

康金咳宁片止咳作用的临床观察

（＊本课题获 1996 年河南省教委科技进步一等奖）

关键词：康金咳宁片　咳嗽　生津润燥　清热化痰

康金咳宁片是用沙梨、杏仁、白果等制成的一种止咳化痰制剂。1992 年 3 月至 1995 年 3 月，我们对本制剂的止咳作用进行了临床观察，并取得了较满意的疗效，现报告如下。

1　资料与方法

1.1　病例选择　凡属于呼吸系统疾病，临床表现以咳嗽、咯痰为主症者，即可作为观察病例。

1.2　症状程度判定标准

（1）咳嗽分度标准　轻度（＋）：白天间断咳嗽，不影响工作、生活；中度（＋＋）：症状介于轻重度之间；重度（＋＋＋）：昼夜咳嗽频繁，影响工作、睡眠。

（2）咳痰分度标准　少（＋）：昼夜痰量 10～50 mL；中（＋＋）：昼夜痰量 51～100 mL，或夜间及清晨痰量 26～50 mL；多（＋＋＋）：昼夜痰量 100 mL，或夜间及清晨咳痰 50 mL 以上。

1.3　辨证分型标准　参照我国"中医行业标准（ZY/T 001.1-94）"中的"咳嗽"证候分类，共分为风寒袭肺、风热犯肺、燥邪伤肺、痰热壅肺、肝火犯肺、痰湿蕴肺、肺阴亏虚、肺气亏虚等 8 个证型。

1.4　一般临床资料　共观察 169 例，随机分为治疗组和对照组。其中治疗组 114 例，男 74 例，女 40 例，年龄最大 84 岁，最小 10 岁，平均年龄 43 岁；所患病种上呼吸道感染 29 例，急性支气管炎 6 例，慢性支气管炎 57 例，支气管哮喘 15 例，支气管扩张 2 例，肺结核 2 例，慢性咽炎 3 例。对照组 55 例，男 35 例，女 20 例，年龄最大 79 岁，最小 12 岁，平均年龄 41 岁；所患病种上呼吸道感染 16 例，急性支气管炎 4 例，慢性支气管炎 29 例，支气管肺炎、支气管哮喘、慢性咽炎各 2 例。按前述标准判定，两组病例在年龄、性别、主症轻重程度等方面均相似。

1.5　治疗方法　治疗组口服康金咳宁片，每次 4~6 片，每日 3 次，小儿用量酌减；对照组口服咳必清片，每次 2 片，每日 3 次。均连服 1 周为 1 个疗程。

2　结果与分析

2.1　疗效判定标准　主症、次症基本消失为临床控制；症状明显改善、主症程度由（+++）转为（+）为显效；症状有改善、主症程度由（+++）转为（++）或由（++）转为（+）为有效；症状无变化为无效。

2.2　治疗结果　经服药 4~14 d，疗效见表 1。

表 1　两组止咳临床效果比较（例）

组别	例数	临床控制	显效	有效	无效	总有效率（%）
治疗组	114	54	24	26	10	91.23
对照组	55	13	15	16	11	80.00

统计学处理显示，治疗组总有效率明显高于对照组（$P<0.05$），且临床控制、显效率也比对照组为优（$P<0.05$）。

2.3　临床辨证分型疗效　康金咳宁片在不同的证型中的疗效，见表 2。

表 2　康金咳宁片的临床分型疗效（例）

证型	例数	临床控制	显效	有效	无效
风寒袭肺	18	8	2	5	3
风热犯肺	14	8	2	3	1
燥邪伤肺	20	11	5	3	1
痰热壅肺	10	4	2	2	2

证型	例数	临床控制	显效	有效	无效
肝火犯肺	2	1	0	1	0
痰湿蕴肺	15	2	2	9	2
肺阴亏虚	35	20	11	3	1

表2显示，康金咳宁片对以上各型的咳嗽均有一定疗效，但统计学处理表明，本制剂对肺阴亏虚、燥邪伤肺、风热犯肺型的疗效明显优于其他证型（$P<0.05$），说明其对咳嗽偏于燥、热者疗效尤佳。

3　讨论

中医学认为，咳嗽是因六淫外感、脏腑内伤，影响于肺，肺气上逆所致，肺为娇脏，不耐邪侵，外邪入侵可使其失肃、失润、失降而咳。我们选用康金咳宁片，取其润降清化之作用，以恢复肺脏肃降之性，便可达到止咳目的。方中主药为沙梨，具有生津润燥、清热化痰之功效，药理实验证明：沙梨具有明显的化痰、镇咳作用。

我国民间常用其治疗气管炎、哮喘等病，为气管炎患者冬令常备之品，煮食、生食均可获效。酌配杏仁、白果助沙梨化痰止咳，配伍山药健脾、润肺、滋肾以固本，杜绝生痰之源，标本兼治。

临床应用显示，康金咳宁片的止咳作用明显优于咳必清片，适应于各种类型咳嗽，尤宜于阴虚肺燥有热者，且在服药过程中，患者反映本制剂口感好，无任何不良反应。

原文发表于《北京中医药大学学报》，1998（01）：62. 作者：侯士良、马爱莲、袁秀蓉。

滋肾阴治"性早熟"

中医认为"七岁肾气盛,齿发长,二七而天癸至,任脉通,太冲脉盛,月事以时下"。即指儿童在十四五岁开始发育成人,出现各种明显的发育性征。但近年来由于各种因素的影响,很多孩子出现了提前发育的情况,即性早熟。

性早熟一般表现为,女孩乳房发育,阴道分泌物增多,月经来潮;男孩阴茎、睾丸增大,有阴茎勃起,甚则射精,且有面部痤疮以及声音变粗。男孩、女孩都可出现阴毛和腋毛。人的生理和心理需要同步发展,而性早熟的儿童在身体上已经接近成人,但是心理上还是个孩子,这样对于儿童的成长是很不利的。

儿童性早熟,一般都源于阴阳不调。根据中医理论,小儿属稚阴稚阳之体,阴阳容易出现失衡状态,当阴阳失衡就可能出现性早熟的现象。中医认为,肾主泌尿、生殖,人体生长、发育的生理现象与肾的精气充盈密切相关,但由于现代儿童营养不断得到改善,大量食用含有激素的食品;与性有关的电影、电视充斥孩子们的生活。以上种种因素均可以导致大脑性腺分泌系统提前启动,使肾阴尚未充盛的儿童,肾气过早充盈。气旺化火,肾阴又相对不足,无力制约,于是出现相火偏亢,导致性早熟。

中医学认为,性早熟的病变主要在肾、肝两脏,其发病原因主要是由于小儿肾的阴阳不平衡,肾阴不足所致;也可因疾病或精神因素导致肝失疏泄,肝郁化火,导致天癸早至,第二性征提前出现。

中医治疗儿童性早熟,主要是依据病因,调和阴阳,制其盛衰,盛者平之,衰者扶之。在治疗时主要是通过中医药物治疗,对不同的性早熟现象辨证施治。此外,孕妇及幼儿均应慎用补品,幼儿的家长注意不要给孩子服用含有性激素类的滋补品和食品，同时要尽量避免外在因素对孩子的影响，如色情刺激、药物滥用等。中医认为性早熟属于"肾阴不足，相火亢盛"。治疗可以滋肾阴、降相火的"抗早方"治之。"肾气"是人生长发育的重要物质基础，不足或太过都会对儿童的生长发育产生影响，肾气不足，孩子身体衰弱，生长迟缓，性发育延迟；如后天补之太过，肾气过早充盈，过于亢盛，使肾的阴阳失去平衡，导致过早出现性发育。对于性早熟的孩子还要注意饮食清淡，富于营养，可用菊花、枸杞子各 3 g，泡水代茶饮。

原文发表于《中国中医药报》2009-9-14 第 006 版。作者：侯士良。

临床验案三则

医药结合，根据药性特点，随症加减，同时注意煎药、服用方法，用对药，就能治好疑难杂症，让中药的疗效充分发挥出来。

病案一：乳腺病。

患者张某，女，37 岁，因患"乳癖病"（即乳腺增生）就诊。

就诊时双乳疼痛不适 3 年余，近两个月病情加重，疼痛部位呈游走性，生气或月经前症状明显。

临床观察及检查后分析病情如下：乳房是足厥阴肝经循行之处，该女子应是因肝郁气滞所致。应给予疏肝理气、调达气机兼以散结止痛方药治疗。予 10 剂中药，并加工成粗粉，分成 30 份，每日一份，煮散口服，每日 3 次。1 个月后复诊，基本痊愈。

乳腺增生这种病，非一日生成，治疗也非如感冒发烧般可几日而愈，需有时日进行调治，所以我用"煮散"这种剂型，节省药材，降低药费，又方便患者长期久服，提高治疗效果。

病例二：治疗结肠炎。

患者李某，女，41 岁，患溃疡性结肠炎 12 年，几年前逐渐加重，反复出现腹泻、脓血便，一天多达 20 余次，极度乏力、消瘦、贫血，精神倦怠，奄奄一息。由家属推着轮椅前来就诊。我仔细检查，诊为溃疡性结肠炎（肠澼）。应给予清热凉血、利湿解毒、化腐生肌方药治疗。遂给予大黄 15 g、白及粉 4 g、地榆 15 g、锡类散 0.3 g、云南白药粉 1 g，共 5 剂，水煎后灌肠。治疗 3 次后效果明显，脓血便次数减至每日一次，量亦明显减少。后嘱继续给予保留灌肠。治疗一个月后患者痊愈。

我采用中药保留灌肠治疗，使药液直达病所，大大提高药物利用度，药效明显提高，而且避免了肝脏的首过效应和药物的毒副作用。

病例三：治疗脑积水。

2001 年，光山县一对夫妇因无钱给孩子治疗最终选择了"弃婴"，后被媒体曝光。我主动与媒体记者联系，最后了解到，该患者是一个 1 岁 11 个月大的小女孩，患了重度交通性脑积水。头颅大，发育迟缓，肢体消瘦，大拇指伸不开，坐不稳，下肢无力，不会站和走路。我与患儿家属商量，他们最后同意了我为孩子免费治疗。经用中药内服、外用相结合，1 个月为 1 个疗程，坚持治疗 4 个月左右，小儿就会走路和上下楼了，智力、视力均与正常孩子无异，最终恢复了健康。截至目前，经随访，小女孩已读中学，仍身体健康。

脑积水，中医称之为"解颅"，为医学难治之病。我认为：使脑中之积水去之有路是治疗的第一步。所以我思索创立了经鼻给药的"通窍导水法"，即通过鼻腔与脑室之间的通路，使多余之水得以从鼻中排出。再配合补肾益髓健脑、行气活血化瘀，开窍通络利水之药，使水道通、运行畅，从而从根本上解决水积之因。二者相辅相成，疗效显著，为中医药治疗脑积水另辟蹊径，为脑积水患者带来福音。

原文发表于《大河健康报》，2016-6-14，中原药剂学10.作者：陈辉、侯士良。

第五部分　医药科普

养生与健康长寿

《辞源》对养生的解释是："摄养身心，以期保健延年。"我理解为：养其生气（生生之气），增强生命力。

养生保健是一门关于人类生命与健康的学科，中国传统养生学具有悠久的历史和丰富的内涵，是我国独特的民族文化遗产，为中华民族优秀传统文化宝库中一颗璀璨的明珠，数千年来为我们中华民族的繁衍昌盛和人民的身心健康，发挥着不可抹灭的巨大作用，对人类的健康事业产生深远的影响，做出了重要的贡献。

一、中国传统养生学的内容、研究方法和目的

中国传统养生学是指具有中国特色的传统养生学科体系，它既涉及自然科学、社会科学、生命科学和医药科学，又包含儒、释、道、医、武各家的养生理论和功法。如包含儒家的修身养性之道，佛家的禅学与养生，道家的丹道养生等，各具精华和特色。对于养生，道家讲"得道"，佛家讲"悟性"，儒家讲"穷理"，所以传统养生之法也就是讲穷理之法、开悟之法、得道之法，亦即养生的根本大法。养生又称道生、摄生，是养生之道。道生是按照自然的规律养生的；摄生，是指收摄转气，独立守神的养生。中国传统养生之道在古代称导引、按跷、行气、服气、

吐纳等。后来，道家叫炼丹、外丹术、内丹术、金丹大道；佛家叫禅定、参禅、悟禅；儒家叫性命之学，穷理尽性以至命。后世称养生学乃性命学。中国养生学内容博大精深，其基本精神可概括为八个字"自我主宰、性命双修"。何谓性？什么是命？神者为性，属心；气者为命，属于肾。心属火，肾属水，心肾相交（通），水火既济，则元气必固。按笔者理解，性指人的心理状态，命指的是人的生理状态。"性命双修"，即通过穷理悟道来修性，以调整由于各种因素的影响而失去平衡的心理状态。通过习练功法和规范日常生活来修命，以调整由于各种因素的影响而失去平衡的生理状态。性和命统一于人体之中，二者互为因果，相辅相成，实现物质变精神，精神变物质。所以欲求健康长寿，必须性命双修。一个人不论心理上、生理上哪里失去平衡，出了毛病，都要通过性命双修的办法去解决。由此可知，我国传统养生学的特色是统一整体观，从整体着眼，全面考虑，不是头痛医头，脚痛医脚。

传统养生学为什么强调性命双修？这是由人的自然属性决定的。现代科学认为，人具有两种属性，即自然属性和社会属性，作为自然界的人，他要受自然规律支配，必然会受到风、霜、寒、暑的侵袭，必然会有生、老、病、死的社会历程。作为社会的人，又要受到他所处时代的社会条件和生活条件所制约，必然会有悲、欢、离、合和顺、逆、浮、沉的经历。这些自然条件和社会条件，都要或多或少不同程度地影响到人们的心理和生理即身心健康。如果不能正确对待，就会损害人们的健康和寿命，而不得"尽其天年"。

人的天年，即正常寿命应该是多少？世界上一些人类学家各有见解，如德国的佛兰德、瑞士医生哈勒尔都认为人的天然寿限是 200 岁。俄罗斯的病理生理学家博戈莫列茨认为寿限不超过 150~160 岁。多数专家比较一致的意见是：所有动物（包括人在内）的生存期是其生长期的 5～7 倍。人的生长期是 20～25 岁。其寿限（命）应该是 100～175 岁。另有认为是 120 岁等。人们目前多活不到这个年龄，或因自然条件太差（如生活条件、生产条件、传染病流行、环境污染等），或因社会遭遇太惨，从而缩短了自然寿命，而不能尽其天年。人们为了更好地生存，很自然地要设法调整自己的生存状态，使自己尽可能的健康些、长寿些。这便是中国传统养生学之所以会发展起来的原因，也是养生者必须"性命双修"的根据。

修性和修命为什么主要靠自我主宰，而不能依靠别人"发功"来完成？因为外因是变化的条件，内因是变化的根据，外因只有通过内因才能起到作用。

以"自我主宰，性命双修"为精髓的我国传统养生学，属于科学的范畴，它与宗教迷信不是一回事。

中国传统养生学的最高境界是"天人相应，天人合一"，即传统养生学最终要以实现"三个和谐"为目的。即个人身心的和谐、人与社会的和谐、人与自然的和谐。只有达到这个境界，才能真正做到"人人享有健康"和"国泰民安乐"，才能使普通老百姓"甘其食""美其服""乐其习俗"和"老者安之""少者怀之"。

总之，坚持性命双修，道德为本，通过穷理悟性和功法锻炼，以调整由于自然因素或社会因素而失去平衡的身心状态，使身心处于平衡、协调、愉悦的最佳境，从而实现尽其天年的科学，即中国传统养生学，或简述为"通过性命双修自我调整，以实现尽天年的科学"。

中国传统养生学是我国优秀传统文化的重要组成部分，继承弘扬这一独特的养生文化，必将有益于人类。研究传统养生学的目的是什么？古人回答是四个字：治身，治世。

首先是为治身。即治理身心，防病治病，健康长寿，尽其天年，无疾而终。而人享尽天年，又是为了什么？不言而喻，是为了治世，即治理环境和世道，对国家，对民族，以至对全人类做出更大贡献。试想一个人到了晚年，百病缠身，还有什么幸福和快乐可言。如果因健康问题英年早逝，那就给家庭带来更大的痛苦，给社会、给国家造成更大的损失！自古圣贤皆有鉴于此。所以儒家提出，修身的目的在于治国平天下；佛家提出，修习禅定的目的在于上求佛道，下化众生；道家提出，不但要以道德治身，还要以道德治世。中国传统养生学认为，到了儒家胸怀天下的境界，到了道家无为而治的境界，到了佛家大慈大悲、普度众生的境界，即到了毫无自私自利之心，以至忘我、无我的境界，无私无妄便会达到乐观、达观的地步。不求长寿，自然长寿。即使你为公献身、为国捐躯了，也可寿与天齐！也就是说，对社会、对人类的贡献，可与日月同光辉、与天地共长久，内含深奥哲理。所以，我们不能把养生问题看成只是练功而已。养生，意味着把生命当作艺术来追求，是一种试图对生命的超越。实际上，中国人追求的并不是一种宗教意义的永生，他追求的只是一种普遍意义上的长生、健康、长寿；追求愉快及肉体与精神上的和谐，追求的是此生的幸福。

二、中医学与养生保健

综合中国传统养生学的精神和内容，中医学理论基础的《黄帝内经》，对康寿养生提出一个较为明确的纲领。

"上古之人，其知道者，法于阴阳，和于术数，食饮有节，起居有常，不妄作劳，故能形与神俱，而尽终其天年"。

以上这段经文的意思是：

"道"——宇宙间阴阳自然规律，"道"字上边的两点为左阳右阴，阴阳生于一，来于自然，人与自然息息相关。顺应规律，调养精气的方法，即养生之道。

"法于阴阳"，就是说，懂得养生之道的人，要以阴阳变化的规律为法则。

"和于术数"，要按大自然和人体变化的规律来调节，如春夏养阳、秋冬养阴，随天气的转化增减衣服，四时节气的转化调配饮食。因时因地制宜。

"饮食有节"，饮食要有节制，不多食，不偏食，定时定量，不乱食等。

"起居有常"，即人们的生活方式和作息都要有规律。

"不妄作劳"，顺应自然，有劳有逸，劳逸适度，动静结合。不可妄劳，不可过劳，还要避免"房劳"。心态平衡。

人本于天地，在大自然中生活，就不能违背其运动规律。如一天十二个时辰（24 h），吃饭、工作、休息睡眠各8 h，这就符合一昼夜阴阳转化的自然规律，规律就是法则。后世、各家讲养生的，大体上都不出这个范围。

中医学除了运用药物调整人体的脏腑、气血、经络、阴阳的平衡外，更强调养生，把"防"放在第一位。《黄帝内经》提出"圣人不治已病，治未病。不治已乱，治未乱……"，张仲景《金匮要略》开篇即讲"上工治未病"，孙思邈《备急千金要方》中也提到"上医医未病之病，中医医欲病之病，下医医已病之病"。

中医学强调"正气存内"和"精神内守"，是养生的关键。《黄帝内经·素问·上古天真论篇》云："虚邪贼风，避之有时，恬惔虚无，真气从之。精神内守，病安从来。""虚邪贼风"泛指六淫之邪，可乘虚而入伤害人，是外在的病邪，应随时随地注意防御，应"避之有时"，同时内在的心情要安定清净，没有杂（欲）念，防止情绪的波动，使体内的真气和顺。这样，精神自然充满（沛）。"正气存内，邪不可干"。正与邪相对，因而又有"邪之所凑，其气必虚"。前者"正气存内"，所以不受邪的干扰；后者正气先虚，必然容易受到邪的侵害。

历代的养生家积累了极为宝贵的经验。养生的方法大体归纳有三，分食养、药养、气养三方面。有云：药养不如食养，食养不如气养，三者都很重要，但气养尤为重要。

食养的所需各有所取，酸、苦、甘、辛、咸（五味）都是五脏所需，只是食之不可太过，勿过饱，居无求安，但如控制不住，就会"饮食自倍，肠胃乃伤"，"膏粱之变，足生大疔"，不能不引以为戒。药养也是如此，有病药当之，无病不能乱吃药，"虚则补之"是治则，人参、党参、黄芪补气，各有所主。所谓"药养"是针对体弱之人，或需用药来调补的。如在练功中，"辟谷"功法，即在一定时间内净化胃肠，不是绝对什么都不吃，只是极少量而已。补如九转黄精丹、五豆饮等，因为药食同源，即中医有很多的药，既是药又是食，如山药、百合、芝麻、核桃、粳米、小米、薏米、银耳、木耳、莲子、桂圆、蜂蜜、黄豆、黑豆、绿豆、赤小豆、蘑菇等。所以，"药养"也得掌握平衡。最主要的是"气养"。生命在于运动，但不能太过、太急、太刚、太剧烈，要得其法，《黄帝内经》有"亢则害，承乃至"的警语。华佗早就说过："人欲得劳动，但不当使极尔，动摇则谷气得消，血脉流通，病不能生，譬犹户枢，终不朽也。"运动，可以采取"五禽戏""八段锦""太极拳"等锻炼的有效手段和方法，因为这些运动是有柔有刚，刚柔相济，动静结合，内外统一的活动。不断强化自身的正气，正气充沛才能抵御外侮，防疫弊病，"虽有大风苛毒，弗之能害。"

三、去除"五难"，寿命自延

如今世上养生热蓬勃兴起、方兴未艾。诸如饮食养生、运动养生、气功养生、医药养生、季节养生等不一而足，养生书报令人目不暇接。但归根结底，养生最重要的是要养性情（即精神养生）。儒家圣人孔子早就提出了"仁者寿"的观点；唐代名医孙思邈亦很重视道德修养，在他的《千金方》中说"古养性者，……德行不克，纵服玉液金丹未能延寿"；三国时期"竹林七贤"之首的嵇康名论："善生有五难，名利不去为一难，喜怒不除为二难，声色不制为三难，滋味不觉为四难，神虑精散为五难。"这"五难"究竟都指的是什么呢？

1. **一难为名利不去**　名利泛指个人的名誉地位和物质利益，名利的诱惑足以改变人的人生观、价值观。有人为争名逐利，挖空心思，日夜钻营，采取各种手段，陷入"名"和"利"的陷阱不能自拔，只能是心劳日拙，导致百病丛生，丧志折寿。汉代医圣张仲景曾说过追求名利者，向往权贵威势，不惜绞尽脑汁，为身外之物丢了身体这个根本。

2. **二难为喜怒不除**　喜、怒是中医所称"七情"中的头两情。喜指欣喜的意思，怒指个体情绪愤怒，两者都是正常的生理现象。七情中的"喜"，是心情愉快的表现。俗话说"人逢喜事精神爽"，高兴可使人精神焕发。但高兴过度就会伤"心"，中医认为"心主神明"，心是情志思维活动的中枢，超乎常态的"喜"会使心神不安，甚至语无伦次，举止失常。清代名医何梦瑶在《医碥·气》说："喜则气缓，志气通畅和缓本无病。然过于喜则心神散荡不藏，为笑不休，为气不收，甚则为狂。"《儒林外史》中的"范进中举"就是过喜致狂的典型。过度喜悦还能引起心跳加快，头目眩晕而不能自控，某些冠心病人亦可因过度兴奋而诱发心绞痛或心肌梗死。怒则气上，是指过度愤怒可使肝气横逆上冲，阴阳失调，血随气逆，阻塞经络，使脏腑功能紊乱而致病。临床可见气逆，面红目赤，或呕血，甚则昏厥。怒发冲冠的情绪对老年人危害更大，极易诱发脑溢血或发生严重心律失常、心绞痛、心肌梗死。

3. **三难为声色不制**　"声"泛指歌舞、娱乐；"色"指女色。"声色犬马"源自清代蒲松龄所著的《聊斋志异·续黄粱》所述"声色狗马，昼夜荒淫，国计民生，罔存念虑"，指的就是荒淫无耻的生活方式。若娱乐无度，通宵达旦乱了生活规律，久而久之，必然会把身体搞垮；房事过度，不节制性生活，会损精耗气，这把"伐性之斧"可造成百病缠身、未老先衰的恶果。

4. 四难为滋味不绝　贪图膏粱厚味，嗜食美酒佳肴，整天大鱼大肉，无所顾忌，难免有损身体。《黄帝内经》指出"饮食自倍，肠胃乃伤"。《诸病源候论》中也说"夫饮食过饱，则脾不能磨削，令人气急烦闷，眠卧不安"。只顾满足口欲，极易引起脂肪肝、高血压、高脂血症、动脉硬化、冠心病、糖尿病、胆石症等疾病。

5. 五难为神虑精散　"神虑精散"即思想负担太重或脑力劳动过度，以致耗精损神，引起疾病。有人整天斤斤计较，患得患失，使生理失常，心弦紧绷，不堪重负。因处心积虑过多损伤人体机能，免疫力自然下降，疾病便乘虚而入。《寿世新编·养心说》主张："听其自乐，应以自然，任其自去。此养生之法也。"告诫人们要正确对待生活中的问题，既不为无端琐事忧虑烦躁，也不为一时得失牵肠挂肚，更不在微不足道的小事上苦思冥想。

人要想健康长寿，就要去除这"五难"。做到淡名利、节喜怒、限声色、和滋味、除思虑。清代田棉淮辑录的四书指卷之一的《延命金丹》中也明确指出："凡欲身之无病，必须先正其心，使其心不妄求，心不狂想，不贪嗜欲，则心君泰然。"只要注重心性修养，去名利、除喜怒、去声色、绝滋味、少思虑，自然能长寿。

因此，养生先养性，攻克养生五难关，做一个心地善良、豁达开朗、乐于助人、心理健康的人，有利健康。尤其老年人，养生更要养心、养性。日常生活中，常会遇到喜怒哀乐之事，切不可过于激动或冲动，遇事想得开，想得宽，不为无法改变的事物痛惜、后悔、哀叹、忧伤，不患得患失，不以物喜，不以己悲，保持良好心态，有利身心健康。老年人也会减少脑溢血、脑血栓等疾病的发生，颐养天年，健康长寿。

四、养生有道、持之以恒、实现健康人生

21世纪，自然健康人生是："无病、无痛、无疾而终，健康100岁，快乐每一天"；"60岁以前没有病，80岁以前不衰老，轻轻松松100岁，高高兴兴一辈子"。

人生健康与否，取决于每个人的健康观念和态度。因为健康最大的敌人是自己。有了正确的观念，就能懂得健康在我不在天，自己是生命的主人，只要战胜自己的无知和愚昧，健康就在你手中。不同的观念决定了对健康的四种结果：聪明人主动争取健康，投入健康，健康增值，一百二十岁；明白人，关注健康，储蓄健康，健康保值，平安九十；无知人，漠视健康，随心所欲，健康贬值，带病活到七十；糊涂人，透支健康，提前夭亡，生命缩水五十、六十。

世上没有免费的午餐，种瓜得瓜，种豆得豆，只有付出才有回报。所以要学会关爱自己，放飞心灵，尽终天年，健康一生。许多人不是死于疾病，而是死于对健康愚昧无知。正是："烦恼是想出来的，疾病是做出来的，肥胖是吃出来的，健康是走出来的。"

健康长寿是人类追求探索的永恒课题，中国传统养生学为人们提供一种自我主宰、性命双修、防病治病、终身受益的养生大法。其具体练功强身功法多种多样，丰富多彩。古为今用，持之以恒，治身、治世各显其功。当前，不少练功者存在不同程度的急躁情绪，希望练功能起到"立竿见影"之效。如果在短期内达不到意想的效果，就心灰意冷，退缩收兵，或"一曝十寒"，

或半途而废，这是很可惜的。须知一个人的身心发生了不平衡，或器官老化了，发生慢性病，是个缓慢的发展过程，通过练功治病健身，也要经历一个由渐变到突变的过程；再者，学习养生，对功法和道理有一个由不理解到理解的过程，对功法也是一个从低层次到高层次的修炼过程，至于养生者所必须具备的宇宙观、人生观和道德观的形成，更是需要终生不懈地去下功夫。如果没有这种认识，更不会有坚强的信念和持久的毅力，肯定达不到目的。可见要练真功、得真道，是颇不容易的。"天下无难事，只怕有心人"，入门既不难，得道也是可以实现的，只看自己如何选择。

还须特别说明，中国传统"性命双修"的养生之道，只能让人少生病、不生病，尽可能排除危及生命的各种干扰，健身强体，使人"尽其天年"，但即使人们活到他应该活的寿命，绝不能长生不老。世上有健康长寿之法，无长寿不死之术。即世无长生不老之方，只有养生延年之法。人的生、老、病、死，是自然规律，不可抗拒。但除了天灾人祸之外，若能够养生有道，通过适度合理的调摄，是可以做到"阴平阳秘，精神乃治"的平衡状态，这是人健康长寿的根本。因此，养生术能提高人的生命系数，延缓衰老进程，达到健康长寿的境地，是可行、也是可能的。

原文发表于《全民健康》（内部期刊）2012 年 8 月 12 日。
作者：侯士良。

名花、美食、良药——菊花

怀菊花为药用菊花中的上品，属名贵道地中药材"四大怀药"之一，应用历史悠久，疗效显著，作用宽广，质量上乘，同时又可食用，为药食两用之品，具有突出的食疗营养、养生保健价值。

一、名花

菊花为我国古老有名花卉，在我国有 4 000 年以上栽种历史，其品种有数百种之多，而怀菊花正是菊花家族中耀眼的一大明星。

菊花为菊科多年生草本植物菊的头状花序，是我国传统名花之一，文人墨客把它与梅、兰、竹并列，号称花中"四君子"。菊花盛开于秋末，《礼记·月令》写道："季末之月，菊有黄华。"我国民众一见菊花盛开，便知深秋来临。把农历九月称为"菊月"。重阳节一到，设菊宴，饮菊酒，咏菊诗，热闹非凡，已成民俗。著名爱国诗人屈原在《离骚》中吟唱："朝饮木兰之坠露兮，夕餐秋菊之落英。"

当今有人推举菊花为"国花"，正因为它体现了中华民族自立、坚贞的精神品格。人们喜爱菊花固然是因为"秋菊有佳色"，具有很高的观赏价值，然而人们更喜爱菊花耐寒傲霜的高洁品格，深秋来临，百花凋零，唯独菊花不畏寒风，傲霜盛开，英姿挺拔，秀于百花。

二、良药

我省药农在怀菊花的种植、加工方面积累了丰富的经验，所产怀菊花以其花瓣宽厚、层多、紧密、气香、味浓，质优而久负盛名。

怀菊花具有清香、爽口、服食方便、安全可靠的特点，久服则有利血气、安肠胃、理肌肤、轻身耐老的养生保健作用。

怀药产区南临黄河，北依太行，属暖温带大陆性季风气候。全年光照充分，气候温和，土层深厚，土壤肥沃，雨量充沛，这一太行山脉与豫北平原交接地带（武陟、温县、修武、沁阳、博爱）为沁河以南洪水冲积平原的河套地区，土壤多为亚黏土和亚砂土，由于太行山的屏障作用，背风向阳，四季变化明显，气温较高，光照较强，无霜期为 231 d 以上，年平均气温 14.9 ℃左右，气温及降雨随季节的变化而增减，年平均降雨量 600 多毫米，雨热同期，气候特征适宜怀菊花的生长发育（二月萌芽，三月出菊，四月分株种植，五月生长，六月分枝，七月成形，八月孕育，九月开花，十月成熟所需的气候条件）。

怀菊花还是中医治病的一种常用中药，是中药材的道地品种，为著名的"四大怀药"之一，入药历史悠久。《神农本草经》将菊花列为上品，称其"久服利血气，轻身、耐老、延年"。现代的中药学将菊花列入辛凉解表药，具有疏散风热、凉肝明目作用，主要用治感冒风热、头痛头晕，目赤咽痛，肝阳（热）上亢或肝肾阴虚之头晕头痛、视物昏暗等。供药以河南怀菊花，浙江黄菊花，安徽亳菊、贡菊、滁菊及四川之川菊为良。相比之下，各种菊花都有散风热、平肝、明目作用，但其品质和作用又各有所长，如下表示：

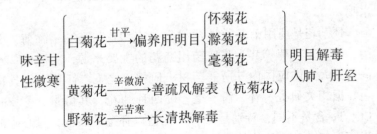

菊花治病的功效，疏散风热是它的长处，适用于风热感冒咳嗽，咽痛。通常多和桑叶、薄荷等中药配合使用，最著名的方药是"桑菊饮"。如果不便煎药，可以到药店购买桑菊感冒片服

用。还有一个功效"平肝明目"适用于肝阳上亢、头痛、头昏、眼红等症，常与钩藤、龙骨、牡蛎、石决明、生地黄、白芍等药同用。如果是肝肾阴虚，肝阳上亢，血不养目而眼花，又宜和枸杞子、熟地黄等药合用，或可以到药店购买杞菊地黄丸服用。

现代临床根据《神农本草经》菊花"利血气"的记载和清代医学家张石顽"菊花清经隧积瘀之浊血"认识的启发之下，用于治疗冠心病、高血压：菊花 300 g 加温水浸泡过夜，次日煎 2 次，每次半小时，待沉淀后除去沉渣，再浓缩至 500 mL，加适量矫味剂，每次 25 mL，每日 2 次，2 个月为 1 个疗程，治疗冠心病 61 例。观察对心绞痛症状总有效率为 80%，其中显效率 45.9%，改善率 36.7%；心电图总有效率 45.9%，其中显效 18.8%，2/3 的病人于 20 d 内心绞痛缓解或消失；对胸闷、心悸、气急、头晕、头痛、四肢麻木等症状亦有明显效果；30 例合并高血压者，19 例血压降低。

怀菊花对高脂血症、动脉硬化、高血压病、冠心病都有帮助。还有人将菊花 30 g、金银花 30 g 用滚开水冲泡 15 min 当茶饮，叫银菊饮，用于治疗 200 例高血压和动脉硬化症，取得辅助治疗的良好效果。如果病人血脂高，可加入山楂 20 g 一同泡水喝。

怀菊花是药用菊花道地药材之代表，其与亳菊、滁菊、贡菊、杭菊、川菊等共为临床药用菊花的主要来源，其质优、效高、量大、供应国内外所需药材。但相比之下，怀菊花更具特色。据相关研究，怀、滁、亳、杭四种菊花，其微量元素 Zn、Cu、Fe 含量不同，特别是 Zn/Cu 比值以怀菊花最低，冠心病的发病率与 Zn/Cu 比值的高低有关，比值高易患冠心病，临床用药亦证明怀菊花除心烦躁、治头痛眩晕的作用较好，这说明怀菊花作为道地药材，优于其他产地菊花的原因之一。

药理研究四种菊花的抗炎作用以怀菊花作用最强，亳菊组最差。提示怀菊花质量较好，怀菊花所含微量元素 Zn^{2+}、Cr^{3+} 均高于其他品种，这可能与其有较好的抗炎作用有关。

三、美食

菊花不仅是观赏花卉珍品，也是美食良材。人们喜爱菊花，还因为它为人们带来实实在在的可供养生的美食。菊花气味芬芳，作为食材，食用方法颇多，凉拌、炒食、作馅，制饼、做糕、煮粥，皆成美味。菊花泡酒，清香扑鼻；菊花做羹，香甜可口；菊花做菜，滋味尤其鲜美。早在我国唐代，宴席上的珍肴就有"菊花糕"，当今又发展为"菊花酥""菊花饼"，"菊花鱼球"就是用菊花的花瓣和鱼肉剁烂制成的美味佳肴。苏杭一带还推出"菊花火锅"，其色泽美，汤味鲜，别具一番风味。

菊花可食亦可作饮。《荆楚岁时记》说："饮菊花酒，令人长寿。"《风俗通》也说："渴饮菊花滋液可以长生。"长期以来，菊花就与养生抗衰老结下了不解之缘，尤其人到中年，进入老年，更喜欢和菊花结伴，意在陶冶情操，养生延年。不仅种菊、赏菊、颂菊、食菊，还特别喜欢饮菊花茶。相传晋代名医葛弘的描述，在南阳骊县山中，甘菊丛生，菊花坠入山谷水中，水味甘甜，附近居民都喜欢饮这"甘谷水"，无不长寿，至少也活到八九十岁，究其原因，就是因为"得此菊力"。宋代大文学家苏辙诗句"南阳白菊有奇功，潭上居人多老翁"，盛赞菊花益寿延年之功。清代名家郑板桥的一副对联就是生动的写照：上联"青菜萝卜糙米饭"，下联"瓦壶井水菊花茶"。郑板桥还在其诗中刻画出饮菊花茶延年益寿的生动情景："南阳菊水多芪旧，此是延年一种花，八十老人勤采掇，定教霜鬓变成鸦。"《玉函方》称："用甘菊，一日三服，百日轻润，一年发白变黑，服之三年，齿落更生。"看来，常饮甘菊水，有防衰抗老的效果。菊花可提供食养、食疗和制作药膳的优质原料，具有独特的饮食文化内涵和特色。总之，菊花可吃可饮，健身延年，亦药亦食，养生保健。如此看来，怀菊花确实值得称道，可称"名花、良药、美食"。

当今人们生活水平提高，健康意识增强，健身养生要求迫切，何不就地取材，开发利用菊花呢？科霖达生物科技公司生产的"菊珍"饮品带了个好头，值得称赞。

本文系侯士良教授在第二届中国怀菊文化高峰论坛上的发言稿。

饮食营养与食疗保健

"民以食为天，食以养为贵"，人和生物一样，都离不开食物营养。然而，唯有人类的饮食随社会的发展而发生变化，不断创新发展，内容丰富多彩，多种多样，逐渐形成了内涵深厚的饮食文化。"民以食为天"是两千年前《汉书·郦食其传》所载，从古说到今，是说让人民有饭吃是天大的事，民众则以有饭吃为自己关天的头等大事。人民把粮食当作生存的最根本条件。的确，在人类所面临的一切问题之中，没有什么比饮食更为重要、更令人关注的事。我国传统的饮食养生文化并非只为求口腹之乐、玉盘珍馐，色、味之感官快感，而主要在于追求实实在在的养生健身和长寿价值。相信普及这些饮食养生文化，将这些饮食养生原则和方法推向社会，对提高全民的健康素养，构建和谐幸福美满生活，将是十分有益的。

一、合理营养，平衡膳食，是生命的必须，健康的保证

1. 吃，吃什么？怎么吃？

吃是生物的本能，与生俱来，不学就会。然而，吃什么？怎么吃？确是一门大学问，值得深入研究。要吃出营养，吃出健

康、吃出美丽、吃出长寿，就不那么容易了。

可供人类食用的食物很多，《神农本草经》中列了95种，经历代搜索、扩大，明代李时珍的《本草纲目》已有391种，王孟英《随息居饮食谱》则增到404种。这些食物主要包括谷米、蔬菜、瓜果、肉食、饮料和调味品。种类繁多的食物呈现在人们面前，就产生了吃什么、怎么吃的问题。不过，我们的祖先早已对此有比较全面的认识，其核心观点是：保证健康必先注意营养，均衡营养应讲究食物搭配。

（1）中国食养五字诀：早在2 000多年前的《黄帝内经》中就提出："五谷为养，五果为助，五畜为益，五菜为充，气味合而服之，以补益精气。此五者，有辛酸甘苦咸，各有所利……。（《素问·脏气法时论》)。"其中五谷能够补养"五脏之真气"；五果能佐助五谷，使营养平衡，"以养民生"；五畜能增进健康，弥补素食中蛋白质和脂肪不足，"生鲜制美"；五菜能够补充人体所需的维生素，而丰富的膳食纤维能够"疏通壅滞"。《黄帝内经》中这一膳食营养的指导原则至今仍具有科学意义和实用价值。我们不妨把它称之为饮食养生"五字诀"。

中医认为食物有四性五味。四性，即寒、凉、温、热；五味，即酸、苦、甘、辛、咸味。四性五味的作用不同，所含成分也不同。人们因而就总结出了一套行之有效的食物搭配方法，即五谷为养，五果为助，五畜为益，五菜为充。这里的"五"系一种泛指，意为"多种"，并不能简单地理解为"五"的实数。

现代人希望的是"吃"出健康，"吃"出长寿，"吃"出智慧，"吃"出美丽。如何达到这个目的呢？中国营养学会通过研究并根据我国的实际情况制定的居民膳食指南（膳食宝塔）及营养摄入量指南，可保证95%的人不会缺乏营养。该指南共计8条，有人编了一则《牢记食养五句话》的顺口溜，可以帮助理解和记忆：

合理膳食无奥秘，五句话儿要牢记：

一二三四五六七，一杯牛奶二两米，

三分蛋白四注意，五百克菜六克盐，

七杯开水莫忘记。

这里的"一杯奶"是指每天应喝一杯牛奶，既可获得丰富的营养，又能补钙。"二两米"指每顿饭吃 100 克米，米是主食的代表，当然其他主食也可以。"三份蛋白"是指荤食 30%，例如 100 克瘦肉，或一个鸡蛋，或 100 克鱼类，或 100 克豆制品等。"四注意"是指膳食要不甜不咸，有粗有细，四、五、六顿，七八分饱（少吃多餐）。"五百克菜"泛指蔬菜水果，每天应保证吃 500 g 菜，若每顿都有蔬果则更好。"六克盐"是指每人每天最多吃 6 g 盐（注意：应将咸菜、榨菜、酱油中的盐计入，不单是从盐瓶中取出的盐）。"七杯开水"是指平时要养成主动饮水的习惯，而且应掌握最佳饮水时间：晨起后、10 时左右、16 时左右、睡前，此 4 段时间即使口不渴也要喝水。这"五句话"其实正是中医食养"五字诀"的具体体现。只要牢记以上五句话，做到五句话中所要求的"一二三四五六七"，欲求健康长寿就不难了。

（2）粗细搭配，杂食五谷：五谷为养。《周礼》上的五谷，是指黍、稷、菽、麦、稻。黍指黄米，稷指粟，菽指豆类。现代所说的五谷泛指谷类和豆类，如米、谷、麦、豆类等五谷杂粮。五谷含的营养成分主要是碳水化合物，其次是植物蛋白质，脂肪含量不高。古代医家们认为五谷能养五脏之真气。1997 年中国营养学会通过了《中国居民膳食指南》第一条就是"食物多样，谷类为主"，它强调人们日常所必需能量和蛋白质应主要由粮食供给，粮食是摄取营养素的主体和根本。可见，粮食在人们的饮食结构中是排在第一位的。古人强调"为养"的基本原则也就是"粗细搭配，杂食五谷"。

　　粗细搭配，吃点粗粮。我们把居民日常吃的米、面粉称作细粮，把玉米（面）、小米、高粱、豆类和薯类等称作粗杂粮。粗杂粮中微量元素和维生素特别丰富，玉米、薯类等粗杂粮含有较多的膳食纤维。营养学家认为，每周至少吃 3 次粗粮，会对健康有所帮助，也使人的肠胃更健康，食欲更强。我们知道，不同品种的粮食其营养价值也不尽相同，其中，粗粮含有丰富的营养素。如燕麦富含蛋白质；小米富含色氨酸、胡萝卜素；豆类富含优质蛋白；高粱富含脂肪酸及丰富的铁；薯类含胡萝卜素和维生素 C。

　　我们应特别关注大豆和豆制品的摄入。大豆是常见的食补上品，含丰富的蛋白质（40%左右）和多种人体必需的氨基酸。豆浆有"绿色牛乳"之称，但食用时一定要煮熟，做到煮三沸，否则易中毒。豆腐素有"植物肉"的美称，它有补脾益胃、清热润燥、利小便、解热毒的功效。

　　粗粮还具有一定的医疗价值。如玉米被公认为是世界上的"黄金作物"，其纤维素比精米、精面粉高 4~10 倍。纤维素可加速肠部蠕动，降低胆固醇吸收、预防冠心病；绿豆味甘性寒，有利尿消肿、中和解毒和清凉解渴的作用；谷类蛋白质缺赖氨酸，而豆类蛋白质缺蛋氨酸，谷豆混合，蛋白互补，营养翻番。

　　新鲜的糙米比精米对健康更为有利，因粮食加工得愈精，维生素、蛋白质、纤维素损失愈多。粗粮中的膳食纤维虽然不能被人体消化利用，但能通肠化气，促进食物残渣尽早排出体外。

　　粗粮还有减肥之功效，如玉米含有大量镁，镁可加强肠壁蠕动，促进机体废物的排泄，对于减肥非常有利。玉米成熟时的花穗（玉米须）有利尿作用，也对减肥有利。我们可以把鲜玉米煮汤当茶饮，也可把玉米面制成玉米糕、玉米饼等。

　　当然，如果完全用粗粮代替细粮，不仅口感上难以接受，而且营养也不尽合理。研究表明，体重超标准者、喜肉食者以及亚健康人群，每人每天食用粗粮 50~80 g 为宜，也可根据个人情况适当调整。

杂食五谷，营养互补。小杂粮含淀粉和蛋白质较多，主要包括的作物有高粱、谷子、荞麦、燕麦、大麦、糜子、薏苡仁，以及菜豆、绿豆、小豆、蚕豆、豌豆、豇豆、小扁豆、黑豆等。中国中长期食物发展战略研究表明，在供给国人的粮食中，小杂粮应占 20%。

小杂粮不但营养价值高，还含有特殊营养素，例如荞麦、莜麦（油麦）蛋白质含量高，多种氨基酸配比合理，被誉为"美容、健身、防病"的保健食品原料。荞麦还含有其他谷物所不具有的叶绿素和芦丁。荞麦中的维生素 B_1、维生素 B_2 比小麦多 2 倍，烟酸是小麦的 3~4 倍。荞麦中所含烟酸和芦丁是治疗高血压的药物。经常食用荞麦对糖尿病也有一定疗效。豆类还含有丰富的脂肪，为人体热量和蛋白质的主要来源。

现代营养学食物互补原理验证，杂食五谷是符合饮食养生之道的。例如，在吃白米、白面时，常搭配些玉米、甘薯、黄豆、胡豆等粗粮，不仅可获全面营养，且可提高食物的利用率。大米与玉米搭配就是一个很好的例子。大米不含维生素 A，而玉米维生素 A 含量丰富；大米蛋白质含有色氨酸，所含赖氨酸少，而玉米中的蛋白质几乎不含色氨酸，但含有赖氨酸。赖氨酸和色氨酸均为人体必需氨基酸，因此大米与玉米搭配，可起到蛋白质互补效应，使人体获得的维生素和必需氨基酸更全面，还提高了蛋白质的利用率。

（3）配食水果、滋润养人：五果为助。"五果"是一般水果，尤指桃、栗、杏、李、枣，实际上是水果和干果的统称，还包括某些能生食的瓜果如西瓜、哈密瓜等。水果含有丰富的维生素、无机盐和纤维素，因可生吃，可获得更多的营养成分。它们辅助"五谷""五畜"，使人体获得更全面的营养。

水果滋养又治病是人们的共识。"遍尝百果能成仙"是一句脍炙人口的谚语，说明常吃各种水果有利健康。果品味美更有妙用，在中国历代医书中，有很多果品是作为药用的，《本草纲目》第29~31卷就收入果品50余种。如梨，具有清热、止咳、平喘、化痰等功效。在秋冬交替之际，适量吃梨能有效缓解烦渴、咳嗽、咽痛、失音等"上火"症状。枣，民谚称："一日吃数枣，终生不显老。"据《本草备要》记载，枣能补中益气、滋脾胃、润心肺、通九窍、和百药。柿，据《本草纲目》记载，柿乃血分之果，其味甘、气平，性涩而能收，故有健脾、润肠、治咳、止血之功效。现代药理学研究证明，柿子和柿叶所含的有效成分，对预防心血管硬化有一定的作用。再如樱桃，"甘为舌上露，暖作腹中香"，"闻道令人好颜色，神农本草应自知"。山楂可调胃增食欲，其降脂之功更是众人皆知。

"五果为助"助什么？水果类含糖、脂肪、蛋白质相对较少，吃水果的主要目的不在于补充这三大营养物质，而在于补充其他营养素，即水分、维生素和矿物质及微量元素。水果的最大优点是含有丰富的维生素C，维生素C具有十分重要的生理功能。缺乏维生素C可导致许多疾病的发生，毛细血管的脆性通透性增大，容易破裂而出血，还可引起坏血病；使体内乙酸转变为胆固醇的速度加快，增加患心血管疾病的概率；人体免疫力下降，抗病能力差，容易感冒和感染其他疾病。近年来的研究还认为，维生素C缺乏还可增加某些致癌活性，而增加富含维生素C和纤维素的食物，则可减少患肠癌的危险性。对于儿童和老年人来说，尤其不能缺乏维生素C。因为维生素C是促进儿童发育不可缺少的物质；老年人生理功能减退，如果再缺乏维生素C，抗病能力就会减弱，更容易生病。

附：吃水果应注意：

A. 吃新鲜水果。"民以食为天，食以鲜为先"。新鲜水果不仅口感最好，营养也最好，能使人体最大限度地获取水果中的维生素等营养物质。

B. 吃时令水果。所谓时令水果，就是指当季的水果。当季水果因为处于良好的生态环境，饱受充足的阳光照射和雨露滋润，多为自然成熟，因而营养更为丰富，口感更甜美，气味更芬芳，价格相对便宜。

C. 吃多种果品。吃果品同样应讲究一个"杂"字，所谓"遍尝百果能成仙"，即是说食用果品也要多样化，以获取多种营养素，促进营养均衡。

D. 吃适量果品。有些果品如柑橘，如果过量食用可致胡萝卜素血症；橘子吃多了可能"上火"。又如柿子，鞣酸的含量较多，与胃内的蛋白质混合后可形成不溶于水的鞣酸蛋白，可导致胃石症，更不要和甘薯、土豆一块吃。而荔枝含有大量果糖，能被细胞利用的葡萄糖的含量较低，过量食用可能导致低血糖症状。

（4）血肉有情，补精血：五畜为益。五畜是指牛、羊、猪、犬、鸡以及乳汁、禽蛋等各种动物性食品。《素问·脏气法时论》说："五畜为益。"益是增补之意，可补充增进主食的不足。中医认为，五畜为"血肉有情之品，最为补人"，能滋养人体精血。

肉类是人们的主要食品。禽、畜、鱼肉共有 100 余种。其主要成分为蛋白质，由于动物蛋白含有丰富的人体必需氨基酸，与主食相辅，更能促进人体健康。在瘦肉中，蛋白质为 20% 左右，其中以猪肉、牛肉、鸡肉、兔肉等营养价值较高；肉类脂肪含量 5%~50% 不等，是热量的重要供给来源。除肝脏外，一般肉类都缺乏碳水化合物。肉类是维生素 B 族和尼克酸的良好来源。肉汤一般含少量动物胶，少量的肉类蛋白与维生素 B 族，由于它具有特殊的香味和鲜味，能刺激胃液分泌，促进消化，所以，许多人对肉汤情有独钟。

各种禽蛋是人们较易获得的良好食品。蛋类的蛋白质具有各种必需氨基酸，易为人体所利用。同时，一个鸡蛋中含有 30 mg 的钙与 1.5 mg 的铁，是孕产妇以及少年儿童的好补品。在蛋黄中还有相当数量的维生素 A、硫胺素、尼克酸和核黄素，都是人体生长发育与健康所不可缺少的。

食用动物食品要遵循的"五原则"：

A. 多禽少畜。据统计，在我国居民的肉食品中猪肉占 85%，禽类及鱼只占 15%。专家认为，这样的肉食比例结构极不合理。畜肉和禽肉两类肉食对人体健康的影响大有区别。分析表明，鹅、鸭脂肪的化学结构更接近于橄榄油，不仅无害于心脏，反而可能有一定的保护作用。因此，将猪肉在肉食中的比例降到60%，禽类及鱼肉增加到 30% 以上是比较合理的。

B. 多鱼少肉。猪肉中饱和脂肪酸的含量高，摄入过多可以导致高血脂。而鱼肉的脂肪含量低，蛋白质的含量高，约为猪肉的两倍以上。对人体有益的亚油酸含量也大大高于猪肉。鱼的蛋白质含量高，而且易于消化，吃鱼还可在一定程度上预防高血脂。

C. 多骨少肉。就畜类食品而言，眼睛也不要只盯在肉上。以猪骨为例，其蛋白质、钙、铁和能量均优于猪肉。尤其难得的是，这些养分易被人体吸收，很适合胃口与消化功能皆有不同程度减退的老人食用。

D. 多炖少炒。就猪肉的烹调方式而言，在蒸、炒、炖等多种方式中，宜于中老年人的最佳方式是炖食。首先，炖肉鲜嫩柔软，而中老年人的咀嚼功能大多衰退，因而较为适合。其次，炖食可以消除猪肉的某些弊端。实验表明，长时间炖煮，油脂减少30%~50%，不饱和脂肪酸增加，胆固醇含量下降，口感也好。

E. 荤素搭配。动物性蛋白和植物性蛋白混合食用可以提高彼此的营养价值，称为蛋白质互补。若将猪肉、禽类配伍，由于都属动物性完全蛋白质，因此，其互补作用较小，不能提高蛋白质的利用率。而要将猪肉和豆制品或蔬菜等搭配，就可以弥补豆类中蛋氨酸含量少，蔬菜中赖氨酸、色氨酸和蛋氨酸都较少的不足。蔬菜富含维生素和矿物盐，维生素可促进蛋白质的代谢，而矿物盐又能中和肉类代谢过程中产生的酸性产物，以维持人体正常的酸碱平衡。

F. 先吃菜，再吃肉。吃饭的时候，饭馆喜欢把蔬菜放在最后吃，其实就餐最好的顺序是这样的：汤→蔬菜→米饭→肉类→水果（半小时后再吃）。

（5）粮菜互补，更健身：五菜为充。五菜是指葵、韭、薤、藿、葱。有人误把"五菜为充"的"充"字理解为"充饥"。的确，在粮食不足的灾荒年月，蔬菜的确是粮食的补充，俗称"糠菜半年粮"，这是历史。四川的诸葛菜，即蔓菁，春可吃苗，夏可吃苔，冬可吃根，四季皆有，诸葛亮用以充军粮，可见当时粮菜可以互补。其实，蔬菜并不只是扮演充饥的角色。现代研究认为，蔬菜是维护健康的必不可少的一部分，蔬菜含有丰富的维生素、纤维素、糖类、淀粉、钙、磷、铁、无机盐以及锌、硒、碘等微量元素。所以说，维持人体的正常生理代谢和抗病能力是离不开蔬菜的。

蔬菜在中国饮食文化中占据重要的位置，食用的历史非常悠久。古籍《尔雅》定义蔬菜为："凡草可食者，通名为蔬。"中国作为农耕文化发源最早的国家之一，7 000 年前，除了种植谷类，对其他植物也进行了选择和驯化；神农尝百草，把它们分为不可食的草和可以食用的菜，而对不宜常食，但可医病的则称之为草药。《礼记·曲礼》篇中说："羹之有菜者用，其无菜者不用。"可见，即使是在生活条件较差的古代，蔬菜也绝非仅仅是为了填饱肚子，而是来自中华民族几千年养生保健食疗效果的体验。正如《本草纲目》所述："谨和饮食五味，脏腑以通，血气以流，骨正筋柔，腠理以密，寿命可以长久……菜之于人，补非小也。"

蔬菜一般可分为叶菜类、根茎类、瓜茄类、鲜豆类等四大类。根茎类蔬菜以淀粉为主，含量较高，如胡萝卜、甘薯、芋头、土豆、山药等能部分替代主食；瓜茄类蔬菜含碳水化合物、维生素C、胡萝卜素较多；鲜豆类蔬菜如毛豆、扁豆、绿豆、豌豆、豇豆等含有植物蛋白质、碳水化合物、维生素（以B族类维生素较高）和无机盐比其他蔬菜高；叶菜类蔬菜，特别是深色、绿色蔬菜，如菠菜、韭菜、芹菜等营养价值最高。主要含有维生素C、维生素B和胡萝卜素，并含有较多的叶酸及胆碱，无机盐的含量较丰富，尤其是铁和镁的含量较高。

诚然，蔬菜对补充三大营养素（糖、蛋白质和脂肪）是微不足道的。蔬菜的特点是水分多，维生素多，特别是纤维素多。动物类食品不含纤维素，五谷杂粮虽然含纤维素，但在人们精细加工过程中，大多已被除去。因此，蔬菜就成为供给和补充食物纤维最重要的来源。

食物纤维素包括粗纤维、半粗纤维和木质素。食物纤维素是一种不易被消化吸收的物质，过去认为是废物，现在认为它在保障人类健康，延长生命方面有着重要作用。因此，称它为第七种营养素。研究认为，食物纤维的主要作用有：①有助于肠内大肠杆菌合成多种维生素；②纤维素比重小，体积大，在胃肠中占据空间较大，使人有饱食感受，有利于减肥；③纤维素体积大，进食后可刺激胃肠道，使消化液分泌增多和胃肠道蠕动增强，可防止便秘、肛裂和痔疮的发生；④高纤维饮食可加速胆固醇的排泄，肠壁吸收进入血液的胆固醇也相对减少，因而有利于防治高胆固醇血症、动脉硬化症、高血压病及冠心病；⑤纤维素的主要生理作用是吸附大量水分，增加粪便量，促进肠蠕动，加快粪便的排泄，使致癌物质在肠道内的停留时间缩短，对肠道的不良刺激减少，从而可预防肠癌发生。

多吃富含纤维素的蔬菜，可以增加食品的体积，没有发胖的忧虑。糖尿病患者需要控制饮食，多吃蔬菜无疑是最佳选择。研究还表明，糖尿病患者进食高纤维素饮食，不仅可改善高血糖状态，减少胰岛素和口服降糖药物的应用剂量，并且有利于减肥。由此可见，蔬菜不仅富含营养成分，而且补充了其他食物的缺陷和不足，是平衡膳食中不可缺少的组成部分。

2. 合理营养，膳食平衡

饮食五味，谨和为贵。"民以食为天"，但是怎么"食"却是很有讲究，大有学问的。《素问·生气通天论》说："阴之所生，本在五味，阴之五官，伤在五味。是故味过于酸，肝气以津，脾气乃绝；味过于咸，大骨气劳，短肌，心气抑；味过于甘，心气喘满，色黑，肾气不衡；味过于苦，脾气不濡，胃气乃厚；味过于辛，筋脉沮弛，精神乃央。"因此提出了"谨和五味"的养生原则，强调只有五味调和才能使人"骨正筋柔，气血以流，腠理以密"，"长有天命"。

《素问·生气通天论》说："因而饱食，筋脉横解，肠澼为痔，因而大饮，则气逆。"《素问·痹论》也说："饮食自倍，肠胃乃伤。"可见过分饥饿，会使人精气不足，而饱食亦易伤肠胃，致人以病，甚而能酿痰生火，导致气滞血瘀，加速衰老，晚餐过量为害尤甚，因此，民谚就有"吃饭留一口，饭后百步走，能活九十九"的说法。孙思邈也讲"已饥方食，未饱先止"，这些都是有道理的。

有人曾对著名长寿之乡——江苏如皋市几位百岁老人的饮食特点做过调查，他们最根本的秘诀在于：粗细搭配、荤素搭配、远近搭配、凉热搭配，充分保证了身体能量和营养结构的均衡，从而为延年益寿提供了可靠的物质基础。

《素问·生气通天论》说："膏粱之变，足生大疔。"饮食应以清淡为宜，"鱼生火，肉生痰，青菜豆腐保平安"，这是国人的传统饮食结构。改革开放以后人们生活水平不断提高，饮食结构也不断西化，因结构不合理而引起的病症越来越多。俗话说，病从口入。实际上，临床上高脂血症、高血糖、高血尿酸、脂肪肝等病症都是吃出来的。因此，《素问·脏气法时论》中说的"毒药攻邪，五谷为养，五果为助，五畜为益，五菜为充，气味和而服之，以补益精气"，至今仍是我们值得遵循的饮食均衡原则。

五味要调和。《黄帝内经》认为，谷肉果菜都是饮食营养的基本物质，而且都有各自不同的性味功能，最好是放在一起或均匀搭配食用，以保持营养平衡，培补人体的精气。

《黄帝内经》所谓"谷肉果蔬，食养尽之"，就是指人们的膳食不可偏颇，而"无使过之，伤其正也"。很显然它强调了各种食物摄入量上的平衡，否则就会给人体带来危害。这种古代的平衡膳食观与现代营养学强调以植物性食物为主，注意动物性食物的摄入，饮食多样、营养均衡全面是一致的，只不过古代偏重于经验的总结，现代则从机制上进行了更深入的阐述。

世界上没有哪一种食品含有人体所需的全部营养。而谷肉果菜四个方面的食物，几乎把人们饮食中所有原料全部概括了。但关键是每类食品中的"五"字。"五"告诉人们，要吃杂一点，即使吃粮食，也不能只吃某种细粮而不吃杂粮。有的孩子因常吃热量高的精制食品而引起食欲减退是得不偿失的；有的人怕患高血压、心脏病不敢吃荤；也有不少人怕长胖不敢吃肉，结果适得其反，反而引起营养代谢障碍。再说，食物有酸性食物与碱性食物之分，"五畜"类食物因含氯、硫、磷元素的量较高而被称为酸性食物；"五菜"及"五果"等食物含有钾、钠、镁等元素较多而被称为碱性食物。长期偏食某一类食物还可能导致体内酸碱平衡失调，不利于身体健康。诚如古人说得好："烹龙炮凤何足贵，劝君杂食颐天年。"

我国古代平衡膳食理论还强调根据食物的特性，将食物分为四性和五味。所谓四性，是指寒、热、温、凉；所谓五味，是指辛、甘、酸、苦、咸。并提出春凉、夏寒、秋温、冬热的膳食原则，膳食要"寒热相宜"，患病时要"热证寒治，寒证热治"。五味中辛味食物有姜、辣椒等，有散寒行气活血之功，过食则气散上火；甘味食物有白糖、大米等，有滋补缓和之力，但过食则壅塞而气滞；酸味食物如梅、柠檬等，有收敛固涩之利，但过食则痉挛；苦味食物如苦瓜、杏仁等，有燥湿、泻下之益，多食则骨重；咸味食物如食盐等，有软坚、润下之功，过食则血凝。强调五味调和，饮食不宜太淡，更不应过咸，只有做到调味适中，才有利于防病长寿。这种既强调不同食物的特殊功效，又强调过食危害的辨证观点，和现代营养学观点是一致的。

总之，所谓合理营养，就是要保证几个平衡：五大营养素（包括蛋白质、脂肪、碳水化合物、维生素、矿物质等）的平衡、植物性食物与动物性食物的平衡、酸性食物与碱性食物的平衡、一日三餐的平衡等。为了帮助人们科学合理饮食，卫生部发布了《中国居民膳食指南》和"中国居民平衡膳食宝塔"即中国的"食物指南金字塔"（见文后附图）。这是对膳食指南的量化和形象化的表达，让人一看便知，眉目清楚，是一个十分方便的工具，供作参考。

附件：中国居民膳食指南（2007）

☆ 食物多样，谷类为主，粗细搭配。

☆ 多吃蔬菜水果和薯类。

☆ 每天吃奶类、大豆或其制品。

☆ 常吃适量的鱼、禽、蛋和瘦肉。

☆ 减少烹调油用量，吃清淡少盐膳食。

☆ 食不过量，天天运动，保持健康体重。

☆ 三餐分配要合理，零食要适当。

☆ 每天足量饮水，合理选择饮料。

☆ 如饮酒应限量。

☆ 吃新鲜卫生的食物。

3. 尊重习惯，辨体进食

（1）饮食平衡，尊重习惯。饮食要尊重习惯，中国人是以食植物为主即食草型，以米面为主食，这是祖祖辈辈传下来的饮食习惯，不像欧美人从小就以肉食为主。现在生活条件改善了，肉食比例大大增加，但我们的肠道却不能很快适应高蛋白、高脂肪食物的大量消化吸收。同样道理，南方人以米为主，觉得吃面胃不舒服；北方人以面为主，吃米往往感觉吃不饱，这是饮食习惯带来的机体适应问题，日常饮食就要充分尊重习惯，不要硬性改变。

三餐要定时定量，荤素搭配。要常吃蔬菜和水果，以满足机体需求和保持大便通畅。少吃有刺激性和难以消化的食物，如酸辣、油炸、干硬和黏性大的食物，生冷的食物也要尽量少吃。荤、素并不是对立的，单单偏重哪一方，都会阻碍人体所需营养的正常吸收。"以素为主"的膳食会造成新一轮营养失衡，特别是动物食品里富含 B 族维生素、部分微量元素、优质蛋白、必需脂肪酸等摄入不足，也会导致营养不良，影响健康。

（2）辨清体质，因人而异。每个人的先天禀赋不尽相同，而体质就是先天禀赋与后天获得共同形成的形态结构、生理功能和心理状态各方面综合的、相对稳定的固有特质。饮食习惯、居住环境、人与人的相互影响都会对体质施加影响，正应了"一方水土养育一方人"这句老话。

中医对体质的论述始于《黄帝内经》。北京中医药大学王琦教授据此系统地提出了中医体质学说。他认为，人群体质可划分为平和质、气虚质、阳虚质、阴虚质、痰湿质、湿热质、瘀血质、气郁质、特禀质 9 种基本类型。对号入座，看看你是哪一型？

1) 平和质是中医认为最理想的人体体质，是和谐生命的范本，也是一份对健康的美好愿望。平和质的人，阴阳气血调和、体态适中、面色红润、精力充沛、体形匀称健壮、耐受寒热、睡眠良好、患病较少，对自然环境和社会环境适应能力较强。平和质的人养生，主要原则是尽量保持平和质的状态，不让其往不利体质的方向转化。最重要的养生原则就是"不伤不扰，顺其自然"。

2) 气虚质的人元气不足，容易疲乏、气短、自汗、平素语音低弱，气短懒言，容易疲乏，精神不振，易出汗，舌淡红，舌边有齿痕，肌肉表现为松软不实，易患感冒、内脏下垂等病，病后康复缓慢。气虚质的人养生应以培补元气，补气健脾为主，选用具有健脾益气、营养丰富且易于消化的食品，不可食用过于黏腻或难以消化的食物。

3) 阳虚质的人总体特征是阳气不足、畏寒怕冷、手足不温"手冷过肘，足冷过膝"，肌肉松软不实，喜热饮食，精神不振，舌淡胖嫩，脉沉迟，性格多沉静、内向，易患痰饮、肿胀、泄泻等病。调理原则是补肾温阳，益火之源。宜适当多吃温阳壮阳的食品，如羊肉、狗肉等。不适宜吃生冷黏腻的食品，即使是在盛夏也不要吃太多寒凉生冷的食品如西瓜、梨、苦瓜等。

4) 阴虚质的人，阴液亏少，口燥咽干、手足心热、体形偏瘦、鼻微干，喜冷饮，大便干燥，舌红、少津，脉细数、易患虚劳、失精、失眠等病，耐冬不耐夏。阴虚质者重在滋补肾阴，壮水之主。慎食辛辣刺激性食品、煎炒的食物及脂肪、碳水化合物含量过高的食物。

5) 痰湿质的人，痰湿凝聚，以形体肥胖、腹部肥满、口黏苔腻等痰湿表现为主要特征。面部皮肤油脂较多，多汗且黏，胸闷，痰多，口黏腻或甜，喜食肥甘甜黏，苔腻，脉滑。痰湿体质如同梅雨缠绵，保健应以健脾利湿，化痰泄浊为主。饮食方面，应多食一些具有健脾利湿、化痰祛湿的食物，如萝卜、紫菜、洋葱、扁豆、白果、赤小豆等，对肥甘厚味之品，则不应多食。

6）湿热质的人，湿热内蕴，以面垢油光，口苦、苔黄腻等湿热表现为主要特征，易生痤疮，口苦口干，身重困倦，大便黏滞不畅或燥结，小便短黄，男性易阴囊潮湿，女性易带下增多，舌质偏红，苔黄腻，脉滑数。性格方面，容易心烦急躁。针对这种体质，在调理方面，应当注意分消湿浊，清泄伏火。宜食用清热化湿的食品，如薏苡仁、莲子、茯苓、苦瓜等。忌食辛辣燥烈的食物，如辣椒、姜、葱等，对于牛肉、狗肉、鹿肉等温阳食物宜少食。

7）瘀血体质的总体特征是血行不畅，肤色晦暗、舌质紫黯、色素沉着，容易出现瘀斑，口唇黯淡，舌黯或有瘀点，舌下络脉紫黯或增粗，脉涩。易患症瘕及痛证、血证等。瘀血质人心情常不愉快，容易烦躁，容易生气，健忘。日常调理以活血化瘀，行气通络为主。瘀血质的人宜选用具有活血化瘀功效的食物，如黑豆、黄豆、山楂、黑木耳、红糖等。适量地饮用葡萄酒，对促进血液循环，帮助活血化瘀有益。

8）气郁质的人，往往气机郁滞，神情抑郁、忧虑脆弱，形体瘦者为多，舌淡红，苔薄白，脉弦，易患脏躁、梅核气、百合病及郁证。在调理方面应注重疏肝理气，开其郁结。选用具有理气解郁、调理脾胃功能的食物。如大麦、荞麦、高粱、萝卜等。可以少量饮酒，以活畅血脉，提高情绪，以葡萄酒为宜。不可多食冰冷食品，如雪糕、冰淇淋、冰冻饮料等。

9）特禀质是先天失常，以生理缺陷、过敏反应等为主要特征。过敏体质者常见哮喘、风团、咽痒、鼻塞、喷嚏等。患遗传性疾病者有垂直遗传、先天性、家族性特征。患遗传性疾病者具有母体影响胎儿个体生长发育及相关疾病特征。过敏体质者易患哮喘、荨麻疹等，遗传性疾病包括血友病、先天愚型等。胎传性疾病包括五迟（立迟、行迟、发迟、齿迟和语迟）、五软（项软、手软、足软、肌肉软、口软）、胎惊等。特禀体质的调理应注意重益气固表，养血消风。饮食宜清淡，避免食用各种致敏食物，减少发作机会。

通过以上描述，大家可以简单地判断自己大体属于哪种体质，这样就可以根据自身体质，从改善体质入手，通过饮食调理和运动，以扬长避短，引强济弱，悦纳自己，让自己成为自己最贴心的医生。法无定法，人与人之间的联系是相对的，而差别则是绝对，有些人推崇"生命在于运动"，不运动就很难受，同时有些人则静以养生，因人而异，因势利导才是我们面对自然、面对自身的正确态度。

二、中国食疗药膳，助你护身保健

1. 什么是食疗？何谓药膳？

（1）什么是食疗？中国的食疗是一门以中医药理论为指导的，研究如何通过烹制成食物并结合中药的作用从而达到保持身体健康，预防疾病，辅助身体康复以及减缓衰老之目的的学科。食疗同针灸、推拿、气功等都属于中国中医学的特殊学科。

"食疗"，顾名思义即食物疗法或饮食疗法。根据各人不同的体质或不同的病情，选取具有一定保健作用或治疗作用的食物，通过合理的烹调加工，做成具有一定的色、香、味、形的美味食品。"食疗"既是美味佳肴，又具有养身保健、防病治病作用。能吃出健康，吃出美丽，益寿延年。我们的祖先把"美食养身"和"防病治病"两者相互结合，融为一体，能补能治，创造了独特的"中国食疗学"。"食疗"可称举世无双，是中华民族科学文化遗产中的一颗明珠。

我国自古就有"药食同源","寓药于食"之说。所以"食疗"历史悠久，作用独特，为我国人民所乐道。儒家圣人，孔子是公元前551~前479年的人，享年72岁，在两千多年前能活到70多岁是很少有的高寿了。孔子的长寿，与他讲究饮食之道是分不开的。《论语》中记载："食不厌精，脍不厌细，食噎而馁，鱼馁而肉败不食，色恶不食，臭恶不食，失饪不食，不时不食。"这些话的意思是食物放久变味了不吃，鱼肉之类菜肴腐败了不吃，菜肴的色彩不中看不吃，味道不鲜美不吃，不讲究烹饪不吃，不到用餐的时间不吃。告诫人们讲究养生之道，注意饮食卫生，不要滥吃滥喝的意思。孔子的饮食观念对中华民族的"饮食文化"影响很深，是中国食疗得以发展的基础，而且对民族兴旺，社会经济的发展也是一大贡献。

唐代名医孙思邈（581—682），享年101岁。他在《千金翼方》中说："君父有疾，期先命食以疗之，食疗不愈，然后命药。"可见我们的祖先对食物疗法是何等的重视，足见古代先民的"食疗"已是何等的普及了！以后宋、明、清代又有新的发展。现今，我国食疗学已逐渐与现代营养治疗学相结合，成为一门新兴的医疗保健应用学科。不仅在国内风行，也已走向世界，令各国惊叹不已，纷纷效仿，近年来，五湖四海相继兴起了"中国食疗热"。

（2）何谓药膳？药膳发源于我国传统的饮食和中医食疗文化，药膳是在中医学、烹饪学和营养学理论指导下，严格按药膳配方，将中药与某些具有药用价值的食物相配伍，采用我国独特的饮食烹调技术和现代科学方法制作而成的具有一定色、香、味、形的美味食品。简言之，药膳即药材与食材相配伍而做成的美食。它是中国传统的医学知识与烹调经验相结合的产物。它"寓医于食"，既将药物作为食物，又将食物赋以药用，药借食力，食助药威，二者相辅相成，相得益彰，既具有较高的营养价值，又可防病治病、保健强身、延年益寿。因此，药膳既不同于一般的中药方剂，又有别于普通的饮食，是一种兼有药物功效和食品美味的特殊膳食。它可以使食用者得到美食享受，又在享受中使其身体得到滋补，疾病得到治疗。因而，中国传统药膳的制作和应用，不但是一门科学，更可以说是一门艺术。

（3）食疗与药膳的关系："食疗"和"药膳"的概念常被人们混淆，"食疗"和"药膳"既有区别，又有联系。"食疗"是研究养身保健，防病治病，延年益寿的一门学科，"食疗"是不加药物的饮食；"药膳"是食物加药物，但它又不是食物与中药的简单相加，而是在中医辨证配膳理论的指导下，由药物、食物和调料三者精制而成的一种既有药物功效，又有食品美味，用以防病治病、强身益寿的特殊食品。

2. 中国食疗药膳的特点及保健作用

（1）注重整体，辨证施食。所谓"注重整体""辨证施食"，即在运用药膳时，首先要全面分析患者的体质、健康状况、患病性质、季节时令、地理环境等多方面情况，判断其基本证型；然后再确定相应的食疗原则，给予适当的药膳食用。如慢性胃炎患者，若证属胃寒者，宜服"良附粥"；证属胃阴虚者，则服"玉石梅楂饮"等。

（2）防治兼宜，效果显著。药膳既可治病，又可强身防病，这是有别于药物治疗的特点之一。药膳所选药料多是平和之品，但其防治疾病和健身养生的效果却是比较显著的。如"八珍食品"，含有山药、莲子、山楂等8种食用中药，幼儿食用30 d后食欲增加者占97%，生长发育也有改善。

（3）良药可口，服食方便。由于中药汤剂多有苦味，故民间有"良药苦口"之说。有些人，特别是儿童多畏其苦而拒绝服药。而药膳使用的多为药、食两用之品，且有食品的色、香、味等特性；即使加入了部分药材，由于注意了药物性味的选择，并通过与食物的调配及精细的烹调，制成美味可口的药膳，故谓"良药可口，服食方便"。

（4）以食为主，体现中国文化特色。药膳配方要以食为主、以药为辅，寓药于食、寓治于养，使饮食之中有药性，而不是药汤里面有食物，同时注意功效和美味的统一。

中医学历来推崇"上工治未病"，主张"三分医药七分养"和"药补不如食补"，尤其对亚健康人群的养生保健，尤为适宜。

另外，要提倡具有中国特色的药膳餐厅，不仅具有中国气派和中国文化氛围，而且力求做到烹饪上精制细作，选料上地道上乘，服务上令人有宾至如归之感。

药膳源于古代食疗、食治。《黄帝内经》的五字诀，指出食物要全面，营养要均衡，阐明合理食用谷、果、肉、菜对人体产生的养生作用，为中医食疗配方提供了理论依据。到了汉代张仲景的《金匮要略》收入40多种食物药用，药食结合的处方。唐代大医孙思邈的《千金要方》把食治专列一科，药膳防病，健身更为普及。

1995年，经国家民政部批准成立中国药膳研究会，为了更好地研究药膳理论，交流药膳技术，提高药膳质量，弘扬药膳文化，将颐和园的听鹂馆（药膳行业的老字号），认定为药膳定点餐厅，它拥有为皇太后慈禧祝寿的"万寿无疆席"（其四道主菜的名称分别以"万""寿""无""疆"四字开头）。

"万"字燕菜卷。色白如雪、鲜嫩适口，具有滋阴清热，补益脾胃，补虚劳等功效。

"寿"字人参鸽。造型美观、清淡爽口，具有安神益智，补脾益肾，强壮腰膝等功效。

"无"字散花鱼。酥脆清香，酸甜可口，具有补气血，益脾胃等功效。

"疆"字闹海虾。色泽美观，色鲜合口，具有补肾壮阳，益精通乳，益气养血等功效。

此外，热菜中有"丁香罐焖鹿肉"、凉菜中的"宫廷蜜枣"、面点中的"茯苓饼"，汤品中的"参片四宝羹"等，美味可口，寓药于食，文化内涵丰富。

在宝岛台湾有"药膳讲习所"、日本有"药膳试吃会"、韩国有"药膳俱乐部"，中国药膳事业承前启后，有着十分广阔的前景。

3. 四种体虚者如何养生保健

中医认为，体质虚弱基本可分为气虚、血虚、阴虚、阳虚四种，可通过饮食、药物、运动、起居加以调摄。

（1）气虚体质的保健法：气虚体质者体力和精力都不足，稍微劳作便有疲劳之感受。机体免疫功能和抗病能力都比较低下。常表现为少气懒言、疲倦乏力、常自汗出、动则尤甚，且舌淡、苔白、脉虚弱等。常用养生保健方法如下：

1）饮食保健。常用的补气食物可选小米、粳米、糯米、莜麦、胡萝卜、香菇、豆腐、马铃薯、红薯、牛肉、兔肉、鸡肉、鸡蛋、鲢鱼、黄鱼等。这些食物都有健脾益气作用。亦可选用补气药膳调养身体。如人参大枣粥可补中益气，适用于脾胃虚弱者。

2）药物保健。常用的补气药物可选人参、黄芪、西洋参、太子参、党参、茯苓、白术、山药、炙甘草、五味子、大枣等。也可适当服用一些有补气功效的中成药。高血压者忌服人参、五味子。

3）运动、导引保健。根据自己的体能，可选一些传统的健身功法，如太极拳、太极剑等。

（2）血虚体质的保健法：血虚体质是指血液不足或血的濡

养功能减退出现的一种虚弱状态。若血虚不能充养机体，则出现面色无华、视物不清、四肢麻木、皮肤干燥等。血虚不能完全等同于现代医学所讲的贫血。血虚体质之人，临床常表现为面色苍白无华、口唇淡白、头晕眼花、舌质淡白、脉细无力，妇女月经量少、延期，甚至闭经等。

1）饮食保健：常用于补血的食物有黑米、芝麻、莲子、龙眼肉、荔枝、桑葚、蜂蜜、金针菜、黑木耳、番茄、牛奶、乌骨鸡、羊肉、猪蹄、猪血、鹌鹑蛋、甲鱼、海参等。也可以选用适合自己的药膳调养。如当归生姜羊肉汤对于血虚身寒、腹部隐痛、月经后期者食之甚效。但火盛者不宜。

2）药物保健：有补血作用的中药很多，常用补血中药可选用当归、阿胶、何首乌、枸杞子、白芍、熟地黄、紫河车等。

3）起居调摄：平常生活要有规律，适当参加运动锻炼。中医认为"久视伤血"。养成良好的看书学习和工作习惯，不可劳心过度。血虚之人常有精神不振、失眠健忘、注意力不集中等。要做到劳逸结合、怡情养性、振奋精神。

（3）阴虚体质保健法：阴虚体质是指常有虚火的一类体质，由于精、血、津液等物质亏耗，阴虚不能制阳，导致阳热相对而言偏亢，机体处于虚性亢奋的一种状态，其适应能力减弱，机体易衰老。临床常表现为形体消瘦、面红潮热、五心烦热、口干咽燥、盗汗遗精、心烦眠少、舌红、少苔、脉细数等。

1）饮食保健：饮食调理的原则是滋阴潜阳。常选择的食物如糯米、绿豆、豆腐、甘蔗、桃子、银耳、甲鱼、海参、螃蟹、牛奶、牡蛎、海蜇、鸭肉及各种蔬菜、水果等。这些食品性味多甘寒性凉，皆有滋补阴精的功效。

2）药物保健：阴虚当补阴。常用补阴的药物如麦冬、天冬、石斛、沙参、玉竹、黄精、枸杞子、山萸肉、女贞子、旱莲草、玄参、桑葚、决明子、银耳、蜂王浆等。可根据身体具体情况选用。

长生保命丹即属常用养阴方，可养阴安神、聪耳明目、乌发养颜、延年益寿。再如白木耳、莲子、百合、麦冬各 6 g，适量水和冰糖，用火煨 1 小时，每日早晚服一次，连服 2~3 周，也可滋阴健体。

3）起居与锻炼：阴虚者畏热喜凉、冬寒易过，夏热难受。尤其是要注意秋冬养阴的调养原则，居住环境宜安静，选择坐南朝北的房子。其运动锻炼应重点炼养肝肾之功，如可经常打太极拳、八段锦等。

（4）阳虚体质保健法

所谓阳虚，是指机体阳气不足，即俗称"火力不足"，是功能减退、反应低下的一种体能状态。阳气不足一般以脾肾阳气虚为主，其临床表现常有平素怕冷喜暖、手足不温、喜热饮食（进食生冷则易腹痛、腹泻或胃脘冷痛）、腰膝冷痛、小便清长、大便溏薄、舌体胖嫩、舌苔白滑及脉沉等。

1）饮食保健：阳气虚弱宜适当多吃一些温肾壮阳的食物。常可选用羊肉、鸡肉、带鱼、狗肉、鹿肉、黄鳝、虾及刀豆、核桃、栗子、韭菜、茴香等，这些食物可补五脏、添精髓、强壮体质。在饮食上，即使在盛夏也不要过食寒凉之品。还可选用适合自己的药膳调养，如虫草炖老鸭可补肾益精、滋阴壮阳。

2）药物保健：常用于补阳的保健中药很多，可选用鹿茸、冬虫夏草、肉苁蓉、补骨脂、杜仲、菟丝子等。可选用适合自己的补阳保健药方。肾阳虚者可选用金匮肾气丸、全鹿丸等，脾阳虚弱可选用理中丸或附子理中丸；脾肾两虚者可选用济生肾气丸等。

3）起居与锻炼：阳虚之体，适应寒暑变化的能力较差，在严冬，应避寒就温，采取相应的保健措施。还可遵照"春夏养阳"的原则，在春夏季节，注意从饮食、药物等方面入手，借助自然界阳气培补阳气，亦可坚持做空气浴或日光浴等。在运动方面选择适合自己的项目，如散步、慢跑、太极拳、五禽戏、八段锦及各种球类运动等。

三、加强健康知识学习教育，提高健康素养

1. 中医学的健康观

中医学的健康观是阴阳平衡协调，所谓"阴平阳秘，精神乃治"，进而将人融入大自然和社会之中，将中医法则天地的生生之道，人与自然社会和谐的生生之气，落实到完成天人合德的安身立命上。

人要完善其自然生命，超越人的心智生命，圆融人的社会生命才是健康人生。

人的生命力表现由人的自然生命、心智生命与社会生命共同组成，人的自然生命表现为人生命的现实存在，眼、耳、鼻、舌、身、意六根正常运转，并与自然和谐共处；人的心智生命，表现为心智与身形同天地时空乃至社会、人事的协调关系；人的社会生命表现为运用自然生命、心智生命服务社会发展、服务人类文明进步的程度。这是中医养生防病中注重身心融通的先进理念。

自然生命是人生命的基础，心智生命是人生命的升华，社会生命是人的生命的拓展与圆融。主要包括三个层次，一是中医治未病的养生思想，以达成自然生命的完善（包括身体强健、少患疾病、抗衰老求长寿）为根本，是立生与达生的基础，所谓神以寄形，形无以存，神何以寄。二是心智生命的安立则是在现有自然生命的基础上，追求进步与升华；若人与天地时空的信息不对称，不仅难有健康向上的心智，而且不能以正确的心态对待世间人事与人生。三是济世达生则是社会生命的拓展与圆融，它以自然生命、心智生命为基础，并最终展现自然与心智生命的价值，

即将一己身心性命的全部积累，通过由己及人、推己及人、感恩报恩、利人利己之行为，投入到有益于社会的事业中去，从而完成一己小我向宇宙大我的转化，这也是人类生存最伟大的意义所在。因此，因养生而立生，由立生而达生，完成一己生命的升华与圆融，是中医学的健康人生观。

2. 我国人民的健康素养有待提高

卫生部 2009 年 12 月 18 日举行新闻发布会，公布"首次中国居民健康素养调查结果"。结果显示，我国居民具备健康素养的总体水平为 6.48%，这意味着每 100 人中只有不到 7 个人具备健康素养。为此，专家建议应大力推进健康促进与健康教育工作，提高全民健康素养水平。

"健康素养"，是指个人获取和理解健康信息，并运用这些信息维护和促进自身健康的能力。世界卫生组织指出，无论是发达国家还是发展中国家，居民健康素养水平普遍偏低，例如在美国，约 50% 的成人对健康信息的理解存在困难。

中国健康教育中心 2008 年 1 月向全国调查问卷，调查表明，目前我国居民健康素养状况为以下情况：

一是健康素养总体水平偏低。调查结果显示，我国城乡居民具备健康素养的总体水平为 6.48%，即每 100 人中不到 7 人具备健康素养。从健康素养的三方面内容看，具备基本知识和理念、健康生活方式与行为、基本技能素养的人口比例分别是 14.97%、6.93% 和 20.39%。

二是慢性病预防素养最低，基本医疗素养次之。根据我国当前的主要卫生问题，就科学健康观、传染病预防、慢性病预防、安全与急救、基本医疗等五类健康问题相关素养现状进行了分析。我国居民具备相关健康素养的人口比例由高到低分别是：科学健康观素养占 29.97%、安全与急救素养占 18.70%、传染病预防素养占 15.86%、基本医疗素养占 7.43%、慢性病预防素养占 4.66%。

三是存在明显的城乡和地域差别。调查发现，城市居民健康素养水平（9.94%）明显高于农村居民（3.43%）。在地域分布中，东、中、西部地区在健康素养水平上也存在明显的差异，分别为 7.03%、7.67%、5.23%。

四是年龄在 55~69 岁人群健康素养水平较低。调查发现 65~69 岁年龄组的健康素养最低，为 3.81%；55~64 岁年龄组的健康素养次之，为 4.69%。老年人是健康的脆弱群体，容易受各种疾病，尤其是慢性疾病的困扰，对于老年人的健康问题应该给予更多关注，提高他们的自我健康管理能力，以适应我国人口老龄化的需求。

五是 6 项指标的正确回答率低于 20%。对 71 项测评内容总体回答情况进行分析发现，6 项指标的正确回答率均低于 20%，分别为："对四害传播疾病的正确认识"（3.28%）、"对肥胖的正确认识"（7.16%）、"对镇静止痛药的正确理解"（13.95%）、"骨折伤员的处置"（17.28%）、"认识药品说明书"（18.70%）、"成年人饮酒日饮用量"（18.79%）。结果显示我国居民对上述问题普遍存在错误认识，提示在今后推广和普及健康素养工作中，应着重提高居民上述基本知识和技能。

对此，专家建议，大力推进健康促进与健康教育工作，提高全民健康素养水平。

3. 我国居民健康素养 66 条

我国政府制定的《中国公民健康素养 66 条（图解版）》，从基本知识和理念；健康生活方式与行为；基本技能等三方面规定了 66 条，为我国公民健康素养的内容。

最后介绍饮食长寿歌一首与大家共勉：

人愿长寿安，要减夜来餐。

饭吃八成饱，到老肠胃好。

要想人长寿，多吃豆腐少吃肉。

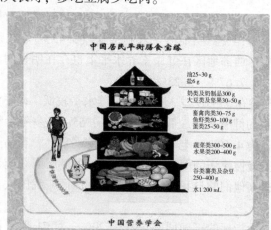

医药养生与健康知识讲座，2012—2014 年。作者：侯士良。

世界上的第一部药典——唐《新修本草》

药典，是医务工作人员必须遵守、由国家制定的有关药物标准的法规文件。我国早在 7 世纪 60 年代，便由当时的政府组织了二十余名医药人员，编纂了中国最早的一部药典——《新修本草》。并于 659 年（唐高宗显庆四年）正式颁行。这不仅是中国历史上的第一部药典，也是世界历史上第一部药典。它比纽伦堡政府于 1542 年颁行的药典早 883 年；英美各国开始颁行药典更要晚得多。

唐《新修本草》凡 54 卷，原包括本草、药图、药经三部分，全书共载药 844 种。其中本草部分是讲药物性味、产地、采制及其作用；药图是描绘药物的形态；图经是药图的说明文。可惜图经和药图已经失传，仅有本草部分，因此，后来人们所说的《新修本草》实际仅为本草部分而言。

唐代《新修本草》内容丰富，取材精要，它集中了前人的智慧，也反映了我国在唐代已具有相当的医药水平，是我国医学史上一部承前启后的著作。唐代政府曾规定作为医学生必修课程之一。

唐代《新修本草》编成五十多年后，来我国学习的日本人把它带回日本。因此，日本在713年就有了本书的手抄本。日本政府也曾把它列为医学生的必修课程之一。这本书也曾传到朝鲜等国。对世界医学发展也做出了相当的贡献。

原文发表于《郑州晚报》，1964年6月16日第三版。作者：侯士良。

民间的儿科专家

钱乙，北宋郓州（今山东郓城县）人，是我国古代的著名儿科医生。他幼年时家贫，曾被一医生收养，发愤学医，尽得其传，所以中年便开始在民间行医，精于小儿科，并很快在实践中积累了丰富的经验。

由于钱乙与劳动人民有深厚的感情，能认真为劳苦群众的子弟治病，所以医誉越来越大。后来，宋代的皇帝神宗知道了他的医术高明，便召去给皇太子治疗"瘛疭"病（属风症），结果经药而愈。当宋神宗问他是怎样医治的时候，他并不以此炫耀自己，取得高官厚禄，却回答说是别的医生已经快治好了，自己正"适当其愈"；宋神宗授他为太医丞（医官），但他不久便辞职而去，一心做民间医生。

晚年的钱乙，患了严重的"周痹"病，身体不能随便移动，但他在病床上仍孜孜不倦地继续为人治病。

后来阎孝忠将钱乙的医学理论、医案和经验方加以整理，编成了《小儿药证直诀》，是我国现存最早的儿科专书。

原文发表于《郑州晚报》，1965 年 10 月 5 日第三版。作者：侯士良。

枣树皮能治病

大家都喜欢吃红枣，可是，很少人知道枣树皮还能治病呢！

枣树皮性温，无毒；收敛性强，能止血、去湿；主治腹泻、刀伤。把枣树老干外表裂缝的老皮刮下后去净附着物，切片晒干即可备用。

如果是治腹泻，可将枣树皮炒焦研成末，每取五分，加"车前子"（俗称猪耳朵棵的种子，药店有售）三钱，煎汤服用，早晚饭前各服一次，一般二日即愈。

治刀伤也很简便：取枣树皮三钱，当归 5 g，炒后研为极细末，装瓶备用。如遇刀伤、碰伤流血不止时，以此药面干撒伤处，一次即可，而且结痂牢固，不易感染。

原文发于《郑州晚报》，1965 年 10 月 21 日第三版。作者：侯士良。

单方治小儿流口水

小儿口角流涎，俗称流口水，流嘴水。虽非大病，但涎水会侵蚀皮肤，引起湿疮。治疗小儿口角流涎，有两个简单的中药单方，可供大家试用。

一、天南星敷足疗法

取天南星（药房有售）一两，研末，用醋调和如糊状，晚间外敷于足心涌泉穴处，男左女右，并用布条缠扎。每晚换敷一次新药，一般敷二至四次即可痊愈或明显减轻。

二、煮食"药鸡蛋"

取穿山甲、鸡内金研细末装入鸡蛋内搅匀，再用和好的面包裹，将鸡蛋烧熟吃下。一个鸡蛋可装药粉三分或二分，每日吃三次，每次吃一个，一般连吃六七天可愈；若不彻底，再连吃数日即可。

原文发表于《郑州晚报》，1965 年 10 月 26 日第三版。作者：侯士良。

鸡食皮（鸡内金）治小儿食积

"鸡食皮"学名"鸡内金"或称"鸡中金"，即鸡胃内膜，是一种良好的消化药物。

现代科学研究认为，鸡内金含有大量的胃消化酶，主治消化不良、食积胀满等症。用鸡内金治小儿食积，早已在我国民间广泛流传。群众常把鸡内金晒干研末，和入面内制成焦饼，给小儿食用，治食积效果良好。或取鸡内金六钱，炒干后研末，分为十二包，每饭后服一包，日服三次。也可治小儿消化不良。

此外，鸡内金还能治遗精症，方法是将干鸡内金置于新净瓦片上用文火焙成焦黄色，研成均匀极细粉末，清晨和晚上睡前，冲热黄酒小杯，加入鸡内金粉 5 g 搅匀，开水送服。连服 3 d 以后，一般即可见效。

原文发表于《郑州晚报》，1965 年 10 月 31 日第三版。作者：侯士良。

服药要忌嘴吗？

医生治病用药，历来注意服药禁忌。服药禁忌，也即饮食禁忌，就是通常所说的"忌嘴"。

服药"忌嘴"是指在服药期间或服用某些药物时，对某些与药物不相适宜或对病情不利的饮食物，应注意避免或节制食用。这在前人的医疗实践中早有记载，如唐代名医孙思邈的《千金方》一书中载有："凡服药，皆断生冷酢滑，猪犬鸡鱼油面及果实等。其大补丸散，切忌陈臭宿滞之物。"又说："凡饵汤药，其粥食肉芽，皆须大熟，熟即易消，与药相宜，若生则难消，复损药力……"其意思就是说在服药期间，对生冷、黏腻、腥臭等不消化及有特殊刺激性的食物，应当避免，所食之物还要烂熟，实属经验之谈。

服药"忌嘴"，根据病情的不同，有着不同的内容。如水肿病忌盐；胃病泛酸不宜食醋；麻疹表证，外感伤寒、温病等邪热正盛时，不宜食油腻酸涩之物，以防伤败脾胃；痰湿阻滞而消化不良、泄泻腹痛等消化系统疾病，应忌食生冷水果，油腻厚味之物，若为小儿应忌强迫喂乳；热症不宜食辛辣膻腻食物，以免生热助火；寒症不宜食生冷瓜果之品，以免寒中益疾；疮疖肿毒、皮肤瘙痒，应忌食鱼虾、牛羊腥膻等发物刺激之品；经常头晕、失眠、性情急躁者，应忌胡椒、辣椒、酒、茶等辛辣兴奋之物，以上这些，医生治疗病时常向病人交代清楚，以防影响药效，妨碍疾病的治疗。

服药要不要"忌口"，在群众中也是非常重视的。每当医生诊病处方后，病家常常询问医生，"吃这些药忌嘴吗？"有些药物服用时，有其特殊禁忌之物，即在服用这些药物时不宜同时再吃某些食物，如服含铁质补血药时，不宜饮茶，因茶叶中含有鞣酸能与铁质结合妨碍吸收。

原文发表于《卫生宣传资料》，1979 年（1）。作者：侯士良。

如何服用汤药（1）

饮服汤药的时间，前人早有文献记载，如《神农本草经》名例上说："病在胸膈以上者，先食后服药；病在心腹以下者，先服药而后食；病在四肢血脉者，宜空腹而在旦；病在骨髓者，宜饱满而在夜。"这说明了服药的时间，应根据病情而定。如健胃助消化药，宜在食前服；驱虫药、泻下药、调补药等，均宜空腹饮用；有刺激性的则宜在食后服；安神药应在睡前服；抗疟药则应于发病前半小时至一小时服；急性疾病则不拘时间，又当迅速服药等。一般慢性病服用汤药，通常是一剂药两煎（头煎和二煎）早、晚各服一次（晚上服头煎，次日早晨服二煎）。普通药剂，皆应以饭后两小时之为宜。有些药一日作数次服者，又当视病情而隔以适当的时间；慢性疾患更宜定时服用。若服药后病情较轻或好转者，可隔日再服；高热病及病情较重者，根据需要有时也会一天服用两三剂的。自古以来，中药汤剂以温服为多。现今凡服汤剂，一般则仍以温温适口为宜。但因治疗的需要，亦有宜"冷服""热服"者，如治热病之清热泻火药，不妨"冷服"；治寒证之温里祛寒药，宜于"热服"，这样则能以助药力增强疗效。若病势在某种特殊状态下，也有例外的特殊服药方法，即"热药冷服"或"寒药热服"，以免病势与药力格拒，服后不受而吐。这种服药方法就是《黄帝内经》中的"反治"法。

原文发表于《卫生宣传资料》，1980 年（1）。作者：侯士良。

如何服用汤药 (2)

前面已经谈到特殊情况有不同的服药方法，一般服发汗解表剂，必须使药液略温或热服，以助药力发汗。并嘱其服后盖被，令通体微微汗出最为适宜。若服药后不能发汗者，又可少饮热粥或汤，以助药力。但服解表药不可发汗过多，若服头煎已发汗，第二煎就不必再服，或适当推迟服药时间，以免大汗淋漓，有伤津液；反之，若服头煎未出汗，亦可将第二煎提前服用。服泻下药也是如此，服过头煎，大便已通者，第二煎则可不服。服补养药则宜缓缓分服，不可操之过急，使药力接续，药效慢慢发挥。如唐代名医孙思邈云："凡服补汤昼三夜一，中间间食，则汤气溉灌百脉，易得药力……"此外，服酒剂不可过量而醉等，都对治疗具有重要意义。

呕吐之人，服药最难，且吐而不纳不能达到治疗目的。一般可采用生姜刺激一下味觉，轻的先用姜片擦一擦舌面，重的可饮姜汁一、二匙，然后服药；或用生姜汁少许兑入药液中亦可。同时再采用少量频频饮服的方法，来避免服药呕吐，必要时还可在药液中加食糖、糖浆或蜂蜜等调味。另有一些不耐药味的患者，如闻到药气即引起反胃，除尽量使其少闻药气外，又可先用脱脂棉蘸生姜汁少许使其嗅其芳香而不闻药气，然后随即服药。再者，对病重而神昏口噤者，应先用"开关散"搐鼻，或用乌梅（中药）擦牙龈，以开关窍，将药汁灌下，或以棉纱蘸药汁放牙缝浸渍慢慢将药液咽下。

原文发表于《卫生宣传资料》，1980 年 (2)。作者：侯士良。

桃树叶的药用

桃为大家所喜食的美味水果，富含滋补之汁。其核仁（桃仁）可作药，也为大家所熟知。然而对于桃树叶的作用，却常为人们所忽视。桃树叶既能除害，又能灭病，有相当高的药用价值。

桃叶入药以嫩者为佳，幼嫩之叶又名桃心。其味苦、辛，性平，有杀虫燥湿、发汗祛风，清热除痰之功。治疗头风、头痛、风痹、疟疾、湿疹、疮疡等疾病，有较好的疗效。

近年来，对桃树叶进行了不少科学研究，发现它含有糖苷、柚皮素、奎宁酸、番茄烃、鞣质和少量腈苷。药理实验表明，不同品种的桃树叶浸液（1%），均能杀灭孑孓，能使孑孓在 24 h 内死亡 95% 以上；对库蚊、中华按蚊、搔扰阿蚊等蚊蚴皆有作用。实验证明，嫩叶比老叶好，鲜叶比陈叶好，叶片搓碎比浸渍好（因桃叶中所含配糖体，搓碎时经酶的作用，放出氢氰酸，增强了杀虫灭蚊的效果）。

在夏秋蚊蝇滋生多的季节，可用干桃叶燃点烟熏灭蚊；又可将桃叶煮浓汁喷洒灭跳蚤；还可用桃叶研磨成干粉撒布灭臭虫；若将新鲜桃叶切碎或捣烂，投入污水中或粪坑内，又能杀灭孑孓及蝇蛆。我国民间还常用鲜桃叶适量，煎汤外洗，治疗痔疮肿痛；或用鲜桃叶适量，食盐少许，共捣烂，敷太阳穴处，治风热头痛，效果亦良。《千金方》以桃叶捣汁敷之治身面痤疮。临床报道，取鲜桃树叶 60 g 煎服，每日 1 剂，连服 5 d 为 1 个疗程，可治愈间日疟；治疗阴道滴虫，可用鲜桃树叶 30g，加水 1 000 mL，煮沸 20 min，取煎液做阴道冲洗，每日 1 次，50 d 为 1 个疗程。

采集桃树叶，宜于夏秋季进行，或随采鲜用，或采后晒干收藏备用。

原文发表于《卫生宣传资料》，1979 年（3）。作者：侯士良。

话艾

艾，为菊科多年生草本植物，其叶片可入药。我省各地均有生长，喜生于荒野及路旁。春夏间花未开时采摘叶片，晒干捣成棉绒，可作针灸之艾条用。古时以蕲州产者为佳，故特有"蕲艾"之称。

谈起用艾防病治病，古今医药文献记载甚多。伟大医药学家李时珍的父亲李言闻曾专为"蕲艾"作传，赞曰："产于山阳，采以端午，治病灸疾，功非小补。"观其药性，味苦、辛，性温。走肝、脾、肾经。能温经止血，散寒止痛。可用于治疗虚寒性胃痛和腹痛，以及痛经等症；炒成炭后，配伍阿胶、熟地黄等药，治疗虚寒性子宫功能性出血及妊娠下血尤著奇效。若配白鲜皮、地肤子煎汤外洗，治皮肤湿疹瘙痒、疥癣亦良。本品富含挥发油。药理试验证明其挥发油有平喘、镇咳、祛痰作用，并对皮肤黏膜有刺激作用。艾叶煎剂对伤寒杆菌、痢疾杆菌、葡萄球菌、人型结核杆菌等多种细菌及某些皮肤真菌有抑制和杀灭作用。

我国劳动人民历来就十分重视医学预防，认识到入夏以后，虫类繁生以致传染诸症蜂起，所以，用艾叶、苍术、白芷、雄黄焚烧室内，辟疫驱邪，杀灭蛇虫，驱除四时秽浊不正之气，每岁必行，相沿成习。据有关研究表明，用艾叶、苍术、白芷、雄黄四种中药烟熏 30 min，能做空间消毒，对人型结核杆菌、牛型结核杆菌、白喉杆菌、伤寒杆菌、乙型溶血性链球菌，有明显的抑制生长的作用。因此可用作肺结核、白喉、伤寒等传染病的预防和消毒剂。其药性温和，气味清香芬芳，为人们乐于采用。

前人经验凡用艾叶，须陈久者良，说明艾叶供药应设陈储，以免产生刺激性，便于更好地发挥疗效。

本文发表于《卫生宣传资料》，1979 年（2）。作者：侯士良。

治痢草药——马齿苋

马齿菜，又名马齿苋，它在医疗上的应用，前人积累了丰富的经验，早在唐代《新修本草》里就始有记载。其味酸性寒，入大肠和肝经。能清热解毒，凉血止痢。主治热毒血痢，痈肿疔疮，湿疹、丹毒，蛇虫咬伤及蜂刺螫伤等。近代临床用于预防和治疗菌痢、肠炎及痢疾带菌者，有较好疗效。

1. 预防疾病

取鲜马齿菜去根，洗净切碎，每 500 g 马齿菜加水 2 000 mL，煎取 500 mL，过滤取汁备用。成人每次服 50~70 mL，每日 3~4 次，连服 2~7 d。儿童可服 50% 马齿菜煎液，或马齿菜糖浆，每次服 20~30 mL，每日 2~3 次。此外，民间常将马齿菜洗净切碎，做成馄饨、馒头馅，烙馍菜饼，或切碎蒸食或煮粥食，或用水煮熟，再用酱油、好醋、麻油、大蒜汁拌食佐餐，既味美适口，又可有效地预防痢疾发生。常患痢疾或痢疾带菌者，若能提前适量食用，预防痢疾有良好的作用。

2. 治疗菌痢

取新鲜的马齿菜 1 000 g（干品减半），清水洗净，加水 1 000 mL，文火煎成 500 mL，滤去其渣，并将马齿菜渣稍加压榨，以取尽其汁，得暗黄色液体（微呈酸味），备用。（一般随配制随用，如需大量配制时，可加适量防腐剂。）成人每日服 4

次，每次 40~50 mL，小儿酌减。连续服用，直至症状减退，乃可停药。对顽固性病例，可用马齿菜煎液稀释后行保留灌肠，每次 200 mL，每日 1 次。也可制成马齿菜糖浆或粉剂内服，效果亦好。用马齿菜治痢疾，除对严重失水患者须按常规补液，及腹痛重者可适量镇痛外，一般不需配用其他药物。

用马齿菜治疗痢疾优点有很多：①安全有效。据有关资料，马齿菜对急、慢性痢疾的疗效，可与现代治痢药物如磺胺合霉素相媲美。对急性病例的有效率在 90% 以上，对慢性病例的有效率也在 60% 左右。而且马齿菜有效剂量的安全范围较大，虽大量服用，亦无毒性。经实际观察，在菌痢流行季节服用马齿菜，其发病率明显下降，能有效地控制痢疾流行。②药源广泛，经济简便。马齿菜到处可采，药源极为广泛，制作方法简便易行，值得提倡和应用。

原文发表于《卫生宣传资料》，1980 年（5）。作者：侯士良。

漫谈何首乌

何首乌，看起来好似人名，实为一植物中药名。因为中药之命名多有含意，此即为纪念发明人而取名。如宋代《日华子诸家本草》所载："其药本草无名，因何首乌见藤夜交，何即采食其根有功，因以采人为名尔。"相传唐元和七年李翱著何首乌传云：何首乌祖、父三人皆因常服此药而却病强身，发乌容少，长寿不衰，遂名此药为何首乌。

中药生、熟何首乌虽系一物，但由于加工炮制的不同，其性能和效用也各不相同。何首乌味苦气寒，能通大便、解疮毒，治痈肿疮疖、瘰疬及大便秘结，以清热降火、养阴通便为功；熟首乌（也称制首乌）则味甘涩而气微温，可补肝肾、益精髓，乌须发，治疗须发早白，血虚目昏，筋骨不健等证。为治疗须发早白的常用有效良药。早在我国明代即创制有七宝美髯丹一方，用何首乌配伍怀牛膝、茯苓、当归、枸杞子、菟丝子、补骨脂等药组成，能乌须发，壮筋骨，固精气。曾为明世宗肃皇帝服饵有效，治愈了他的不育证，从此该方就被广为传播。此方治疗须发早白，尤其是青年白发，若制药如法，疗效可望。中成药"首乌片""首乌延寿丹"等，亦为群众所喜闻乐用的补肾精、生肝血抗衰老的成药。

据药理实验证明何首乌对实验动物血清胆固醇的增高有抑制作用，并能减少其肠道胆固醇的吸收。还能缓解动脉粥样硬化的形成，阻止类脂质在血清滞留或渗透至动脉内膜。能使动物血糖先升高而后降低。其所含的卵磷脂还有强壮神经的作用。何首乌有抗菌作用，对人型结核杆菌、福氏痢疾杆菌有抑制作用。

本文发表于《卫生宣传资料》，1980 年（3）。作者：侯士良。

冬虫夏草

冬虫夏草，也叫虫草，是一种名贵的中药。冬虫夏草，是一种没有单独生活能力的肉座菌科植物虫草目真菌，寄生于鳞翅目昆虫蝙蝠蛾的幼虫体内的复合体。在我国西南方海拔 3 000～3 500 m的高山上，生活着一种昆虫蝙蝠蛾，它的幼虫在土层下越冬，这时冬虫夏草菌侵入蝙蝠蛾幼虫的体内，吸取其养分，致使幼虫全体充满菌丝而死；夏季，自虫体头部长出棒形菌体，伸出地面，像棵小草。夏至前后，在积雪尚未融化时，采集其草状子座连带着幼虫尸体的复合体。此时子座多露于雪面，容易采得。

否则，过迟则积雪融化，杂草生长，不易找寻；而且土中的虫体枯萎，不合药用。采挖后除去其外层泥土皮膜晒干或烘干即得。

冬虫夏草主产于我国四川、青海、贵州、云南等省，以四川产量最大。其次西藏、甘肃以及河南西部山区亦有出产。

我国清代已发现它的药用，《本草从新》《本草纲目拾遗》等书均收载了此药。吴遵程在《本草从新》中记载其功效为："保肺益肾，止血化痰已劳嗽。"用现代方法研究其成分，含有蛋白质、脂肪、碳水化合物、粗纤维，另外有虫草酸、冬虫夏草素、维生素 B_{12} 等。其功能为补虚损、益肺肾、固精气、止喘嗽。主治虚喘劳嗽、阳痿遗精、腰膝酸痛及病后久虚不复等证。应用时可将冬虫夏草配入复方煎服，也可研末单味吞服，若用于病后虚损，可和肉类炖食，功效亦好。

附用方三则：

1. 治虚喘　冬虫夏草 15~30 g，配老雄鸭蒸熟服食。

2. 治阳痿遗精、腰酸疼痛　冬虫夏草 20 g、胡桃仁 15 g，炖羊肉或鸡肉服食。

3. 治病后虚损不复、神疲食少　冬虫夏草 3 或 5 枚，老雄鸭一只，去肚杂，将鸭头劈下，纳药于腹中，蒸烂食之。能扶虚补弱、滋养强身。

此外，冬虫夏草易裂解，不宜长期保存。但将其与番红花同放则不裂解虫蛀。

原文发表于《河南赤脚医生》，1980（02）：32。作者：侯士良。

止咳良药——款冬花

款冬花又称"冬花"，因其生长特性而得名。款者至也，本品至冬而花，能凌寒叩冰而生，于雪积冰坚之时开花。药用其未放花蕾。多于冬季当花蕾初出土时采摘，除去其泥土花梗，即可供药。

其药性辛、甘而温。归肺经，能镇咳止嗽定喘，为止咳平喘之良药。因其性辛散而润，温而不燥，故凡一切咳嗽，不论外感内伤，寒嗽热咳，皆可施用。但究为温性以用于肺寒痰多之咳喘最为适宜；对于肺虚劳嗽咯血之证，因其性润，亦常用之。所以前人谓其："辛不耗气，温不化燥，甘不滋腻，性温和而保柔金之脏，行治节而疏寒燥之邪，乃肺家咳喘之专剂。"

款冬花临床运用中通过不同配伍，可用于多种咳喘证。本品配伍麻黄、杏仁、紫菀、干姜、胡椒等温药，可治疗肺寒咳嗽、喘息；配伍知母、贝母、黄芩、桑皮等寒药，以治疗肺热咳嗽，皆取其润肺止咳化痰之功。如《圣济总录》"款冬花汤"，以款冬花 60 g，配伍桑白皮、甘草、贝母、五味子各 15 g，知母 0.3 g，杏仁 0.9 g，上药共为粗末，每次 6 g，煮水去滓温服，治暴发咳嗽。又如《太平圣惠方》"紫菀散"用款冬花与紫菀各 180 g，其为粗末散剂，每服 9 g，以生姜 2 片煎水一杯温而送服之，每日服 3~4 次，治久嗽不止。另外《济生方》"百花膏"以款冬花、百合各等份蒸后焙干为细末，炼炙为丸，如桂圆大。每服一丸，食后临卧细嚼，姜汤咽下，噙化尤佳。治喘嗽不已，或痰中带血等阴虚咳嗽咯血之症。除内服外，款冬花又可烧烟吸之，亦有良好的止咳嗽效果。一般治外感咳嗽多生用，内伤咳嗽宜蜜炙采用。

本文发表于《卫生宣传资料》，1980 年（3）。作者：侯士良。

再谈中药为什么要炮制

中药炮制的目的与重要性已如前文所述，现将炮制的作用举例分述如下。

（1）改变药物的性能，增强药物的疗效。如地黄生用（生地黄）性寒而凉血，可治疗血热出血等，经蒸制成熟地黄后，则性变微温，而能补血以治血虚诸证；蒲黄生用行血破瘀，炒炭后则可止血；何首乌生用润肠通便，能解疮毒，制熟后则可补肝肾、益精血；黄连味苦性寒，经用姜汁或吴茱萸拌炒后可反佐其性，制其苦寒，以免寒胃伤中；厚朴多以姜汁拌炒制成姜厚朴，以增强其温胃止呕的功效。又如款冬花、紫菀、百合、杏仁、枇杷叶、桑皮等多用蜜炙，以增强其润肺止咳的作用；白术、山药用土炒可增强其补脾和中的作用；柴胡、青皮等经醋炙能增强其疏肝解郁的作用；地榆、侧柏叶、棕榈等炒成炭其止血效能显著增强，等等。由此可见，中药炮制可改变药性，增强疗效。此外，经蜜炙、酒炙、醋炙、麸炒等炮制后，通常亦能起到矫味、矫臭的作用。

（2）减弱或消除药物的毒性、刺激性和副作用。如川乌、草乌、天南星、白附子等有毒性的药材，在炮制时一般要用清水浸泡除去毒性成分；甘遂醋煮以使毒性降低；半夏经清水浸泡后，用姜、矾制能减低其毒性，不致刺激咽喉；巴豆、续随子泻下峻烈，要去油制霜用；常山用酒炒，可去其催吐的副作用等。

（3）便于制剂、煎服和储藏。质地坚硬难以粉碎的矿物及介壳类药材，炮制后便于粉碎，使有效成分易于煎出。如煅磁石和自然铜，煅炉甘石和瓦楞子，煅龙骨和牡蛎等；醋淬龟板、鳖甲；炒烫山甲、马钱子等。再如对植物性药材用水浸软使之便于切片，火炒后利于研碎；储藏前进行烘干以防药物腐烂变质等。有些海产品与动物类药物，需要漂去咸味及腥气，如海藻、昆布、紫河车等应用时当先漂去咸味腥气，以便于服用。

（4）清除杂质和非药用部分，使药物清洁纯净。一般植物的根茎类药材，如升麻、独活、香附、百合等，当去其泥沙杂质；杏仁、桃仁水焯去皮尖；远志去心；枇杷叶、金樱子去毛等。总之，药物炮制是为了改善药物的性能，增强疗效，降低毒性和副作用，便于使用和储藏。根据中医传统理论，对炮制的作用又有如下记载：酒制升提而制寒，醋制入肝而收敛，盐制走肾而下行，姜制温散而豁痰，蜜炙甘缓而润燥，土制守中而健脾，蒸熟取其味厚，炒黄、炒焦取其香燥入脾胃，炒炭存性而止血等。这些理论对指导制药和用药的实践，至今仍有一定价值，应在此基础上探讨其原理，进一步研究提高，为我国新药学增添新的内容。

原文发表于《赤脚医生杂志》，1973（04）：41。作者：侯士良。

用砂烫法炮制马钱子的经验

马钱子别名番木鳖，其性寒、味苦、有大毒，具有祛风散寒除湿活血消肿止痛之功。中医用作强筋、壮骨、通经、活络的药物。内服多用于丸散，如九分丸、跌打丸、疏风定痛丸、大力丸等处方中都有此药。因其生时毒性猛烈，临床上必得经过炮制，方可供制剂或入煎。

马钱子的炮制加工方法，现因各地用药习惯的不同而异，例如有用水泡的（如四川、江苏）；有油炸的（如吉林、哈尔滨等）；有用甘草水或童便浸泡的（如沈阳、河南）；亦有用绿豆复制者（如武汉则是将马钱子用水浸12 h，加绿豆同煮8 h，取出刮毛，晒半干再用砂炒酥之）；北京地区则多采用砂烫法。

今将笔者在北京同仁堂实习期间学习到的炮制马钱子的实际操作以及老师傅传授的经验介绍如下。

"砂烫法"是在机炒锅（装有自动搅拌的生铁锅）内，用细砂烫炒，晾后，再用闯毛机闯净其毛，粉碎成粉，供门市或配料用。具体操作是：

先取砂土，筛除杂物及较大的砂石，选颗粒均匀、洁净的细砂，放入锅内先炒一下，以除去砂中的挥发性物及水分等。然后用强火加热，并用铁铲不断翻动和搅拌。在砂热至 150~170 ℃时，呈轻松灵活状态（注意温度不可再高），即将马钱子倒入锅内，随即用铁铲迅速不停地搅拌翻动，将马钱子埋于砂下，当烫至马钱子外皮鼓起、由白色转成土黄色并可听到锅内有少数爆鸣声响时，应取出数粒用小铁锤砸开，如绝大多数种子内面均出现鼓泡、有焦香气味溢出，其颜色又呈紫棕色油润时，即认为砂烫程度已够，应快速出锅过筛，筛除热砂，以防留热砂中受热过久而变老焦化。此操作的关键，在于快速出锅，并在将要出锅之前，控制其火力使小，以做出锅准备。

在这快烫成的一刹那间，操作者必需全神贯注，迅敏动作，以免药物在热砂中停留过久或火力过大，而致变老焦化。出锅晾凉后，放入脱毛机，加入瓦楞子（助脱），脱净其带毛的外种皮，露出如算盘珠样光滑油润的马钱子，即可粉碎供药用。

马钱子经过这样炮制以后，首先是降低了毒性，临床服用时不致产生痉挛、抽搐、筋骨发响等副作用。同时，经热砂烫后，便于除去其外皮茸毛，以免带毛服用。带毛服用易使茸毛粘在咽部，引起咳嗽伤肺。再者，马钱子质地坚韧，一般方法很难将它粉碎，经砂烫后，用手掰之即松脆，便于粉碎，可供制剂和配伍应用。

操作中应当注意掌握温度。温度不宜太高，否则会使药物内部烫焦或炭化变质，失去其疗效；也不能太低，以防其猛毒成分仍然保留，用后发生毒性反应。欲控制其温度适当，可在砂热到 200 ℃后改用文火，将近出锅时调用微火。如嫌火大，可随时增加凉砂，以降低热度。

笔者在该厂师傅的指导下，曾对马钱子入锅出锅时砂的温度及其炒成时间做观察，观察结果如下表所示。

	入锅时砂温（℃）	出锅时砂温（℃）	烫炒时间（min）	产品
第一锅	120	170	30	外皮鼓起，内有泡，变色（土黄色），根据经验鉴定：合格
第二锅	150	206	19	同上
第三锅	180	195	15	同上
第四锅	186	204	13	同上

从上表可见：

（1）烫炒时间的长短，视砂的热度而异。砂的热度高，可缩短其烫的时间。

（2）第一锅因锅与砂均凉，入锅温度低，故炒的时间长。第二锅以后，则变化不大。

（3）砂烫的温度以 180~200 ℃为宜，一般经 15~16 min 即可炒成。但在具体操作中仍应根据烫熟程度具体掌握。

致谢：本文承同仁堂制药厂药检验科孟泽同志审阅并提供宝贵意见，特此致谢。

原文发表于《中国药学杂志》，1964（07）：320。作者：侯士良。

"少林药酒" 研制初报

《少林寺》电影上映以来，在国内外产生了强烈的反响。为了适应国外"少林热"的需求，河南省外贸局提出由我们同商丘县林河酒厂研制"少林药酒"。从 1982 年 6 月初接受任务到 9

月中旬，已顺利完成了"达摩增力酒"和"佛僧秘酿"的研究和试制工作。当年广州"秋季交易会"已同外商订货，打入了新、马、日本、美国等国际市场，获得初步成功。根据中国土产进出口总公司关于"中成药药酒创名牌保名牌会议"精神，将"少林药酒"作为我省名牌产品进行培养，展示了可喜的苗头。

一、拟定处方

根据省外贸提供有关出口药酒的商品信息，认真分析了对"少林药酒"的客观要求和使用对象，确定以具有滋补强力、益气增力、活血通络为功能的保健饮料药酒为其研制方向，供习拳练武、养生保健者所饮用。

基于前些年我们在"少林寺"采药实习，对嵩山所产药源的调查和对"少林寺"僧医用药经验的了解，草拟了两类基础处方。为了符合实际、确保有效，我们又三次专访"少林寺"向和尚、僧医调查采访，考证了《少林拳术精义》《少林拳术秘传》《易筋经》等古籍秘典，取得了极为可贵的医方资料，经过反复分析研究，取其精华，使与少林武功关系最为密切、代表性最强、效果较佳的两种药酒整理就绪，这就是以益气活血、舒筋活络为主的"达摩增力酒"和以填精补肾、补血养肝、乌发固齿为功的"佛僧秘酿"，二者合称"少林药酒"。

附："少林药酒"两种处方的组成

1. 达摩增力酒

刘寄奴、骨碎补、落得打、番红花、怀牛膝、苏木、人参、三七参、接骨仙桃草等。

2. 佛僧秘酿

蒸首乌、黄精、山楂、丹参、五味子、枸杞子、怀山药、怀地黄、人参等。

二、试验制作

处方拟定后，我们首先精选药材，对所用药物进行了严格的炮制加工。根据药料的性质和所含成分，分别采用了渗漉法和热回流方法溶出制作，经过初试摸索，试制出不同方法、不同浓度的药酒 30 多种。在此基础上，经过研究，进行了"小试筛选"，小试制出"达摩增力酒"12 种，"佛僧秘酿"13 种，提供品尝再选。最后确定了色、味、香气均佳，酒度适中的两种，进行"中试制作"，两种药酒各制出 150 瓶，以扩大品尝。鉴定合格后提供了商品展览（泰国商品博览会、我国包装装潢展览及"广交会"展出和"广州秋季交易会"订货之用）。

三、品尝鉴定

每种药酒制出后，我们进行了反复比较，认真地品尝，对其色、香、味进行细致的琢磨。为了使药酒合格，我们又聘请省外贸局药材科、省评酒委员权家保同志，林河酒厂勾兑技师等，组织了两次大型评酒会，认真品尝对比，从中选优。

四、扩大投产

"中试"过后，由负责试制者写出"药酒制作工艺"，提交厂方正式投产。并负责帮助厂方训练了制作技术人员，以利于顺利生产。

此外，我们还协同酒厂一起编写了"少林药酒"的说明书、大型彩色宣传册，设计了特制的酒瓶和具有吸引力的外包装，为产品销售铺平了道路。

五、打算

少林药酒虽已制出并试销成交，但仅仅是个开始。能否使产品保证质量，不断提高，是"少林药酒"成败的关键。为使它能在国际市场上站得住脚，立于不败之地，我们拟继续对"少林药酒"制作工艺进行进一步改革，并进行"酒的质量控制标准""药理研究""临床试验观察"等研究工作，以使它进一步完善，成为合格的饮料药酒和出口名牌产品。

六、体会

通过研制"少林药酒"，我们体会到：充分调动研究人员的积极性，组织好协作攻关，就能快出成果，多出成果，为国家经济建设、实现"四化"做出贡献。"少林药酒"两种，从任务提出到创制成功，仅仅用了3个多月时间，其中涉及32个有关单位和兄弟省市的不同行业，经过努力，互相配合，不但如期完成了药酒的研制任务，同时，有关药酒的包装、说明、宣传资料等，都同时完成。如说明书及宣传册的彩印、装酒特制龙泉瓷瓶、新颖的外包装盒子等，都经过了艰苦努力和多方配合协作，才保证了参加交易会和出口的要求。这在国内同类制品的研制活动中，其速度之快和质量之高都是少有的。

另一点是，教学、科研部门同生产单位相结合，是搞好科研多出成果的良好组织形式。这样使得研究目的明确、任务要求紧迫，缩短报批时间，教学科研部门提供技术，生产单位提供经费，互取所长，发挥优势，就能马上行动，很快出成果，很快产生经济效益。我们这次"少林药酒"的研制，不仅没有影响教学任务的完成，而且还促进了教学工作。药酒试制开始，正赶上药系七九级学生这个内容的实验课，利用这项研制让学生进行实验操作，使学生对实验的意义产生更为现实的认识，产生了浓厚的兴趣，增强了实验效果。同时，由于学生的参加及所提出遇到问题的解决，更促进了药酒的研制过程和质量的提高。客观上也为能在短时间内研制出这么多试制品提供了人力。因此，我们认为这种教学上与生产部门相结合的科研方式，处理得好，就会教学、科研两不误，相互促进，一举而两得。

1983年2月1日，河南中医学院科研资料汇编。作者：侯士良。

酒的药理作用

我国用酒的历史很久，早在商代社会中贵族饮酒之风已盛行，医疗上也普遍用酒作为药引或溶媒。到了周代，除直接应用于日常生活中的食用酒类外，还出现了专门为了医疗目的而酿造的药酒，这就是《周礼》称为"医"的酒类（这里"医"的含义，乃为酒的一种）。在马王堆出土的帛书《养生方》和《杂疗方》二书中，曾记载若干用制酒的曲配合药物处方专门酿造的医用药酒。古代医籍如《黄帝内经》《伤寒论》《金匮要略》《千金方》《外台秘要》等，都非常重视酒的作用，许多"本草"专著如陶弘景的《神农本草经集注》和李时珍的《本草纲目》等，都有酒的专篇论述。

酒的药理作用，可归纳为以下几方面。

1. **对中枢神经系统** 酒主含乙醇，对中枢的作用基本上与麻醉药相似，所以古时认为酒能"消忧遣愁"，似有兴奋作用。其实乙醇之兴奋作用，并非真正之兴奋，乃大脑抑制功能减弱之结果。此时饮酒者，会丧失其自制，同时其辨别力、记忆力及理解力亦减弱或消失。

2. **对血液循环系统** 中等量乙醇可扩张皮肤血管，故常出现皮肤发红而有温暖感，所以前人认为酒可以"活血御寒"。《本草纲目》云："面曲之酒，少饮则和血行气，壮神御寒。"酒是可以扩张血管，促进血液循环的，但如恃为能御寒是不恰当的。因寒冷时皮肤血管收缩，是一种保护性反射；饮酒后抑制血管运动中枢，扩张皮肤血管，反使热觉损失，更增寒冷。

3. **对消化系统** 小量低浓度能增加胃的吸收功能；如浓度高，饮量大则可刺激胃黏膜引起炎症。实验证明，饮用乙醇含量较低（在 10% 以下）之酒类，可增加胃液分泌。更高浓度（20%以上）乙醇内服，则能抑制胃液分泌，减弱胃蛋白酶活性。40%以上含量则对胃黏膜有强烈刺激，故喜饮烈性酒者多患慢性胃炎。

4. **局部作用** 利用酒的温热挥发性能，可用于某些疾患的局部外治。将乙醇局部涂擦于皮肤，可加速热的散发，故可用于高热病人以擦浴降体温。以酒调药外敷能治疗疮肿及外伤瘀血。其杀菌作用以 70% 者作用最强，低于 60% 或高于 80% 者功效皆较低。

酒在祖国医学中的应用是十分广泛的，用酒炮制中药始见于汉代张仲景《伤寒论》和《金匮要略》，随后逐渐发展成为酒制法，广泛应用于多种中药的炮制，提高和增强了药物的疗效。

原文发表于《卫生知识》，1981 年（1）。作者：侯士良。

食中珍奇，药中瑰宝
——谈乌骨鸡兼论"黑宝"

乌骨鸡为雉科动物，家鸡之一种。原产于我国，以江西泰和县产者为"道地"。是我国特有的珍禽之一。它不仅形体美妙，受到人们的喜爱，而且具有独特的营养健身价值和防病治病效果，不愧为珍奇瑰宝，堪称一绝。

古时，此鸡产量极少，人们视为珍贵，地方官常以乌鸡进献给皇上，成为贡品。1915 年乌骨鸡作为名贵鸡种参加了巴拿马万国博览会并获奖。1974 年日本首相田中角荣访问我国时，我国政府将乌骨鸡作为珍贵礼品，赠送给日本。盛产乌骨鸡的泰和县酒厂生产的"乌鸡补酒"，被列为国家礼品酒。以乌骨鸡为主要原料的妇科著名要药"乌鸡白凤丸"驰名中外。小小乌骨鸡对人类的营养保健事业，做出了独有的贡献，一度进入辉煌。

一、乌鸡白凤，逗人喜爱

乌骨鸡，别名乌鸡、泰和鸡、药鸡、丛冠鸡。较之一般鸡种来说，它体小质弱，产卵较少。但生性柔顺，全身羽毛雪白，肉质皆黑，凤头乌骨，耳叶绿色、略呈紫蓝，颌下有须，固有乌鸡白凤之貌，甚惹人喜爱。

其个体较小，头小，颈短。具肉冠，雄鸡头顶有一撮桑葚形圆冠，雌鸡则为绒球形"凤冠"。耳叶绿色，略呈紫蓝。遍体羽毛雪白，除两翅毛羽外，全呈绒丝状。头上有一撮细毛突起，下颌上连两颊，面生有较多的细短毛，称为颌下有须。翅较短，飞翔力较弱。毛脚，五爪，跖毛多而密。眼喙、舌头、皮、骨、头、跖趾均为乌黑色。黑藏白中，十分貌美。对乌骨鸡的外貌特征，中国中医研究院胡士林研究员在其《中国道地药材》一书中概括为"紫冠、缨头、绿耳、胡子、五爪、毛脚、丝毛、乌皮、乌肉、乌骨等十全"。我国明代伟大医药学家李时珍在《本草纲目》中更明确指出："乌骨鸡，有白毛乌骨者，黑毛乌骨者。但观鸡舌黑者，则肉黑俱乌，入药更良。"李时珍对乌骨鸡的观察研究可谓精辟，他不仅指出了乌骨鸡有不同的毛色品种，尤其注意到鸡舌黑者则肉骨俱黑的识别特征，并提出了骨肉俱黑者为最佳选用标准。

二、健身祛病，功效奇特

鸡供药用始载于《神农本草经》，被列为上品，距今已有近两千年历史。用乌鸡治病是我国独有的方法，南北朝时梁代的《名医别录》记载了乌雄鸡肉可"补中止痛"；乌雌鸡肉能"作羹食，治风寒湿痹，五缓六急，安胎"。晋代葛洪的《肘后方》和唐代孟诜的《食疗本草》具有用乌雄鸡肉补虚的记载。宋代《开宝本草》亦从其说。但对乌骨鸡食疗和药用记载最详细者，当推明代李时珍，他在《本草纲目》中曰："乌骨鸡，气味甘、平，无毒。主补虚劳羸弱，治消渴，中恶鬼击心腹痛。益产妇，治女人崩中带下①，一切虚损诸病，大人小儿下痢噤口②，并煮食饮汁，亦可捣和丸药。"精确详细地记述了乌骨鸡的药性、功效和主治应用。对乌骨鸡的这种功效，李时珍还做了进一步的补充阐发，解释曰："鸡属木，而骨反乌者，巽变坎也，受水木之精气，故肝肾血分之病宜之。"他还特地指出"男用雌，女用雄。妇人方科有乌鸡丸，治妇人百病，煮鸡至烂和药，或并骨研用之"的应用经验和方法。明代医家缪希雍在其《本草经疏》中说："乌骨鸡补血益阴，则虚劳羸弱可除，阴回热去则津液自生……益阴，则冲、任、带三脉③俱旺，故能除崩中带下一切虚损诸疾也。"清代汪昂在其《本草备要》中载："乌骨鸡能益肝肾，退热补虚。治虚劳消渴，下痢噤口，带下崩中，肝肾血分之病。"还特别强调其有"煮汁益胃"的功效。清代著名本草学家黄宫绣在《本草求真》一书中说："惟有乌骨鸡别是一种，独得水木之精，性尚走肝肾血分，补血益阴，为补虚除痨祛热生津止渴及下痢噤口带下崩中要药。"乌骨鸡的药用性能，除其所含的蛋白脂肪等营养素外，在于其体内的黑色物质含有较高的铁、铜等元素，对病后、产后贫血者有补血、促进康复的作用。中医历来认为，乌鸡有补肝肾、益阴血、退虚热、调月经、止白带等功效。据现代报道，乌骨鸡几乎能治妇科所有疾病，同时，还能治疗男子性功能低下、遗精滑泄等症。以乌骨鸡为主配置的丸、汤、酒剂，不但效果显著，而且治病范围极为广泛。不仅如此，乌骨鸡用于补虚扶衰，强身健体，促进疾病康复，还有更为奇特的功效。在我国徐州一带流传有"九户鸡鸣汤"的故事：相传三国时期，华佗游学徐州，一日正在徐州西部的保土行医，忽见他的堂兄推着他的母亲来到。华佗见母亲面黄肌瘦，脉微喘促，知是得了重病，他仔细地诊察一遍，知道母亲病已危笃不可挽救。当时用了"人参汤"让母亲喝下，就对母亲说：孩儿长期在外，未能恪尽孝道，实在于心难安。我们回家吧，叫哥哥推您先走，我把这里的患者安排好了，随后赶上你们。华佗又把哥哥叫到一旁告诉他说："母亲的病已十分危笃，估计不能活过三天，你在路上要多加小心。"他哥哥遂推着婶母走了。华佗自从母亲走后，患者仍络绎不绝，一时不得脱身，待他把患者处理停当，动身回家时，已是母亲走后的第三天了。他估计母亲可能已经去世，忍着悲痛，连夜赶到家中。到家一眼望见母亲正坐着与人说话呢！华佗又惊又喜，忙问哥哥在路上给母亲吃过什么饭，喝过什么汤，服过什么药，他哥哥想了一会儿说："我和婶母回家的当天晚上，住在一个九户人家的村庄上。当时婶母一心想喝鸡汤。于是我就到村里买了一只鸡，把你给的人参也放到了鸡汤锅里一起煮。煮好后给婶母盛了一碗。她喝下去感到很舒服，半夜里又喝了一碗。天亮喝完了。回到家中，她老人家的病好多了。"华佗又问："你买的是什么样的鸡？"他哥哥说："买了白毛黑皮肉的乌骨鸡。"华佗听后心想：难道乌骨鸡能有这么大的作用！又过了几天，母亲能起来走动了，华佗非常高兴。他又从原处买了几只乌骨鸡和人参一起煎煮，喝了几天，母亲的病竟彻底痊愈了。后来华佗用此法治愈了许多人，把此汤命名为"九户鸡鸣汤"，记入了他的《青囊经》中。后来华佗被害，《青囊经》失传，后人根据这一传说，制成了"乌鸡丸""乌鸡汤""乌鸡补酒"，使这一方法得以流传下来。后世医家又配伍了其他一些药物，经过多次试验，制成了今天的"乌鸡白凤丸"，大行于市。

三、美味佳肴，营养精品

乌骨鸡是鸡，本身具有良好的药用价值，可谓食、药兼备之品。据测试乌鸡肉主要含蛋白质、脂肪、无机盐（钙、磷、铁）、维生素（维生素A、维生素C及维生素E）、硫胺素、核黄素及尼克酸。另含胆固醇和微量元素。其计含17种氨基酸，含量高于普通鸡，其营养丰富。经中国农业科学院畜牧研究所对乌骨鸡进行生化分析，每百克干样品中17种氨基酸的总含量为96.31 g，其中赖氨酸、缬氨酸等人体必需氨基酸的含量特别高。骨、肉粉中含蛋白质、维生素亦很丰富。食用后对保持人体蛋白质平衡，增强机体抵抗力有重要作用，对人体补虚养元、延缓衰老、缓解疲劳、令生命活动处于最佳状态有特殊效果，体现了滋补与调节保健的双重功效。元代皇家饮膳太医忽思慧，在其所著的营养学专著《饮膳正要》一书中，将"乌鸡汤"选列为一项，并记载以乌雄鸡1只、陈皮5 g、良姜5 g、胡椒10 g、草果2个，以葱、醋、酱相和，入瓶内，封口，令煮熟空腹食，治虚弱劳伤，心腹邪气。作为御膳食品，为皇室所享用。现代《中国药膳学》载有"虫草炖乌鸡"和"银杏乌鸡"等功能性名贵药膳食品，进入高等筵席，受到中外食客的欢迎。为了进一步开发利用乌骨鸡资源，创造新型保健食品，郑州百乐食品有限公司最新研制出"乌骨鸡罐头"食品——"黑宝"。它选用百日内乌骨鸡配同亦药亦食的名贵滋补品枸杞子和我省"四大怀药"之一、著名滋补食品怀山药等珍品，并以现代科学技术制成。药效食性相辅相成，美味可口，方便食用。为黑色食品家族中添加一种很有前途的新品种。

美味佳肴在"黑"中。近年来国内外兴起了吃黑色食品的热潮，如黑米、黑豆、黑木耳、黑芝麻……成为人们喜爱的食品。黑色食品之所以这样走俏，是因为它们含有红色、绿色食品所欠缺而又为人体需要的微量元素、矿物质、多种氨基酸及某些对人体有益的特殊物质。因此人们在重视传统主食的同时，重视和追求这类品味高雅、营养丰富而又具医疗保健作用原始状态的黑色食品，是对大自然的回归。众多黑色食品必然会像绚丽的奇葩，在食品文化大观园中夺目开放。

龟缩在"冷宫"的中华鳖且能跳出水，那么，尚处"养在深闺人稍识"的乌骨鸡，何不能腾空高飞？愿乌骨鸡和由它制成的新食品"黑宝"，展翅飞翔，再领风骚。

注：

①崩中带下：为妇科经带病名。崩中指不在行经期间，阴道内大量出血，出血量多而来势急剧的叫"血崩"或称"崩中"。带下，指阴道内流出一种黏腻的物质，如带一样绵绵不断。包括妇女的多种生殖器炎症，产生带下不同颜色的分泌物，如白带、黄带等，均称为带下病。这里将此两种常见妇科病称为"崩中带下"。

②下痢噤口：也称噤口痢。即痢疾之一种，痢疾饮食不进或呕不能食者，称为噤口痢。属痢疾比较严重的症候。

③冲、任、带三脉：各为中医"奇经八脉"之一。以上三经脉有病时，均会引起月经不调，赤、白带下等病症。

原文发表于《香港大公报》，1995 年 8 月。作者：侯士良。

药用动物养殖与药用植物栽培技术

中药是人们防治疾病的有效武器，同时也是营养健身、益寿延年不可缺少的物质。千百年来，它为我国和世界各国人民的医疗保健事业发挥了重要作用，尤其为我国和日本等亚洲各国人民所喜闻乐用，有着广泛的医疗用途和十分显著的效果。目前，在西方欧美各国，用中药治病的要求越来越迫切，引起了这些国家和医药界的重视，研究中药的兴趣日益高涨。足见，中药事业的发展有着广阔的前景。

随着我国医疗事业的发展和人民生活水平的提高，中药用量不断增长，很多中药品种单靠野生，已远不能适应需求，必须走变野生为家种家养的道路。

当前，我国农村多种经济飞速发展，生产致富的要求十分强烈。有农谚说"想要致富，多种经营、药材起步"，"种药能致富，品种要对路"。为适应广大农民和专业户种植中药的要求，笔者总结了当前可发展种植的天麻、二花、白术等五种中药材栽培技术和一些基础知识，供大家阅读和实用参考。限于编者水平，难免有不足和不妥之处，敬请读者批评指正。

一、药用动物养殖

（一）概述

我国对野生动物的驯养，有悠久的历史、丰富的经验，并获得了很大的成功。药用动物在中药材中占有重要地位。据伟大的药学巨著《本草纲目》记载，可供药用的动物，初步统计就有416种（无脊椎动物约124种；脊椎动物约292种），它们各具有一定疗效，副作用小，药用价值较高，为中医中药所常用。

但是，由于近些年来自然生态平衡遭到破坏，环境污染严重，使药用动物栖息生存条件受到影响，甚至破坏了它们生存和繁殖的环境，造成大量死亡、绝种。所以动物药材产量连年下降。随着人民卫生事业的发展，中药材需要量不断增加。这就导致动物药源出现紧张局面，影响到群众看病吃药和医生处方用药。为了解决目前药用动物资源不足，而需用量不断增加、供不应求的矛盾，进行人工养殖药用动物，是一种比较有效和能在较短的时间内获得成果的办法。不少地区的广大群众相继根据本地区资源条件和实际情况，纷纷开展药用动物人工养殖工作，并做出了很大成绩，收到了显著的社会和经济效益，使药用动物养殖成为城乡养殖业中的一个重要行业。

但是，当前药用动物养殖业需要研究的问题很多，野生变家养的理论和基本技术方面存在着很多问题，有待发现和解决，这里仅就药用动物人工养殖方面的一些原则和知识做一扼要介绍，供专业养殖者在实践中参考。

A. 饲养前的准备

把一种野生药用动物变为人工养殖，需要花一定的时间，或许要经过多次的失败、摸索，才能成功，绝不会一蹴而就。在饲养前，就需要做好必要的准备工作。如了解饲养对象的生境、食性、生活习性、繁殖季节和方式、幼体的食性等。最好能到药用动物产地访问，请教生产者，得到具体初始资料，再进行养殖设计，开展人工饲养。因为只有摸清动物在野生状态下的生活规律，才能知道在家养时应提供给动物哪些生活条件，保证动物正常生活、繁殖、生长发育并获取优良的产品。

1. 生境调查

通过生态环境调查，可以了解动物在野生状态下对生活条件的要求，栖息区的范围和特点，一年四季的气候和景观变化对动物的影响等。这对确定动物的养殖方式、场舍建筑、设备供应和经营管理等，都可以提供基本依据。譬如，动物在越冬期内的环境温度就是一个应该认真对待的问题，否则会造成动物大量的死亡。北方的养兽场，越冬棚舍或巢箱，其温度条件往往不如背风向阳的林间窝巢或天然的树洞、土穴。片面地认为兽类耐寒性强而忽视对越冬环境的保温会使生产受到很大损失。因为寒冷可以导致动物营养代谢的改变，内分泌功能失调，生殖功能障碍，严重地影响动物的生活、繁殖和生长发育，即使变温动物，在冬眠的环境温度也应密切关注。

2. 食性调查

食物是动物的首要生活条件，是养活一种野生动物首先要解决的关键问题。对饲养对象的食性不了解，便会遭到失败。每种动物都有它的食性特点，如麝獐喜食松萝；鼯鼠喜食颗粒食物；蝎子喜流质食物；蚯蚓可食腐烂物质；蛤蚧却要吃活食。很多种野生动物在不同季节和不同发育阶段存在着食性的变化。如梅花鹿春季喜采嫩叶、幼芽和花蕾，夏季则以青绿枝叶为主，秋季很喜食橡籽，冬季则除采食地面的枯枝落叶，还喜啃食一些树木的树皮。还有一些动物的某些时期对一些植物有特殊的需要。如哈士蟆（中国林蛙）在蝌蚪期以浮游生物和水草为食，到了成蛙阶段，食性发生很大转变，要以活的虫类为食。如不把这些食性特点调查清楚，人工养殖就很难获得成功。

3. 生活习性调查

一种动物的生活习性，是对它的生活条件经过长期适应的结果。因此，要把野生动物变为室内养殖，首先要设法使饲养对象能适应新的室内环境（如笼养或室养等）。这个新环境还要接近它的原来生活条件或必要的生活条件，使它能活下来。这样就要求我们对养殖对象的生活习性进行较深入的观察和了解。首先，要了解动物是群居性还是独居性，以确定对它进行群养或是分养。独居性的动物在家养条件下未经驯化而强行群养会使动物之间殴斗，咬伤甚至死亡。其次，了解动物的昼夜活动规律和季节活动规律也很重要。动物昼夜活动包括捕食、饮水、运动和休息等。各种动物有各不相同的生活习惯和生活方式。就同一种动物来说，不同的发育阶段也是有差异的。例如，土鳖虫多生活在阴暗潮湿的地方、晚间才出来活动；斑蝥则喜在水中活动，捕食鱼、虾、水中昆虫，而且还要每隔 20 min 浮出水而，伸出吻部进行呼吸；穿山甲白天过地道生活，晚上才出洞找寻蚁巢、粘取蚁类为食等。动物的季节活动包括繁殖、生长发育、休眠、蜕皮、换羽或脱毛等。有的为春季繁殖，有的为秋季繁殖；有的冬眠，有的夏眠，形成季节性活动周期。我们要对动物进行养殖，必须根据这些行为特征来制定年周期或日周期的饲养管理制度。

B. 饲养和管理

一些药用动物，特别是高等脊椎动物如鸟、兽等，当它们刚被引进笼或入圈饲养时，由于环境突然改变常常会发生因动物受惊或想逃跑而在笼内乱闯乱碰。以致撞死或因受伤感染而死；拒不饮食而致衰弱，最后乃至饿死。由于动物对食性和给食不合摄食习惯的不适应而少食，饲养者强行灌饲、食物不符合动物消化功能，引起消化道病变而死亡；或因给水不足，导致发病死亡等。

由此可见，要把野生药用动物特别是高等脊椎动物改变为人工养殖，除了先应对它们的栖息环境、食性、生活习性等做好调查研究外，采取相应的措施处理。对无脊椎动物，一般比较容易处理，只要先做好模拟接近繁殖对象原来生活条件的饲养场所，设有防逃跑及防止敌害侵入的设备，然后再把它放入，同时投入所需的饲料，它们一般都能自己就食。但对刚引进的高等动物如鸟、兽等，常常因它们被捕捉时受惊，一般都害怕接近人，见人便会在笼里乱闯乱碰，或不接受新的环境，遇有这样的情况，可采用以下措施：

1. 使其安定

比较有效的方法是把它们单个（鸟类可多个）用合适的笼子关牢，然后放在幽静、光线稍暗的地方。鸟笼最好用黑布掩盖，这样经过一段时间，都会安定下来。

2. 给水

待动物安定后，要及时给水。水里可放些水解蛋白、白糖和少量食盐等营养物质。兽等动物经过运输和挣扎活动等，要补充水分，这时给水，它们大都会就饮，同时水里的这些营养物质还可起到诱饮和补充消耗体力的作用。所以一定要足够注意。

3. 诱食

鸟、兽等常因受惊和环境的突然改变而出现拒食情况。因此在给水的同时，注意放入它喜吃的几种新鲜饲料，当它们安定和饥饿的时候，一般就会自行去吃的。

4. 填（灌）食

经过1~2 d诱食后，若该动物仍不进食，或出现精神不振，甚至呈现衰弱的病态时，就要进行强行填食或灌食。可小心、轻巧地或借助木棒（对大、中型兽类）使动物的口张开（鸟类可用手指在两侧的口角轻轻捏捏便易使它的喙张开），然后再根据它们的食性，灌入所需食物。填（灌）食物的量不宜过多，初次以半饱为佳，以后再逐渐增加数量，切忌过饱，以八成饱为极限，以免引起消化不良。填喂之后仍须向动物及时投放食物，这样经过数次的填喂，它们多半就能慢慢进食。

5. 投放饲料

投放的天然饲料，要求新鲜，洁净，并应根据动物原食性选料。同时，所投放的饲料要种类多种多样，或同时投入几种，或经常更换种类，这样既可以使动物食欲增加，更重要的是能使动物获得丰富的营养物质，有利于动物的生长发育。切忌长时间投喂一种饲料。投放饲料做到定时定量和保证质量。给食的时间，一般宜在每日8~9时、11~12时及17~18时，对夜出性动物，可改为7~8时、16~17时及22~23时。投放饲料的量开始可多放一些，并记录投入量和测量进食后的剩余量，这样经过几次的试验计算，便能找出它的食量，为以后的定量做到心中有数；投放饲料还要根据动物不同的生长、发育阶段而给以不同的饲料。如对幼龄动物和繁殖动物饲料，应增加适量的蛋白质、矿物质和维生素，以满足生长、产卵或胚胎发育的需要及提高繁殖力。对青、壮龄动物则可供给一般的饲料。

对爬行类动物，它们一般较隐蔽和属于夜出性，活动较为缓慢，因而消耗能量较少。如蛇类、龟类等动物，平时习惯于饱餐一顿便停止进食几天，因此可以每隔几天给饲一次。不过它们在出蛰后不久至繁殖期以及在冬眠前，却要大量摄食，这时则应多投饲料了。养殖食谱广的昆虫，用混合饲料即能保证培养。植物食性狭窄的昆虫，则在准备养殖的同时种植相应的植物。至于动物食性昆虫，可投放别种昆虫或蜗牛肉、蚌、肉之类。

为了更好地进行人工养殖，还应该改用人工饲料。人工饲料可以利用农、畜业的副产品，同时也便于采集和储运，不受时间和地区的限制，可以大量生产，保证供给，且适合卫生要求和有利于经济收益，更能根据不同动物的需要科学地配制成营养性完备的饲料，即含有蛋白质、兽类、脂肪、维生素、矿物质和微量元素等。但配制人工饲料所用的原料，也要根据原来的食谱来组合，例如原来吃昆虫的宜用蚕蛹粉、蚯蚓粉、蚌肉粉等作蛋白质；肉食类的宜用鱼粉、鲸粉或其他肉粉、内脏粉等。兽类可用各种淀粉、矿物质，可提供维生素、植物蛋白等成分，合成的维生素使用更为方便。人工饲料可做成条状、团状、颗粒、干的或湿的，可随饲养对象和使用方法而定。但是使用人工饲料必须注意采用逐步渐增的办法，先用少量掺杂在天然饲料中使用，然后逐步渐增，使动物有适应的过程，避免因突然改用人工饲料，引起消化系统的病变。当然，在完全使用人工饲料后，不定期投放些新鲜的天然饲料也是可取的。

在人工养殖过程中，适时供给充足清洁的饮水是十分重要的。

6. 笼养与分群

养殖无脊椎药用动物，一般无须分群，主要是注意密度问题。对一些种类常需要把卵隔离孵化，而肉食种类则需把幼体与成体分别饲养，以免发生大者吃小者，强者食弱者。

一般说高等药用脊椎动物在人工饲养的条件下，特别是在刚引进的时候，以单个笼养为好。因为这样有利于使它安定和进行诱食和灌食的处理，还有防止带病动物引起传染病及打斗的作用。经过一段时间的观察，对能适应环境自己就食的健康个体，即可同类群养，这样也便利于管理。但在群养时又要按它们的大小、强弱分群，因为有些种类如蛇、蝎等，常会大吃小；而兽类则往往恃强凌弱，在进食时，弱者往往得不到足够的食物，影响其生长发育。在生殖期怀孕的母兽，要隔离在安静的环境并及时予以产前、产后补充营养等照顾，这样，才能带好仔兽和迅速康复，有利于发展饲养。

卵生动物除鸟类与有护卵习性的种类外，一般在卵产出后就应把卵拾起放至别处，这样既有利于对卵的保护、管理和孵化，又可避免有些种类发生吃卵的恶习，尤其在饥饿时更是这样。

7. 冬眠

两栖类与爬行类药用动物，一般都有冬眠习性。能否使它们很好地度过冬眠，也是人工养殖上的一个关键问题。因此必须对变温动物的冬眠十分重视，做好这方面的工作。

首先，要选适宜的冬眠地点。饲养场地要选为向南或东南方向干燥的地方，挖一个坑，堆放些砖、石，砌成多个洞穴并垫些土，上堆厚土，并在靠近地面留一些出入口以便动物的进出，这样即可作为饲养动物的冬眠地点。洞穴离地面 $0.3 \sim 1\ m$，亦可视地区不同而异，南方可浅些，北方应深些。洞穴大小视动物大小及数量而定。冬眠地区应防止风吹入，并使湿度适中，以阳光能照射到的地方为佳。必要时可用土把洞口稍封闭。至于有些蛙、鳖等，多在水底淤泥中或池边打洞穴越冬。

在室内养殖的则较容易处理，可将门窗关闭，在圈内堆放碎土块、干草之类或碎木块、砖块等做成缝隙洞穴便可。我国南方室温稍高于动物入眠的温度，往往出现冬眠不深，甚至出穴活动等，遇到这种情况，则要设法降温使之深眠不醒才好。因此时动物不食，出穴活动消耗体内能量，使体质衰弱，到来春出蛰时，常因过度衰弱而死亡。

其次，要做好冬眠前的准备。临近冬眠时，动物便大量进食，以蓄积能量，形成类似肪体层。因此这时期应投喂足够的饲料，而使动物达到最佳状态进入冬眠。在快要进入冬眠前，做一次个体检查，把受伤的、染病的、瘦弱的淘汰作药。

再者，注意出蛰前后的处理。惊蛰前后气温回升，冬眠的动物就快要出蛰了，这时要注意及时把堵塞的洞口扒开，整理好养殖场池或圈，准备好饲料；检查防护设备是否完善，四周墙角是否有洞穴，如有即要补牢。

刚出蛰的动物身体较虚弱，要及时投放饲料，但这时它们一般食欲不大，投饵要少一些，随后再逐渐增加。

毒蛇初出蛰时，毒液所含的毒素较浓，因此接触它们时要倍加小心，注意做好防咬伤的保护措施。

惊蛰前后的气温变化较大，当天气变化、气温突降时，出蛰动物常又钻回洞里蛰伏。当天气晴朗、温度上升时，它们便又出来活动或晒太阳。因此饲养时要注意天气变化，晴天动物出来活动时投喂饲料效果较好，遇到阴雨刮风天就完全不必投喂了。待气温稳定上升后动物活动正常了，才能开始定时定量的投放饲料。

对无脊椎动物的饲养，大都可仿此处理。

8. 养殖场地

养殖场地选择的原则，就是其笼、舍一定要符合和满足动物生活的需要。例如鸟笼要求要较高大，笼内植树，地栖种类设栖架，使有能供飞翔的空间，有沙池和水池（供沙浴和水浴）。繁殖期可安置巢箱、干草，以便筑巢。兽类一般要有活动场地，圈养的草食性动物，除防逃设备外，还要有遮阳棚（可利用攀缘植物）或在圈内种树（对圈设有深护设施）和晚间供睡眠的地方。肉食类兽类的笼舍以密封防逃为主,铁网网眼、铁栅栏距离都选择合适的。穴居动物可设假山洞穴,一般可设卧室和运动场,树栖种类可在舍内植树或设枯树以供攀登运动。龟、鳖池四周要设防逃围墙,并应有斜坡接岸,在朝南岸上设面积 $2 \sim 3 \ m^2$、深约 60 cm 的沙坑,沙坑周围种植有矮小植物或草类荫蔽,供作产卵窝穴之用。池岸旁设置食料台。另外在朝南岸上靠近围处堆放砖块、石块,做成多个洞穴,上覆盖泥土,供它们栖息和越冬。

总之,一切养殖场地,均宜选择安静、空旷、周围种有树木的地方。

9. 环境清洁卫生

清洁卫生工作关系到养殖工作能否成功,加强对养殖场和杂物的清扫管理工作。现简述如下:

(1)笼、舍、圈的内外要经常保持清洁,每天至少打扫一次,及时清除粪便,同时观察粪便是否正常,借以发现动物是否健康。能以水洗的地面要经常用水清洗,保持清洁卫生。

(2)养殖场所要通风良好,阳光充足。穴居种类要注意荫蔽和洞穴是否合适,能否避风防寒,不受或减少气温剧变的影响。

(3)投放饲料务求新鲜、洁净,绝不能用变质的饲料,动物食剩余的饲料要及时清除。

(4)供饮用的水要清洁,无异味,池内的水也要经常保持清洁。

(5)养殖场内要定期消毒,进入场地时不带进脏物,或更换鞋子,以防外界病菌等污染。

(6)发现染病个体,应及时隔离,以防传染。

(7)注意预防接种。预防接种是防止传染病发生的有效措施。在动物感染传染病或传染流行季节,要根据不同种类的动物,采取相应的预防接种措施。

（8）防止养殖药用动物自残，如蛇类、虫类的自相残杀和残食。防止鼠类和其他伤害的侵入，以保证动物的安全生长。

总之，把野生药用动物变为人工养殖，其目的是为了解决药源不足的问题，这项工作是一项复杂而细致的工作。对药用动物的生活习性、生长繁殖等认识还是十分不足的，很多是陌生的。以上讲的不过是提供养殖的一些基础知识而已。真正要从事做好这项工作，还要在实践中细心观察、了解以至掌握一些动物的生物学特性，进行具体的养殖试验和研究，从中总结经验，找出规律，克服困难，不怕失败，最终变野生为家养，并不断提高产量和质量，提供优质动物药材，保证用药需要，为中药事业的振兴争辉，为人民卫生事业做出贡献。

原文为科学致富函授教材，1984年10月1日。作者：侯士良。

（二）药用动物养殖技术实例

A. 海马的养殖技术

1. 名称的由来

在我国18 000多千米的漫长海岸线上，生长着多种多样的海洋鱼类。你是否知道，其中有的还是非常珍贵的中药材呢！例如在近海浅水区，在水藻和小甲壳动物较多、风浪不大的海域中，生活着一类奇特的鱼类，古人发现它有特殊的医疗作用，头似马头，便称它为"水马"。早在1 700多年前的西晋时期的《抱朴子》中就记载了这种海洋生物的名字。后来人们发现不是所有水里都能生长这种鱼类，只有海水才能生长，古代医药学家按照严谨认真的态度，给它改名为"海马"。唐代医学家陈藏器在《本草拾遗》中正式定其药名为"海马"，一直沿用至今。另外，也有因其形象俗称为"马头鱼"和以它奇特的生态习性又称为"龙落子"的。海马是一种名贵珍奇的动物中药材，有一两千年的应用历史了。

2. 效用独特成新宠

海马是我国名贵海洋中药材，历代医药古籍及我国药典历次版本均有收藏。历代中医均将海马作为医疗保健中药材使用。它具有补肾壮阳、增强性功能、调气活血、健脑抗衰老等显著的功效。伟大的医药学家李时珍在《本草纲目》中介绍海马时说："海马雌雄成对，其性温暖，有交感之义，故难产及阳虚房中方术多用之，如蛤蚧之功也。"又说海马能"暖水脏、壮阳道，消瘕块，治疗疮肿毒"。千百年来，海马以其确切而独特的疗效，在临床应用至今，而海马也甘愿粉身碎骨，为人类的健康事业做出无私无畏的贡献。

海马为珍奇海洋动物，作为药材，来源有限，身份高贵，价格较高，不可多得。所以古往今来多被列为贵重、不常用中药，知道它的人少，应用者更少。现代随着人们生活水平的提高，提高生活质量、呵护生命、强身健体、自我保健意识的增强，人们对具有明显生理活性和保健作用的动、植物药材的需求日益迫切，尤其对海马这种名贵动物中药材的兴趣更高，争相用来做药膳、药酒、药茶，以求保健强身、延缓衰老。因此，市场上以海马为主要原料的中药和保健品日益增多，一些地方服用海马保健品成为新的时尚。

此外，由于海马外形独特，沿海渔民捕捉到海马后晒干，将其作为旅游纪念品出售。既能保健，又可观赏，结果海马在香港市场上的价格甚至超过了白银。

我国人民应用海洋生物防治疾病积累了丰富的经验，有悠久的历史。近代科学家研究发现，海洋生物不仅含有许多抗菌、抗病毒、抗肿瘤等药理活性物质，而且它们还具有抗应激、抗氧化自由基、降血脂、调节免疫功能、促进血液循环、抗疲劳和增强学习记忆能力等作用。我国海域有丰富多样的海洋生物，是除陆地以外，又一个大自然赋予人类的天然药库。

3. 海底世界的神奇鱼类堪入药

海马是海洋特产，为脊索动物门鱼纲海龙科动物鱼类。截至目前，人类对海马的认识还很有限，有资料表明全球约有海马354个品种，其中有经济价值的30多种。我国海龙科鱼类资源较为丰富，经科学家考证有12个属20多种，作为药用的仅有光海马和刺海马两大类6个品种，分布在我国的渤海、黄海、东海、南海及台湾海峡等广阔的海域，其中，南海是我国海马的主要自然分布区，广东省和海南省的近海海域品种最多，资源丰富，是我国药用海马的主要产区。这里所产的海马药材，多为渔民捕鱼时捕捞的野生品种，除自销外，多数供应全国其他省区及海外市场。

海马入药，在我国已经有近两千年的历史，古代劳动人民和广大医药工作者，利用海马做医疗保健药，积累了丰富的宝贵经验。由于海马疗效显著，作用确切可靠，在我国民间素有"南方人参"之美称。海马有奇特的形态、有趣的性情和会变色的功能。它们头像马，尾像猴，嘴像猪，雄海马身携袋鼠般育儿袋，好生奇特，因此被人们誉为海底世界最美的神奇鱼类。海马在求偶或面对新环境时会变换身体的颜色，它们严格遵循"一夫一妻制"，一旦找到伴侣，便会"忠其一生"，这在动物王国尤其是海底世界是极其罕见的。更为奇特的是，雄海马承担着怀孕和生育后代的任务，小海马出生后，父亲身上的育儿袋是它们安全的家。海马生性腼腆而温和，当深海潜水员向相遇的海马表示友好时，海马会把它们"婀娜"的尾巴缠在潜水员的手指上作为善意的回应。

4. 功似蛤蚧，效似海狗，真名流

正是海马的这些奇特之处强烈地吸引着人类的好奇心，而且，晒干后的海马又是中药大家族身价显赫的重要一员，其补肾壮阳功似蛤蚧、效似海狗。所以《本经逢原》认为它"可代蛤蚧"，而

《本草新编》作者陈士铎则认为："海马，专善兴阳，功不亚于海狗，更善堕胎，故能催生也。"海马有温肾助阳、兴奋强壮的作用。不仅能提高性欲，治阳痿不举、女子宫冷不孕，而且老年人及精神疲惫的衰弱者，服之有转弱为强，振奋精神之功效，而且对妇女临产宫缩微弱者，有增强阵缩而催生之作用。

现代科学研究发现，海马含有较高的营养物质和化学活性成分，蛋白质含量高达70%以上，含有多种氨基酸、脂肪酸、多种宏量和微量元素、牛磺酸、胆甾醇和胆甾二醇等物质。正是这些活性成分，构成了海马补益作用的物质基础，由于它们的协同促进作用，才使海马产生独特而神奇的药效。现代药理研究证实，海马有显著的性激素样作用，如能抗血栓、延缓衰老、振奋精神、增强学习记忆、调节免疫功能，在众多的药物中，海马以珍奇著称。

5. 海马家族，人丁兴旺，都姓海

我国药用海马的来源，为海龙科动物线纹海马、三斑海马、刺海马、大海马、日本海马、冠海马等多种海马除去内脏的干燥全体。药用海马六兄弟，本性都一样，形态略有异。它们分别居住在我国广东、福建、海南、台湾及山东、辽宁、河北等省沿海藻类茂密的海水中。国外马来半岛、菲律宾、印度尼西亚、澳洲、非洲等海域，也都有它们的身影。那么，海马兄弟的面貌特征如何呢？且听它们自报家门，述说自身。

（1）老大，线纹海马，又名克氏海马。身高体大，体长30~33 cm，体形较大。腹部很凸出，躯干部七棱形，尾部四棱形，尾部卷曲。头及腹侧棱棘较发达，体长，各棱棘短锐，呈瘤状突起。吻细长，呈管状。眼较小，侧位而高。口小，端位。鳃孔小。体无鳞，为骨质环所包。体环：体部11条，尾部39~40条。背鳍长，鳍条18~19条。臀鳍短小，鳍条4条。胸鳍短宽，略呈扇形。无腹鳍及尾鳍。雄性腹部有育儿囊。分布于我国东海和南海。主产广东、福建、台湾等省沿海。如图1所示。

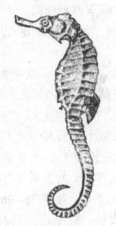

图1 线纹海马

（2）老二，三斑海马，又名斑海马，俗称海狗子。不仅身体比老大矮小，而且在体侧背方有 3 个黑色圆斑，故取名"三斑"。其体长 10.6～17.5 cm。体侧扁，腹部凸出，躯干部七棱形，腹下棱较锐，尾部卷曲，四棱形。体节 1、4、7、11 骨环及尾节 1、5、9、13、17 骨环背方结节呈隆起状嵴。吻细长，呈管状。眼小而圆，眼上棘较发达。口小，端位。颈部背方具一隆起嵴，颊部下方具一细尖的颊下棘。体无鳞，被骨质环所包，体环：体部 11 条，尾部 40～41 条。背鳍

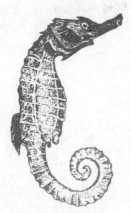

图2 三斑海马

较发达，鳍条 20～21 条。臀鳍短小，鳍条 4 条。胸鳍略呈扇形。无腹鳍和尾鳍。各鳍无棘，鳍条不分歧，雄性尾部腹面有育儿囊。如图 2 所示。

三斑海马分布于我国东海和南海。本种产仔多，生长最快，为人工养殖的优良品种。浙江、福建、广东沿海已进行人工养殖。

（3）老三，刺海马，论身材不及老大，但超过老二，位居两者之间。体刺、头棘尖锐而特别发达，头冠不高，"吾体"头上虽未长角，而身上长刺，所以人呼"刺海马"。体长 20～24 cm。体侧扁，腹凸出，躯干部骨环呈七棱形，尾部骨环呈四棱形，尾端卷曲。体长为头长的 5.1～5.8 倍；头长为吻长的 2.1～2.3 倍。吻细长，管状，吻长大于或等于眼后头长。眼小，侧位，较高。体环：体部 11 条，尾部 35～36 条，背鳍 18 条，胸鳍 18 条，短宽。体淡黄褐色，背鳍近尖端具一纵列斑点，无腹鳍和尾鳍。各鳍无棘，鳍条不分歧。雄性尾部腹面有育儿囊。分布区域同线纹海马。如图 3 所示。

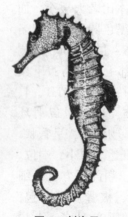

图 3　刺海马

（4）老四，大海马，又名管海马。体侧扁，较高。体长 20～24 cm。头上小棘发达。体上棱嵴短钝粗壮。腹部凸出。躯干部七棱形，尾部四棱形，尾卷曲。头冠较低，顶端具 5 个短钝粗棘。吻细长，管状，吻长等于眼后头长。鳃盖突出，具放射状嵴纹。体部骨环 11 条；尾部 35～36 条，背鳍 17 条，臀鳍 4 条，胸鳍 16 条。体淡黄褐色，头部及体侧有细小暗色斑点。背鳍有黑色纵列斑纹。臀、胸鳍色淡。雄性尾部腹面有育儿囊。分布于我国广东沿海及海南岛。如图 4 所示。

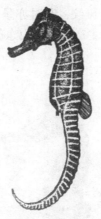

图 4　大海马

（5）老五，日本海马，通称小海马。体侧扁，较小，体长 7.6～10 cm。头冠低小，吻短，口小，前位。吻管短于眼后头长。鳃盖凸出，无放射状嵴纹。头侧及眶上各棘均特别发达。体部骨环 11 条，尾部 37～38 条。腹部很突出，不具棱棘。体灰褐色，头上、吻部、颊部及体侧具不规则斑纹。腹缘黑褐色。虽个体小，生长慢，但适温性大，成熟期早，故在我国沿海均有分布。主产辽宁、河北、山东、浙江等省沿海地区。如图 5 所示。

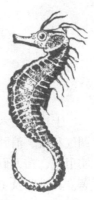

图 5　日本海马

（6）老六，冠海马，体侧扁，较小，体长 10 cm 左右。头长为吻长的 2.1 倍，头冠特别高大，约等于吻长，头冠顶端有 4 个突起。眼中等大，眼间隔中央凹。两侧各有一个眶上突起。体部骨环 10 条，尾部 41 条。体环第 1、4、10 条和尾环第 4、10、14 条各节上的突起较长，背鳍 13～14 条，臀鳍 4 条，胸鳍 14 条。体色淡褐，具暗色斑纹，有时亦呈褐色。背鳍亦具暗色纵带。我国渤海有分布。主产河北、山东等省沿海地区，量较少。如图 6 所示。

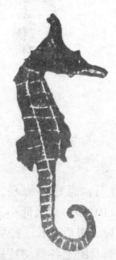

图 6　冠海马

上述海马六兄弟，居住大海同"姓"海，都具有补肾壮阳、调气和血、消肿散结的本领。千百年来，它们甘当人类健康的忠实卫士，在人们疗疾健身、益寿强体的事业中屡立战功，功勋卓著。其性状及主要特征如表 1 所示。

表1 6种海马外观性状及主要特征

	线纹海马	三斑海马	大海马	刺海马	日本海马	冠海马
外观特征	黄白色，头部棘刺突明显，体上呈线状斑点或节纹，体侧具细小白点	黄褐色或黑褐色，头与躯干部垂直，背部第1、4、7节体环，短棘基部各有一圆黑点	淡黄褐色或棕褐色，头部棘刺较发达，体上棘刺较发达，体上棘刺粗短，鳃盖具放射状嵴纹	黄白色，头部及体上棘刺发达且细而尖，仅尾的后端不明显	暗褐色，头侧及眶上棘刺发达，吻管短，吻管短，第1、7、11体环及5、9、13尾环棘刺较明显	淡褐色，头冠特别高，约等于吻长，第1、4、11体环和第4、10、14尾环侧棘刺较长
体长(cm)	15~30	15~20	20~30	15~20	5~10	5~10
体环(体部)	11	11	11	11	11	10
体环(尾部)	39~40	40~41	35~37	35~36	39	41
胸鳍	18	17~18	16	18	12~13	14
背鳍	18~19	20~21	17	18	16~17	13~14

6. 药材贵重，来源复杂，有规格

海马由于疗效显著，物源稀少，自古就被列为珍贵中药材。现代医学研究表明，海马有补肾壮阳、生髓益脑、强心生肌、散结消肿、平喘止咳、镇静安神等功效，对神经系统的某些疾病，疗效更为显著。海马是公认的有兴奋作用的强壮剂，特别适宜于老人及衰弱者（精神疲惫者）。因此，世界不少国家对海马的需求量很大，价格惊人，在新加坡、马来西亚、泰国，海马每千克售价高达1 200美元，其贸易范围涉及32个国家和地区，遍及南美洲至澳大利亚一带。我国每年海马的用量已达二三百吨，90%的海马需从越南、菲律宾和印度进口。目前，海马的需求量每年

仍以 10%的速度增长。

大千动物世界，物种繁多，仅中国产海马原动物就有线纹海马（克氏海马）、三斑海马、大海马、冠海马、刺海马和小海马（海蛆）6 种。进口的混装海马可能品种还多，所以作为药材，海马的同科同属品种很多，而且很容易混淆。

那么，海马中药材有无商品规格和质量标准呢？我们的一般中药材，都有认定的商品等级和规格要求，更何况海马是贵重中药材！传统的商品规格按其来源和形状分为海马、刺海马、海蛆 3 种。按色泽分为申海马（白色）、潮海马（黑色）、汉海马（褐色）。以体弯曲、头尾齐全、体长 16~30 cm 为大条（一等）；黄白色，头尾齐全、体长 8~15 cm 为中条（二等）；黄白色或暗褐色，头尾齐全、体长 8 cm 以下为小条（三等）。进口商品除分为光海马、刺海马外，也有根据大小分为大海马（长 11 cm 以上）、中海马（长 7 cm 以上）和小海马（长 5 cm 以上）。大海马不多见，进口商品中以中、小海马为多。目前规格仅"杂海马" 1 种，为光海马及刺海马的混装货。

据中华人民共和国卫生部颁布的进口药材商品规格标准，海马分为光海马和刺海马两种。光海马原生动物为线纹海马和三斑海马，刺海马原动物为刺海马。

作为药材，海马的外貌特征是什么样的？传统经验认为海马外形很具特征，"马头、蛇尾、瓦楞身"是对它形象的概括，这些可否作为识别它们的依据呢？《中华人民共和国药典》，对海马商品性状做出的规定如下。

（1）线纹海马：体呈扁长形而弯曲，体长约 30 cm。黄白色。头略似马头，有冠状突起，前方有一管状长吻，口小，无牙，两眼深陷。躯干部七棱形，尾部四棱形，渐细卷曲，体长有瓦楞形的节纹并具短棘。体轻，骨质坚硬。气微腥，味微咸。

（2）刺海马：体长 15~20 cm，黄白色头部及体长环节间的棘细而尖。

（3）大海马：体长 20~30 cm，黑褐色。

（4）三斑海马：体侧背部第 1、4、7 节的短棘基部各有一个黑斑。

（5）小海马（海蛆）：体形小，长 7~10 cm，黑褐色节纹及短棘均较细小。

冠海马因现在产量很小，暂没做性状规定。根据这些商品知识，在购买海马时，就不致盲目地误买、误用或上当受骗。不仅如此，药物检验部门对海马的检验项目，如虫蛀，水分，酸不溶性成分，有机氯农药残留及铅、砷、汞、镉等含量，都有明确要求，如正品海马的检查指标：虫蛀不得超过 5%并不得有活虫，水分不得超过 15%等。如需对海马进行质量检查，或因质量发生纠纷时，可请药物检验部门做检验判定。当然对要保证海马质量可靠，疗效确切的种类，还需制定更加科学规范的质量标准。随着中药现代化的步伐加快，对海马更先进准确的内在质量检查的方法将会建立，届时广大群众不愁吃上放心药了。

需要提醒注意的是，因海马系贵重药材，商品中常见有掺伪者。掺伪海马可见有泥沙、铁丝、铅粒等异物，以增加重量。有将铅块、鱼粉等物从海马的肛门处塞进，填满整个腹腔，可使其增重 50%。若感到所购海马明显质重，应注意检查、辨别。

7. 采收加工，保管养护

海马全年均可捕获，以夏、秋二季捕捞为宜，8~9 月产量最大。捕得后加工，洗净，晒干；或除去内脏及皮膜，晒干；或除去外部灰黑色皮膜和内脏后，将尾盘卷，晒干。习惯选择大小相似者，用红线缠扎成对（称对海马）。进口新加坡产的海马，都是未经洗皮的原装货，呈灰褐色，其尾弯曲而未做盘卷。另有商品白海马是将捕捞的海马用米泔水浸泡，再用细刷刷去外层灰黑色皮膜，呈玉色，尾做盘卷，以两只配成 1 对，扎以红绳，又名

"白海马"，分大、中、小三档，行销全国。无论是否是进口海马，均以体大、坚实、头尾齐全、色白、尾卷者为佳。本品受潮易生霉、虫蛀。受潮后商品表面出现不同颜色霉斑。商品海马一般用纸包或用小塑料袋分装，置木箱或纸箱内保存，同时伴放花椒或细辛、樟脑以防虫蛀；储存于阴凉干燥处，环境温度在15℃以下，相对湿度为65%~75%。为害的主要仓虫有波纹皮、黑毛皮蠹、黑毛皮蠹、球棒皮蠹、锯谷盗、米扁虫等，多从商品海马腹部蛀噬，被蛀品表面可见许多空洞，严重时内部蛀空。大宗商品防蛀，可用硫黄或磷化铝熏杀。

储藏期间，应注意防潮。发现受潮，及时晾晒。高温多湿季节应储于内置生石灰、无水氯化钙、木炭等吸潮剂的密闭箱或缸中保藏。有条件的地方可抽气充氯养护。

8. 用量用法有讲究

古语云：药无不效，用当则灵。意思是说用之得当，药物便会产生良好功效。当然，药物治病用得得当与不得当，取决于医和药两方面的因素，首先是药物是否对症。药不对症，难以取效。再就是使用方法是否正确，药物用法不当，也难达到用药目的。因此，准确的用量，恰当的用法，对药物应用来说是至关重要的。

（1）准确用量，做到安全有效。

海马属贵重中药，掌握用量十分重要。"剂量"是药性的范畴，每种中药都有一定的剂量。海马味甘性温，属温补肾阳之品，肾阳虚者服之最宜。但不可过量久服。俗语说"是药三分毒"，因此，只有准确应用海马，用量适当，才能药到病除，发挥这种海洋药物的神奇疗效，而无中毒之虞。由于海马是补益强壮药，既可由医生配方用于治疗，又可作为保健品自行服用。现在海马已步入寻常百姓家，对于它的使用方法不可不知。近些年来国内有报道，新生儿大量服用海马中毒和成年人大剂量或长期使用海马对肾脏产生毒性作用，甚至造成肾功能损害，所以海马用量不宜过大，一定要适当！单味服用，每日一般以 2~3 g 为宜。用于配方治疗时，一般内服汤剂成人的一日剂量 3~10 g，研粉内服每次 1~1.5 g。外用适量，研末敷于患处即可。若做药酒、药茶等保健品服用，可参考以上剂量酌定，一般应略小些为宜。无论哪种用法，均应"中病即止"，不可久服。

（2）用法合理，科学用药。

1）辨证施用。中医学认为，人体健康的象征是阴阳平衡协调，正如《黄帝内经》所说："阴平阳秘，精神乃治。"当机体阴阳失去平衡时，就会出现亚健康状态或病态。此时，应当用药物去调整，用药的原则应当辨证施治，虚者宜补，实者当泻。海马味甘性温属阳，主补肾壮阳，肾阳虚者宜之。不宜用于实证、热证。当然也不是绝对的，通过不同配伍，海马也可用于阴阳两虚的病症等，这需要医生辨证使用。一般家庭用药时，对发热、阴虚火旺者及孕妇，应慎用。

2）注意炮制和配伍应用。炮制和配伍是中药应用的两大特色。中药海马在投入使用前首先除去灰屑杂质，使其洁净，晒干，切块、打碎或碾成细粉。根据治病的需要生用或再进行酒炙（酒制），其方法是：取海马块置锅内炒至黄色，洒入少许米酒或黄酒拌匀，再用微火炒干即可。酒炙的作用即可去除海马的腥味，又能借酒升腾之性，增强海马助阳促进生发之性，增强生精益肾，振奋精神之效。如一般家庭进补，选用酒制海马为宜。

海马通过不同配伍，可取得更好的不同疗效，前人在长期应用过程中，积累形成了可循的规律性内容，介绍如下，以供参考：

配淫羊藿、鹿茸，补肾壮阳，治肾阳虚阳痿。

配大黄、青皮，逐瘀破积，治痰瘕痞块。

配苏木、红花，活血祛瘀，治跌打损伤。

配朱砂、雄黄，消肿解毒，治疗疮肿毒。

配枸杞子，补肾阳，起虚弱羸瘦；治尿频，除白带过多。

配益智仁，补肾阳，固精缩尿，定喘止遗，治肾虚而喘，遗精遗尿。

配桃仁、血竭，补肾阳壮腰膝，治寒湿久痹，腰腿疼痛。

3）服用方法：海马的服用方法多种多样，应用得当，可使殊途同归，祛病健身。可研末吞服，可切块或打碎入煎剂，亦可泡茶、浸酒饮用，或熬膏，煮粥，做菜肴，形式不拘，各随其宜，具体方法如下。

研末吞服。取海马焙干，研粉，于空腹时开水送服。每日1~2次，每次1.5~2克。

泡茶饮用。取轧碎海马2~3克，放入茶盏中，冲入沸水，密盖，15分钟后饮用，随饮随加开水3~4次。冲泡时亦可根据需要加入其他药物如枸杞子、鹿茸、巴戟天等。

煎汤服用。每服取海马3~10克，单独以文火煎煮40~60 min后取药液服用，余者以文火再煎煮30~40 min，可再服1次。亦可将药液兑入其他药物汤液中服用。或混入他药一同入煎，取汤液服用。

做丸、散剂用。通常与他药一同加工，共入丸散服用。

熬膏服用。先将海马研成细粉，待其他药物煎好浓缩时，兑入海马粉，拌匀收膏，器器内备用。每次服1~2匙，或以开水冲化后饮用。

煮粥食用。先将粳米淘洗干净，加水煮沸，兑入海马粉，文火炖至米烂熟粥成后食用。

浸药酒。取海马20 g，打碎，浸入1 000 mL白酒（50度以上）中，加盖密封，不时振摇，10 d后即可饮用。亦可根据不同情况，适当配伍其他药物泡酒。每日1~2次，每次10~20 mL。

做药膳进食。以海马做成的药膳很多，或与鸡、鸭、羊肉等炖食，或研粉混入其他食物中熟食。也有将海马煎汤，炒、蒸食品时加入的。民间补品马归龙凤鸡，就是先将海马和当归放入洗净的乌鸡腹内，文火炖至鸡肉烂熟时，去药食用的。

海马为名贵中药材，有极高的药用价值，有"南方人参"之美称，同时又是珍贵的观赏鱼类和良好的装饰品材料，具有较高的观赏价值。尤其是近几年来，人们对海马的需求量越来越大，呈逐年增长的趋势。海马可以作药用（药材、成药）、食疗保健（药膳、药酒）、供观赏等。据不完全统计，我国每年平均消耗大约 250 吨海马，这还不包括海族馆里的观赏用海马。仅香港一个地区，每年就要消耗掉 130 吨。依靠海域捕捞的天然海马，远远不能满足需要，由此，供需矛盾造成过度捕捞，大约每年捕捞 2 千万只。这样，造成天然的海马越来越少，几近绝种，当然药物来源也处濒危状态。据国家有关部门统计，我国每年需要进口海马 150 吨，需支付外汇 2.25 亿美元。因此而花掉大量外汇资金。对这一珍贵药材，必须采取有效的保护措施。因此，进行海马的人工养殖是解决海马资源缺乏的主要出路。由于野生海马的数量正在急剧下降，面临着濒临灭绝的危险处境，有关方面已经将海马列入《濒危野生物种红色名单》。看来，海马的人工养殖势在必行。

9. 海马养殖的意义

我国拥有广阔的海疆，海岸线曲折漫长，海湾、滩涂、海岛尚有大部分未被开发利用，特别是近些年来海水养殖业的迅猛发展，沿海育苗场、养殖场纷纷兴起，这些育苗场，比如对虾育苗场在北方每年充其量只使用两个月（4～5 月），闲置 10 个多月（6 月至翌年 3 月），若能增加养殖新品种，例如人工养殖海马，必能增加产量，提高经济效益。经过考证，我国很多地区都已具备养殖海马的条件。人工养殖海马完全可行。

若利用 100 平方米的水面（水深 0.8～1.2 米）的育苗池进

行海马养殖，每平方米可以饲养商品海马 100 尾，每年可收获海马 10 000 尾，每尾售价按 30 元计，即 30 万元，若养殖水面为 1 000 平方米，即可获总产值 300 万元，去除成本（饵料、海马苗种、人工费用、水电费用、生产费用、设备折旧等）因素，纯利润可以达到 280 万元。可见经济效益是相当可观的。南海产大海马已经在山东引殖成功，幼苗成活率达到 20% ~ 50%，并能安全越冬，产卵孵化，当年养成商品规格。

海马作为名贵药材进行人工养殖生产，可谓是一项整体生物工程学，是一座有机体制药厂，有人把它与建设一座现代化制药厂相比较，它具有投资少、收益快、消耗低、效益高、无污染、机构简单、管理方便等优点。只要熟悉海马的生活生态习性，掌握养殖技术，个体、集体和国家都可以因地制宜养殖，不同规模地大力发展。

由于海马有规模化、工厂化养殖基地，可提供足量无污染健康养殖的鲜活海马，将加速生产高附加值、高新技术含量的保健食品或药品的开发。随着科学的进步，应用现代化生物技术，提高其深加工生产的水平，发挥其在保健功能食品、新药开发的巨大潜力，其生物医药应用开发的前景是十分广阔的。

10. 海马的生活习性

海马是温带暖水性浅海鱼类。野生海马常以尾端缠附于海藻上，其活动能力不强；在人工养殖的条件下，平时多停留在池底，很少活动。海马对水温变化适应能力很强，水温过高呼吸则加快，水温过低时，则停止摄食。

海马适温范围在 12 ~ 33 ℃，仔鱼期对水温的适应范围较小，20 ℃以下时活动力明显减弱。最适水温在 25 ~ 28 ℃。此外，幼苗的日夜水温差或换水前后水温差不宜超过 2 ℃，如果水温骤然变化太大，易引起海马突然死亡。

海马对盐度的适应性较广，1% ~ 3.2% 范围内均能生活，初生苗适盐范围为 1.5%~3.2%，最适范围为 2%~3%。长时间在较低盐度养殖的海马，会产生不育现象。

海马对溶解氧需求量较大。一般要求溶氧量≥3 mg/L。如果溶氧量低于 2.5 mg/L 时，会出现呼吸加快、发声、乱撞，最后沉底死亡。

海马适光范围为 500~20 000 勒，最适光照为 3 000~6 000 勒。光线过弱，海马不活动不摄食；光线过强，藻类大量繁殖，会引起各种疾病。因此，海马若在室内养殖，应增加门窗灯光以便加强光照；若在室外养殖时，应遮顶，避免太阳光直射。

海马是一种游泳力不强的浅海鱼类。主要靠胸鳍、背鳍和臀鳍相互配合摆动而游泳。尾部具有卷曲能力，缠卷在海藻或其他漂浮物上。平时游动姿势有两种：一种是尾巴、身体水平伸直，游泳速度快。另一种是尾巴卷曲，游泳时身体近于垂直，速度慢。海马的抗敌本领差，但能模拟环境变换体色，避免被敌害发现。

海马在野生状态下，以食小型甲壳动物为主，如桡足类、端足类、枝角类及各种小虾等。幼海马的理想食料为桡足类，成年海马以塘虾、毛虾及其他小型虾类为食。

海马吞吸食物主要是靠鳃和吻的伸张、收闭活动来完成的。海马无牙齿，主要是囫囵吞下食物，故饵料的大小以不超过吻径为度，对饵料种类和鲜度有一定的选择性。人工投饵要投在鱼群附近，便于摄食。人工养殖海马时，体长在 5 cm 以下的幼苗主要投喂小型浮游甲壳类、卤虫卵，日投饵量约占体重的 15%~20%；体长在 5 cm 以上的中海马和成鱼主要投喂小型至大型浮游甲壳类、塘虾、毛虾、新鲜人工饵料，日投饵量占体重的 7% 左右。

11. 海马的养殖技术

（1）准备工作：养殖海马必须做好以下准备工作。

1）场地准备：人工养殖海马的常用方法有水泥池养殖、水缸养殖和池塘养殖。目前我国普遍采用水泥池的养殖方法。其大致可分为：幼苗池（或育苗池）。主要是供培育初生海马幼苗或供亲海马产苗之用，面积为 0.5~2.0 m²，水深 0.5~0.8 m；幼鱼池用以放养培育 15~20 d 以后的海马幼苗，面积 2.0~5.0 m²，水深 0.8~1.0 m。成鱼池用于饲养体长 8 cm 以后直至收获的饲养池，面积 5~20 m² 长方形池，池深 1.0~1.2 m。各种池建造时，最好池底埋土中 1/3 左右，可使水温较稳定，排灌水亦方便。同时，长方形也便于操作，便于遮光调节光线。

2）水质准备：育苗时海水盐度要在 1.5%~2.2%，水质要新鲜，氧气要充足。水质较混浊时要经过沉淀 24 h 以上才能使用。如果发现浮游硅藻等藻类在水中繁殖，使用流水比静水养殖好。在饲养过程中，每个育苗池安装 1~2 个充气石，连续充气使呈微沸腾状，保持水中溶氧充足。池中遮阴，避免烈日直射，防止硅藻大量繁殖，或水温过高引起病害。

3）饲料准备：海马苗产后不久就摄食，在 2~3 d 以内主要是摄食桡足类无节幼体（100 目筛能滤过为佳）。随着仔鱼的生长，可相应提供较大的桡足类个体。同时适当添加葡萄糖或豆浆以提高成活率。幼鱼体长 5~6 cm 以后，逐渐摄食小虾或塘虾。成鱼主要摄食虾类、新鲜的小鱼或鱼肉，如鲜饵不足时，用冰冻、晾干、盐浸或其他方法保藏的鱼虾也可。

4）苗种生产：分为海区采苗和人工繁殖。

海区采苗：到海马常栖息的海藻丛中摸捕、拾捕或者利用小型工具均可捕到较多的小海马。

人工繁殖：海马的人工繁殖比较容易，只要将性成熟的雌雄海马混养于同一水池中，当环境条件适合时，它们便会自行交配繁殖。

（2）亲鱼的选择：亲鱼主要从自然海区捕捞或海马养殖场

选择。除要求选择个体粗壮、体型完整、健康无病、游泳活泼、摄食力强、颜色鲜艳、用手捉拿挣扎有力、雌性腹部膨大且生殖孔突出、雄性育儿袋膨大且较长之外，在年龄上最好选用2龄的亲海马。因为，2龄的亲海马产出的幼苗，不仅数量多，而且质量好，用于人工培育时，生长速度最快，培育成活率最高。精养可以增强亲鱼体质，使其生殖腺充分发育，提高产苗的数量和质量。亲鱼的饲料必须新鲜、优质、适口、充足。养亲鱼的池应在 $6 \sim 12 \ m^2$，放养密度比成年海马养殖的小，每立方米水体20尾左右。操作要小心，水质应清新，溶氧量在 $4 \ mg/L$ 以上，光照强度在 $500 \sim 10\ 000$ 勒之间。非繁殖季节或未达到性成熟时，雌雄海马分开饲养，以防相互追逐而影响亲鱼正常发育。

（3）繁殖：当雌雄海马生殖腺发育成熟，水温在 $20 \ ℃$ 以上时，即可将雌雄海马按 $1:1$ 搭配，混养让其交配。在一般情况下，饲养密度以每平方米水池 $30 \sim 40$ 尾为宜。每天光照时间可适当延长 $1 \sim 2 \ h$，但光照强度不宜过强。饵料宜全部采用鲜活适口的小虾，用手捏至半死，连头带壳整尾投喂，以补充亲海马营养丰富的食料。海马交配多在早晨，此段时间应保持环境安静，禁止换水、投饵和其他干扰。相反，若在交配前的傍晚投喂鲜活饵料，午夜进行倒池换水或进行洒水、流水刺激 $1 \sim 2 \ h$，保持水质鲜爽、水中有充足溶氧，以及保持环境安静，则有刺激翌日早晨发情交配的作用。

海马交配后，雄海马的育儿袋渐渐膨大，此时宜将怀孕的雄海马挑出另行专池培育，以免被其他发情的海马纠缠和干扰，影响胚胎发育。繁殖期间，有些雄海马的育儿袋膨大如球，袋皮光亮，用手挤压如水袋，对着阳光照射透明，用两拇指甲张开育儿袋口有大量海水流出，此为"假孕"，多发生在一些已生育多胎的老海马，应予淘汰。

雄海马从交配至产出幼苗的历时天数，视水温的高低而异，水温低，历时长，水温高，历时短，一般为 8~20 d。若发现怀孕海马频繁离开附着物在水中游动，焦躁不安，且常弓背弯尾压迫育儿袋，则预兆该海马将要临产，必须加强值班，以使幼苗产出后及时将幼苗或者亲海马移走，防止海马咬食亲生儿。雄海马产苗后，体质很虚弱，宜雌雄亲体分开饲养 7 d，待体质恢复后方可混养。若产后即与雌海马混养，会使雄海马在体质未恢复之前即行重新受孕，影响产苗的质量。三斑海马繁殖能力为 70%~80%；每尾亲海马 1 年能产数胎至 10 多胎，每胎产几百至 1 000 多尾。

水温是海马繁殖的主要因素。若水温低于 20 ℃，则停止繁殖。若水温高于 30 ℃以上，易引起怀孕海马早产，或产出的幼苗瘦小，难以培育。所以，繁殖的适温范围为 20~30 ℃，最适温度为 25~28 ℃。若能控制水温在最适的范围，全年均可进行工厂化种苗生产。每年 6 月前育苗，水温适中，幼苗健壮，病害少，成活率高，生长快，一般当年 11~12 月成体体长可达 130~140 mm。若 7~8 月育苗，水温偏高，幼苗体弱，病害多，生长慢，不仅要到翌年 3~8 月份成体体长才能达到 130~140 mm 及以上，而且还需要增加大量的越冬保温费用。因此，抓好 6 月之前育苗，是养好海马应采取的重要措施。

（4）幼苗培育：海马幼苗培育，极易因环境条件不良或病害暴发而造成大量死亡，甚至有时全部死亡。因此，海马幼苗培育好坏，是海马人工养殖成败的关键。

用室外水泥池，每个面积 4~6 m²，水深 0.6~1.0 m，有 2/3 深度埋于地下，便于操作。池面上搭棚遮阴和防雨。育苗前池经 100~200 μL/L 漂白粉消毒。育苗的海水经沉淀 24 h 以上，并将盐度调节为 2%。每平方米水池面积投养 500 尾初生幼苗。在初生苗投入的同时，泼洒 2~4 μL/L 抗生素。每个育苗池安装 1~2 个充气石，连续充气使呈微沸腾状，保持水中溶氧充足。

在幼苗产出至移入育苗池的 4 h 内，必须及时投喂活饵料。整个育苗期间的活饵料系列为：3 周龄内投喂桡足类无节幼体；2~3 周龄投喂桡足类成体；4~5 周龄投喂塘虾，在投喂活饵料时，一般上下午各投喂 1 次，每次投喂量约为海马幼苗体重的 10%。2 周龄内的海马幼苗，在每次投喂桡足类的同时，宜同时泼洒新鲜并经煮沸的黄豆浆。

育苗期间，宜每隔 4~8 d 换水 1 次，每次换水 1/4~1/3，换入的新鲜沉淀海水除保持水温、盐度相同外，还应及时按照换入的新水量再泼洒 2~4 μL/L 抗生素。幼苗经 10 d 培养后，当水池底部和四周池壁生长出一层绿苔，才开始吸底排污。吸底时，最好把池底分成 3~4 等份，每天只吸取 1 份，之后每天循环反复吸污直到育苗结束。

发现海马幼苗从浮游生活转向池底爬行或沿池壁索饵（一般在 12~13 d 之后），应及时向育苗池投放竹枝等附着物，让其吃饱后能附物栖息。经 25~30 d 培育，斑海马可从初生体长 10~11 mm 长到 50~60 mm，即可出池销售种苗或转入种苗养成。

（5）运苗：有些地区需要到外地购进海马苗，因此掌握运输技术是非常重要的。运输方法应根据路途远近、气候条件、种苗多少等分别采取空运、车运、船运等。空运或长途车运采用薄膜袋充氧气运输的方法。例如，一次从广东汕头到山东威海养殖场，途中经过海、陆、空运输，中途采用水袋降温，热水袋保温升温，安全到达目的地时，成活率达 100%。

（6）养殖方法：

1）关键点：养殖海马是一项综合性的技术，与其他海水鱼、虾、贝养殖一样，水质是根本，饲料是关键，科学管理是养殖成功的重要环节。因而"水、饵、管"这部"三字经"是有机结合、相辅相成的，实际应用时，不得顾此失彼，切实使之构成人工生态系。

水质：养殖用水要清洁、新鲜、无毒、无污染。然而，海区的水质随时间、地点、气候的不同而有所变化，有时必须对海水进行处理后方可应用。一般用沉淀法或过滤法。

换水：换水是保持良好水质和比较高的溶解氧的重要措施。换水次数和换水量，应根据实际情况而定。一般水温低于 20 ℃时，可数天换 1 次；当水温超过 30 ℃时，每半日换 1 次或每天换 1 次；当水质不好或鱼发病时，更应及时换水。注意换水时温差不宜超过 2 ℃。

饵料：要求新鲜、大小适宜。要经常检查海马吃食情况，以便及时调整投饵量。

海马初生后即能摄食，应与亲体分养。在养成过程中，要注意控制水温、水质、饵料、光照和密度等条件，以促进养成效果。

2）分养规格：按个体大小和性别分群分批放养，体长 6 cm 以下的宜在育苗池中饲养，一般每平方米放养初生苗 1 000 尾，经过 7~15 d，苗体逐渐长大，密度可酌减。体长 6 cm 以上的中大海马和成年海马则放入面积为 6~20 m² 的养成池饲养，放养密度分别为 300 尾和 100 尾。在高温季节适当疏养和勤换水，低温季节则可适当密养并减少换水次数。如果是采用流水式养殖的话，其放养密度可以酌情提高。

3）海水温度：海水须经过粗沙过滤或沉淀澄清后方可用于养殖海马。适温范围在 12~24 ℃。初生苗在 20 ℃ 以下，成活率低；如果在 25 ℃ 以上，成活率高。换水温差应不超过 2 ℃。

4）沉淀水质：海水经过沉淀处理，透明度以 40~50 cm 为宜。每天或隔天换水一次，保持水质新鲜。如有条件的饲养场，可搞流水培养，流量每小时 1~2 吨。苗在出生 3 d 后开始换水，比重以 1.008~1.015 较好。

5）投喂饵料：一般应尽量采用鲜活浮游甲壳类作为饵料，

活饵可以人工培养或到自然水域捕捞。饵料要加工成与海马吻口大小相适应。体长在 6 cm 以下的，要投 1~3 mm 的桡足类肢幼体及小型桡足类；体长 6 cm 以上的，可投 5~8 mm 的桡足类、端足类等浮游甲壳动物；体长 10 cm 以上的，主要饵料为 1 cm 左右的塘虾或虾苗。每日投喂 2~3 次，日投量为摄食量的 1.5 倍。投饵应在白天进行，黑暗中海马停止摄食。投饵量以基本吃完无残饵为准，做到定时定量。仔鱼每天投饵 2~3 次，成鱼每天投饵 2 次。在白昼海马能识别食物时投喂。海马很贪食，要防止其摄食过饱，须勤观察，防止因投饵过多造成池水劣变。

海马养殖达 10 cm 以上即可上市出售。在运输时应保护水质清洁，水温要相对恒定，同时要经常检查海马的状况，必要时可将水震荡或使用通气装置，有利于增加水中的溶氧量，提高海马的成活率。

12. 海马的病虫害防治

（1）气泡病：此病全年均可发生，尤以强光直射、水中浮游藻类繁殖茂盛多见。患病的海马皮肤或肠道产生气泡，侧浮水面，不能下沉，不能捕食，久之则饥饿而死。防治方法：遮阴，避免阳光直射；勤冲注新水，防止水体浮游藻类茂盛；用针刺破气泡，放出气体；用水洒沉浮于水面的病鱼；把病鱼收集入网袋，用石头缠着网袋沉入池底。

（2）水霉病：8~11 月较为多见。主要是水质过于混浊不洁而引起的。

1）症状：发病海马表皮附着一层灰白色纤维，似毛状，鱼体受刺激后常做挣扎摆动，呼吸缓慢。

2）防治：预防此病，必须勤换水。如海水混浊不清，应用 100 目筛绢过滤或沉淀后使用。

3）疗法：对已患病的海马要立即治疗。可取淡水 100 kg，装入缸里，然后将生病的海马入淡水中浸泡 10 min（如果浸泡时间超过 20 min，海马就会立即死亡），然后立即捞出又放入养育池内。经过 2~3 次浸泡，水霉病即可冻死，并且自行脱落。

（3）淀粉卵甲藻病：淀粉卵甲藻大量黏附海马鳃部，造成海马呼吸困难，窒息而死。此病多发生在室内光线较弱的水池，或阴雨连绵的季节，一经识别，几小时内即死亡，危害很大。防治方法：经常用淡水浸浴海马 10~20 min，可达防治目的。

（4）胃肠炎病：此病在 4~11 月的整个培苗期都有发生，对海马幼苗危害最大，但幼苗的食性改变后即少见。患病的海马幼苗，呆浮于水面，或孤独垂立于池底，肛门松弛突出，轻压腹部有白色黏液从肛门流出。此病一旦发生，会很快蔓延流行，若不及时防治，极易造成整个育苗场幼苗的覆灭。防治方法：育苗前水池须经 100~200 μL/L 漂白粉消毒；定期向培育池泼洒 2 μL/L 痢特灵，或 4 μL/L 四环素、氯霉素等；投喂的饵料，在投喂之前须经干净海水反复冲洗多次，和经抗生素 2 μL/L 浸洗消毒 30 min；每半个月向培育池的四周和人行道喷洒漂白粉水或撒生石灰；一旦某池出现病害，要严格隔离，防止病菌从工具、培育水、饵料及工作人员传播给无病的育苗池；已患病的幼苗，用青霉素 40 μL/L 或氯霉素 9 μL/L 浸浴 24 h 有显著疗效。也可用 0.25~0.5 g 土霉素（4~8 片），溶于 200 mL 海水中；再将准备投喂的饵料放入药液中浸泡 15 min，然后投喂。连喂 4 d，可见疗效。

13. 海马的捕捞与加工

（1）捕捞：野生海马多在捕鱼时获得，全年均产，以 7~9 月产量多。人工养殖海马 6 月底以前繁殖的幼苗，经 4~6 个月便可长成体长 12~14 cm 以上的成体，故多在越冬前（12 月至翌年 2 月为越冬期）进行收获，以节约越冬期间大量的加温费用。但 7~8 月以后繁殖的幼苗，养至翌年 3~8 月才能长成成体，多在翌年越冬前才收获。

（2）加工：加工海马的方法很简单，只要把收获的海马放在淡水中泡死，然后洗净，除去内脏，晒干；或除去外部灰黑色皮膜和内脏后，将尾盘卷，晒干。再选大小相似者，用红线缠扎成对，即成商品。

14. 养殖海马的注意事项

（1）注意密度。初生苗每平方米放 1 000 尾左右，经过 7~15 天，苗体渐大，密度可酌减。7~9 cm 的幼鱼每立方米 200~300 尾，10~13 cm 的幼鱼每立方米 100 尾，13 cm 以上的成鱼每立方米 30~50 尾。高温季节要适当疏养和勤换水，低温季节可适当密养。在条件许可时，尽量疏养一些，这样可使海马生长发育良好，减少疾病，成长迅速。

（2）注意换水。孵化后 3~5 d 内，可以在原池中用虹吸法排去 1/2~2/3 旧水，并将池底污物吸除，然后添放新鲜海水。随着海马生长，通常采用全换水的方法，温差不超过 2 ℃。操作要轻、快。夏季 1~2 d 换水 1 次，越冬期可 4~6 d 换水 1 次。如遇下雨，池水过淡，或海马出现食欲减退、浮头、发声、急喘、乱窜、沉底或病变时，要及时换水，换池或遮阴处理。

（3）注意光线和水温。强光下，浮游藻类大量繁殖，不利于海马生长，且水温过高，易引起病害。夏秋季白天遮阴，避免烈日暴晒。冬春阳光较弱，水温低，要防风防冻，做好保温工作。海马的越冬是用人为的方法提高水温，使海马安全度过越冬期。海马越冬工作十分重要，直接关系到第 2 年的生产。各地越冬的主要措施如下。

1）薄膜保温法：多用在室外，在水泥地上用薄膜搭棚遮盖密封起来，可使池内保持较高水温。

2）塑料没罐保温法：水温低时，用塑料油罐装热水放入池中，使热水通过油罐慢慢扩散于池中。

3）室内加热保温法：在室内利用烧煤或电炉等加温，使室内池中海马越冬度过低温期。

附：海龙

海龙是指海龙科动物刁海龙等多种海龙的全体或除去皮膜及内脏的全体。主产于我国东海、南海近陆海域。其药性、功效、药理作用及临床应用均与海马相似，且较海马为强。现代药理研究发现：海龙有抗癌活性。临床上用于治疗乳腺癌、肺癌及消化道癌症。清代医药学家赵学敏在《本草纲目拾遗》一书中引《赤嵌集》："海龙产澎湖澳，冬日双跃海滩，渔人获之，号为珍物。首尾似龙，无牙、爪，大者尺余，入药。"《译史》云："此物有雌雄，雌者黄，雄者青。……功倍海马，催生尤捷效。"《百草镜》云："海龙乃海马中绝大者，长四五寸至尺许不等，皆长身而尾直不作圈，入药功力尤倍。虽同一类，形状微有不同。此物广州南海亦有之，体方，周身如玉色，起竹节纹，密密相比，光莹耀目，诚佳品也。"说明当时已知海龙与海马同是一类，仅形状微有不同，功效亦相似，作用有大小强弱而已。这与现在对二者的认识亦相吻合。

但近来一些地方，以海蛇为海龙别名为据，误将海蛇作海龙，这是错误的。因两者相差甚远，功用亦不相同，且海蛇有毒，不能混淆应用，不可不知。

现代药理研究表明：海龙浸出液对受试动物的子宫有兴奋作用，其作用强度较缓慢而温和，持续时间长，不易引起强直性收缩；海龙提取物有雌激素样作用，以醇提油状物作用最强；海龙还具有抗衰老作用，可明显延长果蝇的存活天数；海龙水提取物对人宫颈癌细胞株、肺鳞癌、直肠癌有程度不等的抑制作用。

原文为《海马》一书，2004年6月北京科学技术出版社。作者：侯士良。

B. 全蝎的养殖技术

全蝎俗称蝎子，又名全虫。是一种重要的野生动物药材。为钳蝎科昆虫东亚钳蝎的干燥全体，若单用尾部，名为蝎尾或蝎梢。在我国医药史上，蝎子入药有悠久的历史。宋代的《开宝本草》和明代的《本草纲目》中对全蝎的应用都有详细记载。其味咸、辛，性平，有毒。具有息风止痉，解毒散结，通络止痛的作用。常用于治疗小儿急、慢惊风，中风面瘫，半身不遂，破伤风、痉挛抽搐，顽固性偏、正头痛，风湿痹痛，疮疡肿毒、瘰疬结核等证。用全蝎配成的中成药达 70 余种，组成的药方有百余首。如大活络丹、牵正散、再造丸、七珍丹等成药，不仅供国内需用，而且，还有一定量提供出口。不管是全蝎生药或由其配方制成的成药，在国内、外市场上销路极广，经常是供不应求。所以，开展人工养蝎，不仅是开辟药源，发展多种经济和人民医药卫生事业的需要，也是一项利国利民又利自己的新兴的养殖业。它具有饲养设备简便，成本较低廉，又较容易管理，药材销路广，经济效益大等特点。有着广阔美好的发展前景。

1. 生活习性与特征

（1）动物形态：体长约 6 cm，分头胸部和腹部两部，头胸部较短，前端两侧各有 1 个单眼，后背中央又有 1 对单眼（似复眼）。头部有附肢 2 对，一对为细小的螯肢（下腭），助食用；一对为粗大的钳肢，攫取食物用，胸部有足 4 对，每足 7 节，末端各有 2 爪。腹部较长，由 13 个环节组成，前 7 节较宽，称前腹部，其第 1 节最短，腹面有生殖厣（夹），内有生殖孔；第 2 节有 1 对节根，节板上有 19～25 个节齿，为感觉器官；第 3～6 节腹面的左右各有气孔 1 对，司呼吸。后 6 节细长，称后腹部，各节皆有颗粒排列而成的纵棱数条。尾节呈钩状，有一枚锐利的毒刺，内有毒腺。头胸部及前腹背面黑褐色，腹面绿褐色，后腹部及足呈黄色。

（2）生活习性：我们要养好蝎子必须了解它的生活习性，以使用人为的方法，创造出最适宜它的生活环境，借以生长繁育。这是非常重要的一环，有个别养蝎失败的原因可能就在这里。那么，蝎的生活习性是什么呢？一般说来，蝎子喜群居栖息于石下、墙缝、阴暗潮湿和安静的环境里，怕风、怕水、畏强光。昼伏夜出，晚上出来觅食。在雨后无风闷热的天气，多出来较长时间活动。喜沿墙根和石脚下爬行，旱天则栖息于潮湿或近水处，雨天则移栖于土表。冬季蛰伏，不食不动；惊蛰后出来活动。

刚产出的小蝎，初时并不取食，靠腹内残存的卵黄为营养。1龄小蝎色乳白、体肥胖，有群集在母背上的习性。它们都在母蝎的头胸部及触肢的背面排列，呈一半圆形。在背面边缘的小蝎，大都头部向外，以免它的尾巴（后腹部）妨碍母体的步足运动，并有利于第一次蜕皮。同时使母体的感觉器官能更好地接受外来的信息。

小蝎出生5 d后，便在母背上脱下第一次皮，身体变为淡褐色，体形也变得瘦而长。体重由原来的每克约55只，增加到每克约42只。小蝎蜕下的皮往往长期残存在母蝎的背上，似一团棉絮。蜕皮后的小蝎，即进入2龄期。经5~10 d后，小蝎便先后离开母背独立生活。

此时大、小蝎食欲大振，昼夜都可进食，夜间大量外出活动。此后母蝎已失去了爱护小蝎的本能，如不及时投食和进行分离，则会出现大吃小的现象。

小蝎在约两年半的时间里共蜕皮6次而达7龄，以后不再蜕皮。此时卵巢中的卵子开始发育；到第四年的夏天便性成熟，进入具生殖能力的成蝎期。所以蝎的发育期为3年。连续繁殖3~5年后，逐渐衰老以至死亡，蝎的寿命为6~8年。

蜕皮。蝎与其他的节肢动物一样，必须周期性地蜕去旧的表皮，方能与不断增长的体躯相适应。蝎蜕皮的前提条件是：食物必须保质保量，使它能吃饱吃肥；日平均温度必须在 25~35 ℃；土壤相对湿度（蝎窝内）在 10%~15%。如有一个条件达不到要求，则不能蜕皮，生长发育也就停止。

小蝎离母蝎后，由于生活环境的差异，个体间的生长发育很不一致，蜕皮的时间也相差很大。只有第一次蜕皮的时间是比较整齐的，一般在 6 h 之内蜕完。以后个体间的每次蜕皮的时间可相差 3 个月之久（冬眠不计在内）。在人工饲养中由于个体生长发育快慢不一，因而在蜕皮时易出现大吃小的现象，故及时把大小不同的个体分开饲养是很重要的。

蝎在蜕皮前先寻找一个温湿适宜的场所。一般在脱皮前一个星期，蝎便进入半休眠状态，不吃食物，活动减弱，皮肤粗糙，体节明显，腹部肥大。此为脱皮前的预兆。这时用步爪抓住它物（如泥土、砖、石等）作为固着点，脱皮是由于体内一系列的生理、生化作用，将原表皮与真皮分离，同时产生新表皮。且由于身体的运动，旧的表皮便从头胸部的钳角与背板之间的水平方向开裂，从头至后腹部依次脱出，新蜕出的部分时常蠕动，以此为动力，大约历时 3 h 才告完成。接着休息不动，体内各组织和器官迅速增长扩大。在 1~2 龄，蜕皮后体长增长约 5 mm。在 3~6 龄，蜕皮后体长增长约 7 mm。因此，蝎的体长在 6 次蜕皮中呈跳跃式增加。

蝎有冬眠的习惯。每当冬季寒冷到来之前，蝎的活动逐渐减弱。当地表（离地面 5 cm）的平均温度降至 10 ℃以下时，它便沿着石缝钻至地下 25~70 cm 的深处进行冬眠。冬眠的特征是：不吃不动，新陈代谢微弱。冬眠历时约半年之久。一直到来年四月份转暖后，蛰伏处的温度升至 10 ℃以上时，蝎才惊蛰。

人工养殖时，蝎在冬眠的死亡率一般为 10%~20%。影响冬眠死亡率有三个因素：眠前饲料不足，致体质欠佳；蛰伏处的土壤过湿；温度过高。适宜的条件是：虫体壮健无损伤；土壤相对湿度在 15% 以下；温度为 2~3 ℃。所以，人工饲养准备的冬蛰洞穴不可过深。

蝎的冬眠与温度有极大关系。蝎的冬眠习性是可以改变的。

2. 饲养管理方法

人工养殖蝎子的方式多不相同，一般包括有封山圈养、房养（包括盆养、缸养、池养）等形式。无论采用哪种形式，都要根据蝎子的生活习性，因地制宜，规模由小到大地摸索实践，并不断总结经验，然后再投入大生产。因此，要求建圈、建房必须达到能防止蝎子逃跳和敌害进入圈内、大蝎吃小蝎，及防风、防冬等目的。

（1）封山圈养：宜选择有黄黏壤土，乱石较多、背风、向阳，近水、潮湿、敌害少的山坡或丘陵建立蝎子圈。圈的大小和多少可根据繁殖需要，以及蝎子的多少而定。一要给蝎子创造适宜的生活环境，二要有足够的食料来源。封山圈养、对蝎子的生活环境改变不大，能适应蝎子的生活习惯。

1）蝎子圈：可分成蝎饲养圈，繁殖圈和幼蝎饲养圈三种。圈与圈之间用玻璃隔开，圈内有笼，圈外有玻璃围墙和水渠。围墙要以幼蝎也不能爬出为宜。要有排水沟，以防止积水。水渠宽 33~50 cm，深 33 cm，绕圈一周；渠的外墙要光滑，可高出地面 33~66 cm（有条件的也可用水泥、石灰修建）。外墙上再安装一道 25 cm 高的玻璃围墙，以防止蝎子逃跑和外边天敌进入。玻璃的接缝要固定，以防止幼蝎从接缝中爬出；要有排水沟，以防止积水，做到能排能灌。在围墙水渠内可用玻璃界成几格，每格 1~2 亩，清除杂草及天敌，分别作为饲养和繁殖圈。

2）成蝎饲养圈：圈内可根据情况建立若干个蝎子笼。利用山坡坡度挖洞，洞内高 33~66 cm，宽 33~66 cm，深 66 cm，洞底应稍高于洞外地面，以防灌水。内填石块，石块与石块之间留缝隙，作为蝎子笼，每笼放养蝎子3~5个。这种笼的优点是，旱天、冬天蝎子可以深藏，因里边潮湿温暖。热天，雨天则可浅居洞口，又可防止水淹，能适应季节温度和湿度变化，给蝎子创造适宜的生活环境。

3）繁殖圈：专供母蝎繁殖用，要与其他圈用玻璃墙隔开。修建方法和饲养圈基本相同，不同的是多设一个分离闸，以便母蝎与幼蝎分离饲养，避免大蝎吃小蝎。因蝎子生活规律是沿墙爬行，可将一块玻璃提高至小蝎能通过，而母蝎不能过为度，作为小蝎出口闸门，并在墙外出口处斜放一块玻璃，作为滑梯，当幼蝎、母蝎顺墙根爬行时，幼蝎见口就爬出，从滑梯上滑下来进入幼蝎饲养圈，即与母蝎分离。幼蝎每一批要建一圈，作为分批饲养，以避免大蝎吃小蝎。

4）幼蝎饲养圈：修建方法同上。

（2）房养

平原地区养蝎，有房养如缸养、盆养、池养等方式。房养在家庭养蝎中是规模较大的一种方式，它具有投资大、产值高的特点。无论采取哪种形式，蝎窝外壁都要光滑，做到防止敌害进入和蝎子外爬。保持室内的温度、湿度，冬季当气温下降到零下2℃时，蝎子就会冻死。因此，室内气温最好保持在3~5℃之间，温度过高过低都影响蝎子生存。蝎窝泥的含水量应在15℃左右，空气相对湿度应在45%左右，室内建若干个饲养蝎子的土坯墙，土坯与土坯之间要有适于蝎子生活的、大小不同的空隙，以便成蝎和幼蝎的自然分离。房内要有水槽或吸足水的海绵，供蝎吸水。

1）房养方式：

盆养：初养者宜适用搪瓷的、陶制带釉的或其他内壁光滑的盆来养蝎。具体的方法是先在盆底放进一厘米厚的老土，再垒蝎窝，或把这个盆能容得下的预制蝎窝置于其上，只要注意别让窝和盆口相接，切断蝎子的逃路即可。投种后，用一个浅盆或盖盛一些清水放在盆上供蝎饮水，或把这个养蝎盆放进比它大一些的盆里。两盆之间盛清水，让水和里盆口（宜涩不宜滑）成一平行线，以免蝎子在饮水时误落水中而不能再返回原处。盆养的特点是花费小，投产快，观察容易，可移动，管理方便，但饲养量不大，经济效益有限。

缸养：这里所说的缸养和前面所说的盆养具有同样的特点，用新买的好缸和用过的破缸都可以养蝎。但存放过农药和化学药品的不能用，如系好缸，要在底部最低的地方凿通几个可以漏水而最小的蝎子也不能从此通过的小孔，以便在缸中有积水时可自行流下。若利用破烂缸，可先用水泥把缸的四周泥补一新，再用锯子或其他工具把缸底锯掉，让缸口或缸底朝上都行，埋在室内或室外的地下，约 20 cm 深，缸四周的土要砸实，缸内是蝎窝，窝与缸的口沿不可相接，若在室外，要注意防寒、防暑、防雨、防雪。

池养：目前，我省养蝎的形式多种多样，经过各地群众的实践，池养是个比较经济可行的办法。建池即可借用室内一角，也可在院中向阳背风处搭棚建池。池子是用水泥和砖砌成的，和缸的作用相同。这种池要建在室内或向阳背风，冬暖夏凉而又阴暗潮湿的院落里。从池的位置而言，可分地下池，半地下池，地上池，较高池，高台池五种。地下池和高台池各有利弊：地下池在冬季保湿、夏季防暑方面的作用很大，但排水和取蝎困难，较高池和高台池在排水取蝎方面容易，但不利于防寒防暑。人们常用的是半地下池，地上池，较高池三种。在一般情况下，砌在室外的池高度是 100 cm，室内的有 40 cm 就行。所谓半地上池，是指池壁的位置在地下和地上各占一半；地上池的池壁全在地上；较高池的池底是用土或石块垫起来的，位置比地上池的池底高 50

cm，高台池的池底则高 100 cm。无论哪种池的池壁都是用单砖砌成的 12 cm 宽；池的容积量是以 1 立方米为宜，大小皆可。池的形状是长、短、方、圆，无一不可。各种养殖池可单建，也可连接建造，建造时，各池底的等差应是 30~50 cm；池壁的高度是 100 cm 的就相差 50 cm，池壁高度只有 40 cm 就相差 20 cm。连接起来建池的好处是节省建池，又便于分档饲养，一连建三个池可省去两方池壁。在相接连的池壁下端靠上层池底的地方可砌上自然分离闸和滑梯，所谓自然分离闸门，可简称分离闸。这闸门是线条式的长而小的缝隙，长度与池的内壁相等。上下只有 3 mm 宽，只可通过 1~2 龄的小蝎，而大蝎是挤不过去的。缝的下一边是 60°的斜坡；斜坡上镶着玻璃等光滑物，名为滑梯。等小蝎在无意之间进入闸门时便一滑而过，再也无法返回原池生活，可让大小蝎自然分离，这样可避免出现大欺小、大吃小的悲剧，而主张用工具拣出大蝎的做法则是可行的，但是蝎子一多就无法拣。池内壁的砖缝用水泥（忌用生石灰）泥平，上端挨沿的地方要加上防逃设施。各池的池底要砸结实，并让三个角高，一个角底，呈倾斜状，在底角处挖一个 15 cm 见方的小蓄水池，用水泥砌好，喷水过多时所蓄于此，蓄满后要及时用人工取出。在地上池和较高池蓄水处，若留有小得只可以让水浸下而不让小蝎通过的微孔。就不要再用人工取水了。各池除蓄水池以外的其他底部不必铺砖，更无须用水泥来砌，以便于保持地面上的湿度。池内的陈设是蝎窝。窝里窝外撒的是土。为了防御天敌，池顶要用铁丝网封严，到喂食和喷水时再打开；如把池子建在室外更需要这样。还要采取相应的措施来防止雷雨的袭击。为了便于收捕即将入药的老蝎子，在对着人行道一边的池下端，要留几个 6 cm 见方或直径 6 cm 的捕获孔，平时用小塞子塞住，对养蝎子没有丝毫的不良影响。

　　2）房养的房屋要求：房养时用盆、缸养蝎虽有其独特的优越性，但不如用房来养。蝎房是蝎子生息、觅食发育、繁殖的场所，也是养殖者的生产基地，所以要想得到理想的经济效益就需要几间蝎房。自然也可用旧房加以改造，凑合使用。就是没新房也要因地制宜，或高或低，或大或小，都要根据需要和可能而定，大可不必死搬硬套。就一般而言，蝎房的规格应是长宽各300 cm、高300 cm，平顶。这种蝎房最好建在院落以内的向阳处，用砖垒墙。如用土墙，墙下必得有砖基，以免雨水将房泡塌，四个房角要用砖砌垛，以承接房顶的压力，无论是用土坯、砖或石块砌墙，都必须使用一般的泥浆，决不用一点生石灰，必要时用水泥是可以的。垒墙基时，要注意在前门两边各留一个供大小蝎子出入的缝隙，在左右和后墙基上各留三个，也是作为蝎子进入的必经之路。房的南墙正中间留有 75 cm×50 cm 的门一个，东西两侧和后墙正中间离地面 300 cm 处，各留一个 50 cm×34 cm 的窗口。安装门窗一律往外开。垒墙的方法有两种，一是不用焊泥而全用土坯或砖砌实；一是让砖与砖或坯与坯之间留有3 cm 宽的空隙，以代替蝎窝。墙外四周要用泥或水泥封严。房间正中央留有 50 cm 见方的空处，与门相通，作为人行道。

a. 蝎房陈设。房内的陈设有三种：①在人行道的两边和后方，用砖砌 17 cm 高、12 cm 宽的防护墙，墙壁内侧的顶端要镶上防逃物。从防护墙到墙壁中间全部用土坯，一直垒到房顶，坯与坯之间有空隙，这就是蝎窝。这种蝎窝也可用碎瓦片、石片等来垒，把种蝎投放进去以后，可自由来往于其间。如用土坯垒窝，要注意喷水不宜过量，最好的办法是把水浸泡过的砖块放在窝上，干了再换。这样的陈设适宜放在空隙墙的蝎房内。②先在人行道的三边，用砖砌 12 cm 宽、25 cm 高的防护墙。再于房门两边紧靠南墙壁下和后腿两个。拐角处，用单砖砌 4 个高达50 cm 的墙脚，脚上再棚水泥板，板上再砌防护墙和砖腿脚，以此类推连砌 5 层，共有 15 个养殖池。池的四周加有防逃物，各池的中间陈设的是蝎窝。这种办法就叫多层立体饲养法。③三层饲养法：饲养池的具体砌法和多层立体饲养池相同，但不是五层而是三层，每层三个饲养池都是呈"凹"形。第二层与第三层上的预制水泥板可略微向外置放，让其里边靠墙的那一面与墙壁相距 3 mm，缝隙的两侧镶有玻璃，形成自然分离闸门，这样的三层饲养不可在同年使用：第一年投放的种蝎是在最上一层的三个池内，当年的小蝎可通过二层池进入下层池里生活。第二年把分离棚塞严，让上层池中的雌蝎所产生的小蝎来这里定居；到第三年收捕上层池中的老蝎时，使下层池里的中蝎到上层去，即打开中层池底上的分离闸，让第二年的小蝎进入下层后再塞上闸门，把中层池仍留给当年的小蝎居住。如此循环不已。

房内的设置虽有所不同，但在投种前必须放一层泥土，土上是蝎窝，但对着三个窗子的地方要空起来，以便于招活虫入内。

b. 蝎房环境。蝎房的四周，须用砖、石灰和水泥筑起一条宽 30 cm、深 30 cm（也不可限于此）的防护沟作为蝎子逃跑的障碍物。沟的内侧呈 50°的斜面斜坡越陡越好，以防蝎子落水而亡。沟的外侧是越陡越好，能加设防逃设施则更为理想。沟里要经常有水，水上不留任何浮漂的东西。沟的外边要砌一个溢水洞，防止夏季雨水过多时将房基淹没坏。

c. 蝎房管理。各种野生蝎子，都有一套捕获食物、抗御天敌、适应不良环境的本能，要不然早就绝迹了。但由于家养就使它的本能受到了或多或少的限制，不过无论如何不能把蝎子限制到不能生存的地步。这就要求养殖者必须尽量满足它的生态要求，也就是在饲养管理方面要符合蝎子的生活习性和生长发育规律，才能把它养活，让它长得快，繁育的后代多。为此，在饲养管理方面必须做到：

为蝎窝消毒灭菌。所有新筑的蝎窝，必须在做过消毒处理后才付诸使用。具体的方法有三：①火烧消毒。即把麦秆或稻草等植物秸秆放在蝎窝的四周，通过燃烧来达到消毒的目的。烧后用扇子一扇，就把草木灰吹跑光了。②熏蒸消毒。把硫黄放在蝎窝的最低处，燃烧后，用硫黄的气味一熏即可。③用氮胺酸（浙江省平湖农药厂出品）液喷洒可收到杀菌效果。

蝎窝用泥土的规格。蝎窝的下面和中间撒的泥土，以弱碱性（pH 值 8~7）为好，中性的也行。如系田野里的一般泥土，可掺入 0.2% 的食盐（事先化成盐水再倒入土中）。土中的腐殖质越多越好。

按一定的雄雌比例，适时投放种蝎。前面已经介绍过，种用蝎以全是刚交尾的雌蝎为最好，其次是即将进入性成熟期的幼蝎。由于雄蝎在每年内仅有两次交配时间，每次只能产一个精球，所以如以此蝎作种，在投放时能按 1：1 或 4：3 的比例较好。雄蝎的数量只能大于而不能小于雌蝎。投放种蝎的最佳的时间是每年 4~6 月。这样，当年产仔的次数可多一些；不过在 7~9 月投种也未尝不可。

极力避免初次投种很可能发生的一场恶战。投种前后，如发现蝎子成团堆时，就用燃烧出来的雾或白酒驱散，即可避免彼此之间的势不两立的恶战；麻痹大意，则有全群覆灭的可能。但经过 2 个月的饲养，这种可能性就不复存在了。

及时调节蝎窝里的温湿度。在养殖中要勤检查，采取得力的措施，适时地调节温度，以满足蝎子的生长需要。根据观察，蝎子在整个生产过程中，对水分的需要量较大，给家蝎补水方法：一是在蝎窝里多放些西瓜皮之类的东西，一是把放在水里烧泡透的玉米芯放到蝎窝，供蝎吸吮。给山蝎补水的方法，就是每天向蝎窝里喷水一次。每年在冬春季应注意的是温度的高低；在夏秋二季应注意的是湿度。一般的蝎窝都以上层干下层湿任蝎子选择为好，山蝎窝里应经常保持湿润，切不可过于干燥，但过于潮湿也是有害而无益的，因为容易引起真菌病。

分档饲养。由于初产的小蝎体小而弱，活动能力非常差；很容易被大蝎踩伤踏死吃掉，如不分档饲养是不行的，有人主张，当母蝎临产时，要一个个地挑拣出来，单独饲养。事实上，这样只适用于少量试养，不适于批量生产，因为蝎子一多就无从拣起了。怎么办呢？还是当小蝎离母而行时，让它们通过自然分离闸门，掉进玻璃滑梯，到下一层或另外一个养殖池里去生活。

在雌蝎繁殖期内，全喂动物性饲料。蝎子在交配、产仔期内，体内营养的消耗量很大，如不能供给充足的肉食和水分，将会出现产仔难，仔蝎的成活率不高等不良现象。

精心喂养小蝎。初生的仔蝎在一周左右的时间内，靠消耗体内卵黄来维持生命，所以才不吃不动。对刚离母体的小蝎要特别精心喂养。在此期间，可食用糖拌食料和熟肉浆，稍加一点黄豆粉和嫩菜叶喂它们。更可在熟肉浆里加入20%的蛋乐晶或多维奶粉，千方百计地让小蝎吃到更多的极小的软体虫，努力提高小蝎的成活率。

蝎子很娇，时时防止中毒死亡。饲养场周围 100 m 之内，切不可使用或摆放毒药和生石灰等富有杀伤性的物品。并须防止风把药物的毒气经常吹到饲养场内，因为蝎子闻到剧毒农药的时间过久也有死亡的可能性。对已死的蝎子要随时拣出。否则，将会被活蝎吃掉，长此下去会养成爱吃同类的恶习，对养蝎不利。

设法让蝎子安全越冬。蝎子在越冬期不吃食物，体质弱，最容易死亡；为了不致如此而能安全越冬，在冬前就应该注意用优质饲料把蝎子喂得肥肥实实的。其次，就是要注意保湿。入冬前必须把能够移动的盆缸移到室内的地窖里，不能移动的室外池，就用稻草之类的东西把四周包紧并用泥封严；对蝎房也必须采用这种措施。凡室外的蝎窝，还可用无毒透明的塑料薄膜作封盖，借以提高温度，防雪防冻。但无论采用哪种措施，都必须在保湿的同时，时时注意通风透气，以免蝎子因窒息而亡。

不断地更新换代，谨防蝎种退化。养殖蝎子和种庄稼一样，要想高产必须先有优良品种。那么优良品种从何而来呢？一是在就地捕捉的野蝎中认真挑选；二是从外地引进；三是自己培养，自繁自养。入选的雄虫体最好要达到每市斤有600头左右，每市斤雌虫体要有450～500头。挑选种蝎要避免在血统甚近的同代中进行；因为近亲交配所繁育的后代必然会日益退化，虫体变小，产仔率明显下降。外地如有优良品种，即使是价格偏高也必须设法引进，以便单独饲养，不断地更新换代，把已经退化掉的老蝎淘汰掉。要保持品种的优良性，必须搞好提纯复壮工作，年年如此，从不停止。只有这样才能比较稳妥地解决好留种问题，这是长期饲养者不可忽视的一项重要的工作。

专人管理，谢绝参观。蝎子胆小，爱僻静怕噪声，一定要选派合适的人员，专门负责饲养。一般的参观者都有好奇心理，不光是看一看，往往还要用木棍捣一捣、敲一敲，甚至向蝎窝里抛烟头，引起蝎群受惊的可能性很大。在一般情况下，以谢绝参观为好，如难以推却可在入眠期内进行。

众所周知，野生蝎子较多的山区，按地表面积计算，平均十几平方米甚至几十平方米才有一两个。在农村住宅里，每间房子内最多只有百余只。转为人工饲养，密度必然要加大几百倍甚至上千倍。在一般情况下，人工饲养蝎子的密度，每立方米大的蝎窝里投种蝎0.5～1 kg，密度大了，容易引起互相残杀，特别是小蝎和脱皮时呈假死状的弱蝎，易被强者咬死或吃掉。此外，病害也容易发生。但密度稀了，则浪费蝎窝，直接影响养殖者的经济收入。

d. 饲料管理。前面已经介绍过，动物性饲料是蝎子的主要食物。平均起来，每天每头蝎子能吃下半条蟋蟀或两只蝇子。食量不大，妥善地解决好饲料来源问题是关系到人工养蝎成功的大事，其措施如下。

招诱昆虫。招诱自然界的昆虫来喂蝎是一种最经济的措施之一。招诱的方法有两种：①把蝎子吃剩下的已经腐烂不能再用的动物肉放在单独的容器里，吊在蝎窝上。既可以生蝇又可以招来昆虫。②夏秋二季，在蝎窝上安装黑光灯。每逢夜晚，拉开灯，打开门窗，诱虫入窝，诱毕再关好电灯和门窗。

养虫。养虫的方法很多，这里准备提一下。在蝎窝里放几盆麦麸、米糠或其他加工粮食的下料，经过一段时间会自然生出许多虫子来。也可以在潮湿的地方堆放牛、马、猪粪和稻草之类的谷场秸秆，隔几天灌一次水，干了再灌。生出虫后，用筛子筛出作蝎子的饲料。蛆和蚯蚓都是蝎子的好饲料，我们在养蝎的同时，根据自己的所需，用人工繁育出一定数量的蛆和蚯蚓是十分必要的。

人工捕捉昆虫。在用尽上述方法而得到的昆虫还满足不了蝎子食用的情况下，可利用业余时间到原野里去捕捉一部分体软多汁的虫来喂蝎子，但切勿在刚施过农药的地里进行。

用地鳖虫和养殖地鳖虫池子里自然生出的杂虫喂蝎。养殖地鳖虫的人可把将要淘汰的地鳖虫和养土里草生出来的虫类捉来，放在蝎窝里供蝎食用。由于地鳖虫具有逐瘀通络的作用，可预防疾病，应经常喂给为好。大量养蝎的人家务必养殖地鳖虫，以自繁自用，降低养蝎的成本。

粘鼠喂蝎。怎样才能活活地把鼠粘住呢？具体的方法是，在一块木板上，涂上一层较厚的不加固化剂的环氧树脂（因此物的气味对老鼠有莫大的诱惑力，不需要其投放任何诱饵），放在老鼠经常出没的地方，一踏上去即被粘住。一时买不到环氧树脂者，可用市场上出售的粘鼠胶。能用其他方法捉来老鼠也行。在任何时候捉到了活老鼠不可马上杀死，而应放在笼内观察8小时。确认为无病又未中毒后再摔死剥皮把肉打成浆喂蝎。这样，一可灭鼠除害，二可剥皮出售，增加经济收入，三可用鼠肉喂蝎，一举三得，值得一试。

用其他动物肉喂蝎，倘饲料不足，可到市场买些新鲜价廉的动物肉，如狗、兔、黄鳝、泥鳅等肉类，煮熟捣烂喂蝎。

无菌家蝇与蝎子混合饲养。这是人工养蝎的一种新方法，解决了人工养蝎的常年饲料来源，成本比用地鳖虫喂养降低了90%。而且由于无菌蝇夜间飞行，而全蝎又习惯于昼伏夜出，混养后非常方便全蝎取食，效果十分显著。

混养方法：用几根细木条做一个 100 cm×80 cm×100 cm 的支架，用图钉钉上塑料或尼龙窗纱，在操作面开一个直径 20 cm 的操作孔，并在孔上连接长 30 cm 的布袖套。笼做好后放进全蝎养殖池中，笼内除叠放土坯砖石外，还要放进无菌蝇的饵料盘，饵料由红糖和奶粉各半拌成，需要量很少，每 10 克这种饵料可供100 只无菌蝇一个月吮吸；同时放入饮水盘，为防全蝎、无菌蝇饮水时淹死，水盘内应放置海绵或洁净沙子；另外还要放进接卵盘，盘内盛用 0.01% 磺酸胺水配制的麦麸，以供雌蝇产卵。每天接卵一次，将采得的卵块移入事先备好的幼虫培养基中（培养基配方：麦麸 100 克，奶粉 1 克，水 200 毫升），卵块经过 4 d 可增重 100 倍，约到第 7 天开始化蛹，再过 5 d 后羽化为成虫。无菌蝇完成一个世代仅需 12~15 d，一年可繁殖 24 代。一般每份培养粉（麸皮 100g，奶粉 1g，水 200 mL）可饲养无菌蝇 500 头，可供 500 只幼蝎或 100 只成蝎吃一周，用无菌蝇和全蝎混养，完全解决了全蝎饲料问题，经济效果显著，此法值得推广。

经常地适量喂些植物性饲料。平时植物性饲料应占总饲料量的 20%，初春或秋末，蝎子已经开口吃食或仍在吃食。但自然界里的昆虫不多，一时又搞不到那么多的肉食时，还可多喂一点这类饲料。青菜内含有大量的多种维生素，要经常地喂一些，也可用紫云英和苜蓿的嫩叶来喂，更可以把紫云英和苜蓿叶制成干粉装在无毒的塑料袋内，以应急需。青菜类的饲料应不少于总饲料量的 5%。

喂给适量的矿物饲料和兽用的多种维生素。据试验，在饲料中加入 1% 的过磷合剂和少量的混合维生素，可使蝎子长得分外肥壮，产量也比较高。过磷合剂的配制方法是，先把 10 kg 过磷酸钙粉碎成细末，加入硫酸亚铁 35 g、硫酸铜 32 g、硫酸锰 2 g、硫酸锌 10 g、硫酸镁 10 g、碘化钾 0.5 g，然后拌匀，制成合剂。假若配制有困难，也可用市场上销售的"328"等牲猪生长素来代替。兽用的（或人用的也行）多种混合维生素，各大药房均有出售。这类饲料可拌在肉浆里，同时供蝎食用，切不可过量。

坚持喂蜕皮激素和保幼激素。这两种激素本是蚕用的，但据实验结果来看，也适宜于喂蝎。用蜕皮激素喂弱蝎可提前 10 d 蜕皮，绝对不可喂成蝎。因为成蝎已不再蜕皮了，对成蝎喂保幼激素可使蝎子延长寿命多产仔，但不能用它来喂弱蝎。蜕皮激素和保幼激素的喂法相同，都是先粉碎，再拌入饲料中供蝎摄取。用量是每 500 g 喂 10 000 头蝎子，每 7 d 喂一次，不可过量。

投食时，一般的饲料者多用如下这些方法：①所有活虫，只要进入蝎窝就由蝎子任意捕获，养殖者是无法干预的。②用绞肉机绞成的（或用刀剁成的）肉浆内，可配入适量的植物性饲料（包括青菜之类的）和地鳖虫粉，搅拌均匀后放在碗口那么大的塑料薄膜上，分散在蝎窝的表层，不得把食物撒在池子里。③喂给蝎子的饲料一定要新鲜、干净。蝎子如果吃了腐烂食物容易患肠胃炎致死。所以吃剩下的食物残渣要及时清除。不可久留窝内。④每天投食一次为好，每 3 d 喂一次也行。每次投食后要注意观察，以略有剩余为度，切不可缺。

e. 饲料加温。近来，有人为了提高养蝎的经济效益，采用了加温饲料的办法，而且创造了许多宝贵的经验，很有推广的必要。据实践而知，温度是蝎子活动的主要条件，在冬季如能采取相应的措施，让蝎窝内的温度经常保持在 30~35 ℃，是可行的。

这样完全可以改变蝎子在冬季入蜇的习性，能照常吃食、生长和繁殖。去年，某地试验的一部分蝎子经过整个冬季的加温饲养，当年产的小蝎的体重增长了 2 倍，成蝎提前 8 个月生仔。事实证明，蝎子在每年内可产 4 次，增产效果极好。加温的办法很多，其中最简单易行的方法如下。

用火炕加温。用盆和缸养殖的人，可把盆和缸移到炕上，然后烧火或利用做饭的余热来加温。

发酵加温。具体办法是，把饲养缸的下部埋在土里，用麦秸、稻草和牛马粪（只要有草有粪就行，不是全部用上、缺一不可）将缸的上部团团围住，厚度达 60 cm；然后用泥把草粪封盖严实，浇上适量的水后便可发酵生热。

用炉火加温。这就是在饲养室里煤炉里的火热。来达到加温饲养的目的。由于室里是上暖下凉，必须在人行道的正中间挖一个坑，把煤炉放到坑下，设法让房内的温度稳定下来，万万不可忽高忽低，日夜的温差不得超过 5 ℃。为了避免煤气中毒的可能性，可在煤里掺入 15% 的石灰石粉（碳酸钙）或 10% 的石灰。倘有塑料薄膜就把房顶封严，以防止热量的流散，从而提高蝎房内温度，是极有效的。

用塑料大棚加温。如不在室内养蝎，可采用此法。棚的样式和结构可参看蔬菜生产上用的棚子，大小可视需要而定。只要能把养殖场地罩住即可。在冬季雨雪连绵的日子里，可在棚内用上述的炉火加温。

在蝎房和塑料棚内加温饲养时，应注意：温湿度要稳定，二者不可偏。为此，必须检查，及时调节在适宜蝎子生长繁殖的度数之间，不得偏高或偏低。

3. 繁殖

蝎子为雌雄异体，卵胎生，繁殖很强。前腹部肥大的为雌蝎，前腹部瘦小的为雄蝎。选择健壮、个大、无病损的成蝎作种。雄、雌按 1 : 3 或 1 : 4 养于成蝎饲养圈中。交配后，再把雌蝎选出，放于繁殖圈内。从 6 月上旬入伏前 10 d 到 8 月上旬为繁殖期。一个雌蝎一年只繁殖一次，一次可生 15~40 头小蝎，平均 30 头左右。

蝎的交配方式是奇特的，在无风的夏夜，公蝎钳住母蝎的触肢，舞步轻盈地拖来拖去，跳着 "交配舞"，经约 20 min，公蝎产生鞭状的精球，并粘于石片上。当公蝎将母蝎抛至生殖孔内，母蝎同时把身体迅速压下，使精球破裂，精子便注入母蝎体内，并长期在母蝎体内储存。母蝎交配一次可连续繁殖多年。

人工饲养时若挑选适龄并已经产仔的母蝎作种，则可不必投放公蝎。这种种蝎产仔多，产期早；还可避免在生长期间遭到公蝎干扰，以及公蝎残食小蝎。经产蝎和初产蝎外形的区别是：经产蝎的前腹部肥大，饱满。初产蝎较小，皮肤鲜嫩。用这种方法投放种蝎的，尚未发现经产蝎因未受精而不产仔。

雌蝎孕期 11 个月左右，于来年入伏前后生产。

4. 病虫害防治

蝎子的天敌有：蛇、猫、青蛙、蟾蜍、壁虎等。如发现应随时捕打或诱杀。

危害和威胁蝎子生命的主要害虫有：蚂蚁和螨类。蚂蚁虽小但能咬伤蝎子，使蝎子残废致死。

（1）防治蚂蚁的措施：

1）把养蝎用的盆、缸、池房外四周涂上 5 cm 宽的黄油带，把意欲入内的蚂蚁粘住致死。

2）用杀虫脒黏土和水，调成糊状，把饲养池（室）等外壁涂刷一周防蚂蚁入内；但要绝对防止药物毒死蝎子。

3）白天乘蝎子入穴隐身之机，把油炒饭、肉骨头或用鱼肉汤、糖水浸泡过的纸张和煤渣块等放在蝎窝的表层进行反复的诱杀。蚂蚁嗅觉灵敏，有贪婪好吃的脾性，我们只要把诱饵往那里一放，蚂蚁便会被招引来而活活被擒。反复诱杀后基本上能够平息蚁害。

（2）防治螨类的方法：在高温季节，有时可发现黄粉末状的小虫寄生在蝎的足部或胸部腹部的两侧，有人称它为蝎虱，实际上是螨。由于它的种类较多，不容易分开，所以统为螨类。每只雌螨的一生能产 200 粒左右，在适宜的气温里，每 15 d 便可发育成虫，繁殖一代。蝎体上一旦寄生了许多螨虫，生长就缓慢，重者致死。因此，它是蝎子的致命害虫；如不及时防治，就会导致养蝎失败。防治方法如下。

1）每次下种前，先用中草药百部 500 g，加水 2 kg 煎成汁液后浓缩到 750 g。过滤后用喷雾器喷到种蝎体上再投放入窝。

2）始终喂熟食，杜绝螨类的来源。

3）用微量漂白粉液喷洒蝎窝，能收到杀螨的效果。

4）用 1∶2 000 的乐果乳剂液喷蝎窝。每隔 7 d 喷一次，连喷 3 次，效果甚好。

（3）防病：据初步观察，蝎子常患肠胃病（叫肠胃炎、黑胀病、黑肚病），症状是蝎肚发黑，白天不入窝，逐渐膨胀而死。病因是湿度过大，蝎体内含水量过大，有炎症。防治的方法是：

1）平时，坚持喂人用的食母生和婴儿素，以消食防病。每周喂一次，每次的用量是，食母生和婴儿素各 1.5 g 可喂 4 000 头蝎子。

2）每月喂一次抗生素，以防此病发生。每克药可喂活蝎 5斤，不宜过量。

3）发现蝎子生病后要及时隔离，适当降低温度，并喂些痢特灵之类的药物。

无论喂什么药都要粉碎拌入可口的肉食中才可供蝎服用。

5. 收捕与加工

（1）收捕的适宜时间：每年收捕的时间过早，则势必影响蝎子的生长和繁殖；过迟，蝎子入窝不出，达不到目的，所以最适宜的时间是入蛰前。

（2）收捕前的准备工作：为了防止人被蝎蜇，事先要买来备用药物，收捕前要穿上长腰靴子，手戴外科医生用的橡皮手套，袖口与裤腿扎紧，这样就很安全了。还要准备好盛蝎用的工具，如大瓷盆、铁桶、大缸、扫帚，以及筷子、夹子、白酒。

（3）收捕的办法有三种：

1）需要少量的收捕时，可乘蝎子在夜晚出穴寻食的机会，用筷子或夹子，把全部的老龄蝎和已有1~2年产仔盛期的大蝎子夹住，放在大瓷盆或铁桶里。

2）陷阱法：即在蝎子经常出没的地方挖一个圆坑，放进瓷（铁）桶、桶口和窝的表层相平，让蝎子误入桶内。

3）酒熏法：捕前，先塞严蝎房的门窗或蝎池上的捕获孔，用白酒向房（或池）喷洒一遍，则应在喷洒后用塑料薄膜把蝎窝封严。之后，打开房壁外边的洞或养殖池边上的捕获孔，掀去塑料薄膜，人立在一边，把瓷盆放在洞（或孔）下，可亲眼看得见蝎子鱼贯而出，流入盛蝎用的盆里。在蝎子即将爬满时，要迅速地把另一个盆拿来备用。蝎满后立即倒入桶或空盆里。盆和缸不可太小，以免把蝎子闷死、压死，造成不必要的损失。

（4）留种：把收捕到的蝎子倒入盆或缸后，应当按照留种的规格拣出种用蝎，以便于再养。

（5）加工储藏：拣出留种用蝎和具有养殖价值的小蝎以后，把这批要入药出售的蝎子放进食盐水（5 kg活蝎须用1.5 kg盐）中浸泡3 h，然后连蝎子带盐水一并倒入锅中，用小火煮40~100 min。煮时，须让蝎子淹没在盐水中，如需翻动，次数不宜过多，用力不可太猛，因为药用全蝎要保持原状，不碎为好。等煮到蝎子身躯伸直变硬，脊背出现凹沟或瓦弧形，变成黄褐色时立即停火，并倒入少量的冷水以降温。倘在沸水中超过30 min，蝎体内的有效成分就会被全部破坏。把蝎从锅里捞出后要摊在席上，放在通风的阴凉处晾干，不能用日光暴晒；否则，蝎体上就会出现盐霜，一不好看，二不便于储藏。蝎体阴干后即成药用全蝎了。最后把体型完整的和碎烂的分开，包装起来，即可待售供药。

C. 蜈蚣的养殖技术

蜈蚣为蜈蚣科昆虫少棘巨蜈蚣的全体。别名全头蜈蚣、天龙、百脚。同全蝎一样具有良好的息风止痉、解毒散结、通络止痛的作用。用于治疗急慢惊风、破伤风等痉挛抽搐，疮疡肿毒，顽固性头部抽掣疼痛及风湿痹痛等症效果甚好。近年来用本品治疗胃癌和肝癌患者，亦有一定效果。

蜈蚣同全蝎一样药源紧张，可以进行人工饲养，能取得较好的经济效益。

1. 生物形态和特征

（1）生物形态：体长扁平，长 10~20 cm，宽 1.5~2.5 cm。由头部及躯干部（胸腹部）组成。躯干部 15~20 个环节组成，每节各具足 1 对。头略宽，生有触角 1 对，一般由 18 节组成，长约为头部的 3 倍。头两侧有单眼 4 个。第一对步足变为腭脚，前端锐尖，内有毒腺，即"毒钩"。头部和躯干部第一节为赭红色，尾及足为赤褐色，躯干部背面黑绿色，有光泽，腹面与其他步足均呈黄褐色。

（2）生活习性：蜈蚣喜阴暗潮湿，多栖息在腐木、石隙、疏松的腐殖质土坎、粪堆中及荒芜阴湿的草地及坟墓等处。不喜松土干燥的地方，畏光，昼伏夜出。一般在下午 7：30 至凌晨 1：00 左右出来活动，根据天气的变化，有时提前或延长活动与归宿时间。10 月之后钻入离地面 10~13 cm 深土中越冬，翌年惊蛰前后开始复醒活动。蜈蚣在复醒后不久（5 月下旬至 6 月上旬），即进行蜕皮，冬眠前又蜕皮一次。蜕皮后体色变淡，似有一层白色的薄膜。

（3）饲养管理：人工养殖蜈蚣，可先修建饲养池，再在捕收季节，捕捉完好无伤的成体蜈蚣做试养的种虫。准备好适合的饲料。便可进行饲养。

2. 饲养池修建

修建人工饲养池要适应蜈蚣的生活习性，创造它生存的适应环境。蜈蚣无固定的栖息场所，它随着季节及温、湿度的变化而寻找、变迁栖息地点。一般喜栖于林间或灌木杂草丛生的潮湿、阴暗处，白天躲藏在既有石块又有泥土的缝隙土穴内。因此，饲养池内应堆积石块、瓦砾，上复土层，造成蜈蚣栖息的隙缝和洞穴。饲养池内保留杂草、树木或修建遮阳棚等以遮阴，并经常洒水，保持一定的湿度。蜈蚣攀越及钻缝能力很强，在用玻璃嵌镶制成的饲养箱内，成体蜈蚣可以只用一侧的步足垂直向上爬越 1 米多高。所以在修建饲养池时首先应考虑如何防止蜈蚣逃窜。

饲养池可分好多类型，常见的有：

（1）薄膜围壁式饲养池：池壁用砖砌成 40 cm 高的围墙，墙内壁用农用薄膜复严，接缝处用胶水粘牢，农用薄膜上要经常揩擦，使其不粘泥污，保持光滑，池内再修建蜈蚣栖息处。

此池造价低廉，蜈蚣也不能从薄膜上爬出，比较适用，也适合在农村推广。

（2）玻璃壁饲养池：饲养四周用砖砌成高 40 cm 的围墙，内壁用水泥嵌镶玻璃（5 mm 厚），并在壁顶用水泥嵌镶 20 cm 宽的玻璃沿，池内中央用大小不同的石块垒积成堆，外覆泥土造成蜈蚣栖息的场所，并保留池内的杂草、灌木。但玻璃壁及壁周应保持整洁无杂草和泥土，以防止蜈蚣逃窜。蜈蚣在此池内不易逃出，可进行饲养，但造价较高。

（3）水围式饲养池：池周修建 30 cm 宽、10 cm 深的水沟，防止蜈蚣逃跑。但蜈蚣可在静水内停留 2 min 而不致淹死，在水围沟内可连续游动 8 m。所以，此池防逃效果仍不理想。

3. 饲料与喂养

蜈蚣是一种肉食性动物，喜食多种昆虫及其卵和幼体，也食幼蛙等小型动物以及蛙肉、鳝鱼肉等。有时也吃西瓜、南瓜之类瓜果及松树花粉等。蜈蚣耐饥能力比较强，每进食一次可保持 2~4 d。但选食要求新鲜。不吃腐臭和陈旧的食物。所以人工饲养不需要天天喂食，一般每 2~3 d 喂食一次，但需投喂新鲜食物，并在翌晨将剩余残渣清除。蜈蚣有饮水的习性，在喂养蜈蚣时需放置盛水器皿，尤其在夏季，除需放置饮水皿外，还应天天洒水，以补充水分的蒸发。

人工饲养蜈蚣要求饲料价廉且易购，不能只靠捉捕昆虫、青蛙或购买鳝鱼作为饲料。人工配制的简易混合饲料，根据蜈蚣食性特点，选用纯鱼粉、蚕蛹粉作饲料，不论幼体和成体蜈蚣都喜食用。另外，在饲养池内堆积、覆盖干牛粪，使之生虫、诱虫，供蜈蚣食用，也可收到一定效果。

4. 繁殖

蜈蚣雌雄异体、卵生，并有孵卵、育幼的习性。雌雄蜈蚣在外形上差异不显著，只是成体蜈蚣雌性比雄性个体较大，产卵前体形臃肿，行动迟缓。生长 3 年后的成体蜈蚣性腺发育成熟，可进行繁殖。

繁殖育幼季节一般在 6 月中旬至 8 月中旬，雌体蜈蚣每年只产卵一次（个别有二次产卵的现象）。每次产卵 40 多粒。产卵后雌体随即将卵抱在身体前端步足之间进行孵化。孵化和育儿共需四十多天，幼体才离开母体单独生活。

在蜈蚣人工养殖时，保护蜈蚣繁殖，保证幼体成活率，是一项非常重要的工作。蜈蚣产卵、孵化、育幼需要一定的环境条件，所以人们适时加强管理予以保护，对保证繁殖量和蜈蚣孵化的顺利完成，具有重要的意义。其管理措施如下：

第五部分 医药科普

1）怀卵雌体的隔离：蜈蚣产卵、孵化要求安静的环境，若有惊扰，常发生雌体吃掉卵粒，甚至吃掉幼体的现象。据观察，在同一个饲养池内，雌体产卵时间很不一致，未产的雌体及雄体蜈蚣的活动常干扰、破坏产卵和孵化的正常进行，有的还有抢食卵粒的现象。因此，雌体产卵前应分缸进行饲养，或在大饲养池内用玻璃片、无底玻璃杯或罐头盒、瓦片等进行隔离。

2）产前加强喂食，增加营养：蜈蚣孵化期间不进食、不喝水，靠消耗本身的营养维持活动。产卵前，雌体有大量进食积蓄营养的习性，此时应增加喂食量，并注意调节食物品种，以促使雌体多进食，增加孵化前的营养。

3）孵化期间的监护：蜈蚣抱卵育幼期间，对惊扰、震动、强光、强声等均有一定的反应。所以饲育室一定要选择安静、阴暗的场所，室内最好安装红灯，并用布或竹帘遮挡窗户，以防强光照射。房内孵化缸应事先安置好，以便产卵。轻易不要移动。试验人员观察应小心轻动，不要随便移动遮护的玻片（瓦片），也不要用手电筒照射。

孵化期不需要喂食，但因此时正值盛夏，气候干燥。若孵化巢内湿度过小或过大会影响胚胎的正常发育。所以孵化缸内应适时加水。加水时应顺着缸壁慢慢倒入。使孵化巢周略有潮湿即可。不要将水直接洒在巢内，也不应使巢内湿度过大，

孵化结束后，幼体蜈蚣虽暂成团群集，但亦可单独活动和寻食，此时雌体也逐渐离开孵化巢单独活动。因蜈蚣有争食物和大吃小的现象，故应及时将雌体移出或将幼体分离饲养。蜈蚣在人工喂养的条件下，其体长在 2 年内即可达到药用小条的标准（8 cm）。二年后即接近大条标准，故可推断，人工养殖蜈蚣，从捕捉的成体蜈蚣产卵、孵化直至提供药用，需要 2～3 年的时间。

蜈蚣的天敌比较多，在不同的生活时期有不同的敌害。主要

敌害是老鼠和蚂蚁，由于蜈蚣脱皮和正在孵化中的雌体都呈半睡眠状态，动作迟缓，蚂蚁之类在寻食中会乘虚而入，咬住蜈蚣蜂拥而攻之，不到 2~3 h，蜈蚣就会被蚂蚁吃光。蜈蚣在野外寻食时，也会遭到老鼠的伤害。所以人工养殖中应注意防天敌伤害。

5. 收捕加工

3~4 月为捕捉季节。但清明前捕捉的质量较好，清明后捕捉的腹腔内充满泥土，质量较差。

捕捉到的蜈蚣要及时加工。即将捕捉的蜈蚣用竹签串起，在日光下晒干。或先用沸水或熨斗将蜈蚣烫死，然后取长宽与蜈蚣相等、两端尖的薄竹片，一头插入其下腭，另一头插入尾部上端，借竹片之弹力，使其伸直，再按 5~10 个一排，用薄竹片夹好，置日光下晒干。

注意：切勿将蜈蚣头、足碰掉或折断，以免影响质量。在采收季节，如遇阴雨不能及时晒干，亦可用火烘干，不然容易腐烂变质。

6. 储藏保管

蜈蚣晒至九成干时，以 50 条为一包，用厚纸包裹，再装木箱。但箱内应衬防潮纸。放于干燥通风处。并应在箱内放些樟脑或花椒，以防虫蛀。

D. 白僵蚕

白僵蚕为蚕蛾科昆虫家蚕（桑蚕）的幼虫感染白僵菌而发生白僵病致死的僵化虫体。别称僵蚕、僵虫和夭虫。具有良好的息风止痉、祛风止痛、解毒散结的作用。为治肝风抽搐、痰热惊痫，中风口眼歪斜及风热头痛目赤，咽喉肿痛，牙痛，痰核瘰疬，疔肿丹毒，风疹瘙痒等症的良药。明代李时珍著的《本草纲目》中有详细的记载："蚕孕丝虫也，种类很多，形色各异，其性属阳，喜燥恶湿，食而不饮，二十七日老矣！入药惟取自死者，名白僵虫，咸辛无毒，治中风失音，去皮肤风痒，消瘰疬、拔疔毒……"其药用价值较高。

白僵蚕过去只靠蚕桑地区，养蚕期中蚕自然发病（白僵病）取得，所以药源受到局限。又由于养蚕技术不断提高，防病措施加强，大大减少了蚕病发生，因而僵蚕产量大大减少；人民卫生事业不断提高，对僵蚕的需要量不断增加，这就产生了僵蚕长期紧缺，供不应求的矛盾。为了解决人民用药需要，于20世纪50年代末期我国就建立了僵蚕厂，进行人工培养白僵蚕，以后各地也都先后建厂培养，部分地解决了药用需要。但白僵蚕供药仍不能满足需求，开展人工养殖具有较好的经济效益，且设备简单，容易成功，值得进一步扩大发展。

1. 白僵蚕的成因

白僵菌在蚕体上的致病机理是白僵菌孢子落在家蚕幼虫皮肤上，在温度 24～28 ℃、相对湿度 95%～100% 时，经 6 h 左右，孢子开始膨大，经 8～10 h 产生芽管并分泌水解酶。酶破坏蚕体皮肤，孢子芽管从皮肤破处侵入蚕体血液中。在血液中芽管很快形成菌丝。再经过几小时后菌丝产生圆筒形孢子再经过一定时间，圆筒形孢子成熟脱离菌丝并游离在血液中。一是产生球形小孢子，另一种是产生隔膜，以后再产生菌丝，圆筒形孢子产生菌丝后，菌丝在血液中繁殖，并逐步侵入脂肪和肌肉组织中。当菌丝侵入肌肉和脂肪组织后，蚕体在气门、足部、尾部等处出现明显的黑色病斑，全身松弛，蚕很快死亡。蚕死亡后（从感染僵菌至死亡前后 4～6 d），菌丝很快繁殖并侵入其他组织。由于菌丝在繁殖过程中吸收蚕体水分和养分，同时分泌草酸钙成为结晶体堆积尸体内，致使蚕体逐渐硬化。又因色素沉积的缘故，尸体变成淡红色。当尸体变红时，蚕体各组织菌丝增多并全被破坏。10～20 h（视温度而定）后，菌丝穿出蚕体表面，形成气生菌丝，气生菌丝再形成分生孢子梗和分生孢子柄，以后产生分生孢子。当分生孢子布满蚕体时（生产上称充分发僵），便可进行灭菌，烘干或晒干成为商品僵蚕。

2. 生产技术

僵蚕生产包括：种桑，养小蚕，培养白僵菌以及僵蚕培育等几个环节。僵蚕培育是僵蚕生产的最后一道工序，也是生产的最终目的——获得药用白僵蚕。其生产工艺流程为：幼虫经过四龄后，第五龄响食前或响食后 10 h 左右用白僵菌液均匀喷射在蚕体上，再用桑叶喂养，保持适温和适湿，4~6 d 后蚕病死，自然僵化变硬，充分发僵后烘干或晒干即成。

蚕病的发生取决于三个方面。病原体、蚕体及外界环境条件，三者是互相影响、密切联系的，其中缺一个条件均不可能形成白僵蚕。因此，要人工培养获得白僵蚕并取得较好的产量，必须从上述三个方面采取相应的技术措施。

（1）病原体（白僵菌）：白僵菌是一种真菌，生活力很强，可以在多种培养基上腐生，也能在家蚕、松毛虫、稻螟、夜蛾等多种昆虫的幼虫、蛹及成虫寄生，而且在昆虫活体上寄生的代数越多，其活力越强。但在培养基上腐生的代数越多，其菌种退化，活力越弱。白僵菌对环境条件的要求：

1）温度：菌丝在 18~36 ℃的自然温度下均能正常生长，人工培养最适温度为 24~28 ℃。孢子产生的适宜温度为 28~30 ℃。菌种可在 4 ℃冰箱中保存 4~6 个月，在下午微弱阳光下晒种也能保存其活力；但在恒温箱中培养，温度超过 32 ℃时，由于斜面培养基中的水分蒸发加速，不能适应白僵菌对湿度的要求，故极易变成褐色而枯死。

2）湿度：最适宜的相对湿度是 100%，低于 90% 时孢子不易萌发。但偏干却有利于孢子产生。

3）酸碱度：pH 值 3~9 均能生长，以 pH 值 5~6（偏酸）最适于菌丝生长和孢子产生。

另外，白僵菌好气性很强，光对菌丝生长、孢子产生与萌发都有一定作用。碳源增加有利于孢子产生。

白僵菌孢子在适温多湿的条件下能膨大产生芽管，穿入昆虫皮肤进行寄生为害。同时能分泌水解酶（脂酶、蛋白酶和壳质酶），促进穿通受染昆虫表皮，这是白僵菌和其他病原体（细菌、病毒）危害昆虫的显著区别之一。这一特性，在制定僵蚕生产接种技术方面有着重要的意义。

白僵蚕病和其他传染性蚕病一样，都是由病原体引起的。所以白僵菌这种病原体的致病力越强，而且侵入蚕体的数量越多，就越容易使蚕染病，否则，蚕体就不会发病。根据这一原理，在人工培育白僵蚕生产中，就有一个如何提高蚕体发病率的问题，要注意菌种纯、孢子充分成熟，菌量足、接种适时，适温适湿等方面。

（2）蚕体：蚕体是培育僵蚕的原料，也是获得丰产的基础。蚕除了白僵病外，还有绿僵病、微粒子病、脓病、败血病、胃肠病等传染性疾病。因此，要获得僵蚕生产的丰收，首先必须要养好蚕，并妥善处理好既要蚕发病（白僵病），又要不发生除此以外的其他疾病。

（3）外界环境条件：包括蚕室温湿度、气流、桑叶质量以及清洁卫生等。外界环境条件不仅影响蚕的生长发育，而且对病原体的繁殖有加速或抑制的作用。当蚕体接种上白僵菌种以后，一方面白僵菌在繁殖，另一方面蚕也在吃桑，继续生长发育直至僵毙。在这段时间内，不仅要考虑白僵菌的生物学特性——需要适温、多湿的环境条件；又要顾及家蚕的生活习性——需适温、适湿的环境条件。在适温方面两者是一致的。但对湿度的要求两者便发生了矛盾，解决这个问题就要适时控制气流和湿度。

4. 生产措施

提高僵蚕产量的措施主要应抓住以下三条。

（1）养好蚕：在白僵蚕生产中，家蚕个体肥大健壮则产量高，反之则产量低。故在僵蚕生产时应注意：①选择抗病力强，体型粗大易养的品种；②良桑饱食，合理分批，精心管理，以提高蚕的体质和重量。

（2）抓好白僵菌种：白僵菌种的来源有两个途径。一是直接用新鲜僵蚕洗水，取其孢子液进行喷射蚕体接种；二是进行人工培养：①从新鲜僵蚕体上取其孢子，用画线或稀释平板法先进行分离培养，通过单菌落的分离培养，把具有优良性状的单菌落分离出来，加以选择后便可进行纯培养和扩大培养；②通过寄主（活蚕）复壮，提高菌种的活力；③控制菌种代数在四代以内，以防止退化；④调节好温湿度，以利菌种繁殖；⑤选择取材方便、经济且适合白僵菌繁殖的培养基。菌种分离培养时可选用沙氏培养基或黄豆液培养基。扩大培养时可选择黄豆液培养基。其配方分别为：

1）沙氏培养基：pH 自然。配方：蛋白胨 10 g，糖 40 g，琼脂 20 g，配水置 1 000 mL。

2）黄豆液培养基：黄豆 200 g，蛋白胨 10 g，氯化钠 5 g，糖 20 g，磷酸二氢钾 1.6 g，B：1~2 片，配水量 1 000 mL。黄豆先用水煮烂，取其过滤液再加其他配料。pH 值自然；适时接种，注意菌量，提高发僵率。

（3）注意搞好环境卫生，减少杂菌污染，提高产品质量。

在生产白僵蚕时，用四眠后五龄响食前第 1 天的家蚕为宜。在家蚕五龄的第 1 天，立即用喷雾器向蚕体上喷洒孢子悬浮液。在春蚕的首批生产中，由于所用的菌种保藏时间较长，移植的代数较多，致病力也较弱。因此，接种量要大些，在第二批及以后的各次生产中，可直接用湿白僵蚕制成孢子悬浮液进行喷雾接种。在接种的过程中，要做到喷雾均匀，条条见湿。接种量的大小应根据家蚕对白僵菌抵抗力的强弱，菌株毒力的大小等情况灵活地掌握。如果接种量大小，则家蚕发病率慢而低，或则在未僵死前吐丝结茧，或者会造成未僵死而死于细菌性病变。如果接种量大，在蚕体未长丰满以前，过早的僵死，所制成的白僵蚕瘦小干瘪，产量下降。

在正常的情况下，接种以后的 3~4 d，有少量的家蚕死亡；5~6 d大量的死亡；6~7 d全部僵死。如果在接种以后的第四天，家蚕死亡的很少，则应加大湿度，促使白僵菌的发育，增加侵染家蚕的概率；如果在接种以后的 3~4 d 内，蚕体已进入死亡的高峰，则为接种量大了，除降低湿度、提高温度外，在下次生产时接种量应适当地减少。

5. 加工

将培养成的白僵蚕晒干或烘干即为药用僵蚕。若作菌种，则应阴干，严防日光暴晒。

二、药用植物栽培

（一）天麻

天麻为常用名贵中药。有良好的平肝息风止痉功效。对肝阳上亢之头晕头痛，肝风惊痫抽搐及风湿疼痛，肢体麻木，半身不遂等症，有较好治疗效果。因天麻是寄生植物，无根无叶，不能自养生活，必须依靠蜜环菌（一种真菌）供给营养，才能繁殖生长。又要求高寒的气候和腐殖质深厚的土壤。所以，一直靠高山林区野生品种提供药源，随着用药量的增加，野生者已远不能满足需求。近些年来，不少省区进行人工栽培，取得了成功。但目前仍需发展种植，方能满足市场需要。有较好的经济价值。

1. 别名

明天麻、赤箭、定风草根、回龙子、仙人脚。

2. 产地

生产于四川、云南、贵州、西藏、陕西、河南、湖北及东北各地。

3. 植物形态

天麻为兰科多年生寄生本草，高 60~100 cm。地下块茎横生，肥厚，肉质长圆形或椭圆形，长约 10 cm，径粗 3~4.5 cm，形如马铃薯，有不明显的环节。茎单一，直立圆柱形黄赤色，稍带肉质。叶呈鳞片状，淡黄褐色，膜质，长 1~2 cm，基部呈鞘状抱茎。6~7 月开花，黄赤色，总状花序顶生，长 10~30 cm。花多数，花冠不整齐，基部膨大，呈歪壶状，苞片披针形至窄长圆形。蒴果长圆形至长侧卵形，有短梗。种子多而细，粉尘状。全体不含叶绿素。

4. 栽培方法

天麻无根和绿叶，不能直接从土壤中吸取养料和进行光合作用。须与蜜环菌共生，依靠蜜环菌从树木上吸收养料，运送到天麻体内，以进行天麻细胞的新陈代谢。因此，培养蜜环菌就成为栽培天麻的首要一环。

（1）培养蜜环菌：蜜环菌是白蘑科的一种真菌，与蘑菇相似。在 6~8 ℃时蜜环菌开始生长，20~35 ℃生长最快，超过 30 ℃生长停止。土壤相对湿度以 80% 左右为宜（此时用手捏成团，松手不散，落地即散为度）。蜜环菌在一般树木上都能生长，尤以麻栎、青冈栎、花栎、毛杰、华树、化香树等为最适宜。除休眠期外，都可以繁殖。天麻靠蜜环菌生活。蜜环菌生长发育主要靠分解吸收树木营养。因此，培养好的"菌材"是提高天麻产量的关键。

1）备料：取以上能生长蜜环菌的树种，选直径 2~4 寸（1 寸 =3.3 cm）的新鲜树干、枝条，锯成 2~2.5 尺（1 尺 =0.3 m）的小段，每一木段必须破口，把树皮破伤多处，深入木质部达 1~2 分（1 分 =0.3 cm），以利蜜环菌接种。破口的方法有鱼鳞口、环形口、条形口等几种。接着就是准备菌种：菌种的来源，一是采集野生菌；二是利用已经伴栽过天麻的旧菌材；三是室外培养的菌种；四是室内培养的纯菌种。如用野生菌种应切成短节碎块，因蜜环菌"菌索"具有从两端断面继续生长的特性。切碎后，可增加断面，从而增加接种的机会。

室外培养菌种的方法：2~3 月间，于林下腐朽的树干、树根上或生长过天麻的地方，采回有菌丝、活菌索（活者呈棕红色，有韧性；死菌索棕黑色，干枯脆而易断）生长的木料（不可用有汗手触及），砍碎，用枯枝落叶或腐殖质土等下铺上盖，不可日晒，保持湿润，作菌种。然后将适合蜜环菌繁殖的树木砍为 2 寸大小带树皮的碎块（切勿将树皮剥去），与菌种混合在一起，放在深 1.5 尺，宽窄适度，潮湿荫蔽的坑内。木材必须洒水浸透，但水不可过大，下铺 1~2 寸的腐殖质土，青苔和枯枝落叶，上面盖落叶腐殖质土 5~6 寸，使与地平。干旱时应浇水，保持蜜环菌正常繁殖生长所需要的温度和湿度，需 1~1.5 个月，蜜环菌即开始繁殖，至 11 月或翌年 3 月当菌索布满木材时，即为可供接种用的菌种。

2）培植菌材：寄生有蜜环菌的木材，叫作菌材。分天然和人工培植两种。

a. 天然菌材：在山林下采集自然蜜环菌寄生的木材作菌种（不用再经接种菌种），即可直接伴栽天麻。

b. 人工培养菌材：其方法和培养菌种的方法相同，只是接菌用的木材不用砍碎，培养方法有窖培、堆培两种。

窖培法：2~3 月间，选天麻栽培场地附近较湿润的地方挖窖，深 1.5 尺，宽 2~3 尺，长短视地形及菌材数量而定。窖培时，将窖底挖松 2~3 寸，铺上一层 1~2 寸厚的腐殖质土，然后将直径 3.3 cm 以上的树枝、树干连皮截成 2~3 尺长，粗大的劈成数块，在树皮上每隔 2~3 寸砍一伤口至木质部，使菌种容易接上，然后在窖内铺一层木材，撒一层菌种（最好将菌种卡在木材伤口内），材间用腐殖质土填充缝隙，要求实而不紧，木材上面要露出，一层放好后，喷洒一层清水，使木材全湿透。再放一层菌种，这样一层一层依次铺至与地面平。最后盖上青苔、枯枝落叶与腐殖质土，再覆原土高出地面 0.5 尺即可。上面再用草覆盖，以防雨水冲刷，保持表土疏松，并起到保温保湿作用。

也可挖成与栽天麻大小相同的窖，按上法将木材和菌种铺满窖内，至 11 月或 3 月在栽天麻时，挖出上部菌材，供伴栽天麻用，留下底层不动，就地栽上天麻，其成活率和产量都比较高。

堆培法：堆培法与窖培法基本相同，只是把挖窖培养改为平地培养。但应注意用青苔或腐殖质土填实空隙，并将上面用土盖好，不能露出菌材，不要通风、日晒。干旱时浇水，经常保持蜜环菌繁殖所需要的温湿度，至 10~11 月间，菌丝布满木材后，即可作为菌材。

（2）栽培天麻：天麻喜凉爽湿润的环境。宜疏松肥沃，富含有机质的沙质壤土及腐殖质土栽种。

1）选地：天麻对土壤要求不严，适宜土层深厚，湿润而富含腐殖质。海拔 1 500 m 以上的高山地区，一般温度低，湿度大，应选阳坡；1 000 m 以下的浅山地区，温度较前者为高，应选阴坡或林间；中山地区，选半阴半阳的山坡为宜。可用"二荒地"（即种过庄稼后，停种的荒地）或"二阴"（坐西向东）或"二阳"（坐东向西）的山坡。平原可选遮阴沃土或在地下室、防空洞内培植。但积水地和红黏土地不宜选用。栽种前将地上杂草除去。

2）繁殖育种：天麻主要用块茎无性繁殖，近年来也有用种子进行有性繁殖的。目前我省多用块茎繁殖。冬春采挖的种麻有"白头麻"（简称白麻芽嘴较短、白色、不抽花茎，全身有环节，繁殖力强，适宜作种）和"剑麻"（芽嘴较尖，鲜土红色，如鹦哥嘴，能抽茎开花结实）。目前栽种时多选用 5 克以上的"白头麻"作种。在种麻缺乏的情况下，亦可选小剑麻作种。为了促进侧芽萌发，增加繁殖系数，提高产量，栽种前宜将芽嘴削去，待伤口干后下种。

作种用的天麻，以中小天麻块为宜，而且一定要新鲜挖出后用腐殖质土保护好，防止碰撞伤及日晒，储放时间不可过长。出汗手不要触及，拿放时必须用土搓去手汗，再拿天麻，以免栽后腐烂。

近年来，也有试用种子有性繁殖天麻的。根据湖北某地的经验，天麻有性繁殖所需种子主要靠人工选育。每年6月种子成熟后，在蒴果刚裂开时采收，以免果壳全裂开后种子飞散。种子收采后，应立即播种于整好的地里。以湿润的二荒地为宜，翻整后打畦，先铺一层腐殖质土，以带有蜜环菌的树根小段，均匀铺于畦面（或将已培养好的菌种铺于畦面），然后用毛笔蘸天麻种子均匀撒于菌材上，再薄薄地盖一层腐殖质土及枯枝落叶；也可搭简易棚遮阴，保持湿润，干旱时浇水，待长成米麻时即可移栽。

3）栽种方法：天麻应于休眠期间种植。10月至翌年3月为栽种适期，以11月冬栽较好。早栽种可使蜜环菌与天麻有充分时间进行结合，第二年初夏地温增高，天麻开始生长时，蜜环菌已能及时供给天麻营养，促使子麻的生长发育，为提高天麻产量奠定基础。春栽以解冻后愈早愈好，此时土壤温湿度有利于蜜环菌繁殖，且因经过休眠，营养充足，更适宜于繁殖。4月以后栽种的产量就下降。栽种的深浅应因地制宜。高山应适当浅栽；低山应适当深栽。其具体栽种方法有：

a. 活动菌材伴栽法：将培养好的菌材从窖里取出，再放入新挖的天麻窖里。即在整好的地里横向开沟（窖），宽2~3尺，深1.5尺（阳坡应深一点，阴坡应浅一点），长短依地形而定，沟距1.5~2尺；栽种时，在沟底放一层2寸厚的腐殖质土，再在腐殖质土上面每隔1~2寸放一块菌材，在菌材的两侧每隔2~3寸放一块种麻（可将菌索埋于菌麻上）。然后用腐殖质土填满菌材之间的空隙，使种麻、菌材、菌索密切结合。这样的沟也可以放两层菌材，争取达到高产。要开一沟种一沟，开第二沟时，将土埋在第一沟上面。种完后，覆土要略高于地面，踏实，或盖草一层，以经常保持湿润。

　　b. 固定菌材栽种法：用固定菌材培养天麻，成活率和产量较其他方法有很大提高。即按照窖培法每窖下木材 50~100 kg，接种上菌种，培养成菌材后，不再移动，到栽天麻时间扒开土层不要触动下面菌材，使菌材两边下侧露出，依照活动菌材伴栽方法将种麻紧贴菌材或菌索放在周围，封土、盖草；轻轻压实即可。

　　c. 树根栽培法：利用伐树后留下的树根，接种上蜜环菌，就成为良好的菌材，用以伴栽天麻，成活率和产量都比较高。其方法是先将周围土层创开，砍伤根皮及木质部，将菌种卡在伤口内，再撒在上面一部分菌种，同时将种麻按 0.5 寸距离紧靠根及菌种栽于周围，上盖腐殖质土，轻轻压实，保持湿润。

　　4）田间管理：天麻栽上后要精细管理。要经常检查和保持窖内的适当相对湿度（60%~80%）和温度（20 ℃）。温湿度过高或过低都会影响蜜环菌的生长和繁殖。因此，越冬前要加厚覆土，并加盖树叶或草防冻；夏季窖上加盖树枝遮阴并适当浇水，降低地温；干旱时要浇水，雨季要清理好排好沟，防止水浸，梅雨期，要采取措施减低窖内湿度。同时，在春秋季还应除去窖上杂草，让其接受日光照射，增加窖温，促进生长。另外，在 8~9 月天麻有少数子麻形成剑麻，到来年立夏至小满间抽茎开花，以致地下茎腐烂中空。所以，根据抑制虫芽，促进侧芽生长的道理，必须勤加检查，及时除去箭芽，以免消耗养分，影响块茎发育。

5. 病虫害防治

　　要防止人畜践踏地下和害虫如蛴螬、蚂蚁等侵入窖内咬食菌材及天麻；高山地区常有地鼠、野猪等咬食天麻，均应及时防治。

6. 采收加工

天麻栽培 1~2 年后，应于休眠期采挖。此时采收的天麻，加工折干率高，质量好。采收时，挖大留小，要细心起土，勿损伤麻嘴及块茎，待菌材现出后，先取菌材，再收天麻，将高品麻（大的天麻）、种麻（中、小个者）、麻米（最小者）分开盛放。高品麻加工入药，种麻作种，麻米继续培育。不要破坏天麻和菌丝、菌材三结合的原来结构。同时要削去子麻中的箭芽。挖出的高品麻，久放影响质量，应及时加工。先洗去泥沙，再用谷壳或稻草加少量水，反复搓去块茎上的鳞片、粗皮和黑迹，最后用清水洗净，按大小分级上笼蒸，大的约蒸 1 h，小的蒸半小时，以蒸透心为度。蒸后取出晾干水气，进行干燥，干燥时火力不能太大，以免产生气泡影响质量。为使干燥均匀，应经常翻动。待半干时麻体变软，压之使扁，停火发汗，等麻体回潮后，再烘至全干。

7. 储藏保管

天麻应存放于干燥处，防虫蛀，霉变。

(二) 金银花

1. 别名

金银花又称银花、二花、双花、二宝花、忍冬花。植物名称忍冬。

2. 产地

金银花主产河南、山东。我省新密市产的二花质量最佳，驰名中外，历年出口。近年来新乡地区的原阳、封丘等县已有较大面积种植，形成了新的产区。

3. 植物形态

金银花为忍冬科多年生半常绿缠绕小灌木。茎中空、多分枝，密生短柔毛或线毛。叶对生，卵形或椭圆形。花对生于叶腋，故称"双花"。花下有叶状苞2片，花冠筒状，唇形，初开时白色或淡红色，2~3 d后变为金黄色，新旧相参，黄白相映，故又有"金银花"之称。浆果球形，成熟后黑色。花期4~9月。

4. 栽培方法

金银花的适应性较强，能在多样的土壤中生长，山区、平原都可栽培。其主根深、耐旱、耐寒、耐盐碱。可以利用山坡、丘陵、地边、地堰、堤坝等空隙地进行培植。这样不仅充分利用土地，增加收入，而且还有护坡保持水土的作用。在平原较肥沃的土地上栽培，产量可以提高。总以土层深厚、疏松、腐殖质多的土壤生长最好。二花性喜温和湿润的气候，生长最适宜气温20~30 ℃，在不低于5 ℃的气温下便可发育新芽。在光照时间长而充足的条件下，植株发育良好。同时也有耐低温的能力，只要有一定的温度，部分叶片和芽可越冬不落。

（1）选种整地：选择优良的品种是银花增产的措施之一，据产区农民反映，不同品种的金银花在同一时间培植，生长在同样的条件下，产量能相差好几倍。

为了增加银花产量，应当挑选优良丰产的品种进行培植。根据叶的形状金银花可分为尖叶银花、圆叶银花、长叶银花、毛叶银花等不同品种。其优质高产者有以下两种：

1）尖叶银花：枝条粗壮，发枝多，节间短，不拖秧；叶呈卵形，尾尖，叶面及叶背有密生茸毛；花针由叶腋丛生，花期早，含蕊期长，便于采摘，花多，质量好，对蚜虫抵抗力强。又便于造型收花。

2）毛叶银花：从叶腋生出一对单生花针，叶卵形，浅绿色、茎、叶、花都披有较密的小茸毛。枝条柔软，互相缠绕。花束短小，花期长，采花期较晚，适合庭院栽培。另外，在选择品种时，除应考虑产量外，还应注意采花期的早晚。最好是花期早的和花期晚的都要适当栽植，这样收采花时可以合理地安排劳力，以防都在同一时期采花，人力调配不过来，延误了收花期，降低了质量，减少收入。

二花对土壤要求不严，为了采摘方便，要选择水源可靠、向阳、平整、肥沃的沙土壤地或微碱性土地，栽培前整地时宜深翻施肥，一般要深翻 35 cm，每亩施厩肥 4 000 kg 左右。

（2）繁殖栽种：二花的繁殖分无性繁殖和有性繁殖两种。因无性繁殖生长成形快，开花早，多被采用。最初培植时，一般可采用扦插和分墩两种方法，而以扦插繁殖成活率高，收益快，为产地普遍采用。扦插多用的方法分为直接扦插育苗再移栽两种。

1）直接扦插：于立秋前后阴雨季节，选一或二年生，无病虫害的壮旺枝条，截成 30~40 cm 长（三对多叶节），去掉下部叶子，可先按行距 2.5 尺，株距 2 尺，深 9 寸，直插。每穴 2~3 株。插条露出地面 2~3 寸。填土压实，浇水。待棵形长大，相互影响生长时，可隔一穴去一棵或隔一行去一行，最后成行距 5 市尺，株距 4 市尺，既便于管理，见效又快。

2）扦插育苗：凡水利条件好的，四季均可进行，一般在春、夏之间（或结合冬季修剪利用剪下的种枝进行扦插），选择肥沃湿润，浇水方便的沙质土壤作为苗圃（或在有水源的大田里育苗），先翻耕耙平，起成四尺宽平畦，畦内开沟深 6~8 寸，行距 10 寸，如一年出土移栽株距以 1~1.6 寸，二年出土移栽株距以 3~6 寸为好。选取生长壮旺，无病虫害的枝条，截成 8~10 寸长（3 对叶节以上），去掉下部叶子，斜插沟内。插条露出地面 1.6~3 寸，并带有一对叶子。插后填土踏平，立即浇水。天旱时每隔 2~3 d 浇一次水，盖草遮阴，早晚淋水以保持苗床湿润，半月后可生根发芽。

扦插育苗成活后，春秋两季即可定植移栽。以春季定植成活率高。当年 11 月下旬育苗，翌年 3 月下旬移植，或初春育苗，当年 9 月雨后或到大小寒时移植。穴栽株行距 5 尺，穴长、宽、深各 2 尺。但不要种的过深，以免泥土压死幼苗。定植后经常淋水，保持湿润。

另有分墩移栽繁殖，是将多棵的二花，全部挖出，从根部分成单棵，并把每个单棵接近根部的侧枝剪掉，如属较大的植株，还需疏剪密枝。移栽最好在秋季或早春萌芽前进行（不宜在封冻期进行）。只要能及时浇水，四季均可移栽成活。其方法：可按行距 5 尺开沟，深 0.3333 米，株距 4 尺移栽。像栽树一样以单棵立直不能栽得过深，应把分叉处露出地面。栽后及时浇水。

附：有性种子繁殖法

可于 3~4 月间将备好的种子放入 35~40 ℃的温水中，浸泡一昼夜，取出拌 2~3 倍的湿砂，放温处催芽，待种子萌发率达 50%以上时，即可播种。播种前选择沙质土地，深翻 6~7 寸深，做成 6.5 尺宽的平畦，放水浇透，待表土稍平时，在畦内按行距 6.5 寸，挖 2 分深的沟，将种子撒入沟内，上盖 2 分厚的细沙土，覆盖杂草，以保持地面湿润。天旱时每两天淋水一次，10 d 左右即可出苗。每亩用种子 1~1.5 kg。第二年春季移栽，方法与扦插法同。

5. 田间管理

加强对二花的田间管理工作，对提高二花单位面积产量有着极其重要的意义。

（1）浇水除草：二花扦插或移栽成活后，第一年应首先清除植株周围的杂草，以后对地里的杂草做到有草即除。除草的工作，可以和春锄、夏锄、秋锄结合起来搞。但要注意不要伤害了花墩的根。浇水是二花稳产增产的重要条件之一，一般应在每年大地封冻前，早春解冻后，每次施肥后，花枝萌芽前和花蕾期各浇一次水。并注意天气干旱和雨量过多时增减浇水次数。

（2）培土施肥：培土的目的是使土壤增厚、保护花墩或植株的基部不受伤害，使其多生根，多发枝条。每年春秋可各进行一次，春季在惊蛰前，秋季在秋末到上冻前。为了使花墩生长得好，还应注意施加肥料，施肥时期一般说基肥要掌握在封冻前或早春发芽前施入。根据二花需肥季节，大寒施促芽肥，立春施催根肥，雨水施增叶肥，春分施花芽肥，摘花后施复壮肥。也可在萌芽后及头茬花即将采完时各施一次追肥。肥料的种类，施厩肥、堆肥，追肥可用人粪尿、化肥。施肥方法，施厩肥堆肥时，可结合培土工作，选将肥料撒施花墩或植株附近，然后进行培土。花墩形成后宜施综合性有机肥料，采用环墩多点深层施肥法。施用人粪尿，可先在花墩附近开小圆沟，然后把人粪尿浇到沟内，盖平土即可。施化肥时，可将化肥撒到花墩附近。实验证明，如果用尿素 0.5 kg，过磷酸钙 2.5 kg，加水 50 kg，叶面喷施，其壮花增产效果明显。

（3）整形修剪：整形修剪是提高二花产量的关键性措施。一般说二花花墩枝条太密的地方，由于通风透光不好，叶子多发黄，并易脱落，不结花，同时太密的花墩，结花部位大多都在外围，虽花墩大，枝条也多，但产量并不高。因此，为使花墩枝条分布均匀，通风透光良好，每年要适当剪去少量过密或过老的枝条，造成一定层次的花墩形式，才能多结花。再者，若花墩的枝干过小或过少，或生长过于紊乱，都会影响花条生长。所以，合理的保留适当多的枝干，对促进二花增产有较大作用。在疏剪选留枝干时，要掌握使花墩外形呈伞状形，中央部分要高出四周，以促使其丛生大量的花枝。二花扦插成活后，第一、二年主要是培育主干，在二花定植第二年春芽萌发前，将上部枝条剪去，留1~1.5 尺长的粗壮条作为主干。每丛留苗 8~10 条，当新芽抽出 1 尺长时，及时摘除顶芽；分枝长到 1 尺长也要摘除顶芽，同时剪掉主干旁侧发出的枝芽。这样几经修剪，便形成主干粗壮直立挺拔的伞形花墩。各个季节的修剪重点是，初春剪除15%的密枝及老、弱、干枯和病害枝，促使其多长新枝多开花。夏末收花之后，把开过花或生长过密的分枝和病弱枝、干枯枝剪除。秋末剪枝以造型更新为主。如果主干老化或多病，也要剪除，另选留健壮的新枝条作主干。

老花墩整形较难，应采取"减株""去干""压顶"的方法。减株是减少原来老花墩的株数。去干是剪掉部分过多或交叉、横串的干枝。压顶是将每个主干或侧干的顶部剪掉，形成伞形。产区药农修剪经验概括为五言口诀：

剪下不剪上，去弱留强旺。

剪横不剪顺，去细留粗壮。

剪中不剪边，空中勿重伤。

剪枯不剪嫩，外围短截良。

二花经修剪后应达到，主杆明显，侧杆顺生，上分"枝群"均匀适度，粗细长短基本相称。树冠散布面积大，枝条丰富而不着地。看上去侧杆少而不空，群枝多而不乱。层次分明，通风透光良好，以使其结花多，提高产量。至于选留枝干的多少，因为花墩有大有小，枝干有多有少，可根据具体情况来确定。

另外，为使选留的枝干生长健壮，在施肥时，要酌量多施部分钾肥，以促进枝干壮实，避免倒伏，支持花墩正常生长。生长在二花根部或接近根部主杆上的"徒长枝""油条""明条"，影响结花是无益枝条，应及时发现立即拿掉。

如果土地肥沃，管理良好，二花一般栽后二三年即开花，其收获周期较长，一年可收四茬花。

6. 病虫害防治

（1）病害：干枯病和根腐病较为常见。多由于缺水、缺肥，年久失修或蚂蚁、蝼蛄危害，或受多须根的杂草夺取养分所造成。因此，浇水、施肥、除虫及冬季翻土灭草是减少病害的重要措施。

（2）虫害：危害二花的虫害主要是蚜虫，常在 4~5 月发生，4 月下旬到 5 月上旬，特别是阴雾天气，刮东北风时，气温变凉，蚜虫繁殖最强，危害最严重。可使叶片、花蕾卷缩，停止生长。应以预防为主。每年早春松土，消除地里杂草，并把二花根周围的土壤疏松，这样可消除蚜虫滋生蔓延的场所。还应在春季发芽期，叶未伸展时普遍喷乐果 2~3 遍，进行防治。如在现蕾期治蚜虫，可用葎草 500 g，加水 20 kg，煮 1 h 过滤放冷，取滤液喷洒几遍，效果尚好。或取人尿 0.5 kg 发酵，兑水 5 kg，再加入食用碱粉 1 两，充分混匀使用，选晴天 10 d 喷一次，也可控制虫害。但现蕾后切忌用剧毒农药以防影响药材质量或造成中毒。

7. 采收加工

采收加工是增加产量，保证质量，提高疗效，增加经济收入的关键一环。二花开放时间集中，必须抓紧时机采摘。一般在 5 月中下旬采第一次花，6 月中下旬采第二次花。当花蕾形成后，待花蕾下部青绿，头部略带乳白色、条道长，颜色鲜而有光泽时即可采摘。不能等到花开放后再摘。采摘过晚或过早，产量低、质量差。采收的工具要用通风透气的提篮等，绝不能用提兜、麻袋、塑料袋等不透风的工具，以免使二花受霉变乌，影响质地。加工有"露天暴晒"和"炕房烘干"两种方法。

（1）日光暴晒法：将采用的鲜花用手轻轻抓起，均匀地撒在苇席或平板上晒。但花一经撒开，就不可再手触摸、翻动，以免发黑。一直晒至握之有声后，用扫帚轻轻扫起收回。如阳光好晒 2 天即可收回。在第 3 天重新摊晒出风，使其内外全干收藏待出售。如晒时遇雨，可将二花带席移至屋内晾起来，天晴再移出去晾晒，直至内外全干为止。

（2）炕房烘干：首先应按照要求建炕房。烘干时，将鲜花轻轻撒在花棚上，厚薄以 1~1.5 cm 为宜。炕房温度可控制在 40~45 ℃，持续 12 h，让二花水分慢慢散发出去，此时天窗关闭，前天窗仍开，房门闭严，让二花进一步得到干燥。再继续升温到 60~65 ℃，维持 1~2 h，打开天窗，二花全干，降温散热出花，出风晾晒使二花色泽更好。

1）炕房建造：炕房长 2.25 丈，宽 1.35 丈（1 丈 = 3.3 m），檐高 1.35 丈。房外设备：房山一角一个火门，砖砌火肚，深 2 尺伸入房内，紧接屋内火龙（即火道）口；在距火门房的山墙中间 5 尺左右的对面，建造一个高达 2 丈的烟囱，名为二龙烟囱，通过地下与房内二龙出风口衔接；房门左侧 4 尺远处建造一个高达 1.6 丈的烟囱，名为一龙烟囱，通过地下道，翻过火肚，与一龙出风口相接；另一个房山横开 6~8 尺宽的装卸门；房子四角开出 8 个 8 寸见方的通风洞，房顶两坡对开 2 个对流天窗，高 1.5 尺，扎上木门，能开能关。

2）房内设备：紧接火肚修一道火龙（简称一龙），四周墙 1.5 尺远近，绕转一周，翻过火肚，通过一龙出风离口；在墙高 9 尺的地方伸出一砖，建超二道火龙（简称二龙）绕墙一周，一头进入火肚，一头进入二龙出风口。一龙可用破缸管扣制，二龙可用筒瓦扣制，上糊厚泥。装花棚可做成一框一框的木架（按照此房，一框可放两条 6 尺长，4 尺宽的席），一棚两框，可用绳吊起来成为活动的，上下可吊 15 棚，每棚可装鲜花 15~17.5 kg。

8. 储藏保管

将干燥的二花用木箱或纸箱包装。装前，箱内衬上防潮纸，然后装花，压实，密封箱口（用木箱时则应再糊一层纸、涂上猪血），放于干燥通风处。防潮湿、霉变、虫蛀。

9. 入药用途

二花可清热解毒，消痈肿。治热病发热，疮、痈疖、肿和痢疾便下脓血等症。其藤（又名银花藤、忍冬藤）亦可入药，有清热解毒、通经活络作用。

（三）山药

山药为我国著名药材，富含蛋白质，为滋养强壮药。有健脾养胃，益肾补肺之功效。对脾虚食少便溏，肺虚喘咳，肾虚遗精，消渴及妇女白带过多等症有较好疗效。山药为常用大宗药材，在我省有悠久的栽培历史，是道地药材"四大怀药"之一，质地最优，在国内外市场上享有盛誉。据悉目前我省种植的山药，尚不能满足国内、外市场的需要，发展种植，产品销路尚好。

1. 别名

薯蓣、怀山药。山药原名薯蓣，因与封建皇帝的名字同字、同音，为避"圣讳"，曾两易其名。第一次因与唐朝代宗皇帝李豫的豫字同音，改名为"薯药"；到了宋代，英宗皇帝名赵曙，所以又将薯药易名为"山药"。

2. 产地

山药主产于河南、山西、广西等地。我省焦作市的武陟县、温县、孟州市是主产区，为道地药材。

3. 植物形态

山药为多年生缠绕性草木。块根直生，肉质肥厚，呈圆柱状棍棒形。外皮土黄色，生多数须根，质脆，断面白色带黏液。茎细长，缠绕他物上伸，带紫色，有棱，光滑无毛。茎下部叶互生，上部叶对生，叶柄细长，叶腋常生株芽名"山药蛋""山药零""零余子"。叶三角状卵形至三角状广卵形，基部戟状心脏形，通常耳形三裂。叶脉7~9条自叶茎生。雌雄异株，穗状花序。花单生极小，黄绿色。蒴果有三棱，呈翅状。种子扁圆卵形，有阔翅。花期7~8月，果熟期9~10月。

4. 栽培方法

山药喜阳光充足的温暖气候，耐肥性强。适宜种在地势高，土质疏松的沙质壤土（以壤土——两合土为最好）。不宜种在涝洼地、黏重土和盐碱地。宜长于黄墒，不宜于泥墒，雨水过大会使产量减少。

山药为深根性作物，种植须深翻土地，以利于块根的伸长。翻地较深，发育较差，下端易分枝或成畸形。整地应在头年冬季进行。在选好的地块里，每亩施肥 2 500 kg，深翻 1 m 左右、使土质经冬风化。到第二年解冻后，再施厩肥 500 kg，均匀撒入地面，再深翻 33 cm，耙细整平，扶埂作畦，以备下种。

5. 繁殖

山药繁殖分芦头繁殖和株芽繁殖两种。

（1）芦头繁殖：山药挖出后，选择颈头粗壮、无病害的芦头，从上部的 12~16 cm 处将芦头掰下，放日光下晾晒 3~4 d，使部分水分蒸发，折断面愈合。然后放阴凉通风处储藏，作第二年"种栽"用，但要防止受冻和发热。待来年清明后，将芦头取出，按行距 1.2 尺开沟，深 2 寸，株距 7~8 寸，将芦头向一方顺沟平放，并将第二沟挖出的土覆盖上，压紧，依次栽种。

（2）株芽繁殖：将株芽伴湿沙，埋于屋内越冬。第二年清明后取出，稍晒，在选好的地块里，按行距 8 寸开沟，深 1 寸左右，株距 5 寸，将株芽（山药蛋）放入沟内，覆土。15 d 左右即可出苗，当年收获（即可作种栽）后储藏备种。此法可补次年芦头不足。

6. 田间管理

山药不耐旱，又怕潮湿，因此浇水要适时适量，以"不旱不浇水，由浅入深"为原则。出苗前一般不浇水。但在幼苗时要保持地面湿润，促使其均匀生长。山药需肥量大，在苗高 17 cm 时，应以稀薄的人粪尿或饼肥追施，每次每亩施人粪尿 800 kg 或饼肥 60 kg 及厩肥 150 kg，撒布根旁。追肥后要随即浇水，使土壤经常保持湿润，但不宜过湿，以免影响根部生长。雨后应注意排水。天旱时，每天淋些粪水，以防干旱。地内杂草要及时拔除。当苗高 23~26 cm 时，应搭支架，每畦插两行，每四根捆在一起，顶部横放一根，使其连在一起，防止被风吹倒。搭架可便于蔓茎缠绕生长，同时利于通风透光。暑天中午骤晴，要浇井水降地温，以免受热雨水烫伤。立秋以后，根已扎深，需水量较大，遇旱时可浇透地水。

7. 病虫害防治

（1）病害：山药主要病害有褐斑病和炭疽病。

1）褐斑病：俗名"枯叶病"，在阴雨连绵和缺肥时多有发生。发病初期叶片上生黄色或黄白色病斑，后期变淡褐色，严重时叶片枯死。防治措施，应实行轮作；冬季清理地内杂草，深翻土地，以消灭越冬病菌。为预防发病，还可以从 6 月下旬起，每隔 7~10 d 喷一次 1∶1∶200 倍波尔多液，连续喷 2~3 次，即可控制其发展。

2）炭疽病：主要危害叶子，多于夏季发生，初期叶片上生褐色小斑，后来变为黑色。叶基部呈水渍状病斑，严重时影响植株生长。防治方法，栽种前用 1∶1∶150 倍的波尔多液浸种栽 10 min，消灭种栽上病苗。出苗后每隔 10~14 d 喷一次 1∶1∶150 倍的波尔多液，连喷 2~3 次，以预防发病。发病后，可用 65% 代森锌 150 倍液，或 50% 退菌特 800~1 000 倍液，连喷 2~3 次。

（2）虫害：主要是蛴螬，咬伤幼苗及根部，影响生长和药材质量。在施肥时加入适量的黑矾（每亩 4~5 kg）翻入土中即可防治。

8. 采收加工

霜降后，山药茎叶枯黄时收获。先割去地上茎叶，收起地上散落的山药蛋。然后，从山药地的一头，顺行挖 0.5~0.67 m 深的沟，再顺次将山药细心地挖出，防止损伤，放在一边。收完后，去掉泥土，折掉上部的芦头，储藏作种。其余部分进行加工，用竹刀刮去外皮，放篓内燃硫黄熏（每 500 kg 山药用硫黄 0.5 kg），至山药通体出水珠时，将篓放在凳子上控水，并经常倒篓。晾至山药蛋柔软时即可摊在箔上晒 2 ~ 3 d（日晒夜收）后，堆起发汗 3 ~ 5 d，然后再晒至全干为止。如遇阴雨天山药变色，可挑出来用硫黄重熏一次再晒。经上述加工的山药叫"毛山药"，即可药用。另外，供外销时，习惯上加工为"光山药"。即将毛山药放水中浸泡 1 ~ 2 d，取出稍晾，用硫黄熏后放日光下晒，到出现白霜为止（稍硬些为好），用木板将山药搓光搓润，此即头遍加工；然后再晒 2 h，重放篓内返潮 1 ~ 2 d，使每个干湿一致取出再搓，用刀将两端切齐，根据其长短粗细不同，切成长 20 ~ 23 cm 或 13 ~ 17 cm 长的段，再用刀刮去不平的疙瘩，搓第二遍，这次要搓圆、搓光，然后放在箔上晒干。如有弯曲或裂口时，须再搓一次，即成"黑轱辘"。再把黑轱辘放水中蘸一下，用铁皮刮去外皮，再用铜锣底打光，把两头搞整齐，即为"光山药"。

收获山药的同时，还应进行选择良种和"种栽"储藏。山药品种很多，我省山药常见的有两个品种，即白皮山药和铁棍山药两种。白皮山药又称"菜山药"，这类品种地下块茎较长，所含水分较大，一般需 3 ~ 3.5 kg 鲜块茎加工 0.5 kg 干山药；铁棍山药又称药用山药，皮发黑，根毛稀硬，产量略低，但所含水分少，粉性足，一般 2 ~ 2.5 kg 鲜块茎可加工 0.5 kg 干山药，习惯认为此山药质地优良。此外，还有一种"太谷山药"，原产于山西太谷，被引进我省，皮较粗糙，须根粗而且稠，个粗大，产量高。

留作种栽的山药，应在收获时，挑选健壮、脖子短粗，芽头饱满和无病虫害的芦头掰下来，放在箔上晒，晚上盖严，防止受冻。晒 3 ~ 4 d，使水分蒸发，伤口愈合后，放入窖内保存。经常检查，防止腐烂。如无现成的窖可在院内向阳处挖深、宽各 67

cm 的坑，长短不限，坑底铺一层沙，把山药种子相对平放在坑内，放 10~13 cm 盖一层沙，依次排放至满，上面盖上一层稻草，覆土 7 cm。严寒时再加覆土 10~13 cm，防止冻坏。临栽种前挖出做种栽。

9. 储藏保管

山药根据粗细和长短不同，分为不同等级，分别装箱，放干燥通风处。防潮湿、霉变和虫蛀。

（四）白术

白术为菊科多年生草本植物，以根茎入药，属常用中药材，为大宗品种。有补气健脾、燥湿利水、止汗、安胎作用。可治疗脾虚、食少便溏、脘腹胀满、倦怠乏力，痰饮水肿，自汗不固及胎动不安等症。白术多为家种品种，前些年因栽种过多，曾一度造成积压，因而各地停止了种植。所以，目前市场又出现了紧缺，据此情况，白术当前可以发展种植，销路很好。

1. 别名

白术又称于术、贡术。

2. 产地

白术主产于浙江、江苏、湖南、安徽、福建等省。我省南阳、周口、洛阳等地亦产。

3. 生长特性

白术清明节后育苗，立冬前后移栽，到第二年霜降收获，生长发育期 200~240 d。种子在 15 ℃ 左右开始发芽，以 25~30 ℃ 为适宜，超过 35 ℃，发芽缓慢，且易腐烂。植株 3~4 月生长发育迅速，6~7 月生长缓慢，7 月以后根茎膨大，以 8 月中旬至 9 月下旬根茎膨大最快。花期 8~9 月，果期 9~10 月。一年生的植株开花少，果实不饱满，二年生的开花多，结实饱满。

白术喜凉爽气候，怕高温，产区有句俗话说："白术难过三伏天。过了三伏保丰年。"气温在 30 ℃ 以下时，植株生长速度随气温升高而加快。如气温升至 30 ℃以上，其生长受到抑制，地下部分的生长以 26~28 ℃为最适宜。白术对土壤水分要求较严，怕干旱，忌水涝多湿。对土壤要求不严，酸性的黏壤土和碱性的沙壤土都能生长，但以土层厚、肥沃、松软、排水好、保水力强，pH 值 5.5~6.0（即稍带酸性）的沙质壤土为好。切忌连作，亦不能同白菜、玄参、花生、红薯、萝卜、烟草等植物轮作（因轮作易发生白绢病、根腐病）。其前茬作物以高粱、玉米、小麦等禾本科植物为好。

4. 栽培方法

（1）选地整畦：栽培白术选地分为育苗地和栽培地两种。

1）育苗地：宜选土壤疏松肥沃，排水良好的沙质壤土。宜于空闲地或生荒地，先将地深耕晒垄，经冬风化。翌春解冻时再翻耕，遂耙平做畦，畦宽 1.3~1.7 m，畦面呈龟背形，长度因地势而定，排水沟宽 27 cm。

2）栽培地：宜选择土壤、地势及前作等符合要求的土地，先施足底肥（底肥越多越好，一般以每亩施饼肥 100~125 kg，或经充分发酵腐熟的人粪尿 1 000~1 250 kg 为宜）。再分别于 12 月上旬、2 月上旬及播种前犁耙 3 次，使土层细、深、匀、松，按 1.3~1.7 m 宽作畦，畦高 33 cm，畦面呈龟背形，并开好排水沟。

（2）繁殖方法：用种子繁殖。有育苗移栽和直播两种方法。我省大都是采用育苗移栽。

用种子育苗移栽，先选择新鲜饱满、成熟度一致，无病虫的种子，放入 25~30 ℃的温水中浸 24 h 后取出备用。于清明前后，将处理过的白术种子均匀地撒入苗床内，盖上细土一指厚。如天气干旱，可适当喷洒清水，以保湿出苗。一般每亩需种子 7.5~10 kg，育苗一亩可栽田七亩。

出苗后应及时除草、间苗，保持 3~5 cm 株距；幼苗 2~3 片真叶时，施第一次追肥；7月下旬施第二次追肥，每亩施粪水500~800 kg。立冬前后移栽，栽前先挖出术苗，剪掉茎叶（勿伤芽和根尾部须根）并用清水淘洗一下，然后按行距25~33 cm，株距17~20 cm，深10 cm开沟栽种。芽向上，摆放沟内，覆土1.5~2寸后楼平，亦可盖上一层草粪。若是来年春季栽种，则术苗挖出后，须经储藏越冬。挖起术苗根茎，剪去茎叶及须根，置室内通风处摊放3~5 d，待外皮发白后，放室内储藏。储藏方法是：在地上垫约5寸厚湿沙，上放一层4~5寸厚的"术栽"，再盖一层1~2寸厚的湿沙，使保持湿润。然后，按上述冬季栽法，栽于已整好的畦内。每亩约需"术栽"500 kg左右。

白术移栽时深度要适宜，栽种过浅，易受冻害，且易生侧芽，术形不整；栽种过深，发芽困难，养分消耗过大，术形细长。

5. 田间管理

（1）中耕除草：白术在苗期生长较慢，做到有草即拔。种子种后一般约1个月时间才能出土，在幼苗期杂草长得很快，所以应趁早趁小剪掉，以免影响幼苗生长。拔草时应注意不要带动幼苗，否则会造成幼苗死亡。移栽后，第一次可锄2寸左右深；以后有草即锄，但不宜过深。浇水后可适当浅锄保墒。总之，要勤除草，浅松土，做到田无杂草，土不板结。但5月中旬后植株封行，只除杂草，不再中耕。雨后或为有效措施。在花蕾出现后，选择植株叶面宽、生长健壮、无病虫害者作种株。每株只留主茎顶端呈两个侧枝的花序1~2个，最多留3个，中央和其余小的花序全部剪去。开花先红后白至立冬才能变黑老熟。成熟之后，连根拔出，将果实与地下根茎分别处理（根茎加工后仍可作药用），果实晒干打净脱壳，簸去叶壳，即可用坛罐储藏，以备明年下种。

6. 病虫害防治

白术病虫害较多，选地不当的情况下更加严重，应切实做好预防工作，才能获得高产优质的效果。

（1）病害：常见病害有白绢病、根腐病、立枯病、铁叶病、锈病等。

1）白绢病：俗称"白糖烂"。4月下旬开始发病，6月上旬至8月中旬发病严重。此病在高温多湿的情况下最易发生，蔓延较快，危害根茎，引起根茎腐烂死亡，并在其周围及土表密布白色菌丝，形成乳白色至茶褐色油菜籽状的菌核。

2）根腐病：人称"干腐病"，在高温多湿、排水不良、植株生长发育不好的条件下，易发生此病。发病初期叶片黄、软、无光泽，后期植株枯死，根茎腐烂。

以上两种病的防治措施如下：①注意及时排水引湿。经常注意排水沟畅通。②实行与禾本科植物轮作，忌连作。③增施磷、钾肥，增强植株抗病能力。④选用无病种栽，并用50%退菌特1 000倍液浸种后栽植。⑤整地时每亩用1.5 kg 30%菲醌翻入土中进行土壤消毒，注意土壤清洁。⑥发现病株拔除烧毁，并于穴内撒石灰或用50%多菌灵浇灌病区进行消毒。

3）立枯病：俗称"烂茎瘟"，是白术苗期主要病害。于4月上中旬发生，尤其在低温多阴雨时最易发生。表土板结的情况下，发病较重。幼苗被害后，茎基部出现黄褐色病枯斑，随后病斑扩大，呈黑褐色干缩凹陷，严重时病株倒伏死。防治方法，应加强田间管理，注意清沟排水，降低土壤湿度，雨后及时松土，防止土壤板结，发病初期用5%石灰水浇地，或用50%菲醌拌细土撒施。

4）铁叶病：俗称"癞叶"。4月下旬发生，6~8月发病最重。发病初期叶片上生黄绿小斑点，病斑逐渐扩大并互相连接，呈多角形或不规则形，迅速布满全叶，病叶呈铁黑色，最终导致枯死。防治方法：可在播种前用50%甲基托布津1 000倍液浸种3~5 min，晾干后播种；发病前用1：1：100波尔多液喷洒，每隔15 d 1次，连续3~4次。

5）锈病：俗称"雄黄症"，多在5月上旬发生，严重时患病部位黄枯。可喷用50%二硝散300倍液，或0.1~0.2波美度石硫合剂。

总之，白术病害的防治还要靠一些综合性措施，如注意排水，防止连作，做好选种和种子处理，增施磷、钾肥，增强植株抗病能力及发现病株立即拔除烧毁等，对白术增产和提高质量具有重要意义。

（2）虫害：主要为地老虎、蛴螬、蚜虫等。

1）地老虎：又叫"地蚕"，幼虫为害。吃白术的根部。晚上爬出地面咬断茎秆，以苗床和幼苗期为最多，可在清晨到田间捕捉或堆草诱杀。

2）蛴螬：在夏、秋为最严重。整地时撒入绿矾（硫酸亚铁）每亩15~25 kg，可以预防。

3）蚜虫：春、夏、秋植株生长期，危害幼嫩植株。以幼苗期最多，吮吸茎叶汁液，使幼苗萎缩死亡。用1：2 000的乐果乳剂喷洒，每隔7 d一次，连续2~3次。并结合消除田间杂草和残枝烂叶，使蚜虫不得越冬。

此外，还有金龟子和术籽虫危害，亦应随时防治。

7. 采收加工

白术生长到第二年方可采挖。其收获期宜迟不宜早，一般在霜降至立冬时茎叶渐渐枯黄或呈褐色时采收。过早，根茎鲜嫩，产量质量均受影响；过迟，根茎上阴生侧芽，干后表皮萎缩，影响品质及折干率。收采时须选晴天，挖起全株，去掉泥土，剪除茎秆，留取根茎，除去须根。置太阳光下晒干（日晒10~20 d）称为"晒术"或生晒白术；一般多采取烘干的办法。将白术根茎放在灶坑或烘房内烘干。开始烘时火力可猛些，温度约在100℃，待水蒸气上升，白术表面发热时，火力就要减小，温度控制在60~70℃，待2~3 h后上下翻动，半干后再继续烘2~3 h，使干燥均匀，趁热取出，除去须根、粗皮、泥沙。下炕放置5~6 d，使其发汗（返潮）后再放入炕内，开始火力较大些，待白术表面发热时，火力逐渐下降，温度保持在50~55℃，继续烘炕至七八成干时，再将白术下炕回潮，在室内放置7~10 d，把大、中、小白术分开放入炕内，上覆盖一层麻袋，以保持炕内温度一致，掌握在40~45℃，直烘至翻动时发出清脆的"喀喀"声响，即已干燥透心为成品，称"烘术"。但应用无烟火，特别不能用松柏等作燃料烧炕。

8. 储藏保管

白术宜用竹篓或麻袋包装，储于干燥通风处。易发霉虫蛀，夏季要注意熏烘处理。

（五）桔梗

桔梗以根入药，为常用的大宗药材。有宣通肺气、祛痰止咳、排脓消痈等功效，是一种有效的祛痰剂。临床用药量颇大，但桔梗药源多系野生，不能满足用药需要。近年来，不少地区进行了桔梗野生变家种的试种工作，获得了成功，取得较好效果。桔梗春分至谷雨播种，立秋至白露收获，生长期1~2年。

1. 别名

桔梗又称苦桔梗、白桔梗、细桔梗。

2. 产地

桔梗主产于安徽、河南、湖北、河北、辽宁、吉林、江苏等省。我省主产于信阳地区。

3. 植物形态

桔梗为桔梗科多年生草本，植株高40~120 cm，有乳汁，全株光滑，苍白色。根肥大、肉质、少分枝，长圆锥或圆柱形，外皮黄褐色或黑褐色，横断面白色。茎直立，单一。叶近无柄，上部叶小，互生，披针形或线形，中下部的叶常对生，或 3~4 片轮生，长卵形或卵状披针形。叶边缘具不整齐的锐锯齿。花单生于茎枝顶端，或数朵排列成疏总状花序，花冠开扩钟状，蓝紫色或白色。蒴果，倒卵形，成熟时外皮黄色，先端 5 裂。种子多数，卵形，黑棕色，有光泽。

4. 生长特性

桔梗一般在 4 月初新芽萌动破土生长，4 月下旬至 5 月上旬展叶，6 月以前为幼苗期，生长缓慢，6~7 月为成苗期，生长旺盛。7~9 月孕蕾开花，果期 9~10 月，11 月植株地上部分变黄进入越冬休眠期，肉质根在地下可安全越冬。年生长期约 250 d。一年生苗开花很少，其根茎（俗称"芦头"）仅有顶芽一个。二年生苗开花结果多，其根茎除顶处，一般每株苗萌发侧芽 2~4 个，由于分枝多，叶面积增加，提高了光合作用效率，促进了根的生长。主根的伸长以第一年最快，可达 15~30 cm。第二年根的伸长较为缓慢，而根粗生长加快，平均可增粗 10 mm 左右；根部显著膨大，鲜重增加，尤以 5~7 月增长幅度最大，约占年增长率的 70%。桔梗种子的寿命仅一年，在 10~25 ℃，有适宜的湿度，15 d 可出苗，经试验，发芽率可达 70% 左右。陈旧种子不可作种，因出苗率过低。

5. 栽培方法

（1）选地整地：桔梗对气候环境条件的要求不严，具有耐旱、耐寒、耐热、怕风、怕淹、喜阳光的特点，适应性很强，平原、丘陵、山地均能种植。但以壤土、沙质壤土和温暖湿润，雨量充沛的气候环境种植最为适宜。积水或湿之地不宜种植。桔梗系深根性植物，苗地应选择疏松肥沃、土层深厚、排水良好的腐殖质含量高的土。但沙质过重，水肥不易保持；黏性过重，容易板结，排水与通气性能差，均与桔梗生长不宜，故不能选择这类土地。施入底肥（每亩可施堆肥或厩肥 2 000~2 500 kg），翌春解冻后细耙、整平、作畦。畦高 5 寸、宽 4 尺，排水沟宽 8 寸，畦长随地形而定。

（2）播种繁殖：桔梗主要是种子繁殖。播种时间分春播和秋播两种。春播在清明至谷雨之间播种；秋播于寒露至霜降播种。播种方法分撒播和条播。我省多为撒播，播种前将种子用 20 倍的细堆肥粉或细沙土拌和均匀，均匀地撒入已准备好的畦内，上覆盖一层细土，以盖住种子为宜。也可再覆稻草，防止雨水冲刷种子，同时还有增湿保温的作用。播种后 7~15 d 出苗。每亩约需种子（千粒重 0.9~1 g 者）0.6~0.75 kg。条播可按 7~8 寸的行距开沟，深 0.3~0.5 寸，播幅 2 寸左右，将种子拌细沙土均匀撒入沟内，覆土 0.2~0.3 寸，条播便于管理。桔梗种子细小，须精细播种。合理密植可以提高土地利用率，增加产量，每亩基本苗 5 万~6 万株为宜。

6. 田间管理

桔梗出苗后要精细管理，其前期生长缓慢，杂草容易繁殖滋生，应及时除草，保持地面湿润。桔梗株行距小，栽植密度较高，不宜中耕松土，故其管理以拔草、施肥为主。高温多雨的夏季，必须注意及时疏沟排水降湿，防止根部腐烂。其具体管理措施如下。

（1）除草：当苗高 3.3 cm 时，拔第一次草；苗高 2~3 寸时，再次拔草松土；苗高尺许时，再拔草一次；其后可见草就除去。

（2）间苗：在第二次拔草时，开始间苗；苗高 3~4 寸时定苗，株距 2 寸左右。

（3）追肥：桔梗是喜肥作物，生长期宜多次追肥。苗期需追施人粪尿 1~2 次，促使幼苗生长。第一次拔草施"提苗肥"，用稀薄的人粪尿，或硫酸铵每亩 12.5 kg；在孕蕾开花时，追

"攻子肥"，施人粪尿、饼肥或过磷酸钙每亩 15 kg。防止因开花结果消耗养分过多而影响根部生长。此外，还要注意看苗追肥，如果叶色不浓绿，植株不健壮，应及时施肥以促进其发育。

另外，入冬后，应清洁田园，烧毁枯枝残叶，减少病源；并重施过冬肥，以确保来年增产；桔梗二年生植株可高达 1～1.5 m，一般在开花前容易成片倒伏，给拔草、施肥、采籽等管理带来一定困难，也会影响产量。所以要设法防止桔梗倒伏，一方面可在入冬后结合施肥做好培土工作；其次，在翌年春季掌握氮肥用量，控制茎秆生长，或在 4～5 月间喷施 500 倍液体矮壮素，可使植株增粗，减轻倒伏。为了控制桔梗花果的生长，达到增产目的，可在盛花期施浓度为 0.1% 的乙烯利，疏花效果显著。

7. 病虫害防治

（1）病害：桔梗发生多的病害有根腐病、桔梗轮纹病、斑枯病和桔梗炭疽病等多种。

1）根腐病：夏季高温多雨常有此病发生。受害根部表皮变红，后逐渐变红褐色至紫褐色，根皮上密布网状"红筋网"。该病 7 月下旬发生，8 月上旬出现红筋，9 月中旬逐渐严重，10 月底全部腐烂殆尽，最后使桔梗只剩一空壳，茎叶也枯萎。此病在植株缺肥、植株生长不良、多雨水的情况下最易发生。所以在多雨季节要注意排除积水。防治办法：可多施有机肥料、改良土壤，增强植株抗病力。发病初期可用石灰、草木灰撒于地面；或在发病区用 10% 石灰水（亦可用波尔多液）浇株消毒，以防蔓延。

2）桔梗轮纹病：是一种真菌引起的病害，受害后叶片上出现近圆形褐色病斑，有同心轮纹，上生小黑点。多在 6 月发病，7～8 月严重。防治措施：注意保持土壤清洁，及时排除积水，以减少发病。发病初期可喷 1∶1∶100 倍波尔多液或 65% 代森锌600 倍溶液，每 5～7 d 喷一次，一般喷 3～4 次，即可控制。

3) 桔梗斑枯病：受害后其叶两面呈圆形病斑，上生黑色小点，严重时病斑汇合，叶片枯死。其病原也是一种真菌，发病时间及防治方法与轮纹病相同。

4) 桔梗炭疽病：7~8 月桔梗常遭炭疽病危害。发病后蔓延迅速，成片倒伏死亡。此病主要危害桔梗茎秆基部，初期在茎秆基部出现褐色斑点，逐渐扩大，以致蔓延茎秆四周，病斑表面粗糙，后期病株根茎部分一拔即断。在潮湿环境下，病斑呈现水渍状，发病植株茎叶逐渐枯萎倒伏，引起死亡。防治方法：发病期可喷洒 1:1:100 波尔多液进行防治，每隔 10~15 d 1 次，连续喷 3~4 次。

（2）虫害：桔梗常发生的虫害主要是红蜘蛛、地老虎。

1) 红蜘蛛：天气干旱时容易发生。可用 1:2 000 的乐果溶液喷杀。

2) 地老虎：多于春季发生，常在苗期咬断幼茎。可用 90% 敌百虫（1:1 000）~（1:1 500）的溶液在下午浇窝毒杀，或人工捕杀。

8. 采收加工

采收分采根（药用）和采种子（供繁殖用）两项，其方法如下。

（1）采种子：第一年部分植株即可开花结果，但其种子发芽率低；第二年开花结果者，其种子绝大部分成熟、饱满，作种子用较好。10 下旬至 11 月上旬，当桔梗叶将要变黄、果呈黄色时，即可将植株刹下收回，置场内晒干，打下种子，扬净后装入麻袋，储于通风处，防潮湿和虫蛀。留作翌年春播用种（当年收种子发芽率高）。

（2）挖根：将生长 2~3 年的桔梗（平原地方家种一般 2 年收获；山地和丘陵 3 年收获），于秋冬初或翌春解冻后采挖其根部，但时间不宜过早，以免影响根部产量，也可不过迟，过迟给刮皮造成困难。通常在 9 月底至 10 月上旬为挖掘桔梗的适宜时期。挖根应注意不伤主根，以免影响药材质量。挖出的根用水冲洗其泥土，去净须根，置沸水中浸泡稍时，便可取出用竹刀刮去外皮，外皮脱净后，放阳光下暴晒至干。若遇阴雨天，则不要刮皮，以防干燥不及时，色泽不佳；有条件时，可炕干。商品以身干、顺直长条形、皮脱净、体坚实者为佳。

9. 储藏保管

将干燥的桔梗储藏于通风干燥处，防虫蛀霉变。

原文系《科学致富函授教材》，河南日报农村工作处，1984 年 10 月 1 日。作者：侯士良。

保持和发扬中医特色搞好中药材种植与加工

——中药材（药用植物）种植与加工

一、为什么要种植中药材

（讲此问题之前，先明确两个相关概念，以便把问题讲清楚。）

1. 中药

在中医药理论指导下用以预防和治疗疾病的药物称为中药。这不仅指明了中药的学术概念，而且还界定了它与天然药、其他民族药等的不同界限。中医药理论赋予中药基本特征。

单凭药物的本身，不能明确区分中药、西药，即使是统一药物，临床应用的理论不同，仍然有中西之分，如甘草、大黄、芦荟、硫黄、炉甘石、胆矾（硫酸铜）、皂矾（硫酸亚铁）、芒硝（硫酸钠）、食盐（氯化钠）等见于中药学中，也见于西药著作中。说它们是中药，也可说是西药。所以，临床使用所遵循的理论决定是否为中药。

2. 中药材

中药材是指含有药性（含生物活性成分），具有治病作用（药物功能），用于防病、治病的植物。是中药的重要组成部分。药用植物种类多，范围广，许多农作物也是重要的传统中药材。

中药是我们的民族文化菁英和国宝，我国有丰富的中药资源和悠久的应用历史，世世代代为我们民族繁衍和人民健康做出了不可磨灭的贡献。如今步入新的 21 世纪，中药业作为我们的民族产业，不仅继续为国民经济和医疗卫生事业服务，而且还要为我国实现现代化，构建和谐社会，人民奔小康，中医药走出国门，为世界人民的健康发展再立新功，其前程似锦，前途光明。

中药包括中药材、中药饮片、中成药。其中中药材是中药饮片的原料，中药饮片是中成药和汤药的原料。所有环节中中药饮片最为关键，中药的疗效也就是饮片的综合药效。

在我国辽阔的大地上，蕴藏着极其丰富的天然药物资源。其种类之多是一大特点。据全国中药普查统计，我国中药资源物种药材外，99%以上的为可更新的再生资源，尤以药用植物为最，占全部总数的87%。可以说，药用植物是所有经济植物中种类最多的一类。

我国市场上流通的中药材有 1 000~1 200 种，来自于野生中药材的种类占70%左右，栽培药材的种类占30%左右。中药材中植物类药材有 800~900 种，占90%，可见我国中药资源是丰富多样的。但是由于用药量的日益增加和无序滥伐滥采，造成了中药材供不应求和部分野生资源枯竭、物种濒危的局面。特别是近年来，我国中药材需求以 15%年增长率递增。国际植物药需求量正以每年 10%的增长率递增，致使我国中药材资源严重匮乏。由于生态环境日益恶化和过度开发，许多野生中药材资源已经不能满足需求，甚至濒临灭绝，如野生人参、天麻、三七、冬虫夏草，而一些动物则成为国家乃至世界保护动物，如虎、豹、麝、熊等。

据了解，近10年来，我国天然药物的需求量翻了3番，年需求量已高达60万吨，出口约30万吨。而我国每年栽培药材的量约34万吨，合上野生药材也不足50万吨，所以中药材供需缺口巨大，使我国本来就严峻的资源供求矛盾更加突出。为了满足国内外用药的需要，必须发展种植中药材，实现中药现代化。优良的中药资源是中药产业发展的重要保证。要抓好中药质量控制，首先要从发展保护中药资源入手。新中国成立以来，很多中药材先后开展了人工种植，但是规范化程度不高。其产量、质量、标准都不能满足直接进入国际市场的要求，特别是污染、农药化肥残留、有毒化学物质超标，是中药进入国际市场的瓶颈，所以发展中药材种植应该研究解决这些问题，发展绿色道地药材，以满足中药发展的需要。而且，发展种植药材已不是只满足中药本身的发展需要，中药原料可开发的用途非常广泛，现在大量的中药材出口是以保健品、食品、保健品原料、化妆品原料与食品添加剂的形式出口。以上已形成与中药产业争夺中药资源的形势。国内国外对中药的开发，为我国提供了一个空前巨大的市场空间，我国要争取占领这些市场，首先必须大力发展中药材生产，保护和发展中药资源。这样才能适应需要，并保证中药产业的可持续发展。此外，中药材生产的效益比较高，有利于县域经济的发展，有利于解决三农问题，有利于农民脱贫致富实现小康。

所以，发展中药材种植前景广阔，前途无量，势在必行。

二、怎样种植中药材

对药用植物进行栽培种植，在我国有悠久历史。几千年来劳动人民在生产生活以及和疾病做斗争中，对药物的认识和需求不断提高，药用植物逐渐从野生植物采挖转为人工栽培。在长期的生产实践中，对于药用植物的分类，品种鉴定，选育与繁殖，栽培与管理，以及加工储藏都有丰富的经验，为近代药用植物的栽培奠定了良好的基础。

在我国古籍中有关药用植物及其栽培的记载可追溯到两千六百多年以前，《诗经》中记述了蒿、芩、葛、芍药等一百多种药用植物，当时已有部分栽培，及至北魏贾思勰著《齐民要术》一书中记述了地黄、红花、吴茱萸、竹、姜、栀子、桑、胡麻、大蒜等20余种药用植物的栽培法。

明代的《本草纲目》这部医药巨著中就记述了荆芥、麦冬等62种药用植物为人工栽培，为世界各国研究药用植物栽培提供了极其宝贵的资料。新中国成立以来，药用植物栽培事业得到了迅速发展。迄今我国野生变家种成功的药用植物有200多种。如大麻、罗汉果等。通过我国中药工作者的努力，包括西洋参和番红花在内的20多种国外名贵药用植物已在我国栽培、种植成功。

随着科学技术的发展，现代生物学、农学、药物学等新技术，开始广泛应用和影响着药用植物学的研究和发展，逐步解决以前遗留下来的难题及新出现的问题，如栽培粗放、品种混杂、农药污染、药材质量不稳等。

近年来，组织培养技术在药用植物研究中的应用越来越广泛，除了理论研究外，组织培养主要用于药用植物的快速繁殖、脱毒苗生产及有效次生代谢产物的提取等方面。

古往今来，我国药用植物栽培、种植不断发展前进，以适应新的需求和发展。

GAP（即中药材农业生产规范）对中药材的农业生产、产地加工、储藏、运输等全工程中的关键步骤明确采取一系列措施来确保中药的品质优良和稳定。中药材GAP是《中药材生产质量管理规范》（试行）的简称，是国家食品药品管理局组织制定实施的行业法规。是对中药材生产全过程进行有效质量控制，保证中药材质量稳定可控，保证中医临床用药安全有效的重要措施。这将从源头上卡住中药质量不稳定的因素，保证中药的质量。我国是第一个由国家颁布对所有的中药材实施 GAP 的国家。

我国很早以前就有了中药质量控制标准——道地药材。中药学中很早就提出了药性生成秉受、运气和时空药性理论等生命节律性学说，较系统地发现、概括并运用了诸如日、月、季、节的生物节律，注重药材生长的地理环境、气象变化、昼夜朝夕等时空变化的密切关系，强调"道地药材"和非其时不采和非其地不用。将其运用于防治疾病的用药实践，在系统理论指导下积累了丰富的实践经验。

中药的种植是一个内容复杂，操作具体，而又牵涉问题繁多的大课题。诸如药用植物生长发育所需的环境条件（温度、光照、水分、土壤），种植制度，土壤耕作，植物繁殖与良种繁育，引种驯化，田间管理，病虫害防治，采收加工与质量管理等中药材种植的主要内容，详尽而具体。随药材的品种不同，各有不同的要求和方法，这里不再具体论述，仅将种植药用植物存在的共性问题举例介绍。

1. 对药用植物的生物学特性认识不够

目前国内药用植物的生物学特性的研究基本上处于空白状态，因此造成许多问题得不到圆满解决。如重茬问题，人参、地黄、三七等药材种一次就几年不能再种。这一问题得不到解决，就会严重影响土地资源的可持续利用和药材基地的建设。

2. 对药用植物的栽培学原理研究不足

对大部分中药材适宜的土壤类型、播种期、采收期、施肥、灌溉技术等未做深入研究。农民在种植中药材时往往根据种植其他作物的经验进行操作，是造成中药材产量不高，品质不佳，质量不稳定的主要原因之一。例如，金银花所施肥料对其品质的影响。

3. 病虫害防治研究比较薄弱

在中药材生产过程中，病虫害防治问题较为突出，某些情况下由于病虫害的发生，对中药材的产量造成了严重影响。虽然在农药种类选择与使用量上依据 GAP 的要求做了一些规定与使用量上依据 GAP 的要求做了一些规定，但尚未系统开展中药材病虫害防治中农药的安全性评价研究。许多病虫害在现有防治措施下，仍然很难得到有效的控制。

4. 农药使用问题

农药残留是指施用农药后，部分农药包括其代谢物、降解物及有毒杂质等直接或间接残存于植物或植物源性产品、使用动物源性产品及土壤和水体中的现象。

大部分地区对病虫害防治注意到了不适用剧毒农药，在品种选择、用量等方面均做出了具体规定，但个别地区由于病虫害防治方面技术基础差，仍使用高毒农药或有残毒的农药，造成中药材农药残留超标。

此外，还有部分药农有不知道选择何种药材品种进行种植及市场销售渠道和信息不畅等问题。人工种植的中药材由于药农缺乏药学知识，随意使用化肥，不进行适时采收及合适的产地加工，出现种质混杂，品种退化，重金属，农药残留超标等质量问题。此外，不适当的引种也使许多药材不具备道地性，如牛膝和野牛膝等。

三、如何进行中药材产地加工

中药材产地加工是个特殊技术问题，对保证中药材质量又是个非常关键的环节，忽视不得。

中药大多为植物性生药，在植物生长和发育的各时期中，其所含有效成分的量是不相同的，药性的强弱也就有很大的差异，因此适时收获对保证药物的有效成分和提高药效有着极为重要的意义，适时采收。

1. 产地加工的概念

在产地对药材的初步加工处理与干燥，称之为"产地加工"或"初加工"。产地加工作为中药材加工的一个重要组成部分，必须从多学科角度加以系统地研究，最终完善加工制度来指导生产实践。

2. 产地加工的目的

（1）纯净药材并防止霉烂变质，杀灭微生物，降低体内水分含量，保持药材纯度，防止药材霉烂变质。

（2）保持药性、药效。杀死酶类防降解，转化毒性成分，如生附子的乌头碱、次乌头碱等通过胆巴水浸泡而降低含量等。

（3）便于储运。经过加工分拣的干燥药材，不易滋生微生物，不易氧化，便于储藏和运输。

3. 加工处理方法

（1）净选：

1）挑选是将药材按大小、粗细分类的净选方法。

2）筛选是根据药材和杂质的体积大小不同，选用不同规格的筛子筛除药材中的泥沙、地上残茎残叶等。常用药筛有：菊花筛，如筛桑叶、菊花等；延胡索筛，如筛延胡索、浙贝母等；中眼筛，如筛半夏、香附等；紧眼筛，如筛薏苡仁、牵牛子等；小紧眼筛，如筛莱菔子、王不留行等。

风选是利用药材和杂质的比重不同，借助风力将杂质除去的一种方法。多用于果实、种子类药材的初加工。如浮小麦、车前子、水红花子、青葙子、浮萍等。

3）洗、漂是通过水洗或漂的方法除去杂质。多用于植物种子类的净选。如菟丝子、瓦楞子、昆布、海藻等；酸枣仁常用水漂，目的是除去核壳。

（2）分离和去除非药用部位去残根残茎：如白前、北柴胡、怀牛膝、茜草、丹参等的地上残茎，石韦、茵陈、鱼腥草、卷柏、石斛等的残根；麻黄茎能发汗，根能止汗，故应严格区分。

（3）揉搓：一些药材在干燥过程中易于皮肉分离或空枯，为了使药材不致空枯，达到油润、饱满、柔软的目的，在干燥过程中必须进行揉搓，如山药、党参、麦冬、玉竹等。

（4）蒸、煮、烫：有时需在药材干燥之前，将鲜药材在蒸汽或沸水中进行不同时间的加热处理，进行蒸、煮、烫。

其目的在于：驱除药材组织中的空气，破坏氧化酶，阻止氧化，避免药材变色，减少活性成分的损失，保证药材的性味不致发生质的变化。使加入的辅料易向药材组织中渗透，通过高温破坏药材中的有毒物质，或杀死虫卵等，如块茎类药材（如天麻、黄精）等的初加工。

（5）发汗：鲜药材加热或半干燥后，停止加温，密闭堆积使之发热，内部水分就向外蒸发，当堆内空气含水汽达到饱和，遇堆外低温，水汽就凝结成水珠附于药材的表面，如人出汗，故称这个过程为"发汗"。

发汗是药材加工常用的独特工艺，它能有效地克服干燥过程中产生的结壳，使药材内外干燥一致，加快干燥速度，使某些挥发油渗出，化学成分发生变化，药材干燥后更显得油润、光泽，或者香气更浓烈。发汗的方法有普通发汗（如玄参、板蓝根、大黄、黄芪、薄荷等）和加温发汗（如厚朴、杜仲等）。

（6）干燥：干燥是药材加工的重要环节，除鲜用的药材外，绝大部分进行干燥。

干燥的目的是及时除去鲜药材中的大量水分，避免发霉、虫蛀以及活性成分的分解和破坏，保证药材的质量，有利于储藏。

1）干燥的方法：理想的方法是干得快、干得透，干燥的温度不至于破坏药材的活性成分，并能保持原有的色泽。

干燥的方法分为自然干燥法和人工加温干燥法。自然干燥法分为晒干、阴干、晾干。

A. 晒干为常用方法，是利用太阳光直接晒干，是一种最简便、经济的干燥方法，但含挥发油的药材、晒后易爆裂的药材均不宜采用此法。

B. 阴干是将药材放置或悬挂在通风的室内或遮阳棚下，避免阳光直射，利用水分在空气中自然蒸发而干燥，此法主要适用于含挥发性成分的花类、叶类及全草类药材。

C. 晾干则将原料悬挂在树上、屋檐下，或晾架上，利用热风、干风进行自然干燥，也叫风干，常用于气候干燥、多风的地区或季节，如大黄、菊花、明党参等。

人工加温干燥法可以大大缩短药材的干燥时间，而且不受季节及其他自然因素的影响。

根据加热设备不同，人工加热干燥法可分为炕干、烘干、红外干燥等法。

具体方法有直火烘烤干燥、火炕烘烤干燥、蒸汽排管干燥设备（利用蒸汽热能干燥）、火墙式干燥室、电热烘干箱、电热风干燥室、太阳能干燥室、红外与远红外干燥、微波、冷冻干燥设备等。

一般温度以 50~60 ℃为宜，此温度对一般药材的成分没有多大破坏作用，却能很好地抑制酶的活性。对于含维生素较多的多汁果实类药材可用 70~90 ℃的温度，以利迅速干燥。但对含挥发油或须保留酶活性的药材，如薄荷、杏仁等，则不宜用本法干燥。

2) 干燥的标准：

A. 基本原则：以储藏期间不发生变质霉变为准。应按《中华人民共和国药典》中有关药材含水标准执行。

B. 药材干燥的经验鉴别法有：①干燥的药材断面色泽一致，

中心与外层无明显的分界线。如果断面色泽不一致，说明药材内部还未干透。②干燥的药材相互敲击时，声音清脆响亮。如是噗噗的闷声，说明尚未干透。③干燥的药材质地硬、脆、牙咬、手折都费力。④果实、子类药材，用手能轻易插入，感到无阻力，牙咬，或手掐感到较软，都是尚未干透的表现。⑤叶、花、茎或全草类药材，用手折易碎断，叶、花手搓易成粉末，都是干透的标志。柔软不宜折断、粉碎的，则说明未干透。

在中药材传统加工上，经常在干燥前进行熏硫，主要是利用硫黄燃烧产生的二氧化硫，达到加速干燥，使产品洁白的目的，并有防霉、杀虫的作用，如白芷、山药、菊花的产地加工大多使用硫黄熏蒸等。但因硫黄颗粒及其所含有毒杂质等残留在药材上影响药材质量，国家卫生部已禁止在食品生产加工使用硫黄。为此建议在中药材生产加工上也应慎用或禁用。

4. 各类药材加工原则

（1）根与根茎类药材采后应去净地上茎叶、泥土和须毛，而后根据药材的性质迅速晒干、烘干或阴干。有些药材还应刮去或撞去外皮后晒干，如桔梗、黄芩等；有的应切片后晒干，如威灵仙、商陆等；有的在晒前须经蒸煮，如天麻、黄精等；半夏、附子等晒前还应水漂或加入其他药（如甘草或明矾）以去毒性；有的应去芦，如人参、黄芪等；有的还应分头、身、尾，如当归、甘草；有的药材还应扎把，如防风、茜草等。

（2）叶和全草类药物：一般含挥发油较多，故采后宜阴干。

（3）花类药材加工：除保证活性成分不致损失外，还应保持花色鲜艳、花朵完整。

（4）果实和种子类药材：果实采后须直接晒干。山茱萸须经烘烤或略煮去核；五味子为了加速干燥须用沸水微烫。

种子一般在采收时多带果壳和茎秆，晒干后应除净；有的药材的种子还应去皮、去瓤，如杏仁等；也有的要求留外壳，临用时在敲破取用种子。

（5）皮类药材：一般在采收后除去内部木心，晒干。有的应切成一定大小的片块，经过热焖、发汗等过程而后晒干，如杜仲、黄檗等；有的还应刮去外表粗皮，如丹皮、厚朴等；对一些含有挥发油的芳香皮类，宜采用阴干，勿暴晒干燥。

河南省禹州市孙思邈医药节及全国药材交易大会讲座稿。作者：侯士良。